肿瘤非手术靶向治疗

卜子英 编著

中国科学技术出版社
CHINA SCIENCE AND TECHNOLOGY PRESS
北 京

图书在版编目（CIP）数据

肿瘤非手术靶向治疗 / 卜子英编著 . — 北京：中国科学技术出版社，2018.9
ISBN 978-7-5046-7853-9

Ⅰ . ①肿… Ⅱ . ①卜… Ⅲ . ①肿瘤—治疗学 Ⅳ . ① R730.5

中国版本图书馆 CIP 数据核字（2017）第 310992 号

策划编辑　王久红　焦健姿
责任编辑　黄维佳
装帧设计　长天印艺
责任校对　龚利霞
责任印制　李晓霖

出　　版　中国科学技术出版社
发　　行　中国科学技术出版社发行部
地　　址　北京市海淀区中关村南大街 16 号
邮　　编　100081
发行电话　010-62173865
传　　真　010-62173081
网　　址　http://www.cspbooks.com.cn

开　　本　787mm×1092mm　1/16
字　　数　455 千字
印　　张　19.75
版、印次　2018 年 9 月第 1 版第 1 次印刷
印　　刷　天津翔远印刷有限公司
书　　号　ISBN 978-7-5046-7853-9 / R・2219
定　　价　98.00 元

卜子英，1963 年毕业于安徽省中医学院，研究员，从事中西医结合外科临床医教研工作五十多年。在非手术治疗肿瘤和外科疾病研究和临床方面颇有建树，在国内外医学界有一定影响力。自 1979 年开始研究非手术治疗肿瘤和外科疾病，1982 年开始应用于临床，研制出对人体无毒害治疗实体性肿瘤注射药物（专利号 ZL01122551.3，国际分类号 A61K33/14），通过靶向定位，将药物直接注射到肿瘤内，将肿瘤组织细胞灭活（称为肿瘤非手术靶向治疗），治疗血管瘤、淋巴管瘤、甲状腺肿瘤、口腔面部肿瘤、乳腺肿瘤、子宫肌瘤、肺癌、肝癌、各种囊肿、晚期肿瘤细胞减灭术等肿瘤及甲亢、甲状腺结节、小儿疝气、鞘膜积液、严重痔疮、脱肛、静脉曲张等疾病，基本上达到手术疗效或超过手术疗效，安全性较高。在国家级期刊上发表肿瘤非手术治疗论文十多篇，已出版非手术治疗肿瘤系列专著《血管瘤和淋巴管瘤非手术治疗》《甲亢和甲状腺肿瘤非手术治疗》《子宫肌瘤和各种囊肿非手术治疗》《常见肿瘤非手术治疗》《肿瘤非手术靶向治疗》等。

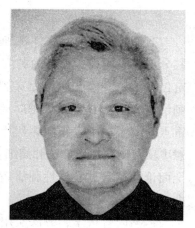

内容提要

　　本书是系统介绍实体性肿瘤非手术靶向坏死疗法的专著，全书共分上、下两篇。上篇为肿瘤靶向治疗基础，详细介绍了肿瘤靶向定位方法，肿瘤靶向治疗穿刺技术，具体介绍了用CT引导靶向穿刺治疗方法及B超引导靶向穿刺治疗方法，以及各部位穿刺方法，重点介绍了非手术靶向坏死疗法治疗实体性肿瘤的原理、方法、注意事项及靶向坏死疗法肿瘤细胞减灭术。下篇为肿瘤靶向治疗实践，全面论述了常见实体性肿瘤病因、病理，临床诊断及肿瘤非手术靶向治疗具体方法及注意事项。

　　本书内容科学，方法实用，语言简练，通俗易懂，为临床医师提供了一种非手术治疗肿瘤新方法，可供外科、内科、妇科、肿瘤科、内分泌科医师参考使用。

前　言

据 WHO 的统计，肿瘤是人类第二号杀手，占人类死亡原因 20% 以上，2016 年我国癌症发病人数约为 450 万人，死亡人数约为 300 万人。而且癌症发病人数和死亡人数逐年增加。近年来生活在城市居民癌症占死亡原因第一位，占死亡原因 30% 以上。我国肺癌、肝癌、胃癌、食管癌、肠癌、乳腺癌发病率和死亡率居高不下，特别是肺癌由原来在癌症死亡病人第六位上升到第一位，占癌症死亡率 22%。每年肺癌新发病人数约有 70 万。

我国肿瘤患者到医院就诊时 80% 处于肿瘤晚期，已失去手术治疗机会，只能接受放疗、化疗，而许多患者在放疗、化疗过程中，有的死于肿瘤本身，有的死于过度治疗或不适当放疗、化疗的并发症。如放疗或化疗后肺纤维化，骨髓抑制引起的白细胞减少、感染等并发症而死亡。同时，手术创伤本身对患者是一种伤害，手术并发症增加患者痛苦，且有些肿瘤手术是不可能彻底切除的；放疗、化疗治疗过程中在杀死肿瘤细胞的同时，也对正常组织细胞有杀伤作用。目前我国肿瘤患者五年生存率不到 20%，应引起我国医务工作者高度重视。

随着科学技术的不断进步，新理论、新技术、新药物在临床中广泛应用，肿瘤基础研究和临床应用有了很大发展，肿瘤疗效也有了很大改观，在美国肿瘤 5 年治愈率达 60%，在西欧肿瘤 5 年治愈率达 50% 以上，所以，肿瘤不再是不治之症。

根据 WHO 统计，目前有 45% 肿瘤患者是可以治愈的（指 5 年治愈率），其中 22% 是外科手术，18% 是放射治疗，5% 是化学治疗的。从这个统计结果看，肿瘤虽然是全身性疾病，但给予全身治疗效果并不理想，而局部手术治疗、放疗治疗效果优于全身化疗效果，所以局部肿瘤控制是治愈肿瘤的前提，如局部控制失败将导致肿瘤复发或远位转移，改进局部治疗方法能提高肿瘤治愈率。因此，肿瘤局部精准治疗成为目前医学界的研究热点，靶向治疗应运而生，成为 21 世纪肿瘤局部治疗的主要方法。

笔者从事外科临床工作五十多年，于 1982 年开始研究非手术靶向坏死疗法并应用于肿瘤的治疗，成功研制出对人体无毒害的实体性肿瘤注射药物，为临床医师和患者提供一种新的治疗肿瘤方法选择——肿瘤非手术靶向坏死疗法。该药物已于 2002 年获得国家新药发明专利（专利号 ZL01122551.3，国际分类号 A61K33/14），通过靶向定位直接将抗肿瘤药液注射到肿瘤内，在短时间内将肿瘤组织细胞杀死，且不损伤正常组织细胞，从而达到或超过手术切除肿瘤的治疗效果，且没有手术并发症及手术创伤。肿瘤细胞虽然死亡，但死亡的癌细胞所含的抗原成分会产生免疫应答效应，能刺激和激活机体免疫系统，产生抗肿瘤特异性和非特异性抗体，增强患者抗肿瘤能力，从而促进患者康复。

　　尽管肿瘤非手术靶向坏死疗法的研究和应用已有三十多年，但仍有些问题需进一步深入研究。一些实体性肿瘤（如血管瘤、淋巴管瘤、卵巢巧克力囊肿、面颈部肿瘤等）的治疗首选非手术靶向坏死疗法，具有方法简单、无创伤或微创伤、保留器官功能、安全性高、治愈后没有瘢痕、不影响美观等优点。特别是晚期肿瘤患者采用非手术靶向坏死疗法肿瘤细胞减灭术，能有效减少瘤荷，激活机体免疫功能，改善症状，提高生活质量，延长生存期，给肿瘤患者带来生的希望。相信肿瘤非手术靶向治疗的发展前景是宽广的。

卜子英

2018 年仲春于北京

目　录

上篇　肿瘤靶向治疗基础

下篇　肿瘤靶向治疗实践

上 篇

肿瘤靶向治疗基础

第1章 概　　述

根据 WHO 的统计，目前有 45% 的肿瘤病例是可以治愈的（指五年治愈率），其中 22% 是外科手术，18% 是放射治疗，5% 是化学治疗，从这个统计结果看，尽管肿瘤是一种全身性疾病，但全身给予非特异性抗肿瘤药物治疗效果不尽如人意，手术和放疗局部治疗优于全身治疗。我们从新审视传统治疗肿瘤三大法宝，手术、放疗、化疗的利和弊，一种新的治疗——"靶向治疗方法"诞生，在临床实践治疗中已逐渐取代传统的、全身的、非特异性大剂量化疗趋势。靶向治疗新方法核心就是使有治疗作用的抗肿瘤药物、高能量射线、高温或低温局部杀伤作用集中在肿瘤组织细胞内，迅速将肿瘤组织细胞杀死，而不损伤周围邻近的正常组织细胞，达到手术切除肿瘤组织的治疗效果，而且没有手术风险大、并发症多等缺点。随着非手术靶向治疗肿瘤新方法迅速发展和不断完善，能替代部分实体性肿瘤治疗首选手术治疗的传统观念，靶向治疗肿瘤新方法通过靶向药物将肿瘤组织细胞直接杀死，也就是非手术切除肿瘤，是对肿瘤传统治疗首选手术切除方法的新挑战。

对于靶向治疗的概念、靶向技术包含的范围等问题尚有争议。究竟应该从人体整体水平，还是从人体器官（脏器）、组织、细胞、甚至细胞分子水平来看待肿瘤疾病可能是引起争议的根源。从广义而言，对肿瘤组织细胞有选择性杀灭，对正常组织损伤小的治疗手段，均可称靶向治疗。如非手术靶向坏死免疫治疗、靶向射频消融、靶向微波消融、导管介入化疗、X 刀、γ 刀、放射性粒子植入等。狭义而言，对肿瘤组织细胞有特异性杀灭作用，对正常组织没有损伤或损伤很小的治疗手段，才能称靶向治疗。如 ^{131}I 治疗甲状腺癌，^{32}P、^{89}Sr 治疗肿瘤骨转性骨痛等。靶向药物治疗，是指抗肿瘤药物治疗不仅集中分布在肿瘤组织细胞内，而且停留时间长，对肿瘤细胞有特异性杀灭作用，对正常组织细胞没有损伤。"靶向技术"是针对目标不太明确的、全身的、非特异性肿瘤治疗手段提出的新的术语，其含意是，将诊断或治疗药物或技术手段用某种载体系统或导向机制使药物仅仅在肿瘤局部发挥作用。从本质上说，这并不是新概念，人们在对抗威胁人类生命的肿瘤疾病过程中，就像一场应对入侵敌人的战斗，首先要发现敌人，然后消灭入侵敌人，在消灭敌人战斗过程中还必须避免伤及无辜好人（避免损伤人体正常器官和组织细胞）。靶向治疗技术正是遵循着这个原则向更深层次发展。随着影像学的发展，分子影像在肿瘤临床方面有两方面应用，一是诊断影像技术，使用被肿瘤特异性摄取靶向分子（分子生物学称之为分子探针）确定肿瘤的位置和范围；二是使用特异性靶向分子药物治疗肿瘤。分子功能影像诊断技术建立在细胞和分子生物学研究基础之上，首先寻找与肿瘤细胞相关的靶向分子，然后确定与靶向分子结合的特异性受体部位，最后开发出能够和感兴趣的靶向分子特异性结合的功能分子显像药物。分子靶向治疗是功能分子影像诊断原理的一个扩展，如果分子探针确实定位在特异的疾病分子上，那么同样的分子探针可以携带对癌细胞具有治疗作用的药物（如细胞毒素、细胞抑制药、放射性核素等），在近距离内发挥治疗作用。功能分子影像诊断技术从分子水平揭示疾病发生发展的规律，因此对快速诊断疾病和提高确诊率方面有所帮助。在治疗方面分子靶向技术有希望超过传统治疗方法。

一、肿瘤靶向定位方法

手术、放疗、化疗是肿瘤的传统三大治疗手段。近年来又提出靶向治疗、生物疗法治疗、中医药治疗、热疗、冷冻等治疗方法。其中靶向治疗是近年来治疗肿瘤后起之秀，也是目前国内外研究肿瘤治疗的热门话题。肿瘤的靶向治疗，其实是一种精准个体化的治疗计划、精准定位、精准药物治疗，是靶向治疗肿瘤的核心。

（一）肿瘤靶区的界定

国际辐射单位及测量委员会（International Commission on Radiation Units and Measurements，ICRU）在 29 号、50 号、62 号报告中不断完善对肿瘤靶区的定义，肿瘤学术界专家认为这是对肿瘤靶区最权威的界定，得到大家一致认可。

1. 解剖靶区　由 CT、B 超、MRI 等物理影像诊断可见的、并且有一定形状和体积的病灶组织，包括转移性灶在内的靶区称解剖靶区，又称物理靶区或几何靶区。它又可以分为：肿瘤靶区（gross tumor volume，GTV），指影像能界定的恶性病变靶区；临床靶区（clinical target volume，CTV），包括亚临床以及可能侵犯的靶区；内靶区（internal target volume，ITV），考虑器官运动和呼吸引起 CTV 的扩大区；计划靶区（planning target volume，PTV），即考虑治疗中各种误差，专用于治疗计划的靶区；治疗靶区（treat tumor volume，TTV），实际接收 90% 治疗剂量范围区域和执行的靶区；危及器官（organ at risk，OAR），可能卷入治疗的重要组织和器官。在使用多种靶区治疗技术时，一定要认真界定肿瘤患者靶区，力争对肿瘤靶区给予致死剂量，必须保护靶区周围器官不受治疗大剂量的危害（图 1-1）。

2. 生物靶区　在对靶区肿瘤进行局部灭活靶向治疗时往往处于进退两难境地，既要全部杀死肿瘤组织细胞，又不能损伤正常组织和器官，以往由于技术条件限制，我们不能从分子水平去认识肿瘤细胞生物学特性，也不能完全了解肿瘤细胞和正常组织对各种靶向治疗方法的区别和抗拒程度，近年来随着分子生物学、分子遗传学、免疫学等相关科学的发展，肿瘤基因学得到迅速发展，我们可以利用单光子发射计算机断层成像术（single-photon emission computed tomography，SPECT）、正电子发射断层成像术（positron emission tomography，PET）、MRI 功能影像学的发展，显示肿瘤代谢状态分子水平的变化。如乏氧、供血、代谢、凋亡、基因等，可以更准确地对肿瘤组织和正常组织进行显示，从而发

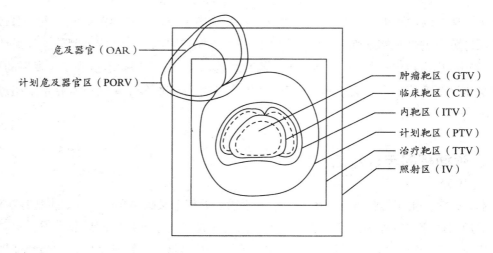

危及器官（OAR）

计划危及器官区（PORV）

肿瘤靶区（GTV）
临床靶区（CTV）
内靶区（ITV）
计划靶区（PTV）
治疗靶区（TTV）
照射区（IV）

图 1-1　解剖靶区

现常规 X 线、B 超、CT 等解剖影像技术不可能发现的转移病灶和功能变化。我们将这种功能性影像学定义的靶区称为生物靶区（biological tragical volume， BTV）。从图 1-1 肿瘤靶区的定义中可以看出，医生为了达到肿瘤根治目的，实行对亚临床病灶的灭活，防止转移，将肿瘤靶区 GTV → CTV → PTV → ITV → TTV 逐次扩大，而真正实施治疗区域远远大于 GTV。这种灭活肿瘤的同时也损伤正常组织，甚至危及重要器官。某些对射线，药物有抗拒性的肿瘤细胞，如由于乏氧的影响，鼻咽癌患者应接受 9000 ～ 10 000cGy 放射剂量才能达到鼻咽癌的致死量，而患者由于放射反应或重要器官限制只能接受 7000cGy 剂量，这就是造成鼻咽癌患者复发转移的主要原因。

采用 BTV 靶区概念，使用 SPECT/CT 和 PET/CT 等先进功能性诊断技术就有可能对肿瘤细胞的乏氧、凋亡、代谢、基因进行诊断，从而将治疗剂量集中在 BTV 范围内，从图 1-1 中可看出 BTV 区域甚至可以缩小到 PTV，从而既能灭活肿瘤细胞，又能减少对正常组织损伤和保护重要器官。

近年来提出 MD-CRT，其含意是不仅使物理剂量达到三维，适形目的，还要使治疗剂量达到生物适形，既对肿瘤中剂量敏感和抗拒的不同亚群肿瘤实施不同剂量的治疗，也就是说 MD-CRT 是要在三维物理空间和生物学变化方面实施四维真正适形治疗，因而又称它为多维适形治疗（multidimensional conformal therapy，MD-CRT）。

（二）肿瘤定位精度要求

在肿瘤靶向治疗技术发展过程中，肿瘤治疗质量保证（quality assurance，QA）和质量控制（quality control，QC），受到国际肿瘤专家高度重视，WHO 和地区组织了 QA 工作网，出版相应的文件，肿瘤治疗的 QA 是指经过周密计划采取一系列必要的措施，保证治疗的全过程中各个环节按国际标准安全准确执行，因而要有一定的标准量度去评价治疗过程中治疗程序和效果，而质量控制 QC 是指要有必要的措施手段去保障 QA 的执行。QA 和 QC 工作主要内容为剂量的准确性和定位的精确性两类问题，肿瘤学家认为靶向治疗的全过程中剂量准确性应控制在 ±5% 范围内剂量的准确性，不管是放射剂量、热剂量、冷深度、药物剂量与模体中剂量不确定度（2.5%），剂量计算精度（3.6%），靶区范围不确定度（2%）一系列因素有关，过剂量会导致健康组织损伤，欠剂量又会造成肿瘤复发和转移。定位精确是靶向治疗核心，应贯彻整个靶向治疗过程始终。在重复定位和摆位中，既有随机误差，又有系统误差。一般随机误差会导致剂量分布变化，发生肿瘤控制率下降和正常组织损伤增大，并发症上升。而系统误差多由设备精度造成的，WHO 建议体部肿瘤定位精度应掌握在 10mm 之内，而头颈部精度应该更小，定位精度 10mm 的分布主要表现为治疗设备的精度（系统误差）和患者器官运动，摆位（随机误差）两大类。

近年来出现三维、适形放疗，立体定向放射治疗（stereotactic radiotherapy，SRT）和逆向调强（reverse emphasis radiation therapy，IMRT）之类靶向放疗技术，由于一次性照射剂量增大而带来临床放射性损伤加大。其他如大剂量药物浓度、靶向粒子植入、深度冷冻、高温治疗，损毁性超声蛋白凝固，同样带来临床治疗更大风险。

临床治疗过程中随机位置精度误差来自以下几个方面。

1. 肿瘤边界确定困难　从 GTV → CTV → PTV → ITV → TTV 肿瘤靶区到治疗靶区的确定涉及多种因素，首先是 GTV 的确认就不容易确定，以我国常见的肺癌为例，肺内病灶界限虽然容易划定，但在 CT 图像上不同的窗宽，窗位有时肺癌肿块边界就不是一个定数，在肺窗时显示较大，在纵隔窗显示较小。食管由于没有包膜，食管癌侵犯较广泛，影像检查难以确定边界，特别是转移淋巴结向上下转移，可能离原发灶较远，增加影像学检查困难。而鼻咽癌由于向咽旁间隙、茎突前后区侵犯，肿瘤浸润生长，边界很难确定。因而从 GTV 到 CTV 的边界扩大应足以包括亚临床肿瘤区域。对不同的肿瘤应有不同的距离，不能简单地扩大到 1 ~ 1.5cm 为限。

2. 肿瘤解剖位置移动　肿瘤在生成、增生、发展和治疗过程中，其形态、体积、密度也是一个变数。在治疗过程中由于肿瘤的缩小，其解剖位置发生变化，如食管癌在治疗前由于肿瘤压迫成角位移，治疗中肿瘤消退，成角位移减少，食管恢复到原位，甲状腺癌压迫气管引起气管的移位，治疗后肿瘤缩小，气管受压被解除恢复正常位置，肿瘤的解剖位置在治疗过程中，与周围器官之间的移位是相应伴随发生的，应时刻关注病灶移位情况。

3. 肿瘤和正常器官的运动　伴随着呼吸器官运动，肿瘤和正常器官的位置永远是一个难以确定的变数，上海复旦大学肿瘤医院吴开良医师曾报道 59 例肺部肿瘤随呼吸和心跳位置的影响，见表 1-1。

其他如肝癌、乳腺癌、前列腺癌、膀胱癌、肾癌等也随着呼吸和心跳，位置也发生相应的移位，因此可以看出对肿瘤和正常器官运动位置的控制也是靶向治疗成败的关键。

表 1-1 呼吸和心跳对肺部肿瘤位置的影响

肺部肿瘤位置	头脚方向（cm）	左右方向（cm）	前后方向（cm）
上野	2.0 ± 0.6	2.1 ± 0.6	2.1 ± 0.5
中野	7.1 ± 3.8	3.6 ± 2.3	2.4 ± 0.8
下野	14.3 ± 4.2	2.4 ± 0.2	2.3 ± 0.9

4. 定位器的精度 为了保证肿瘤治疗过程中患者体位固定，近年来一系列患者固定装置，如头、颈、胸、腹、乳腺架、热塑性定位膜、真空固定垫、三维立体定向框架大量出现。这些装置对患者体位固定起了很大帮助，限制了患者移动，减少摆位的精确误差有一定作用。其中入侵式的有创的固定框架误差小一些，但给患者带来损伤和痛苦及使用不便利，难以广泛应用，而无创式的重复固定装置虽然使用方便，但本身误差较大，难以在较长时间治疗过程中保持摆位中的体位不变。一般说要求头部面罩精度达到 1 ～ 3mm，腹部网膜的误差在 4 ～ 5mm。

5. 重复摆位精度 大部分靶向治疗者是多次治疗重复过程，整个治疗过程中重复摆位要保持到治疗计划所允许的定位精度，在这中间既有责任心问题，也有方法手段技术问题，目前常采用的办法是拍摄射野片和定位片，然后再比较两者之间误差，实际经验证明，即使用体位定位装置，仔细正确摆位，胸部肿瘤的摆位误差，可以达到 6.9mm 的误差，加上系统误差，总误差可以达到 10.6mm。

（三）肿瘤治疗体位的确定

治疗体位的选择是在靶向治疗开始就应该确定的，合适的体位既要考虑治疗的要求，又要考虑到患者身体条件所能接受的方式的位置，经验证明，患者感到舒适的体位往往是最容易摆的体位，但有时候又不能满足靶向治疗的体位，因此首先要选择根据靶向治疗技术要求的体位和固定装置让患者在一个比较舒适、易于重复摆放的体位下进行靶向治疗。

1. 合理的体位选择应考虑 既便于靶向治疗穿刺进针路径，又要避免损伤周围正常组织和器官，还要避开进针时损伤重要神经和血管。

2. 常用靶向治疗体位 仰卧位、侧卧位、俯卧位、坐位、膀胱截石位或产床位。

（四）肿瘤治疗坐标的建立和转移

一个完整的肿瘤靶向治疗计划应包括体位固定、计划设计、计划评估、治疗模拟、治疗实施、剂量验证等步骤，而体位固定应贯彻在整个靶向治疗过程中。必须在患者身上建立坐标，这个坐标系直接反映患者的体位，从定位到摆位中坐标系必须保持不变，这坐标应达到以下要求，①有可靠的体位参考标记。②坐标系应为 3D 解剖结构，有确定的靶区和周围器官的关系。③能将 CT、MRI、DSA、SPECT/PET 及射野验证片进行图像融合，叠加和比较。

④反映剂量分布在不同图像体系中的映射。

1. 体位参考标记选择　体位参考标记是患者三维坐标的基础，利用三维治疗计划系统寻找患者靶区中心，确立患者肿瘤靶区的坐标体系。患者坐标确定以后，靶区体积、靶区与周围组织神经、血管和重要器官的关系，靶区与体位固定器的关系确定，头颈部肿瘤由于与周围器官、重要神经、血管相对运动性较小，一旦坐标关系确定以后肿瘤与周围组织相对关系基本确定。胸腹部肿瘤由于呼吸运动引起靶区与周围组织关系不能精准确定，加上皮肤、脂肪、肌肉之间状态的不同，造成坐标的不确定性，参考坐标点的选择如下原则（图1-2）。

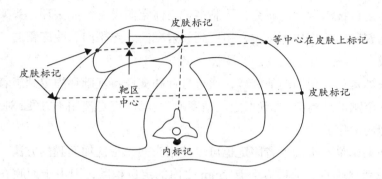

图 1-2　体位参考标记

(1) 容易确定的解剖位置：由于目前肿瘤靶区基本上是由 CT、模拟机这些影像设备确定，因而图像有清晰的骨性解剖标记，如胸骨、脊椎、盆骨等最容易认识的标记，位于体表称皮肤标记或外标记，位于体内可移内标记或骨标记。

(2) 皮下脂肪较薄的体表部位：这些地方体位固定器与身体之间形成较清楚的解剖部位，如头颈部肿瘤其皮肤标记可设置在面膜上。

(3) 离靶中心越近越好：选择内标记点，在肿瘤靶区附近埋设金豆的内标记要比在皮肤上尤其在脂肪层较厚的皮肤上做标记要精确得多。

2. 体位参考标记比较　目前临床上使用的体位参考标记有以下几类。

(1) 有创植入金豆（金柱）：这是用纯度 99.9% 金球或金柱，用手术方法、微创方法、植入靶区附近组织中金球直径是 3mm，金球中心是空的。金球常用于腹部 X 刀治疗。

(2) 皮肤标记：用直径 2～3mm 球形金属标记或用直径 2～3 mm 线性金属标记，将其用胶带贴在皮肤上可做成 CT 定位器鲜明对比的皮肤上标记。

(3) 文身标记药水及注射针：为了使做完靶向治疗的患者皮肤标记不至于永久保留，同时又能确保多次重复治疗，可用 2% 龙胆紫（甲紫）药水在皮肤上做标记。

(4) 魔十字胶带：是一种宽 4mm，长 40mm 的黑色胶带，中间有 0.2mm 宽的白线，将胶带呈十字线形贴在面膜或体膜上再进行 CT 定位和在加速器上摆位十分醒目。

(5) 解剖标记：是利用体内某些易于确定的骨性标记作为内定位的基准。

3. 患者坐标系的建立和转移　医生对肿瘤患者 CT 图像进行处理，其目的如下。

(1) 建立患者坐标系，反映患者靶向治疗体位、摆位和选择固定器。

(2) 以坐标系为基础得到三维重建的解剖结构图像，以确定靶区与周围组织和重要器官关系，利用计算机图像技术可得虚拟的人体结构图像。

(3) 将不同的治疗剂量、冷冻靶区、热剂量靶区、超声靶向损毁区、覆盖治疗靶区得到治疗剂量的三维图像。

（五）肿瘤治疗体位固定技术

肿瘤治疗体位固定最早起源于神经外科，因为脑部器官结构复杂，迫使神经外科医师对治疗手术的立体定位技术做大量研究，研制多种立体定向设备，如头环、头架、面罩、牙托等固定技术，随着靶向治疗技术发展，拓展到放射靶向、热靶向、冷冻靶向、药物靶向、超声靶向广泛领域。

1. 有创的头环定位　利用局部麻醉，通过骨针和支杆将基础环固定到患者头骨上，从而在头骨上建立一个刚性结构定位，确保定位精度准确。其缺点是使用不方便，对患者造成痛苦，只适合一次性靶向治疗。

2. 无创头部定位架　头部患者固定也可以使用头架、头枕加面膜的方法，这种方法简单易行，能保证患者在垂直、前后方向有 2mm 之内的定位精度，但由于面膜在左右方向刚性不够，因而可能会有较大的移位，目前一种拱形头架，头枕加牙托或鼻夹的头部定位方法，用于临床能够防止左右移位。

3. 体部定位（真空垫＋热塑膜＋定位架）　体部定位常用最方便的是体部定位架、真空垫加体膜方法。对于不同部位肿瘤，使用胸部、腹部、乳腺定位架，患者下部放置真空垫，患者上部使用热塑体膜也能得到 6mm 之内的定位精度，其中真空垫是一种填充聚苯乙烯球粒的复合膜口袋，抽取一定负压后球粒因收缩而固化形成与患者相适形的形态，一般能保持 1 个月形态不变。在整个治疗过程中，真空垫和热塑可以重复使用。

4. 发泡材料体部定位　体部定位还可采用一次性发泡材料，是将两种化学粉末聚氨酯甲酸乙酯和聚苯乙烯在塑料袋中混合产生膨化物，可以在 10min 内使患者在特制的模型中固定成型，形成可靠的体位固定模型。

二、肿瘤靶向治疗疗效判断评定

评价靶向治疗疗效的方法与传统放疗、化疗不同，由于靶向治疗大多数为肿瘤局部消融治疗，坏死组织的吸收需要一个过程，所以根据瘤体变化大小来评定疗效，比较可靠的方法是根据 PET-CT 或活检病理结果。另一种常用方法是监察治疗后瘤体坏死组织内有无血流供应，无血流供应，表示靶向治疗后肿瘤组织细胞已经坏死，通常用加强 CT 或多普勒观察有无血液情况。

目前靶向治疗肿瘤根据消融的范围来判断疗效，分为根治性治疗和姑息性治疗两种。

1. 根治性治疗　是指有效靶向治疗消融范围是包绕全部肿瘤组织，而且大于肿瘤边缘

1cm 以上边界，达到临床手术切除肿瘤标准，如无局部复发，无淋巴结转移有望治愈。如一些早期肿瘤，直径 ≤ 3cm，可以达到根治目的。

2. 姑息性治疗 是指靶向治疗消融范围占肿瘤体积 80% 以下，又称肿瘤减荷治疗，靶向治疗消融后临床症状明显改善，食欲增加，体重增加，生存期延长，有显著临床疗效。当靶向治疗消融范围占肿瘤体积 50% ～ 70% 时，治疗后近期临床症状改善，食欲有一些好转，但随着时间延长，残留肿瘤细胞不断增殖，2 ～ 3 个月后复查，CT 或 B 超检查发现原来治疗消融坏死区周围可出现新生的肿瘤组织，但再次靶向治疗仍然有效。靶向治疗消融范围占肿瘤体积 50% 以下时，治疗后症状、饮食、体重等指标改善不多或不明显。治疗后应加强综合治疗，以提高整体治疗效果。

三、肿瘤靶向穿刺技术

经皮靶向穿刺引导技术方法，有通过 C 臂 X 线透视、超声（US）、CT 和 MRI 等影像设备，目前最常用的是 CT 和 US 引导下穿刺技术。

（一）穿刺操作技术原则

1. 整体观 任何靶向穿刺都是临床诊断和治疗过程中的一个环节，在进行靶向穿刺前要对患者病情进行全面了解，以确定穿刺目的，选择适应证，制定靶向穿刺计划，穿刺中注意事项，并发症处理，制定随访计划等。临床上经常因适应证选择不正确，设计穿刺径路不合理，并发症处理不当而影响靶向穿刺成功率及治疗效果。

2. 立体观 实施靶向穿刺时，术者要明确引导设备的选择，患病器官病灶位置、大小，病灶结构与周围邻近组织关系，穿刺针径路与周围邻近器官，神经血管之间关系，特别要注意穿刺针与人体空间位置之间的关系，防止各种因素出现穿刺位置的偏差，包括深浅关系，前后关系，左右关系，通常描写为"偏头侧、偏足侧、偏右侧、偏左侧、偏腹侧、偏背侧"关系。

3. 时间观 靶向穿刺时间长短与成功率密切相关，手术操作快捷、流畅，准确无误，不但提高穿刺准确率，而且减少并发症发生，如气胸、出血等。

4. 无菌观 整个靶向穿刺操作过程要求无菌，在影像操作下完成穿刺更应注意无菌操作观念，大多数靶向穿刺是在外科手术室以外的环境中进行的，如在影像室、CT 室进行，其麻醉条件，空气消毒，充足的光源等均受到限制，加上人员走动均增加穿刺术后感染机会。

5. 手感培养 人体各种组织结构不同，对穿刺针的阻力不同，在术者手上的感觉也不同，如术者对穿刺路径的解剖组织结构了解，就会注意到针穿刺到不同的层次结构不同的组织厚度手上的感觉有不同。一名有经验的靶向治疗穿刺医师仅凭手上的感觉就能分辨出各种不同组织之间阻力差异，如表面皮肤、皮肤下脂肪组织、肌肉、表面肌膜、突破病灶部位包膜、病灶内坏死腔、病灶中的钙化、病灶内液体、与肌肉邻近的韧带、椎间盘、肺组织中的血管、肺组织周围胸膜、腹腔内的肠管等。

6. **角度的调整** 要求一次穿刺到病灶，有时候一次穿刺没有命中靶心，需重新调整穿刺方向，把针尖退到皮下后再改变方向穿刺，但整个穿刺过程必须在影像监视下进行穿刺操作。

7. **影像学了解** 在影像引导下进行靶向穿刺技术，影像就是穿刺的眼睛，术者了解影像学知识，识别图像就是擦亮眼睛，能准确判断进针路径，针尖的位置，对穿刺成功有关键作用。

8. **入路选择** 合理选择进针路径非常重要，入路选择应遵循以下几个原则。

(1) 安全：穿刺路径尽可能避开大血管、重要神经、气管、胃肠道、胆道、胰管、骨骼，尽量减少穿过腹膜、胸膜次数。

(2) 体位舒适：穿刺时最好是患者仰卧位，尽量减少侧卧位及其他体位。

(3) 操作方便：尽量选择最短路径，选择路径尽量方便术者操作，通常情况选择垂直径路。

（二）CT 引导穿刺技术

1. **穿刺步骤**

(1) 审阅患者病史和检查资料及影像资料，全面了解病情，肿瘤是否适合靶向治疗，排除靶向穿刺禁忌证。

(2) 术前准备：必要的检查，如血凝检查、心电图、肝功能、肾功能、血糖、电解质、血常规等检查。术前用药如基础止痛药、镇静药、镇咳药、解痉药等，纠正和预计其他系统疾病，准备好相关抢救药品，签订靶向穿刺同意书。

(3) 和患者沟通，告之患者手术过程和注意事项，消除患者紧张情结，争取患者配合治疗。

(4) 摆好体位，摆放一个合适体位，要求患者较长时间不动，配合治疗。

(5) 影像扫描，范围要包括整个病灶、扫描层厚要适当，一般 1～3mm，确定进针路径，选择进针点，进针点要在皮肤上标记，计划进针方向、深度等。

(6) 实施穿刺，按照设计进针路径进针点，计划进针方向、角度、进针深度，针尖穿刺到靶点中央 CT 扫描，确定针尖在靶心，开始注射治疗药物。治疗完成后拔穿刺针，针孔用消毒纱布压迫数分钟后并用胶布固定纱布块。

(7) 术后处理：保存术中有关影像资料，告诉患者注意事项。

① 根据靶向治疗穿刺部位不同，决定是否需要严密观察生命体征。

② 术后根据情况适当地使用止血、止咳药、抗感染药等。

③ 穿刺径路或病灶内有出血，多为暂时性的可自行停止。必要时给予止血药，若穿刺灶有较大活动性出血，止血药无法止血者，必要时进行介入栓塞止血或外科手术止血。

④ 穿刺后局部疼痛多为暂时性，患者能耐受，1～2d 可自行缓解，无须处理或对症处理。如疼痛剧烈，可能合并有血管神经损伤或胃肠道穿孔等，应进行必要的检查，给予相应的处理。

⑤ 感染多与穿刺器械或皮肤消毒或与环境消毒不严有关，出现感染应用抗生素等控制感染。

⑥ 少量的气胸可自行吸收，中量或大量的气胸应及时采取抽气或水封瓶引流处理。

注意：理论上讲恶性肿瘤有针道种植可能性，为了避免发生针道种植，应尽量减少穿刺次数。据统计，针道种植概率为 0.2‰。

2. 注意事项

(1) CT 引导扫描：CT 引导靶向穿刺治疗是最准确影像引导手段之一，扫描密度分辨高，图像清晰，可显示肿瘤及各种邻近的脏器组织，如肺、肝、肾、胰、消化道、骨骼、软组织、血管、胆道等，便于手术穿刺，导向图像可以储存，利于疗效判断及以后随访复查，其缺点是操作麻烦，患者接受 X 线辐射。

① 术前 CT 扫描要求：要求符合治疗的 CT 图像，通常要进行增强扫描。增强扫描要进行常规的三期扫描（动脉期、静脉期、平衡期），以清晰显示动、静脉血管和病灶，腹部及甲状腺必要时要延时扫描，以便更进一步了解病灶范围和血供情况。扫描方式是螺旋扫描或轴扫描，连续扫描，一般三代以上 CT 机均可进行 CT 引导穿刺治疗或取活检，多排螺旋 CT 成像速度快，可以重建，更有利于操作。

② 术中 CT 要求：要求符合能观察到显示穿刺针的 CT 图像，通常要反复对照增强扫描 CT 图像与 MRI、B 超资料，以确定病灶和血管和重要器官结构之间关系。要进行全病灶扫描、设计穿刺层面位置、层面数、进针路线、角度深度。对于扫描条件，我们提倡用低 kV、低 MA 状态，减少辐射。扫描方式提倡用轴扫描而不用螺旋扫描（螺旋扫描不利于观察针尖）。手术过程中通过 CT 图像、随时监视穿刺全过程及针尖位置，能观察到并发症（出血、气胸、血胸、肿瘤治疗后破裂等）。对于胸腹部需要屏气的部位，在穿刺或扫描过程中要训练患者保持同一样呼吸对应。

③ 术后 CT 要求：要求符合观察和显示治疗后病灶图像及有无并发症发生。

(2) 体位选择：选择合适的体位对顺利完成靶向穿刺治疗手术十分重要，选择体位时要注意，有利于患者保持稳定姿势，有利于术者操作，有利穿刺径路，避开重要器官。注意体位变化对内脏器官位置影响，如俯卧位时肋膈角增深下移，会给下肺和肝后上叶穿刺带来难度，侧卧位时近床侧腹部器官位置活动度小，远离床侧受呼吸影响明显，腹部器官活动度加大。

(3) CT 引导穿刺方法：根据穿刺点和定位目标，常选用定位器来帮助在体表做定位标记，选用定位器用胶带平行和垂直贴于进针点病灶附近皮肤位置，便于 CT 扫描确定进针路径和穿刺点的选择。

自制栅栏定位器，可以用细的电线铜丝，剪成长 1cm 小段，间隔 1cm 平行贴在透明胶带上，1 条贴十根小铜丝，栅栏长约 10cm，再将透明胶带折过来将长约 10cm 栅栏小段铜丝封闭。在穿刺定位时再将两条铜丝栅栏定位器呈十字垂直用胶布贴在穿刺点附近皮肤上，便于 CT 选择进针路径和穿刺点选择（图 1-3）。

选择合适体位后固定，进行病灶区扫描，扫描方式最好是轴位横断扫描，而不用螺旋扫描，因为螺旋扫描时扫描床连续移动，不利于观察针尖和精确定位，扫描时多次曝光，便于观察进针过程，间隔不能太宽，要求 1～3mm，对感兴趣区进行薄扫，间隔 1mm，便于观察到针体和针尖位置。整体扫描后，根据 CT 图像，选择最佳层面、最佳角度、最近距离，避开重要器官和血管，并测量深度，把扫描床移到所选取层面位置，打开 CT 机器定位灯，在相应的栅栏皮肤点上，用 2% 甲紫标记定位点，移去栅栏，此点即是穿刺进针点。

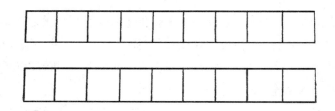

图 1-3　栅栏定位器

　　需要强调的是，移动扫描床后患者体位应保持不动，特殊部位受呼吸影响，应嘱患者浅呼吸保持扫描标记穿刺点在同一浅表呼吸时相，避免深呼吸时脏器和病灶位置大幅度移动。在做好皮肤定点标记后，局部皮肤开始消毒、麻醉、铺消毒洞巾。

　　(4) 分步进针：分步进针是以 CT 作引导手段靶向治疗、基本的和必要的方法，其核心是边进针，边扫描，看着针尖距离病灶的位置、距离、分几步到达病灶靶点中心，分步进针的优点是准确，误差达到毫米级，可有效地避开大血管、神经行走区、阻挡的骨骼等，当穿刺针尖接近危险部位时，停止进针，并进行扫描确认，确认无误后再测量针尖到达靶点的距离，再次进针，直达到靶点。

　　CT 引导分步进针缺点是，一是 CT 机器操作繁琐，反复开机、关机；二是操作者反复进出操作间，增加手术污染机会。

　　(5) 角度调整：包括大调和微调，如果角度掌握不好偏差较大，应完全退针至皮肤，重新调整进针方向再进针称大调。临床上最常见的是术者操作误差和穿刺点误差及穿刺针在组织周围的阻力不对称，往往需要微调，穿刺针不完全退出，根据针尖与病灶距离和方法的调整。

　　(6) 针尖位置确定：针尖位置的确定是 CT 靶向治疗、手术的核心要求。

　　在 CT 图像上，观察针尖对扫描方式和扫描条件有一定要求，扫描应该横断轴位扫描，如用螺旋扫描方式，连续扫描反而不利于针尖的显示，尤其螺距较大，针尖较细，图像上不容易看到针尖或针尖呈弧形。另外内脏活动的影响亦不能很好显示针尖，如呼吸、心脏搏动影响等。

　　扫描条件要求间隔和层厚适当，一般 1 ～ 2mm，层厚 2 ～ 4mm，间隔过大容易漏掉针尖，层厚过大容易产生假象。

　　当针的总体方向与扫描平面一致时容易确定针尖，但这种情况较少，如果针的总体行走方向与扫描平面成一定的夹角时，每个扫描平面均可见到针的影子，只有一层显示是针尖，此时应注意区别，非针尖在 CT 图像上显示为圆滑，远端低密度伪影无或较轻，针尖在 CT 图像上显示非常锐利强密度影，远端有低密度伪影。

　　扫描针尖时有一定技巧。

　　① 尽量让针的方向与扫描平面平行，因此可适当倾斜扫描机架。

② 进行一次憋气的连续扫描，可以避免因呼吸不均匀而导致针尖显示困难。

③ 扫描方式非常重要，选用较小的层厚有利于显示针尖的准确位置，但不利于提高针尖的显示率，用细针穿刺应用层厚和间隔 1～2mm 的连续扫描较适宜。

④ 提倡普通横断扫描，不用区域容积扫描，因为区域容积扫描，可能造成针尖在数个连续面上显示，反而不利于判断针尖准确位置。

(7) 术中扫描观察：观察术中确定穿刺针的位置，以便确定下步手术方式和进程，观察内容还有并发症监视，如肺部穿刺后有无气胸、血胸及气胸程度、出血程度等。

（三）影响 CT 引导靶向穿刺准确性因素

1. 操作者经验影响　操作者应加强靶向穿刺基本技术的训练，熟悉解剖学知识，熟悉 CT 引导设备性能，了解使用针具的特点，训练穿刺手感，对提高穿刺准确率有很大帮助。

2. 患者本身情况影响　患者呼吸运动，疼痛刺激会造成移位，穿刺组织的密度大或阻力不均衡会对穿刺准确性造成影响。

(1) 呼吸运动：随着呼吸腹部脏器有不同程度的移动，平静呼吸时，肝脏平均上下移动 2～3cm，脾脏 1～3cm，肾脏 2cm，深呼吸移动度更大，肝脾可达到 6～7cm，胰腺是后腹膜较固定器官，在深呼吸时上下有 2cm 移动范围。膈肌上下病变进行穿刺时，在准备进针时要求患者平静呼吸，在呼气末时迅速进针，而且禁止做深呼吸，患者呼吸的控制和配合对术者穿刺操作很重要，完全无法控制哮喘的患者则是靶向治疗相对禁忌证。

(2) 心脏大血管搏动：心脏大血管邻近病灶随着心脏血管搏动，从而增加穿刺风险和难度。

(3) 患者体位：局麻不充分，穿刺针通过胸膜、腹膜或穿刺到神经根时患者因疼通刺激反射性移位，或患者不能耐受较长时间不舒适体位而移位，因患者移位可导致穿刺方向或距离的改变。

(4) 组织密度：穿刺针到达靶灶之前，要通过不同的组织，如皮肤、脂肪、筋膜、纤维结缔组织、实质性器官组织、硬化的管道及钙化、机化、骨化组织等，由于各组织之间密度不同，因而穿刺针的阻力也不同，对针穿刺方向也有影响，密度越大，对针穿刺方向偏移影响也越大。

第2章　CT引导靶向穿刺治疗

一、颈部

【体位与穿刺点】

1. **颈部穿刺复杂因素**　因为颈部解剖结构复杂，血管、神经等结构交错，加上颈部皮肤松弛，表面不平坦，不利于定位点确定，颈部活动度大，治疗时需要患者密切配合。

2. **穿刺体位**　可选择仰卧、侧卧、俯卧、坐位等体位，颈下肩部垫枕头，使仰卧时颈部过伸充分暴露颈前。

穿刺点定位，灵活运用标记点、皮肤皱褶、凹陷、骨嵴、突起等标志。

【穿刺方法】

应一手固定皮肤，一手穿刺，防止皮肤滑动，穿刺附近有血管时应采取指压固定，不能穿刺到血管内，要注意测量 CT 图像上的病灶部及与皮肤距离，选择进针路径。

1. **甲状腺病灶的穿刺方法**

(1) 患者取仰卧位，肩部垫高，颈前部呈过伸位，病灶附近皮肤上放 CT 栅栏定位器呈十字垂直摆放在皮肤上，用胶布固定在皮肤上。从 CT 影像上选择穿刺路径，穿刺点从气管旁及胸锁乳突肌间，避开颈动脉、颈静脉，选择穿刺点，并用 2% 甲紫在皮肤上做标记，测量甲状腺肿瘤与皮肤距离，移去 CT 栅栏定位器（图 2-1）。

(2) 局部消毒，穿刺点周围局部用 1% 利多卡因局部浸润麻醉，嘱患者不要做吞咽动作，从穿刺点穿刺经皮肤、颈前肌、穿入甲状腺包膜到达甲状腺肿瘤内，观察 CT 图像，看到针尖在甲状腺肿瘤内，拔出针芯，接注射器。

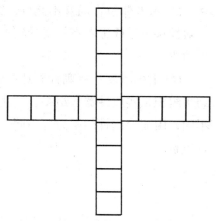

图 2-1　栅栏定位器垂直放在病灶附近皮肤上

(3) 注射抗肿瘤药物，杀死甲状腺肿瘤细胞组织，拔出针后用消毒纱布压迫针孔数分钟，并用胶布固定纱布。

2. **舌部颌下肿瘤的穿刺方法**

(1) 患者取仰卧位，肩垫高使颈部呈过伸位，在下颌骨下缘内侧或颈部内侧，头偏向健侧。

(2) CT 影像上的病灶位置在颌下，在病灶附近皮肤上放 CT 栅栏定位器呈十字垂直摆放，并用胶布固定在皮肤上。选择穿刺点，并用 2% 甲紫在皮肤上做标记，移去 CT 栅栏定位器，测量颌下内部肿瘤与皮肤距离及了解肿瘤与周围组织之间的关系。

(3) 局部消毒、穿刺点用 1% 利多卡因，局部浸润麻醉，嘱患者不要做吞咽动作，从穿刺点进针，依次经皮肤、皮下、下颌舌骨肌群、穿刺到肿瘤内，观察 CT 图像，明确看到针尖在肿瘤中心。

(4) 拔出穿刺针针芯，接注射器，注射抗肿瘤药物，杀死肿瘤组织细胞，注射药物完毕，拔出针后，针孔用消毒纱布压迫数分钟后，用胶布固定消毒纱布。

3. 鼻咽部肿瘤的穿刺方法

(1) 由于穿刺路径血管丰富，术前必需 CT 强化扫描，以了解肿瘤路径的血液供应情况，选择穿刺点，患者取仰卧位或侧卧位，肩背部垫一枕头，头部偏向健侧固定，在颈部病灶附近皮肤上，放 CT 栅栏定位器，呈十字垂直摆放皮肤上，用胶带固定在皮肤上，选择穿刺点在 CT 影像中病灶位置选择穿刺路径。

(2) 确定穿刺点后在皮肤穿刺点用 2% 甲紫标记，移去 CT 栅栏定位器，局部消毒，用 1% 利多卡因穿刺点局部浸润麻醉，从侧方颧骨下方入路进针，依次通过皮肤、皮下组织、咬肌、翼外肌、翼突外侧板后方到达肿瘤内，CT 图像看到针尖在肿瘤内，拔出针芯，接注射器。

(3) 注射抗肿瘤药物，将肿瘤组织细胞杀死，注射完毕，拔出针后，针孔用消毒纱布压迫数分钟，并用胶带固定。

(4) 也可从两侧颌下骨后方入路进针，依次通过皮肤、皮下组织、腮腺、下颌骨下支后方、二腹肌后腹前缘、颈椎椎体前缘、头长肌前缘到达肿瘤中心，CT 影像显示针尖在肿瘤中心，拔出针芯，接注射器注射药物，将肿瘤组织细胞杀死，注射完毕拔出针后用消毒纱布压迫针孔数分钟，并用胶布固定纱布。

(5) 下颌骨后方入路进针方向后方有大血管，如颈内动脉、颈内静脉，应该避开，由于此进针方向不与地面平行，可以倾斜 CT 机架，达到扫描平面与穿刺针平面平行，有利于针尖的确定。

特别强调 CT 扫描定位证实靶向穿刺定位满意后才能开始治疗。

二、胸部

（一）肺部肿瘤

【穿刺方法】

1. 根据病史 CT 影像，了解肺部肿瘤部位和周围组织的关系，选择进针路径。

2. 摆放合适的体位（仰卧或侧卧或俯卧位），胸部皮肤放 CT 栅栏定位器，呈十字垂直摆放，并用胶布固定在皮肤上，选择穿刺进针点，要避开血管、支气管，在皮肤上用 2% 甲紫做标记，在 CT 影像中测量皮肤穿刺点与肺部肿瘤距离，并在穿刺针上标记好进针深度与测量肺部肿瘤深度一致。移去 CT 栅栏定位器。

3. 穿刺点周围消毒，局部 1% 利多卡因浸润麻醉，穿刺针经穿刺点依次经过皮肤、皮下组织、肋间肌、胸膜壁、胸膜腔、胸膜脏层、肺组织到达肺部肿瘤中心，在 CT 图像中确定针尖在肿瘤中心。

4. 拔出穿刺针针芯，接注射器，开始注射抗肿瘤药物治疗，抗肿瘤药物将肿瘤组织细胞杀死，注射完毕拔出针后，针孔用消毒纱布压迫数分钟，并用胶布固定纱布。

5. 术后患者平卧 4h，观察有无并发症发生。

【注意事项】

1. 治疗前训练患者呼吸控制，笔者经验，要求患者在靶向穿刺治疗做浅表呼吸，呼吸幅度减小，使肿瘤移位减小。

2. 穿刺针道要避开纤维化组织、肺大疱、气管、血管。

3. 肺门穿刺要在 CT 强化扫描后进行，避免损伤大血管和气管。

4. 局部麻醉时不要穿刺到脏层胸膜，穿刺时不要损伤肋间神经。

5. 尽量减少肺部穿刺次数，若做多点病灶穿次时，用细针穿刺，一次治疗 1 个病灶，一侧肺不超过 2 个病灶。

6. 治疗结束后，CT 复查有无气胸、血胸、肺部出血情况。

（二）纵隔肿瘤

【穿刺方法】

1. 根据病史、CT 影像了解纵隔肿瘤位置及和周围重要器官和血管关系。

2. 选择进针路径，摆好合适体位，胸部放 CT 栅栏定位器，呈十字垂直摆放，用胶带固定在皮肤上，选择穿刺点，要避开血管、心脏、气管等重要组织。在皮肤上用 2% 甲紫标记穿刺点，在 CT 的影像中测量好穿刺点皮肤与肿瘤的距离，并在穿刺针上标记好进针深度与测量纵隔肿瘤深度一致，移去 CT 栅栏定位器。

3. 穿刺点局部消毒、1% 利多卡因局部浸润麻醉，穿刺针经穿刺点依次进入皮肤、皮下、肋间肌（如经胸骨需胸骨钻孔），到达纵隔腔肿瘤内，CT 扫描显示穿刺针尖确定在纵隔腔肿瘤内。

4. 拔出穿刺针针芯，接注射器注射抗肿瘤药物，将肿瘤组织细胞杀死，注射完毕拔出针，针孔用消毒纱布压迫数分钟，并用胶布固定纱布。

5. 术后患者平卧 4h，观察有无并发症发生。

【注意事项】

1. 穿刺路径中胸骨阻挡时可用骨针先钻孔或电钻先钻孔。

2. 胸骨穿刺针应避免内乳动脉血管。

3. 上腔静脉阻塞时要仔细鉴别胸壁静脉曲张。

4. 要控制好穿刺针路径，防止损伤纵隔内大血管、气管、心脏。

胸膜穿刺次数、穿刺针粗细与气胸发生关系密切，咯血与穿刺部位及穿刺针针粗细有关系，其发生率依次为肺内带、肺中带、肺外带、纵隔、胸壁和胸膜。说明针越粗，靶点病灶愈靠近肺门，损伤肺血管和气管的概率愈高。

为了减少并发症发生，还要注意以下几点。

(1) 术前充分准备：烦躁或紧张患者术前要用镇静药，咳嗽患者要用止咳药，心肺检查要排除严重心肺疾病。无论是活检，还是治疗，CT 增强检查必不可少，一方面增强扫描可以清晰显示病灶与血管，尽管在穿刺操作时两者分界不再清晰如初，但仍可以给术者提供明确的穿刺目标，从而减少盲目性，减少出血并发症。另外训练患者呼吸，减少呼吸幅度，使靶点移位降低，提高穿刺成功率，减少并发症发生。

(2) 选择好最佳进针点和进针方向，一般来说选择离病灶最近肺组织穿刺，还要兼顾避开重要器官和血管，如大的纵隔血管，包括主动脉及其大的分支、上下腔静脉、甚至肋间动脉、膈肌神经走向等。应采取分步进针，多次扫描观察针尖位置，适当缩减每次进针距离，有时为了避开肋骨、膈肌或其他重要结构采取斜向头侧或斜向足侧进针。

(3) 充分麻醉胸膜避免疼痛和咳嗽，减少咳嗽可避免胸膜被穿刺针划破的危险。

(4) 术后处理：采取压迫穿刺点体位，以减少穿刺点胸膜相对运动。密切观察有无气胸、血胸发生，有无咯血、肺出血情况。气胸量 < 30%，患者无明显喘气、胸闷症状，可密切观察直到自己吸收，一般 1 ～ 2 周内可完全吸收，如气胸量 > 30% 用三通管胸腔穿刺排出大部分气体即可，必要时用胸腔穿刺水封瓶引流排气。如有咯血应用止咳药、止血药、镇咳药；如出血多应输血，防止休克。还需要注意在少数情况下肝脏、肾上腺、椎体穿刺时亦可并发气胸。

三、肝脏

【穿刺方法】

1. 根据病史，CT 影像资料，了解肝脏肿瘤在肝内位置及与周围肝管、胆管、肝门脉血管关系，周围扩散转移情况，制定治疗计划。

2. 选择进针路径，摆合适体位，腰部垫枕头，病变区 CT 扫描选择进针穿刺点。皮肤表面放栅栏定位器，呈十字垂直摆放，并用胶布固定在皮肤上。启动 CT 扫描，选择皮肤穿刺点，并用 2% 甲紫标记，测量穿刺点与病灶距离，并在穿刺针上标记好进针的深度与测量穿刺点与病灶距离深度一致，移去 CT 栅栏定位器。

3. 穿刺点周围消毒，用 1% 利多卡因局部浸润麻醉，穿刺针经穿刺点依次进入皮肤、肤下组织、腹壁肌肉或肋间肌、腹膜，进入腹腔、穿破肝包膜达到肿瘤灶，CT 扫描确定针尖在肿瘤中心内。

4. 拔出穿刺针芯，接注射器注射抗肿瘤药物，将肿瘤组织细胞杀死，注射完毕拔出针后针孔用消毒纱布压迫数分钟并用胶布固定纱布。

5. 术后患者平卧 4h，观察有无并发症发生。

【注意事项】

1. 局部麻醉时深度只能到腹膜外，不能进入腹腔，在肋缘下进针，避免损伤肋间神经和血管。

2. 穿刺到肝脏时，嘱患者浅呼吸，针不能停留在肝包膜处，避免针划破肝脏表面，要迅速穿刺到肝内。

3. 膈顶病灶尽可能取俯卧位，以减少呼吸运动影响，或从心旁入路进针，或从前向斜下方进针入路。

4. 对于邻近胆囊、胆管、大血管病灶、穿刺针与上述结构保持 5mm 以上距离。

5. 肝脏血管丰富，穿刺针道必须经过 2～3cm 正常肝组织，防止直接穿破病灶，病灶破裂，发生大出血并发症。

6. 近膈顶病灶，进针路径应避免经过肺组织。

四、胰腺

【穿刺方法】

1. 根据病史，CT 影像资料，了解胰腺肿瘤的部位、范围大小、与周围邻近组织关系及侵犯周围组织范围，制定治疗计划。

2. 选择进针路径，摆好合适体位，腰部垫枕头，病灶对应处皮肤放栅栏定位器，呈十字垂直摆放并用胶布固定在皮肤上，CT 扫描选择好穿刺进针点，并用 2% 甲紫标记，测量穿刺点与病灶之间的距离，并在穿刺针上标记好进针深度，与测量穿刺点到病灶处深度一致，移去 CT 栅栏定位器。

3. 穿刺点周围局部消毒，1% 利多卡因穿刺点局部浸润麻醉，穿刺针经穿刺点皮肤进针，依次穿刺进入皮肤、皮下组织、腹壁肌肉层，进入腹腔，经肠管穿到胰腺肿瘤内，CT 扫描确认针尖在胰腺肿瘤内。

4. 拔出穿刺针芯，接抗肿瘤药物注射器，注射抗肿瘤药于肿瘤内，将肿瘤组织细胞杀死，注射完毕，拔出穿刺针，穿刺针孔用消毒纱布压迫数分钟后并用胶布固定纱布。

5. 治疗后平卧 4h，观察有无并发症发生。

这里特别强调胰腺肿瘤选择穿刺点要特别慎重，因为胰腺所处解剖部位较深，周围结构复杂，周围重要脏器多，所以胰腺穿刺靶向治疗，不同于其他部位穿刺靶向治疗，对穿刺路径的选择非常重要，直接关系到穿刺靶向治疗成功与否，并发症的严重程度，笔者对于胰头、胰体区肿瘤常采取仰卧位，前腹壁横结肠旁进针，或穿过横结肠经网膜囊到达胰腺病灶区，胰尾部肿瘤，可采用俯卧位脊柱左侧肾门水平内缘上方进针到达胰尾肿瘤区。

【注意事项】

1. 术前 1 天禁食，用止咳、止血、抗感染、抑制胰腺分泌等药物；静脉给营养、镇静；

清洁胃肠道以避免术中穿刺经过胃肠道引起腹腔感染。穿刺针经过胃肠道后要禁食 1 ～ 3d，必要时胃肠减压，使用抗生素，使用抑制胰腺分泌药，术中做增强 CT，仔细分析周围血管组织，进针时避免穿刺到血管。

2. 进针中尽量不要经过胃肠道。

3. 注意避开肠系膜血管。

4. 避免损伤胰腺邻近脾血管和腹腔大血管。

5. 进针时可用推压法（挤压法）避开肠道。

五、肾和肾上腺

【穿刺方法】

1. 根据病史和 CT 影像资料，了解肾脏肿瘤情况、解剖位置、范围大小及与周围邻近组织关系，设计的治疗计划。

2. 选择穿刺进针路径，摆好合适体位，常采取俯卧位，部垫枕头，肿瘤相应皮肤处放 CT 栅栏定位器，呈十字垂直摆放，并用胶带固定在皮肤上。CT 扫描选择穿刺点，并用 2% 甲紫做好标记，测量穿刺点与病灶之间距离，并在穿刺针上标记好进针深度，与测量穿刺点到病灶处深度一致。移去 CT 栅栏定位器。

3. 穿刺点周围局部消毒，用 1% 利多卡因在穿刺点局部浸润麻醉，从穿刺点进针，依次通过皮肤、皮下组织、腰部肌肉或肋间肌，进入肾周围脂肪囊，达到肾脏肿瘤内，CT 扫描确认针尖在肾肿瘤内。

4. 拔出穿刺针针芯，接注射器注射抗肿瘤药液将肿瘤组织细胞杀死。注射完毕拔出穿刺针，针孔用消毒纱布压迫数分钟，并用胶布固定纱布。

5. 手术后卧床休息 4h，观察有无并发症发生。

【注意事项】

1. 术前准备时仔细分析影像资料，以了解病灶确切部位与周围邻近组织、血管关系，原则上穿刺部位选择在肾外下部，避开肾门大血管。

2. 手术时常采用俯卧位或俯卧斜位，腹部垫一枕头，以抬高患侧肾脏保持一定方向，减少肾脏移动性，利于经肋间穿刺到病灶内，穿刺针不能进入腹腔。

3. 有时需要麻醉深达肾周围脂肪囊，避免穿刺到肾脏引起疼痛而体位移动。

六、盆腔

【穿刺方法】

1. 根据病史和 CT 影像资料，了解盆腔肿瘤在盆腔的位置与邻近组织的关系，制定靶向治疗计划。

2. 选择穿刺路径，摆好合适体位，常采用仰卧位，腹部皮肤上放 CT 栅栏定位器，呈垂直摆放并用胶带固定在皮肤上，CT 扫描选择穿刺点，并在穿刺点处用 2% 甲紫做好标记，CT 测量穿刺点与盆腔病灶之间的距离，并在穿刺针上标记好穿刺深度，移去 CT 栅栏定位器。

3. 穿刺点周围常规消毒，穿刺点用 1% 利多卡因局部浸润麻醉，从穿刺点进针，依次进入皮肤、皮下组织、腹壁肌肉、穿破腹膜到达盆腔或腹脏肿瘤内，CT 扫描确认针尖在肿瘤内。

4. 拔出穿刺针针芯，接注射器，注射抗肿瘤药物，将肿瘤组织细胞杀死，拔出穿刺针，针孔用消毒纱布压迫数分钟并用胶布固定。

5. 手术后卧床休息 4h，观察有无并发症发生。

【注意事项】

1. 术前 24h 禁食，清洁肠道 2 次，术前排空小便。

2. 穿刺路径经过肠管时，术后禁食 1 ～ 2d，用抗生素控制感染。

3. 臀部、会阴部进针时，避免损伤坐骨神经。

4. 有时直肠用造影剂灌肠，膀胱内注入造影剂，易于显示病灶位置与周围组织之间关系。

七、骨与软组织

（一）骨肿瘤

【穿刺方法】

1. 根据病史和 CT 影像资料，了解骨原发性肿瘤，还是转移性肿瘤情况，骨肿瘤侵犯骨的范围，与邻近组织的关系，制定靶向治疗和综合治疗计划。

2. 选择穿刺进路，摆好合适体位，并用固定辅助器材帮助固定，局部皮肤放 CT 栅栏定位器，呈十字垂直摆放，并用胶带固定在皮肤上，CT 扫描选择穿刺点，并用 2% 甲紫做好标记，测量穿刺点与骨肿瘤的距离。移去 CT 栅栏定位器。

3. 局部常规消毒，穿刺点用 2% 利多卡因局部浸润麻醉达骨膜，用骨针从穿刺点刺入经过皮肤、皮下组织、肌肉组织，达到骨肿瘤处，启动 CT 见针尖在肿瘤内，拔出骨针针芯，接注射器，缓慢注射抗肿瘤药物，将肿瘤组织细胞灭活。注射完毕，拔出骨针，针孔用消毒纱布压迫 10min。

4. 治疗后患者平卧 2h，观察有无并发症发生。

【注意事项】

1. 病灶位于髓腔、骨皮质未被肿瘤破坏，或成骨型肿瘤，由于骨皮质厚而坚硬，骨针穿不进骨髓腔，应用骨钻机钻孔以利骨穿针进入髓腔肿瘤处。

2. 骨皮质被肿瘤破坏，骨质不坚硬，如乒乓球样可用骨针垂直旋转穿刺到骨肿瘤内，穿刺到骨肿瘤内有突空感，但也不能用力过猛，防止肿瘤处骨骼发生病理性骨折。

（二）软组织肿瘤

【穿刺方法】

1. 根据病史和 CT 影像及 B 超影像资料，了解肿瘤的位置，肿瘤内的血流情况，肿瘤与邻近组织的关系，制定靶向治疗计划。

2. 选择穿刺径路和穿刺点，摆好合适体位并固定，局部皮肤放 CT 栅栏定位器，呈十字垂直摆放，并用胶带固定在皮肤上，CT 扫描选择穿刺点并用 2% 甲紫标记，测量穿刺点与病灶处距离。移去 CT 栅栏定位器。

3. 局部常规消毒，穿刺点用 1% 利多卡因局部浸润麻醉，用针穿入皮肤穿刺点，依次进入皮肤、皮下组织或肌肉组织达到软组织肿瘤内，CT 扫描确定针尖在肿瘤组织内，拔出穿刺针针芯，接注射器，注射抗肿瘤药物，将肿瘤组织细胞灭活，注射完毕拔出穿刺针，针孔用消毒纱布压迫数分钟，并用胶布固定纱布。

4. 手术后患者平卧 4h，观察有无并发症发生。

【注意事项】

1. 软组织病灶在身体部位不同，其技术要求也不尽相同，要具体根据病情、病变部位不同而分别对待。

2. 四肢软组织病灶选择穿刺点要根据血管、神经走行方向特点，决定穿刺路径。上肢血管、神经多位于上臂内侧走行，因而上肢穿刺点多选择外侧进路；下肢血管神经多位于下肢后侧走行，因此下肢穿刺径路多选择前方或侧向进入。椎旁软组织肿瘤应选择俯卧位从背部椎旁选择进针路线。

3. 遇到混合肿瘤，质地软硬不一致，可根据情况选择，选用普通穿刺针或骨针穿刺针。

第3章　超声引导靶向穿刺技术

超声引导靶向穿刺技术，通常是指在实时超声监视下，将穿刺针具或消融电极等器械，直接穿刺进入人体病灶处，进行活检，局部治疗。从广义上讲指各种超声引导下诊断与治疗。目前已发展有术中超声、内腔超声、侵入超声等。

超声引导靶向穿刺技术具有实时监控、引导准确、安全微创或无创、无X线损伤、操作简单或费用低等优点，近年来作为靶向定位活检和治疗首选使用方法。

现在，超声靶向穿刺已发展有彩色多普勒超声、腔内超声、术中超声、自动弹射活检技术、三维超声、超声造影、超声导航技术应用。超声科已由原来辅助诊断检查科室，进入兼备治疗功能的一线临床科室。

一、超声设备及针具

选用有实时显示功能，高分辨超声仪器配有引导功能穿刺探头或附加穿刺架，最好具有彩色多普勒功能。目前中国汕头B超研究所生产的彩色B超，有多种类型可选择，配有穿刺附加器可满足临床诊断和治疗需要。

目前使用超声穿刺探头有两类。

1. 专用穿刺探头　分三种类型，中央孔型、侧旁孔型、中央槽型（图3-1）。

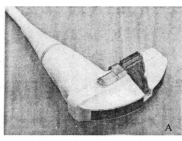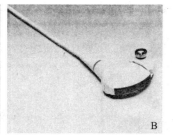

A. 中央槽型　　　　　　　　　B. 侧旁孔型

图 3-1　穿刺探头

（1）中央孔型：探头中央有V字形导槽，其尖端处晶片缺失，在图像上出现垂直暗带，穿刺角度允许有10°范围内变动。该穿刺探头是利用探头中心暗带进行定位，将穿刺目标移至暗带的进路上，测量穿刺目标的距离后即可穿刺，定位操作十分简便，适宜于穿刺较浅的目标，并以较小的角度和较短的距离进入目标。这种探头中心晶片缺失，影响图像的显示，尤其病灶较小时，图像不清，导致定位困难。当穿刺针垂直穿入时，因暗带影而导致针尖显示不清晰。另外引导槽不能固定穿刺针，准确穿刺必须依赖于术者的经验。

(2) 侧旁孔型：探头中央 V 形引导槽移至偏中心的位置，并加辅助晶片，改善探头中心的分辨力，引导槽增加了具有角度调节装置的导向器可调节穿刺角度达 30°，克服中央型穿刺探头图像暗影弊端，使穿刺目标更准确。

(3) 中央槽型、探头的晶片中央设置宽 2mm 的缺口，其缺口长度与晶片长轴排列相平行，并一直延伸到一端，形成一狭长的穿刺槽，穿刺槽的两侧，原晶片被分成两半，故在超声图像上无晶片缺失所致暗影，并设有固定支架和角度显示器，便于穿刺操作和针体固定。

2. 附加穿刺架探头　在普通探头上安装一个穿刺附加器（图 3-2，又称穿刺导向器），导向器安装在探头长轴的一端或一侧，引导穿刺针进入穿刺目标，扩大了普通探头用途，这种导向器可安装在多种探头上，探头接触面积小，而导向器又接近探头中央，最适用靶向定位引导穿刺。

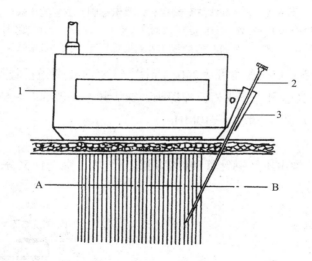

图 3-2　穿刺附加器安置在线阵探头端面

1.探头；2.穿刺针；3.穿刺附加器

3. 不同的穿刺探头特点

(1) 线阵探头：可动态聚焦、分辨率力高、图像清晰、视野开阔、图像呈长方形、探头较大、接触面宽、稳定性好、穿刺时便于固定（图 3-2）。缺点是探头底宽灵活性差，用于通过肋间穿刺困难。一般多用于浅表部位引导穿刺。

(2) 凸阵探头：显像方式类似扇形，扫描图像结合了线阵扫查近场大和扇形扫查远场大优点。适用腹部脏器、浅表和深部超声引导穿刺（图 3-3）。缺点是探头较大、凸面稳定性差、引导进针死角较大、皮肤进针距离目标较远。

(3) 相控阵探头：体积较小，比线阵扫描探头在技术上要求更精密复杂，可以扇形扫描或聚焦声束扫描。图像质量更高、图像呈扇形、图像两侧质量稍差，探头稳定性不如线阵探头。优点是探头接触面小，可用于肋间等狭小部位穿刺，便于加压，以缩短体表至穿刺病灶的距离，提高穿刺准确性，穿刺针接近探头中心位置，穿刺时不易偏离扫描平面，穿刺针与扇形扫描声束所形成角度大、反射信号强、显示清晰，是较理想的腹部穿刺探头。

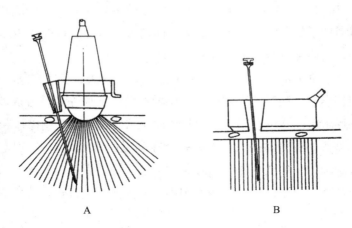

A   B

图 3-3　扇形和线阵穿刺探头，显示穿刺针位置的比较

A. 穿刺附加器扇形穿刺探头引导穿刺，针体和声束之间的夹角大，所得的反射声波信号强，显示针尖清晰；
B. 线阵穿刺探头引导穿刺，针体和声束之间夹角小或接近平行，反射声波信号弱，针尖显示较差

(4) 直肠、阴道探头：扫描夹角可达240°，适用于经直肠、阴道检查和穿刺引导专用探头。

腹部超声穿刺一般选用凸阵或相控阵探头，探头频率一般 3.5 ～ 5MHz，浅表器官穿刺一般选线阵探头，探头频率一般 5 ～ 10MHz。

4. 穿刺针具

(1) 穿刺针基本结构由不锈钢针管和针芯两部分组成，穿刺针又分为针尖、针干、针座三部分组成（图 3-4）。

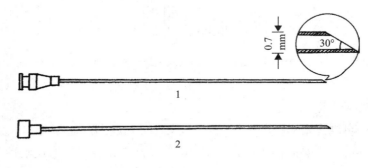

图 3-4　经皮穿刺细针（PTC 针）

1. 针鞘；2. 针芯

① 针尖：分为两类，一类针管与针芯长度平齐，针尖呈斜面；另一类是针芯略长针管 1 ～ 2mm，使针尖超出针管，针尖呈矛刺状，三棱针形，呈锥形。

② 针干：是针的主体或称针管长度 5 ～ 35cm。

③ 针座：也称针柄，便于持针和接注射器。

(2) 穿刺针规格：穿刺针具有长短、粗细不同的规格，国际通用的穿刺针管外径以 Gauge

（G）表示，其冠以数码如 21G、18G 等，与国产规格数相反，G 号数越近，针管外径越细，国产针根针体外径分为不同型号以数字表示，如 6 号、7 号、16 号等，它们分别代表针管 0.6mm、0.7mm、1.6mm 的穿刺针。

针的粗细划分是穿刺针的外径划分，一般 18G 以上为粗针（相当于国产 12 号针，外径 1.2mm），粗针中以 18G 较适中，常用于活检，与 0.6 ～ 0.9mm 细针穿刺在并发症的发生率区别不大。但取材标本能满足病理要求。

(3) 穿刺针按用途分类

① 普通经皮穿刺针（PTC 针），相当于国外的 chiba 针，由针鞘和针芯组成，常用 6 号～ 8 号，相当于国外 21 ～ 23G），针尖斜面 25° ～ 30°，穿刺针鞘与针芯等长，多用于穿刺治疗及细胞病理穿刺检查，8 号～ 10 号主要用于细胞取材、羊膜腔穿刺、脐带穿刺、囊肿穿刺、经皮肝胆管穿刺造影等。

② 经皮穿刺粗针：外径＞ 1.2mm，常用 12 号～ 16 号针，主要用于抽吸液体、脓肿、血肿。

③ 多孔穿刺针：外形和普通经皮穿刺针一样，针鞘前端侧方有 2 ～ 4 个小圆孔，配有针芯，针芯与针鞘等长，主要用于积液或囊肿抽吸引流、肿瘤内注药。一方面可以防止针孔阻塞，另一方面有利于药物分布均匀。

另一种多孔穿刺针，针鞘尖端为平行，针芯尖端为矛刺状露针管外，此型多孔穿刺针使用更加安全，可防止穿破囊腔后壁。

④ 组织活检针：目前常用进口组织活检针有 Sure-cut（常用型号是 21 ～ 23G）和 Tru-cut 针（常用 14 ～ 18G），国产主要有槽式穿刺切割针和多孔倒钩针两种，包括手动活检针、半自动活检针与活检枪配套的活检针。常用 16 ～ 18G。Sure-cut 活检针，属负压抽吸式活检针，针芯、针鞘与注射器连为一体，针芯与注射栓相连，针尖露出针鞘，针鞘与注射器筒相连。针鞘前端锋利，活检进入病灶后，提拉注射器栓、针芯后退、固定注射器栓、针鞘内形成负压、病灶组织吸入针鞘，同时针鞘锋利的边缘完成切割过程。此针使用方便、迅速、安全、活检针只能一次性使用（图 3-5）。

Tru-cut 活检针，是目前临床上最常用的活检针，针芯尖端锋利，前端近尖端处有 2 ～ 2.5mm 的凹槽，使用时针芯的凹槽封闭在针鞘内，活检进入病灶后，组织进入凹槽内，迅速推进针鞘，将凹槽内的组织切割下来并封闭在凹槽内，活检针与自动活检枪配套使用，能迅速完成活检任务。成功率高，标本好。

(4) 置管引流用具：常用的有经皮肝胆管造影导管、导管针，PTCD 引流管及导丝等（图 3-6）。

① 导管针：由导管和穿刺针两部分组成，

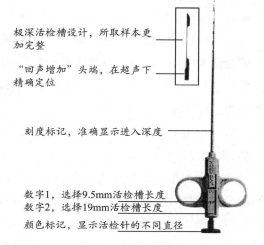

极深活检槽设计，所取样本更加完整

"回声增加"头端，在超声下精确定位

刻度标记，准确显示进入深度

数字1，选择9.5mm活检槽长度
数字2，选择19mm活检槽长度
颜色标记，显示活检针的不同直径

图 3-5 组织活检针

常用穿刺针为9号、12号、14号普通穿刺针（16~20G）附有相应的针芯，导管针是在穿刺针管外套上加塑料导管而成，导管由特殊分子结构塑料（聚乙烯）制成，长度比穿刺针略短1～2mm，管尖制成锥形，使其紧贴针管外壁，导管可以塑形，使弯曲J形、直管形、猪尾形等及多侧孔形，便于引流。导管尾装有接头，以便拔出针后与注射器相接，穿刺前先将导管套在穿刺针管上，然后插入针芯，三者应彼此吻合、松紧合适，穿刺时导管随同穿刺针一同进入需引流腔隙。

② 导丝：用引导导管选择性或超选择性进入要检查的管腔或加强导管的硬度以利于操控导管，导丝由内芯和外弹簧套管构成，内芯多为不锈钢丝，为导丝提供支撑，有硬度和韧度。外弹簧套管为不锈钢丝绕制成为弹簧状管圈。

5.活检装置 以往活检取材组织条易碎，自动活检装置应用以后，穿刺活检更加迅速、安全、标本完整、成功率高，目前穿刺活检装置较多（图3-7），主要分为两大类：即手动活检（手动切割）活检针和手动负压抽吸活检针和自动弹射活检装置。另一种是自动弹射活检枪。活检枪切割效率高，取材质量好，活检枪配有14~23G号针，常用是18G（12号针）。

(1) 自动活检装置（活检枪），是利用内置弹簧弹射作用，自动完成穿刺组织切割操作，可使术者一手固定探头，一手穿刺自动获取活检组织（图3-8）。

活检枪可分为两类：一类是可重复使用，一类是一次性使用。

自动活检枪是枪把触发弹射自动切割组织活检机械装置，一次性活检针是内芯外套式针芯上有凹槽，定位时针芯在套筒内，自动活检时，首先将针芯推入病灶内，然后扣动活检枪

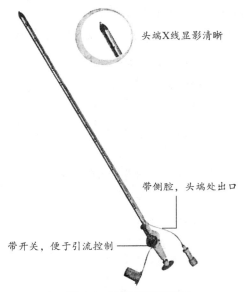

头端X线显影清晰

带侧腔，头端处出口

带开关，便于引流控制

图3-6 经皮胆管穿刺针

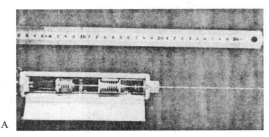

A

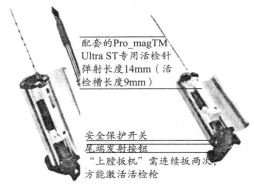

配套的Pro_magTM Ultra ST专用活检针弹射长度14mm（活检槽长度9mm）

安全保护开关
尾端发射按钮
"上膛扳机"需连续扳两次，方能激活活检枪

B

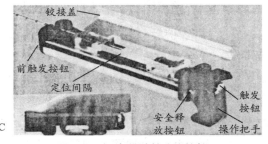

铰接盖

前触发按钮

定位间隔

触发按钮

安全释放按钮

操作把手

C

图3-7 各种类型自动活检枪

的扳机，针套高速射出，将组织切割并封闭在针芯槽中，切割组织直径达 1 ～ 1.3mm，长度达 15 ～ 20mm，可满足病理检查要求。

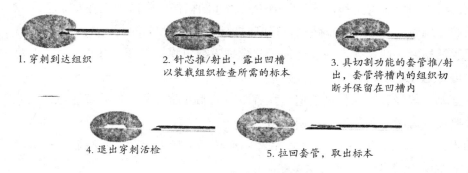

1. 穿刺到达组织　　　　2. 针芯推/射出，露出凹槽　　　3. 具切割功能的套管推/射
　　　　　　　　　　　　以装载组织检查所需的标本　　　出，套管将槽内的组织切
　　　　　　　　　　　　　　　　　　　　　　　　　　断并保留在凹槽内

4. 退出穿刺活检　　　　　　5. 拉回套管，取出标本

图 3-8　活检针活检步骤

手动活检装置分两种，一种是切割活检装置，由针芯及针鞘构成，针芯带有切割槽，穿刺时活检针到达病灶表面，先推入针芯，然后推入针鞘，完成活检过程。另一种是旋切装置，由针芯及针鞘构成，活检针推到病灶，提拉针芯旋转切割。半自动活检枪，由针芯和针鞘构成，仅有一组弹簧装置，用于弹射切割组织，针芯有凹槽。穿刺前提拉针栓，压缩弹簧，穿刺进入病灶后，推进针芯，将针芯槽进入靶目标，触发弹簧完成切割活检。

自动活检装置分为两大类：一类是内槽切割式活检枪，由金属材料制成并可重复使用，配 True-cut 活检针，此装置是两组弹簧的机械弹射作用，分别弹射针芯和套管针，高速自动完成组织切割取材，每次活检更新一次性活检针，多用 16 ～ 18G。另一类是负压抽吸式活检枪，采用机械弹射，快速提拉针芯在套管针内产生足够的负压的同时，高速将活检针射至一个特定的距离吸取组织，常用 18 ～ 21G Sure-cut 针，这种活检枪多为一次性使用塑料制品。

根据活检枪射程又分为：固定长程活检枪是取材 17mm，固定短程活检枪是取材 6 ～ 10mm，射程可调式活检枪是取材 10 ～ 40mm，四挡可调。

(2) 活检针的选择：用于细针活检穿刺主要分为两类，一类是有针芯活检针，针很细，通常外径只有 0.6 ～ 0.7mm（22 ～ 23G）并有活动针芯，针尖处截面成较短斜角，不是很锐利，用于经皮肝胆道穿刺，细针抽吸活检。另一类是无针芯活检针，针略粗，直径 0.9mm（20G），针尖有较长的斜面，因而针尖锐利，使针尖截面增大，是常用抽吸活检针。细针活检时针连接 10 ～ 20ml 注射器，为了使针易于进行，可采用针吸手板，这样一只手可以有效地控制抽吸穿刺，另一只手固定探头。也可将针连接导管由助手抽成负压，术者专心穿刺操作，达到病灶部位，由助手抽吸成负压完成手术操作。

二、超声引导靶向穿刺

（一）穿刺路径的选择

超声可以实时地显示病灶位置，与周围邻近组织、重要器官的关系，给选择穿刺的路径提供有力的依据，选择穿刺路径的原则是要避开血管、胆管、神经、心肺大血管等重要脏器，并以最短的距离进入靶目标。

在妇产科靶向穿刺检查和治疗尽量减少对胎儿的损伤，降低胎儿并发症。

羊膜腔穿刺时，一般经腹壁路径，穿刺时要避开胎盘和胎儿。

绒毛膜活检时一般在超声引导下经子宫颈抽吸绒包膜，妊娠超过 2 个月，胎盘位于子宫前壁，也可考虑经腹壁路径。

脐带穿刺一般经腹壁路径，前壁胎盘者多穿刺胎儿脐蒂部，但后壁胎盘，胎儿脐蒂部可能被胎体遮盖，可考虑胎儿游离脐带穿刺。

减胎术，8 周以内的多胎妊娠：一般经阴道超声引导下穿刺抽吸减胎，一般经腹向胎儿心腔内注射 10% 氯化钾等化学方法减胎。

宫内输血，一般经腹行胎儿脐蒂穿刺输血，这样容易固定穿刺针，避免输血时穿刺针移位脱落。

（二）穿刺针的显示

穿刺针的显示是超声引导靶向穿刺成败重要环节，在超声引导穿刺时，穿刺针几乎与声束平行。一般夹角仅 8°～15°，故探头几乎接收不到穿刺针的反射回声，实时超声穿刺时，针体通常为强回声点，针体一般难以显示或仅显示一段。关于针尖显示基本声学原理尚不清楚。目前认为是探头传导声束的声能量使针尖共振，这种共振的能量从针尖向各方向发散，一部分为探头接收显示强回声点。穿刺针显示回声强度取决于综合因素，如探头频率与直径之间共振关系、针与声束间的夹角关系和针腔内平滑程度及周围介质的声阻抗差等关系。

超声引导穿刺针尖、针体的实时显示十分重要，在实际操作中经常发生针尖、针体显示不清的情况，可以通过以下方式提高显示率。

1. 尽可能加大穿刺针与声束的夹角。

2. 穿刺针表面、内面或针芯打磨，增加回波信号，可用 50～100 号的砂纸打磨或用机器作任意刻度，深约 0.1mm。虽然增加回声显示效果，但对软组织也有损伤，打磨针芯既不损伤软组织，也能增强回声效果。

3. 使用专用针，增加穿刺针的反射信号。

4. 轻轻提拉穿刺针，有利于穿刺针尖及针体的显示，或注入少量含有水的气泡、或针芯上下移动、或提拉针上下移动、针周围组织也移动，有时能鉴别到针尖位置。

5. 在上下提动针时，可显示穿刺运动的彩色多普勒伪像或信号针体样异常血流图像。

6. 近年来，有一种专门为超声显像用的穿刺针，这种针表面有一层薄层聚四氟乙烯，这层膜具有波纹形成无数小声界面，超声下容易看到针体轮廓，不会对软组织造成损伤。

（三）穿刺方式选择

1. 超声对病灶进行定位后，确定进针深度和方向，然后在无超声引导下对病灶进行盲穿，适用于较大的病灶，小的病灶穿刺效果不能令人满意。

2. 超声监视下徒手穿刺、超声定位、超声监视下（无穿刺架）将针穿刺经过皮肤、皮下组织、穿刺到病灶内，此穿刺过程无实时超声导向，不易显示针尖位置，其精确度受到一定的限制，适用于较大的浅表性病灶。

3. 使用穿刺架，配合显示屏上的引导线是目前最常用穿刺方法，也是目前首选穿刺方法，穿刺时将消毒穿刺架安放在探头一侧，穿刺架上有进针引道孔或凹槽，通过显示屏上引导穿刺线，可以通过实时监控程序准确地穿刺到病灶区。

（四）穿刺术前准备

1. 术前必须了解病史及超声图像检查情况，明确穿刺目的，制定治疗方案，严格掌握靶向穿刺诊疗适应证、禁忌证、选择穿刺路径。

2. 常规化验检查，血常规、凝血功能，血型等。年龄较大或病情复杂患者检查心、肺、肝、肾功能、血糖等检查。

3. 术前 1 周停用抗凝药物，腹部病变靶向穿刺禁食 12h；盆腔病变要清洁灌肠、排空小便；穿刺路径经过胃肠道，术前、术后用抗生素等，术前用镇静药。

4. 准备并消毒所需器械，包括穿刺架、穿刺针、活检枪、探头等。

5. 与患者及家属谈话，让其了解治疗目的，穿刺过程中可能会出现并发症，消除患者紧张，必须由患者或家属签知情同意书。

（五）穿刺方法

1. 穿刺前先用普通探头扫查，进一步了解病灶位置、大小、形态与周围脏器、血管的关系，确定穿刺体位，开启穿刺引导线，选择穿刺路径、穿刺点，用 2% 甲紫在皮肤表面标记好穿刺点，并测量穿刺点病灶的距离。

2. 穿刺点局部常规消毒，穿刺点局部用 1% 利多卡因浸润麻醉，换带穿刺架消毒 B 超探头，B 超再次扫描，病灶在穿刺引导线内，固定好探头，穿刺针插入探头穿刺架穿刺孔内，依次进入皮肤、皮下组织，实时监控穿刺针方向，看到针体及针尖位置，穿刺到病灶内，B 超扫描确认针尖强回声影在病灶中心。

3. 拔出穿刺针芯，接注射器，注射抗肿瘤药物，在显示屏上可见高浓度药液回声增强声影，由病灶中心向周边扩散，当回声增强影，扩散到病灶边缘时，停止注射药液。

4. 拔出穿刺针，针孔用消毒纱布压迫数分钟，并用胶布固定。

5. 嘱患者卧床休息观察 4h，有无并发症发生。

6. 如病灶是囊性，内容物是流体，应先抽尽囊内液体，并记录量，送化验或病理细胞学检查，再注射抗肿瘤药物。

三、影响超声引导靶向穿刺因素

1. **仪器的影响** 对于小的病灶，应注意超声仪器的分辨率和厚度容积效应影响，有时显示针尖在病灶，不在病灶中央，因此对于小病灶应寻找最大切面，轻轻移动探头，病灶影像清晰，最大切面时穿刺到病灶内。

2. **引导穿刺架影响** 按厂家生产配套穿刺架说明书安装在探头上，要固定牢固，不能松动，在穿刺前要调整好穿刺针的路线方向，必须与穿刺引导线平行，才能保证穿刺时的准确性。

3. **呼吸运动影响** 胸、腹部病灶随呼吸运动有不同程度范围移动，术前应训练患者均匀浅呼吸。穿刺进入胸腔、腹腔时禁止深呼吸，避免穿刺时针尖划破胸膜或肝脏包膜。甲状腺疾病穿刺时嘱患者不要做吞咽动作或说话，以免损伤血管、神经、气管。

4. **穿刺目标影响** 当穿刺针尖接触病灶时，病灶或多或少向对侧或旁边移位，使病灶偏离穿刺路线。特别是较硬肿物、包膜光滑、活度大的病灶，如乳腺病灶、肠系膜病灶、卵巢病灶等，穿刺达到病灶表面时，要迅速穿入病灶内。

5. **细针与病灶阻力过大影响** 细长针（9号以下）具有弹性、穿刺时安全是优点，但遇到阻力大的组织和病灶，如患者皮肤厚实，筋膜、纤维结缔组织、肿瘤较硬，而且病灶软硬不均匀，细长针则可能发生弯曲变形，而偏离病灶中心或因组织软硬不均匀，受力不均匀穿刺针也会变形弯曲偏离病灶，这时应更换粗针再穿刺。

四、超声引导靶向穿刺治疗反应和并发症

超声引导靶向穿刺治疗肿瘤是用抗肿瘤药直接注射到肿瘤内，将肿瘤组织细胞灭活，没有放疗、化疗抑制骨髓造血功能，抑制人体免疫功能的不良反应。肿瘤细胞被灭活后，坏死肿瘤细胞含有的抗原成分能刺激人体免疫系统，产生免疫应答生物效应，产生特异性和非特异性抗肿瘤抗体，增强人体的免疫功能，促进肿瘤患者的康复。

（一）治疗反应

1. **发热** 肿瘤内注射肿瘤灵药物后，肿瘤发生无菌性炎性坏死，少数患者发生一过性体温升高，体温在38℃左右，白细胞增多，一般1～2d可恢复正常，无须特殊处理，是肿瘤组织细胞坏死吸收发热反应，如发热较重可对症处理。胸部肿瘤、腹部肿瘤靶向治疗后用抗菌药物预防或控制感染。

2. **肿胀疼痛** 肿瘤内注射肿瘤灵抗肿瘤药物后，肿瘤内发生无菌性炎性细胞浸润、肿瘤细胞质外渗、细胞脱水、细胞膜破裂、间质水肿、细胞核固缩、蛋白质变性，致使肿瘤细胞发生坏死。加上坏死肿瘤周围炎性细胞增多，局部肿胀、疼痛明显，但一般并不严重，患者多能耐受，2～3d局部肿胀疼痛自行缓解，如肿胀疼痛严重可用地塞米松5mg加0.9%生理盐水250ml静脉滴注，抑制无菌性炎症肿胀充血水肿反应，使疼痛缓解。

（二）并发症

1. 感染　肿瘤靶向治疗后肿瘤组织细胞发生无菌性炎性坏死，肿瘤周围小血管发生广泛性微血栓，局部血液循环差，如其部位感染或表皮、口腔黏膜损伤引起暂时性菌血症，细菌被带到肿瘤坏死区域组织处，发生继发感染，表现局部肿胀、疼痛、发热等症状，应及时使用抗生素控制感染。如腹腔、胸腔肿瘤靶向治疗后，应用抗菌药物预防感染，特别是穿刺路径经过胃肠道，更应及时用抗生素控制感染，预防腹膜炎发生。

2. 出血　表现为咯血、血胸、腹腔出血、血尿等症状，出血原因多因穿刺径路中损伤了血管或脏器，如肝肿瘤靶向穿刺治疗或穿刺活检可导致肝内小血肿或肝包膜下出血引起腹腔出血；肾穿刺活检或治疗可引起肾包膜下血肿，肾周围囊血肿或血尿；胸部肿瘤穿刺治疗或活检可引起肺小血管损伤或胸膜损伤引起咯血、气胸；经直肠前列腺活检，可发生直肠出血；甲状腺肿瘤、乳腺肿瘤穿刺治疗或活检也可引起颈部或乳腺内血肿。一般出血多不严重，观察等待自己吸收，出血严重发生休克需输血，必要时手术止血。

3. 气胸　胸部肿瘤靶向穿刺治疗或活检可发生气胸，主要是针刺伤肺脏的肺泡和细小的气管，呼吸中空气进入胸膜腔，表现胸闷、气喘、心慌、胸透观察气胸严重程度，气胸在 30% 以下，可观察自己吸收，如气胸＞30%，应穿刺抽气缓解症状，必要时做水封瓶胸腔引流。

4. 神经损伤　甲状腺肿瘤穿刺治疗可发生喉返神经损伤，腮腺肿瘤穿刺治疗可发生面神经损伤，臀部肿瘤穿刺治疗可发生骨神经损伤，四肢肿瘤穿刺治疗也可发生邻近神经损伤，应注意选择穿刺路径，避开神经损伤。

5. 呼吸道阻塞　舌根部、咽部、颈部肿瘤靶向穿刺治疗后，咽部、舌根或颈部肿瘤肿胀，压迫咽部影响呼吸和吞咽或压迫气管引起呼吸困难，应即时用地塞米松（5～10mg）+0.9% 生理盐水 250ml 静脉滴注，减少无菌性炎症肿胀反应，缓解呼吸和吞咽困难。

6. 腹膜炎　腹腔肿瘤穿刺路径经过肠道，特别是胰腺癌穿刺治疗必须经肠道，一方面肠道内容物漏到腹腔可引起腹膜炎、胰腺癌穿刺治疗后发生无菌性炎性坏死，也可以引起残留正常胰腺组织发生胰腺炎，胰腺分泌液体渗到腹腔引起腹膜炎。因此术前要充分做好术前准备，术后禁食，用抗菌药物预防或控制感染，用抑制胰腺分泌药物减少胰腺炎发生。

7. 趾、足、指坏死　四肢肿瘤穿刺治疗时，穿刺针尖误入小动脉内，药液进入血管内，引起小动脉血栓形成，造成动脉栓塞。引发肢体末端趾、足、手指缺血性干性坏死，这是比较少见的严重并发症。四肢肿瘤穿刺应回抽有无回血，不要穿到动脉血管内。注药时，应缓慢注射，发现肢端剧烈痛、趾或指皮肤变白立即停止注射药液，防止药液误入动脉血管造成趾、指坏死。

8. 针道种植　针道肿瘤种植是一种少见并发症，由于穿刺针应用，超声引导穿刺肿瘤治疗或活检引起肿瘤种植并发症很少见，近期文献报道，穿刺引起肿瘤种植并发症发生率小于 1‰。

五、各部位穿刺治疗

（一）颈部

【适应证】

1. 甲状腺肿瘤、甲状腺结节、甲状舌骨囊肿。

2. 颈部肿瘤发生颈淋巴转移灶。

3. 颈部转移性肿瘤和原发性肿瘤。

4. 颈部血管瘤、淋巴管瘤、颌下腺肿瘤。

【禁忌证】

1. 婴幼治疗不配合患者。

2. 有出血倾向、凝功能异常者。

3. 肿瘤压迫气管造成气管软化呼吸困难者。

4. 有严重心、肺、肝、肾功能不全者。

【治疗方法】

以甲状腺肿瘤为例。

1. 根据病史，B超检查进一步了解甲状腺肿瘤和结节大小、位置与周围邻近气管、颈动脉、颈静脉关系，有无颈淋巴结转移，选择穿刺路径。

2. 患者取仰卧位、肩部用枕垫高。启动穿刺引导线，探查病灶位置，选择穿刺路径、穿刺点，在皮肤上用2%甲紫标记好穿刺点。

3. 穿刺点局部常规消毒，用1%利多卡因局部浸润麻醉，换带穿刺架消毒探头，开启穿刺引导线，移动探头，当病灶在穿刺引导线内，固定好探头，将穿刺针插入穿刺架槽内，穿刺针依次进入皮肤、皮下、颈阔肌、甲状腺病灶内，B超医师和术者确认针尖在病灶内。在实际操作过程中，病灶内针尖强回声影，很难看到，体表深度不足2cm，可上下提拉针，看到甲状腺结节上下移动，结节循针上下移动可以间接证实针尖在结节内。

4. 拔出针芯，接注射器，注射抗肿瘤药后于病灶内（如甲状腺囊肿，注射药物前应先抽出囊内液体再注射药物），高浓度药液回声增强影，在显示屏可见病灶内回声增强。

5. 注射完毕拔出针芯，针孔用消毒纱布压迫数分钟，并用胶布固定。

（二）肝脏

【适应证】

根据影像资料了解肿瘤的大小、数目、位置及邻近组织关系。

1. 肿瘤直径3～5cm，肿瘤数目不超过4个，是靶向治疗最佳适应证。

2. 肿瘤直径5～8cm是相对适应证。

3. 肿瘤直径大于8cm，可做肿瘤减荷治疗，使大部肿瘤灭活，配合综合治疗，改善症状，提高生活质量，延长生存期，带瘤生存。

4. 肝肿瘤拒绝手术治疗者。

5. 转移肝癌，肝内转移灶数目不超过 10 个，每次治疗 2 个转移灶。

6. 肝肿瘤手术复发者和伴有远处肿瘤转移者，靶向治疗可以减少瘤荷；配合综合治疗，可改善症状，提高生活质量，延长生命。

【禁忌证】

1. 有出血倾向者，凝血酶原、凝血时间不正常者，血小板数小于 5×10^9/L 患者。

2. 肝功能较差 Child C 级的患者，一般不适宜做靶向药物治疗。

3. 严重心、肺、肝、肾功能不全患者。

4. 有大量腹水患者。

5. 全身情况差，出现恶病质者。

6. 晚期巨大型肝癌者，弥漫性肿瘤者。

【术前准备】

1. 术前常规 B 超检查，CT 检查了解病灶情况，制定治疗计划。

2. 三大常规检查，血凝五项检查，包括血浆凝血酶原时间（PT）血浆活化部分凝血酶原时间（APTT），血浆凝血酶原活化度（CPH），血浆纤维蛋白原（FIB），国际标准化比值（INR），要求凝血酶原时间 < 30s，凝血酶原活化度 > 40%。

3. 肝功能及血清酶检查，如治疗前血清白蛋白 ≤ 25g/L，血清胆固醇 < 50mmol/L，有腹水者利尿，输白蛋白，中药治疗。

4. 肿瘤标志物检查，甲胎球蛋白（AFP）、癌胚抗原（CFH）、CA19–9 等。

5. 糖尿病患者药物控制血糖在 < 8mmol/L，高血压患者应控制血压接近正常。

6. 年龄较大者应检查心肺肾功能。

【治疗方法】

以肝脏肿瘤为例。

1. 患者仰卧位，腰垫枕头，先用普通探头扫查，进一步了解病灶位置、大小、与周围邻脏器和重要血管关系，选择穿刺路径。

2. 开启穿刺引导线，探查病灶位置，选择穿刺路径选择穿刺点，用 2% 甲紫在皮肤上标记好穿刺点。

3. 穿刺点局部常规消毒，用 1% 利多卡因局部浸润麻醉，换用带穿刺架消毒探头，开启穿刺引导线，调整病灶在穿刺引导线内，固定探头测量皮肤与病灶间的距离，将穿刺针插入穿刺架穿刺槽内（或孔），要实时监控进针方向。依次进入皮肤、皮下组织、腹壁肌、筋膜和腹肌、腹膜，进入腹腔、穿入肝脏被膜进入肝病灶处，进入肝肿瘤内有抵抗或坚韧感，B 超医师和术者确认穿刺针尖强回声影在病灶内。

4. 拔出穿刺针芯、接注射器、注射抗肿瘤药物，在显示屏上可见到高浓度药液回声增强影，由肿瘤中心向肿瘤边缘扩散，当看到药液增强影扩散肿瘤边缘时停止注射药液。

5. 注射完毕拔出穿刺针，针孔用消毒纱布，压迫数分钟，并用胶布固定纱布。

6. 嘱患者卧床休息 4h，严密观察生命体征，有无并发症发生。

（三）肾脏

【适应证】

1. 一侧肾癌。

2. 一侧肾癌已切除，对侧肾有转移癌或新发癌。

3. 肾囊肿（单发性或双侧肾单个囊肿）。

4. 晚期肾肿瘤、肿瘤已邻近肾结合管引起血尿，以止血为目的达到肿瘤减荷，灭活肿瘤止血目的。

【禁忌证】

1. 肿瘤侵犯肾盂或输尿管。

2. 晚期癌症出现恶病质、严重贫血、营养不良。

3. 有严重凝血功能障碍，凝血酶原时间 > 18s，凝血酶活动度 < 40%，血小板 < 4×10^9/L。

4. 肿瘤已非局限，发生全身转移。

【术前准备】

1. 三大常规检查，凝血功能检查，心、肝、肺、肾功能检查。

2. 肿瘤标志检查、影像检查。

3. 术前了解影像资料，全面了解患者情况，制定治疗方案。

【治疗方法】

以肾脏肿瘤为例。

1. 根据病史、影像资料、全身检查情况进一步了解肾肿瘤大小、位置与邻近器官的关系，有无转移，设计治疗方案，选择进针路径。

2. 患者取俯卧、腹部垫枕头，普通探头扫描，开启穿刺引导线，探查病灶位置与周围邻近组织关系，选择穿刺路径穿刺点，在皮肤上用2%甲紫标记好穿刺点。

3. 穿刺点局部常规消毒，用1%利多卡因局部浸润麻醉，更换带有穿刺架消毒超声探头，开启穿刺引导线，当病灶在穿刺引导线内，测量好病灶与皮肤之间的距离，固定好探头，将穿刺针插入穿刺架针槽内，穿刺针依次进入皮肤、皮下组织、肋间肌或腰部肌肉到达肾肿瘤内，整个过程要实时监控针穿刺进路，B超医师和术者确认针尖强回声影在病灶内。

4. 拔出针芯，接注射器（如是肾囊肿先抽尽囊内液体，送检验，再注射药物）注射抗肿瘤药液，在显示屏上可见到高浓度药液回声增强影，在肿瘤内由中心向周围扩散，当回声增强药液影扩散到肿瘤边缘时，停止注药。

5. 拔出针后，针孔用消毒棉球压迫数分钟，并用胶布固定。

6. 术后平卧 4h，观察有无并发症发生。

（四）盆腔

【适应证】

1. 单发肿瘤直径 ≤ 8cm。

2. 多发肿瘤直径在 3 ～ 6cm，数目 ≤ 4 个，一次治疗数目不超过 2 个病灶。

3. 其他部位转移腹腔肿瘤直径 > 5cm，数目 ≤ 4 个，一次治疗 2 个病灶。

4. 肿瘤紧邻肠管、输尿管、大血管等重要脏器，距离要大于 1cm。

【禁忌证】

1. 月经期、孕期、哺乳期者及盆腔炎症者。

2. 严重凝血功能障碍。

3. 肿瘤邻近大血管、肠管、输尿管，距离小于 1cm。

4. 盆腔肿瘤广泛，周围界限不清。

5. 严重心肺功能不全者。

【术前准备】

1. 常规检查：肝、肾、心、肺功能检查。

2. 肠道准备：手术前服缓泻药，清除食物残渣，减少肠内气体，清洁灌肠减少肠道内气体，提高 B 超扫描时的清晰度。

3. 如穿刺可能经过肠道，则按肠道手术准备要求口服抗生素，术前禁食 24h。

4. 术前用镇静药或止痛药，防止患者紧张。

5. 术前排空小便。

【治疗方法】

以子宫肌瘤为例。

1. 根据病史，影像学资料，全身检查情况进一步了解肿瘤大小、位置、数目、与邻近器官关系，选择进针路径。

2. 患者取仰卧位，用 B 超探查病灶位置、大小。开启穿刺引导线探查病灶位置，在宫底、宫体子宫肌瘤从腹部进针，选择进针路径、穿刺点，在皮肤上用 2% 甲紫标记好穿刺点，并测量皮肤与病灶之间的距离。

3. 穿刺点局部常规消毒，用 1% 利多卡因局部浸润麻醉，更换带有消毒穿刺架超声探头，开启穿刺引导线，当病灶在穿刺引导线内，固定好探头，穿刺针插入穿刺架槽，穿刺针依次进入皮肤、皮下组织、腹壁肌肉、腹腔、子宫壁、子宫肌瘤内、针穿刺到肌瘤内有韧性感，B 超医师和术者确认针尖强回声影在肌瘤内，整过进针过程要实时监控。

4. 拔出针芯，接注射器注射抗肿瘤药液，在显示屏上见高浓度药液回声增强影从肌瘤中心向周边扩散，当药液回声增强影扩散到肌瘤边缘时，停止注射，拔出针后针孔用消毒纱布压迫数分钟，并用胶布固定。

5. 术后平卧 4h，观察有无并发症发生，用抗生素 3d 预防感染。

（五）软组织

软组织肿瘤是人体最常见、发病率最高的肿瘤，大多数是良性肿瘤，常见有血管瘤、淋巴管瘤、脂肪瘤、纤维瘤、神经纤维瘤、皮肤软组织各种囊肿等良性肿瘤。恶性肿瘤，以纤维肉瘤、滑膜肉瘤，横纹肌肉瘤多见。

【适应证】

1. 良性肿瘤在面部手术瘢痕影响美观者。

2. 血管瘤、淋巴管瘤，由于手术复发率高、风险大、出血多、并发症多，因此血管瘤和淋巴管瘤应首选靶向治疗。

3. 恶性肿瘤不愿手术者。

4. 软组织黏液囊肿，如腘窝囊肿手术后复发者。

5. 手术风险大、出血多、特殊部位肿瘤手术野困难者，如口腔、面部、颈部软组织肿瘤等。

【禁忌证】

1. 患者有出血倾向，凝血功能异常者。

2. 靠近神经干肿瘤，如颈神经鞘瘤。

3. 软组织恶性肿瘤远位有转移者，或肿瘤邻近重要血管、神经，距离小于 5mm 者。

【治疗方法】

以血管瘤（腹壁海绵状血管瘤）为例。

1. 根据病史，临床检查及影像学资料，全身检查情况，了解血管瘤位置、大小、周围邻近组织关系，选择穿刺路径。

2. 取仰卧位，用 B 超扫描病灶的位置、深度与周围组织关系，启开穿刺引导线，选择进针路线、穿刺点，用 2% 甲紫做穿刺点的标记。

3. 穿刺点局部常规消毒，局部 1% 利多卡因浸润麻醉，更换配有穿刺架的消毒超声探头，启开超声穿刺引导线，当病灶在穿刺引导线内，固定好探头，将穿刺针插入穿刺架针槽内，穿刺针依次经皮肤、皮下组织（或经过腹壁肌肉）进入血管瘤病灶内，见强回声针尖影在病灶内，拔出穿刺针芯，接注射器抽有回血，确定在血管瘤内。

4. 接注射器，注射肿瘤灵药液，显示屏上见高浓度药液增强回声影在血管瘤内扩散，注射完毕，拔出穿刺针，针孔处用消毒纱布压迫数分钟并用胶布固定。

第4章 靶向坏死疗法

一、原理

大量的研究资料表明：由于肿瘤细胞增殖速度快，比正常细胞生长周期短，因此所需营养要比正常细胞多，对其自身生长的环境变化较正常细胞更为敏感，这也是放疗、化疗、坏死疗法等治疗肿瘤方法的理论根据。人体组织新陈代谢过程主要是通过血液循环运输提供营养物质供组织细胞生长发育，并将组织细胞生长发育过程中所产生的代谢废物，通过血液循环运输走，这些代谢废物经过肝脏的处理，变为无害物质再利用或经肾由尿排出体外或经肺气体交换或经肠道排出体外，以保持人体内组织细胞内环境的稳定，维持正常的人体生理功能。

笔者研制对人体无毒害抗肿瘤新药，已获国家新药发明专利（专利号 ZL01122551.3、国际分类号：A61K33/14），肿瘤灵直接注入肿瘤内，药液在肿瘤组织内均匀扩散，由于药物高渗透压作用，使肿瘤组织细胞或囊壁细胞发生脱水和炎性细胞浸润，血管壁通透性增加、充血水肿，白细胞、纤维细胞增多，血管内腔隙及毛细血管腔内大量微血栓形成，细胞脱水，胞质外渗，细胞壁皱缩、破裂、胞质外溢，细胞核固缩，线粒体破坏，溶酶体破裂，核膜破裂，核蛋白变性，最后导致肿瘤细胞及囊壁细胞死亡，纤维细胞增生、纤维化，使肿瘤或囊肿治愈。

总的来说，靶向坏死疗法治疗肿瘤机制如下。

1. 肿瘤灵药物中 50% 以上的高浓度尿素（1.63% 为等渗液）对肿瘤组织或囊肿壁细胞有刺激作用，引起细胞脱水和炎性细胞浸润，胞壁皱缩，通透性增加，高浓度尿素对细胞膜有溶解作用，使细胞膜破裂，高浓度尿素渗入细胞内引起蛋白质变性、线粒体破坏、溶酶体破裂、细胞核固缩、核蛋白变性导致肿瘤组织细胞死亡，同时肿瘤内及肿瘤周围微血管广泛血栓形成，白细胞及纤维细胞增多，纤维组织增生使坏死肿瘤组织纤维化、机化。

2. 肿瘤灵药物中高浓度 12% 以上的氯化钠（0.9% 为等渗液）对肿瘤细胞或囊壁细胞有脱水作用，使胞质外渗，高浓度氯化钠渗入胞质内使细胞器代谢紊乱，细胞核固缩，最后肿瘤组织细胞死亡。

3. 高浓度尿素和氯化钠，两种药物互相有协同作用，引起肿瘤细胞脱水及炎性细胞浸润，细胞质外渗，细胞膜 Na^+-K^+ 泵功能破坏，细胞膜溶解、破裂，大量高渗尿素及氯化钠进入胞质内或直接进入核浆内及胞浆细胞器内，蛋白质变性、线粒体破坏、溶酶体破裂、释放出大量溶酶，促使细胞自体消化破坏，细胞核固缩、核膜破裂，最后导致瘤细胞死亡。高浓度药物使红细胞脱水，红细胞壁皱缩，部分红细胞壁被尿素溶解，表面粗糙，血浆蛋白及红细胞内血红蛋白变性，血小板破坏促进肿瘤组织内及肿瘤周围组织毛细血管血液凝固、广泛微血栓形成，使肿瘤组织发生营养障碍，加速肿瘤组织细胞死亡。同时肿瘤内白细胞和纤维细胞增多，白细胞将坏死肿瘤细胞吞噬消化，毒素通过血液经肾脏由尿排出体外，使肿瘤消失，纤维细胞纤维化，包绕坏死肿瘤组织，继而结缔组织增生，使肿瘤组织纤维化，达到治愈目的。

二、临床应用

临床上应用靶向坏死疗法治疗肿瘤时间相对较短，但笔者研究 30 多年，临床应用已有 30 年。目前已治疗各种肿瘤 6000 多例，其中甲状腺肿瘤 2000 多例、甲状腺功能亢进 1000 多例、子宫肌瘤 100 多例、各种囊肿 1500 多例、血管瘤 1000 多例、淋巴管瘤及其他肿瘤 500 多例。由于治疗药品没有批量生产，导致靶向坏死疗法未能推广应用，迄今为止，临床报道不多。

1984 年笔者开始用肿瘤灵治疗血管瘤，首先对 60 例血管瘤进行靶向坏死疗法治疗。临床观察显示，对范围较大的海绵状血管瘤（直径＞ 8cm）疗效不满意，不能使血管瘤组织达到完全坏死目的。笔者又继续寻找新的药物，在原有肿瘤灵药物基础上，又添加一些药物，增强药物对肿瘤细胞杀灭作用，研制出肿瘤灵第二代产品称肿瘤灵Ⅱ号，治疗 90 例血管瘤，其中海绵状瘤 36 例、毛细血管瘤 28 例、混合性血管瘤 18 例、蔓状血管瘤 4 例、囊状血管瘤 4 例。3 ～ 5d 治疗 1 次，3 ～ 4 次为 1 个疗程，本组血管瘤经 1 个疗程治疗后，76 例治愈，治愈率为 95%，随访 62 例患者中有 3 例复发，经再次治疗治愈，无并发症发生。

1984 年采用靶向坏死疗法治疗甲状腺囊肿、甲状舌骨囊肿 64 例，临床观察效果满意，经 1 个疗程治疗后全部治愈，随访 3 ～ 5 年，54 例患者中有 1 例甲状舌骨囊肿复发，远期治愈率为 98%，无并发症发生，完全达到手术治疗效果。

1985 年用靶向坏死疗法治疗甲状腺瘤 50 例，临床观察表明对甲状腺瘤直径在 4cm 以下效果较好，而对肿瘤直径大于 4cm 疗效较差，不能使肿瘤组织达到完全坏死，以后改用肿瘤灵Ⅱ号药物治疗，效果较好。

1986 年开始用肿瘤灵Ⅱ号靶向坏死疗法治疗甲状腺瘤 330 例（其中甲状腺瘤手术后复发 86 例，甲状腺癌 15 例），临床观察经 1 个疗程治疗后，治愈 311 例，治愈率 95.5%，随访 3 ～ 5 年，在 232 例中有 12 例又发生甲状腺瘤，其中 7 例是对侧生长甲状腺瘤，本组无并发症发生。

1987 年开始用靶向坏死疗法治疗各种囊肿 500 例，其中卵巢囊肿 62 例、腱鞘囊肿 265 例、甲状腺囊肿 128 例（包括甲状舌骨囊肿 24 例）、肝囊肿 8 例、肾囊肿 9 例、淋巴囊肿 15 例、其他囊肿 25 例。经肿瘤灵Ⅱ号 1 个疗程治疗，治愈 482 例（治愈率 96.49%），未愈 18 例均是腱鞘囊肿，随访病例中基本上无复发，完全达到或超过手术疗效。

1991 年开始采用靶向坏死疗法治疗甲状腺功能亢进 160 例，临床观察经 1 个疗程治疗后治愈 132 例，治愈率 82.5%，随访 2 ～ 3 年 106 例中有 19 例复发，复发率为 17.8%，经再次治疗治愈。本组无并发症发生，无甲状腺功能减退发生。

1995 年用靶向坏死疗法治疗转移性肝癌 22 例，在 B 型超声导向引导下，用细针穿刺至肝脏转移肿瘤灶内，注射肿瘤灵Ⅱ号药液，使肝内转移性肿瘤发生坏死，配合全身化疗。观察疗效，有效率为 90.9%，随防 2 ～ 3 年，生存期半年到 3 年不等，其中生存 1 年 18 例、生存 2 年 13 例、生存 3 年 9 例，治疗效果比单纯化疗好。

1996 年开始用靶向坏死疗法治疗子宫肌瘤 110 例，其中壁间肌瘤 82 例、浆膜下肌瘤 15 例、黏膜下肌瘤 12 例。经超声导向坏死疗法治疗后，治愈 78 例（70.9%）、显效 15 例（13.6%）、有效 10 例（9.1%），大部分子宫肌瘤可以治愈，又能保全正常子宫解剖形态和功能。

2006 年开始用坏死疗法治疗转移性肺癌治疗，肺癌及肺癌转移胸膜腔血胸治疗，达到肿瘤减荷，改善症状，提高生活质量，延长生存期。

三、优势

坏死疗法是一种无创伤或微创伤非手术治疗肿瘤的一种方法，俗称"靶向坏死疗法治疗肿瘤"，和外科手术疗法一样属于破坏性疗法。由于将外科手术治疗方法变为非手术治疗方法，所以安全，而且几乎没有绝对禁忌证。不但适用于婴幼儿和老年患者，而且对伴有三高、心、肺、肝、肾等实质脏器有病变及严重糖尿病老龄肿瘤患者也可用靶向坏死疗法治疗。如是婴幼儿血管瘤、颈部囊状淋巴管瘤等病，由于肿瘤生长速度比患儿生长发育速度快，特别是在颈面部，影响美观，手术出血多、危险性大、并发症多、复发率高，患儿幼小不易耐受手术创伤，肿瘤压迫气管引起呼吸困难，病变的迅速发展必须要尽早手术，使国内外外科医生感到十分棘手，患儿父母感到非常担心和烦恼。采用靶向坏死疗法治疗，具有方法简单、安全性高，治愈后无瘢痕，完全能达到或超过手术治疗效果等优点。为患儿治愈疾病，又无瘢痕、不影响美观，解除患儿父母忧虑和烦恼，达到患者满意的疗效。

坏死疗法有以下优势。

1. 对实质脏器的肿瘤和体表肿瘤及囊肿，采用靶向坏死疗法治疗，使肿瘤完全坏死达到消灭肿瘤目的，基本上达到手术治疗疗效。对海绵状血管瘤、各种囊肿疗效超过手术治疗效果。

2. 因为直接将肿瘤灵注射到肿瘤内，采用突然袭击"谋杀"手段将肿瘤细胞迅速杀死，在肿瘤细胞还没有来得及反应就被杀死，不像化疗、放疗治疗过程中会产生耐药性。

3. 手术治疗颈面部肿瘤术后留有瘢痕，需要面部整容，影响美观，一般患者难以接受手术治疗。而坏死疗法属于非手术治疗方法，治愈后不留痕迹，使面部畸形或肿瘤消除，达到既治病又有美容的效果。患者乐于接受治疗。

4. 对一些口腔内范围较大的良性肿瘤，特别是血管瘤、淋巴管瘤，由于口腔手术视野小，出血多，手术治疗困难，手术缺损创面很难修复，采用靶向坏死疗法治疗，既简单，又安全，能够达到手术治疗效果。而对一些手术和其他方法无法治愈的范围广泛的海绵状血管瘤患者，采用靶向坏死疗法分期、分批逐个血管瘤病变进行治疗，也可收到满意效果。

5. 颈部淋巴囊肿、血管瘤多发生于婴幼儿，许多肿瘤患者，年龄大，且多合并有心血管、肺部及其他脏器病变，不适合手术治疗，而靶向坏死疗法是无创伤或微创治疗方法，基本上没有治疗绝对禁忌证，尤其适用于婴幼儿及年老体弱多病的患者治疗。采用靶向坏死疗法治疗，既安全、疗效又好。又如一些 80 岁左右高龄的甲状腺瘤、甲状腺癌患者，年迈体弱多病，甲状腺肿瘤包块压迫气管引起呼吸困难，又不能耐受手术治疗，采用靶向坏死疗法后，使甲状腺肿瘤坏死，肿瘤包块逐渐消失治愈，患者呼吸困难症状随之好转，提高了患者生活质量。

6. 一些甲亢患者伴有恶性突眼或心脏病患者，抗甲状腺药物治疗效果不好，或不适宜用抗甲状腺药物治疗，或有手术禁忌证不能耐受手术治疗，或严重突眼不适宜手术治疗，或手术后突眼加重，或 ^{131}I 治疗突眼症状加重，采用靶向坏死疗法治疗，既能治愈甲亢，又能使恶性突眼症状好转或恢复正常，或心脏病症状好转，甚至心脏病症状消失。

7. 一些单纯性甲状腺肿大和结节性甲状腺肿，引起粗颈有碍美观，采用手术切除大部分甲状腺组织可使粗颈症状消失，但手术后颈部留有切口瘢痕，又影响美观，用靶向坏死疗法治疗，可使肿大甲状腺缩小，使颈部恢复正常外观，又无瘢痕，患者乐于接受，适当配合甲状腺制剂替代疗法，使甲状腺组织不再增生，达到颈部美容效果。

8. 对于子宫肌瘤和卵巢囊肿，手术治疗是目前主要治疗手段。手术切除使妇女失去子宫和卵巢功能，对妇女精神创伤很大，易衰老，提前进入更年期。采用靶向坏死疗法治疗，能保留正常子宫和卵巢正常功能，又能治愈子宫肌瘤和卵巢囊肿，患者乐于接受治疗。

9. 对一些中晚期恶性肿瘤患者已失去手术时机，患者体质差，同时又不能接受放疗和化疗。采用坏死疗法肿瘤细胞减灭术治疗，可使一部分患者好转，一部分患者可以减轻瘤荷，改善症状，提高生活质量，延长生存期。

10. 靶向坏死疗法治疗方法简单、易于操作、技术容易推广、无创伤、治愈后没有瘢痕，基本上能达到或超过手术治疗效果（指海绵状血管瘤、淋巴管瘤和各种囊肿），安全性高，患者乐于接受治疗，无疑前景是乐观的。

四、治疗方法

靶向坏死疗法是将肿瘤灵药液直接注射到肿瘤内，使肿瘤或囊肿壁发生无菌性炎性坏死，白细胞将坏死肿瘤细胞吞噬消化，毒素通过血液由肾排出体外，使肿瘤消失，达到治愈目的。根据肿瘤和囊肿的类型不同，病变范围大小、位置、深浅不同，用药量也不同。一般来讲，肿瘤范围大，位置深，用药量要大些；肿瘤浅表，范围小，用药量要减少。

具体治疗方法如下。

1. 肢体可触及的肿瘤

(1) 患者取局部肿瘤易暴露体位，B 超扫描，了解病灶大小、位置、与周围邻近组织之间关系，选择穿刺路径。

(2) 局部常规消毒，铺消毒巾，术者戴消毒手套，先用左手触及肿瘤，并用左手固定肿瘤，选择穿刺路径时避开重要血管和神经（必要时用 B 超超声导向引导进行穿刺）。

(3) 右手持注射器用细针进行穿刺，经皮肤、皮肤组织穿刺到肿瘤内（如海绵状血管瘤可抽到回血，囊性肿瘤可抽到液体，需将液体抽尽）。缓慢注射肿瘤灵Ⅱ号药液，注射完毕拔出针后，用消毒棉球压迫针孔数分钟，防止针孔出血。

2. 颈部肿瘤

(1) 甲状腺瘤

① B 超扫描，了解甲状腺瘤大小、位置、距皮肤距离，选择穿刺点。

② 患者取坐位，术者站在患者背后，颈前局部常规消毒，患者头略低，使颈前肌肉松弛，术者左手触及甲状腺肿块，并用示指和中指固定肿块，嘱患者不做吞咽动作。右手持注射器用细针在左手示指、中指间穿刺，经皮肤和颈前肌肉穿刺到肿瘤内，注射肿瘤灵药液。

③ 拔出针后用消毒棉球压迫针孔数分钟，防止针孔出血。甲状腺结节一般直径在 1cm 左右，触诊时摸不到结节包块，患者取仰卧位，应用 B 超引导下靶向定位穿刺到结节内注射肿瘤灵药物治疗。

(2) 甲状腺囊肿

① B 超扫描，了解病灶位置、大小、距离皮肤穿刺点距离，选择穿刺点。

② 患者取坐位，术者站在患者背后或一侧，颈部皮肤常规消毒，患者头略低偏向患侧，使颈前肌肉松弛，术者左手触及甲状腺肿块，并用示指和中指固定包块，嘱患者不做吞咽动作，术者右手持注射器用 9 号针，在左手示指、中指间穿刺，经皮肤、颈前肌肉穿刺到囊肿内（有突空感），抽尽囊液，并记录量。

③ 换注射器注射肿瘤灵药液，拔出针后，针孔用消毒棉球压迫数分钟防止针孔出血。

(3) 甲状腺癌：治疗方法同甲状腺瘤，如甲状腺癌肿块体积较大（肿块直径大于 5cm）应分 2 个穿刺点注射药物，使肿瘤灵药液在肿瘤内分布均匀，用药量要超过肿瘤边缘 1cm 或使一叶甲状腺全部坏死。

(4) 颈部转移性肿瘤大淋巴结癌灶

① B 超扫描，了解淋巴结大小、数目，距皮肤深浅，选择穿刺点。

② 患者取坐位，术者站在患者背后或一侧，患处皮肤常规消毒。术者左手触及颈部转移肿块，用示指和中指固定肿块，术者右手持注射器用细针在示指与中指间穿刺，经皮肤穿刺到肿块内注射肿瘤灵Ⅱ号药液，拔出针后用消毒棉球压迫针孔数分钟，防止针孔出血。

③ 肿大淋巴结要逐个穿刺进行注药治疗。如转移淋巴结灶过小，患者取仰卧位可在 B 超引导下靶向定位穿刺到淋巴结内注药。

3. 子宫肌瘤　患者多饮水使膀胱充盈，取仰卧位。用 B 超在下腹部探查，了解子宫大小，子宫肌瘤在子宫内的位置、大小、数目以及与周围邻近器官关系，并摄片 1 张。如肌瘤在子宫体部或底部可在腹部选择穿刺点，如肌瘤在子宫颈或下部，可在阴道穹隆部选择穿刺点。

(1) 腹部穿刺点

① 患者小便排空后，用 B 超探查，启动穿刺引导键，穿刺点选择肌瘤离腹部最近处，

穿刺引导线又不要经过膀胱，一般选择在子宫底正中或左上、右上方或侧方穿刺点。

② 腹部常规消毒，铺消毒巾，穿刺点用0.5%利多卡因溶液局部皮下至腹膜外浸润麻醉。术者及B超医师戴消毒手套，换用消毒带穿刺架探头，探查子宫肌瘤位置，穿刺引导线经过子宫肌瘤中心，测定皮肤至肌瘤中心深度，固定好探头。

③ 术者用细针（7～8号长针）通过穿刺架引导槽，经皮肤、皮下、腹肌穿刺到腹腔内，进入腹腔时有突破感，再进针穿刺到子宫肌瘤内（有韧性感），在B超显示屏上见针尖在肌瘤中央强回声影。拔出针芯，接注射器，缓慢注射肿瘤灵Ⅱ号药液，见显示屏上高浓度药液回声增强影在肌瘤内扩散，产生肌瘤密度增强药液回声增强影。当药液扩散增强回声影扩散到肌瘤边缘时停止注射药液，插入针芯，使穿刺针在肌瘤内停留5min（减少药液从肌瘤穿刺针孔渗出到腹腔刺激腹膜引起腹痛），拔出穿刺针，针孔用消毒棉球压迫数分钟，摄片1张。

(2) 阴道内穿刺点

① 膀胱排空，取膀胱截石位，B超探查子宫肌瘤与阴道位置及邻近器官关系，选择阴道穹隆穿刺点。

② 会阴、阴道常规消毒，铺消毒巾，宫颈及穹隆处用0.5%利多卡因溶液局部浸润麻醉，用宫颈钳夹住子宫颈前唇，用力将宫颈向上提，再用宫腔探针在穹隆前后及两侧探查，B超显示屏上可见子宫探针头强回声影与肌瘤位置，选择距离最近处作穿刺点，但不能损伤直肠和膀胱及邻近器官。

③ 用12～14号长针在穹隆处先穿刺到腹腔内，再进针穿刺到子宫肌瘤内（有韧性感），在B超显示屏上见针尖在肌瘤中央强回声影。拔出针芯，接注射器注射肿瘤灵Ⅱ号药液，在B超显示屏上，见高浓度药液回声增强影在肌瘤内扩散。当见药液回声增强影扩散至肌瘤边缘处停止注射，插入针芯，并使穿刺在肌瘤内停留5min后拔出穿刺针，穹隆处穿刺点用消毒干棉球压迫几分钟，防止穿刺针孔出血。

肌瘤直径在3cm左右1次即可，若肌瘤直径在3～5cm，1～2周后做第2次治疗；肌瘤直径在6cm以上，做3次或3次以上治疗。

4. 卵巢囊肿　卵巢囊肿一般多采用阴道内穿刺点，少数大卵巢囊肿（直径＞6cm）也可采用经腹壁穿刺点（同子宫肌瘤腹部穿刺治疗方法）。

(1) 阴道内穿刺点

① 膀胱充盈，取膀胱截石位，B超探查卵巢囊肿大小、与邻近器官关系及阴道穹隆距离。

② 会阴、阴道常规消毒，宫颈及穹隆处用0.5%利多卡因溶液浸润麻醉，用宫颈钳夹住宫颈前唇，向健侧方牵拉，患侧穹隆附近用宫腔探针探查，在B超显示屏上可见探头强回声影与卵巢囊肿距离，选择最近处作穿刺点。

③ 用12～14号长针经穹隆穿刺到腹腔，再穿刺到卵巢囊肿内（有突破感），B超显示屏见在囊腔内针尖强回声影。拔出针芯见有液体从针管内流出，接注射器抽取囊液，囊液抽出见暗区影逐渐缩小至消失，抽尽囊肿内液体，送病理细胞学检查，并记录量，见囊肿液性暗区消失，接注射器注入肿瘤灵Ⅱ号药液，B超显示屏见囊肿内注射药物后密度增高回声

增强影，拔出针后穹隆部针孔处用消毒棉球压迫数分钟。

(2) 注意事项

① 手术在月经干净后 3 ～ 5d 进行治疗。

② 整个治疗操作过程应遵守无菌操作，因子宫肌瘤组织或囊肿壁坏死主要过程是无菌性炎性坏死反应，坏死组织本身就是很好的细菌培养基，所以必须严格遵守无菌操作规章程序，防止医源性感染。

③ 选择腹部穿刺点时应在膀胱排空后才能穿刺，避免膀胱损伤，注意不要穿破肠壁。选择阴道穿刺点时，应注意避免穿刺损伤直肠、膀胱、输尿管、髂动脉和静脉等邻近器官。

④ 穿刺到子宫肌瘤内操作的全过程应在 B 超监视下进行，观察穿刺针强回声影进行针路径。注射肿瘤灵 Ⅱ 号药液时严密观察 B 超显示屏上药液扩散回声增强影范围。当药液扩散回声增强影到肌瘤边缘时应停止注药，防止用药量过大引起子宫壁坏死，发生子宫穿孔。

⑤ 为了预防感染，特别是经阴道穹隆穿刺，应术后用抗生素预防感染。

5. 内脏肿瘤

(1) B 超定位

① 该方法取仰卧位，先用普通探头探查腹腔，了解肿瘤区域与正常组织之间的关系，肿瘤大小及侵犯周围器官程度，测量肿瘤体积，选择穿刺点和进针路径。穿刺点和穿刺路径要避开重要脏器和血管。

② 腹部常规消毒，铺消毒巾，术者戴消毒手套，穿刺点区域用 0.5% 利多卡因溶液局部浸润麻醉至腹膜处。

③ 换用消毒带穿刺架探头，再次核实穿刺点和穿刺路径，启动穿刺引导键，见穿刺引导线经过肿瘤中心处，固定好探头，并测定肿瘤距皮肤深度，即用细长针经 B 超探头穿刺引导槽穿刺进皮肤、皮下组织至腹膜外，再穿刺到腹腔肿瘤内，在 B 超显示屏上见肿瘤内有强回声针影，拔出穿刺针芯（如是囊性肿瘤拔出针芯后，有液体从针孔溢出，应抽尽，并记录量，送病理检查），接注射器缓慢注射肿瘤灵 Ⅱ 号药液，高浓度药液注射到肿瘤内回声增强，见显示屏回声增强药液影从肿瘤中心向肿瘤边缘扩散，当增强回声影扩散到肿瘤边缘处即停止注射药液，停留数分钟后拔出穿刺针，针孔用消毒纱布压迫数分钟，进行穿刺操作全过程应在 B 超监视下进行。

1 周后可做第 2 次治疗，一般 2 ～ 3 次为 1 个疗程。

(2) CT 定位：以肝癌为例。

① 通过病史、检查、影像资料，了解肝癌大小、位置，与周围肝管、胆管、血管、门静脉关系及周围扩散转移情况。

② 选择穿刺路径，选择平卧，腰部垫枕头，CT 扫描选择穿刺点，在病灶皮肤表面上放栅栏定位器，启动 CT 扫描，选择穿刺点，移去栅栏定位器，在皮肤穿刺点上，用 2% 甲紫标记好，并测量穿刺点与病灶距离。

③ 穿刺点周围消毒，用 1% 利多卡因局部浸润麻醉，穿刺针经穿刺点依次进入皮肤、皮

下组织、腹壁肌肉或肋间肌、腹膜、进入腹腔，穿破肝包膜到达肝癌内，CT 扫描，确定穿刺针针尖强影在肿瘤中心。

④ 拔出穿刺针芯，接注射器，注射肿瘤灵Ⅱ号药液，注射完毕，拔出针后，针孔用消毒纱布压迫数分钟。

⑤ 术后平卧 4h，观察有无并发症发生。

6. 用药剂量　肿瘤灵为坏死疗法的主要治疗药物，主要成分是由尿素和氯化钠等组成，尿素和氯化钠按 4 ：1 配方组成，使用时用 0.5% 利多卡因溶液稀释成 50% 以上尿素和 12% 以上氯化钠混合液作瘤体内注射用。肿瘤灵的用量是按肿瘤的体积计算的，由于肿瘤形态不规则，很难准确计算它的体积，临床上常用的是简便肿瘤体积计算方法，是测出三个互相垂直径线的乘积，再乘上一个常数，得出肿瘤体积（公式 4-1）。

$$V（体积）=[H（高）\times D（厚）\times W（长）]\times 0.5 \qquad （公式 4-1）$$

0.5 是找出的适当常数。

肿瘤灵用量是肿瘤体积的 1/4 ～ 1/3，一次用量不超过 1ml/kg 体重。

肿瘤灵Ⅱ号用量是肿瘤体积的 1/6 ～ 1/5，一次用量不超过 0.5ml/kg 体重。

五、治疗反应与并发症

靶向坏死疗法治疗是属无创伤或微创伤非手术治疗方法，药物主要成分是含有人体血液中的元素和成分，因此无不良反应，无过敏反应，无绝对禁忌证，儿童及年老体弱患者均能接受治疗。从靶向坏死疗法的观点看，对肿瘤的作用主要是使肿瘤发生炎性细胞浸润，无菌性炎性坏死，肿瘤处白细胞增多和纤维细胞增多，激发和调动机体的免疫功能，使机体免疫功能增强。所以坏死疗法是一种安全可靠、疗效确切的治疗方法，治疗后反应轻微，并发症极少发生。

1. 治疗反应

(1) 发热：肿瘤灵注射肿瘤内肿瘤发生无菌性炎性坏死，治疗后有轻度一过性体温升高，一般 38℃左右，白细胞增多，这是机体保护性反应表现，一般 1 ～ 2d 可恢复正常，无须特别处理。肿瘤灵治疗后引起肿瘤组织坏死的吸收热反应，如发热较高，可用退热药处理及用抗生素预防和控制感染。

(2) 肿胀疼痛：肿瘤灵注射肿瘤内，使肿瘤组织发生炎性细胞浸润、细胞脱水、间质水肿、瘤组织发生无菌性炎性坏死。因此肿瘤病变部位治疗后产生肿胀疼痛等一般炎症反应症状，但疼痛多不严重，患者多能忍受，1 ～ 3d 肿胀疼痛缓解，如疼痛较重可对症处理。

2. 并发症

(1) 感染：肿瘤灵治疗后肿瘤发生无菌性坏死，肿瘤内及周围小血管广泛微血栓形成，局部血液循环差，如其他部位感染或表皮及黏膜损伤引起短暂性菌血症中的细菌被带到肿瘤坏死组织处，容易发生继发感染，表现局部红肿疼痛，伴有发热等症状，一般用抗生素控制感染，如腹腔肿瘤靶向穿刺治疗穿刺路径经过肠管，术后用抗生素控制感染，预防腹膜炎发生。

(2) 出血：表现为咯血、血胸、腹腔出血、血尿等症状，出血原因多因穿刺路径中损伤了血管或脏器，如肺、肝、肾肿瘤等穿刺治疗。可观察出血情况做相应处理。

(3) 气胸、血胸：胸部肿瘤靶向治疗或活检常见并发症，一般多不严重观察等待自己吸收或穿刺抽气。

(4) 神经损伤：甲状腺肿瘤穿刺治疗，可发生喉返神经损伤，腮腺肿瘤穿刺治疗可发生面神经损伤。

(5) 呼吸道阻塞：舌根、咽部、颈部肿瘤穿刺治疗后肿瘤肿胀压迫气管引起呼吸困难。

(6) 腹膜炎：腹腔肿瘤穿刺路径，经过肠道，特别是胰腺癌穿刺必须经过肠道，可发生肠内容物漏到腹腔可引起腹膜炎，因此要做好术前准备，术后禁食，用抗生素预防感染。

(7) 针道种植：是少见并发症，近期文献报道，穿刺引起肿瘤种植并发症，发生率小于千分之一。

六、靶向坏死疗法肿瘤细胞减灭术

第一次肿瘤细胞减灭术没有达到减灭术标准，需进行第二次肿瘤细胞减灭术，大多属于肿瘤晚期，患者全身情况差，用间隔化疗减灭肿瘤细胞，多数患者因体质差不能耐受化疗。如进行二探进行扩大根治术，包括受侵犯的受累脏器、肝叶切除、脾切除、淋巴结清扫、肠管切除等，创伤过大、并发症多、风险大、患者承受不了再手术打击，反而使生活质量降低，生存期并不延长，有过度治疗之嫌。因此在二探手术中，发现转移灶，在术中直视下，用细针穿刺到肿瘤内注射肿瘤灵Ⅱ号药液，使病灶表面发灰白色（如肠管浆膜有转移灶，注射药液不能扩散到肠管肌层，已免发生肠坏死，肠穿孔并发症发生）。即转移灶发生较多，只要术者有信心，有耐心，逐个转移灶进行穿刺注射治疗，使肉眼能见到的转移灶都治疗，达到转移灶坏死灭活目的，完全能达到肿瘤细胞减灭术标准，再配合腹腔化疗、中药治疗、免疫细胞治疗等综合治疗，能改善症状，提高生活质量，延长生存期。

【适应证】

1. 晚期肿瘤患者已失去手术治疗时机，可采用坏死疗法肿瘤细胞减灭术，如肺癌晚期，肿瘤侵犯胸膜引起血胸、疼痛、气喘，可以 CT 引导定位靶向治疗，用针穿刺到肺癌组织内及胸腔内注射肿瘤灵Ⅱ号药物肿瘤细胞减灭术（如肿瘤过大可隔日分 2～3 次治疗）配合综合治疗，达到减少瘤荷改善症状，提高生活质量，延长生存期目的。

2. 转移性肿瘤，原发灶手术切除但转移灶无法手术，可采用靶向坏死疗法肿瘤细胞减灭术，灭活转移灶，如直肠癌手术后，但转移到肝内左右两叶多发性病灶不能手术，采用在 CT 或 B 超引导定位下靶向治疗，用针穿刺到肝转移灶内，注射肿瘤灵Ⅱ号药液，将转移灶灭活，一次可治疗 2～3 个转移灶，可隔日治疗 1 次，逐个将另一些转移灶灭活，达到手术不能解决的治疗效果。

3.中晚期肿瘤，患者年龄大，体质差，伴有心、肺、肝、肾功能不全，不能接受手术治疗，可采用靶向坏死疗法肿瘤细胞减灭术，在CT或B超引导下，定位下靶向治疗，用针穿刺到病灶内注射肿瘤灵Ⅱ号药液，将肿瘤灶灭活达到手术治疗效果。

4.一些双侧器官肿瘤，如做病灶摘除，手术复发率高，且会影响脏器功能如卵巢巧克力囊肿、双侧肾囊肿，采用靶向坏死疗法肿瘤细胞减灭术，在CT或B超引导定位下，用针穿刺到病灶，先抽尽囊内液体，再注射肿瘤灵Ⅱ号药液将囊肿壁细胞灭活，完全达到手术或超过手术疗效，不但保留器官功能，而且复发率低。

5.婴儿先天性肿瘤，如颈部巨大淋巴囊肿，压迫气管引起呼吸困难，手术风险大，并发症多，复发率高，一直使外科医师感到十发棘手，采用靶向坏死疗法肿瘤细胞减灭术，在B超引导定位下用针穿刺到囊肿内，抽尽囊液后注射肿瘤灵Ⅱ号药液，将囊肿壁瘤细胞灭活，完全达到手术或超过手术疗效，而且不复发，安全性高，没有手术瘢痕，不影响美观。

6.颈、面部肿瘤由于局部解剖复杂，手术出血多、风险大、并发症多。如甲状腺肿瘤、面部海绵状血管瘤，手术后留有瘢痕影响美观，患者多不愿接受手术治疗，采用靶向坏死疗法肿瘤细胞减灭术，在B超引导定位下，用针穿刺到病灶内注射肿瘤Ⅱ号药液，将病灶灭活，完全达到手术或超过手术疗效，没有手术瘢痕，不影响美观，患者乐于接受治疗，安全性高。

7.口腔内范围较大的良性肿瘤，如淋巴管瘤、血管瘤、舌部血管瘤、口腔内手术视野小，出血多，止血困难，手术后创面缺损很难修复，采用靶向坏死疗法肿瘤细胞减灭术，用穿刺针穿刺到病灶内注射肿瘤灵Ⅱ号药液，直接病灶灭活，达到手术疗效，安全性高，不需要修复，不影响舌功能。

8.晚期肿瘤发生转移病灶引起局部剧烈疼痛，如肿瘤转移到肺、肝，引起疼痛不能入睡，可以通过CT引导定位靶向坏死疗法肿瘤细胞减灭术，减少瘤荷，缓解疼痛，改善症状，提高生活质量，延长生存期。

靶向坏死疗法肿瘤细胞减灭术，是在B超或CT影像学引导下靶向定位，直接用针穿刺到肿瘤内注射肿瘤灵药物，迅速将肿瘤组织细胞灭活，连同肿瘤周围封闭因子及小的卫星灶一道全部灭活，大的肿瘤被灭活，肿瘤细胞不再产生免疫抑制因子，使被肿瘤抑制因子抑制免疫系统功能得到恢复，同时坏死肿瘤细胞尸体含有的抗原成分能刺激机体免疫系统，产生特异性和非特异性抗肿瘤抗体，机体与肿瘤的力量对比发生根本变化，有利于唤醒被抑制的免疫T细胞、B细胞、吞噬细胞等免疫细胞及体液抗体功能的恢复，同时还能调动周边及全身免疫功能作用，再适当配合综合治疗，有利肿瘤患者康复。

【优点】

1.直接将对人体无毒抗肿瘤药物肿瘤灵注射到肿瘤内，将肿瘤组织细胞灭活，迅速将肿瘤细胞杀死，肿瘤细胞还没有来得及反应就被杀死。没有化疗、放疗在治疗过程中产生耐药性和抑制人体免疫功能及抑制造血功能，也没有手术切除肿瘤过程中肿瘤受挤压，肿瘤细胞通过血液扩散。

2.颈面部肿瘤术后有瘢痕影响美观，许多患者难以接受手术治疗，采用靶向坏死疗法肿瘤细胞减灭术，属于非手术治疗，能达到手术疗效，但没有瘢痕影响美观，患者乐于接受治疗，既治好肿瘤，又不影响美观。

3. 口腔内范围较大肿瘤，如血管瘤、淋巴管瘤，由于口腔内视野小、手术出血多、止血困难、风险大、手术创面很难修复，一直使外科医师感到十分棘手，而采用靶向坏死疗法肿瘤细胞减灭术，是非手术治疗达到手术疗效，治愈后口腔没有创面，不需修复。

4. 有些常见肿瘤如血管瘤、淋巴管瘤，由于肿瘤没有包膜，与周围正常组织没有明显界限。因此，手术出血多、风险大、并发症多、复发率高，一直使国内外外科医师感到十分棘手，特别是范围较大的海绵状血管瘤、淋巴管瘤被认为是手术禁忌证，而采用靶向坏死疗法肿瘤细胞减灭术，是非手术治疗，而且能超过手术疗效，安全性高，是治疗血管瘤、淋巴管瘤首选治疗方法。

5. 子宫肌瘤、卵巢巧克力囊肿，目前手术治疗是主要治疗方法，手术切除使妇女失去子宫和卵巢，提前进入更年期，采用保留子宫和卵巢微创剔除病灶手术，复发率高。用靶向坏死疗法肿瘤细胞减灭术、安全有效，达到手术疗效，又能保留子宫和卵巢正常功能，患者乐于接受治疗。

6. 许多肿瘤患者年龄较大，合并有心血管、肺部及其他脏器病变，不能耐受手术创伤，而采用非手术靶向坏死疗法肿瘤细胞减灭术，完全达到手术疗效，没有绝对禁忌证，安全有效，笔者曾治疗一位 80 岁高龄甲状腺癌患者，肿瘤压迫气管呼吸困难，因患高血压、冠心病、糖尿病，不能耐受手术治疗，经靶向坏死疗法肿瘤细胞减灭术后治愈，颈部包块消失，呼吸恢复正常。

7. 我国肿瘤患者就诊时大多是中晚期，许多患者就医时已发生远位转移，已失去手术治疗机会，而且体质差，也不适宜化疗、放疗。采用靶向坏死疗法肿瘤细胞减灭术，能有效地减少瘤荷、改善症状，提高生活质量，延长生命，带瘤生存。

8. 从理论上讲，采用非手术坏死疗法肿瘤细胞减灭术后，有利于化疗药物杀灭癌细胞，因为减少了肿瘤负荷量，化疗药物作用更容易得到发挥。坏死疗法肿瘤细胞减灭术后残存微小灶，充血水肿，增加对放疗、化疗药物的敏感性。大部分肿瘤减灭后，使处于静止期瘤细胞代偿性进入分裂期，有利于放疗、化疗药物发挥细胞毒效应，提高放疗、化疗药物疗效。大块肿瘤细胞被减灭后，剩余微小灶肿瘤直径在 1 ～ 2cm，有利于放疗、化疗药物发挥杀伤肿瘤细胞作用，有文献报道肿瘤直径＞ 1cm 化疗药物杀伤瘤细胞作用较差。靶向坏死疗法肿瘤细胞减灭术后，大部分肿瘤细胞被灭活，坏死癌细胞抗原成分可刺激机体免疫系统，产生特异性和非特异性抗体，增强人体免疫功能，改善人体全身情况，促进患者康复。

9. 靶向坏死疗法肿瘤细胞减灭术，方法简单，易于操作，安全有效，无创伤，治愈后没有面颈部手术瘢痕，不影响美观，患者乐于接受治疗。

下　篇

肿瘤靶向治疗实践

第5章　皮肤软组织肿瘤

一、表皮囊肿

【病理】

囊壁由鳞状上皮构成，从内向外可见颗粒细胞、棘细胞、基底细胞、晚期囊壁有部分萎缩，仅有 1～2 层扁平细胞构成，囊内充满多层状排列，灰白色干酪样物质。

表皮囊肿又称角质囊肿，指位于皮肤、皮下组织浅层，由表皮包绕的囊肿，在头部一般称毛发囊肿，表皮囊肿灶原因不明，毛发囊肿可有家族史，植入性囊肿尚可能是由外伤表皮脱落细胞或表皮细胞碎片带入皮下组织所引起。

【症状】

表皮囊肿一般发生于头、面、颈及躯干部位，植入性囊肿常见于手、趾等易损伤部位。大多数单发，囊肿呈圆形或椭圆形，质较硬，有弹性，皮肤表面颜色正常，囊肿大小不等，直径数毫米至数厘米，浅层常与皮肤粘连，基底部与皮下组织无粘连，可移动。合并感染时，表面皮肤红肿，有时破溃，流出豆腐渣样脓液。

【诊断】

根据皮下结节样肿块，质地中等，表面与皮肤粘连，基底部可移动等临床特征，一般诊断并不困难，但需与皮下脂肪瘤、纤维瘤等区别。

(1) 脂肪瘤：位于皮下，大小不等，呈椭圆形或分叶状，质软，其底部可移动，浅层与皮肤无粘连，可移动。

(2) 纤维瘤：位于皮下组织，一般较小，直径 1～3cm，呈圆球形或椭圆形，质硬，基底部可移动，界限清楚，浅层与皮肤无粘连，可移动。

【治疗】

一般是手术切除，由于囊肿壁浅层与皮肤粘连，手术时易被分离破囊壁，造成囊壁残留而引起复发，如囊肿感染，用抗生素控制感染，如化脓应切开引流。

坏死疗法主要适用于面部囊肿和囊肿化脓切开引流后伤口不愈者。面部囊肿手术后留有切口瘢痕影响美观，采用坏死疗法治疗后，面部没有瘢痕，患者乐于接受治疗。

苯酚烧灼疗法：囊肿皮肤表面粘连处用 1% 利多卡因溶液浅皮肤注射浸润麻醉，麻醉范围直径 1cm 即可，用 16 号粗针从囊肿与皮肤粘连处穿刺到囊肿内，拔出针后用蚊式血管钳从穿刺针孔插入到囊肿腔内，钝性扩大穿刺针孔（小血管钳插入囊腔浅层后，撑开血管钳，扩大穿刺针孔），直径至 0.5cm 即可，取出蚊式钳后，用左手示指、拇指捏住囊肿，用力将囊内豆腐渣样物质挤出，有时部分囊肿壁也可随囊腔内容物一道被挤出小裂口处，可用蚊式钳将囊壁部分夹出，再用蚊式钳夹小棉尖（直径 3 ～ 5mm 的微小棉球），蘸 80% 苯酚后从扩大穿刺孔内插入到囊肿腔内，烧灼囊肿壁，这样用蚊式钳夹小棉尖蘸苯酚烧灼囊肿壁 5 ～ 6 次，直至将囊肿壁完全烧灼坏死，后用牙科小刮匙将坏死囊肿壁刮出，用消毒纱布覆盖，隔日换药，囊腔内无豆腐渣样物质流出表明囊腔壁已完全坏死，小伤口换药 1 ～ 2 次即愈合，如换药时仍有豆腐渣样物质流出，表示囊肿壁没有完全坏死，仍需用蚊式钳夹小棉尖蘸苯酚再次烧灼囊壁，至囊肿壁完全坏死，换药至小伤口愈合为止。

囊肿感染化脓切开引流炎症消退后，用蚊式钳夹小棉尖，蘸 80% 苯酚通过引流伤口插入到囊肿内，烧灼囊肿壁，这样用蚊式钳夹小棉尖蘸苯酚烧灼囊肿壁 5 ～ 6 次，直至囊肿壁完全烧灼坏死，再用牙科小刮匙将坏死囊壁完全刮出，用消毒纱布覆盖，隔日换药 1 次，至小伤口愈合。

二、皮样囊肿

皮样囊肿为先天性发育异常所引起，也是一种先天性异位性肿瘤，常发生在中线、胚胎发育时期，在有裂缝处发生，多见于儿童。

【病理】

皮样囊肿囊壁较厚，由具有皮肤的结构组成，表皮位于囊壁内面，真皮位于囊壁外层。囊腔周围由厚薄不一的鳞状上皮细胞所包绕，表皮下的真皮由疏松结缔组织所构成，其内含有毛囊、皮脂腺和汗腺皮肤样附件，有的囊腔内容物中含有胆固醇、脂肪、毛发、脱落上皮细胞等，呈黄油样、淡黄色、豆渣样、有臭味、囊壁有炎性细胞浸润，或异物型巨细胞。

【症状】

皮样囊肿好发于中线，尤以眼部、眉间两侧、内眦上方、鼻根部骨缝处、舌下、颏下等部位常见，一般位于皮下或黏膜下，呈圆形或椭圆形，大小不一，几毫米至数厘米，表面皮肤稍隆起，皮肤颜色正常，浅层与皮肤无粘连，深层常与周围组织粘连，质较软，有波动感。鼻根部囊肿，向下可压迫鼻骨，甚至穿过鼻骨向额骨下方伸展和脑膜相连。舌下和颏下皮样囊肿逐渐长大后，可将舌向后上方推移，舌根抬高可引起语言不清晰，或出现呼吸、咀嚼、吞咽等功能障碍。

【诊断】

一般根据临床症状和CT检查可作临床诊断，最后确认需依据病理检查。常需要与畸胎瘤、神经纤维瘤、脑膜膨出、舌下囊肿、甲状舌骨囊肿鉴别。

【治疗】

1. 手术切除需将囊肿壁完整摘除效果良好，如基底部囊壁粘连，手术时囊壁被分离破后易引起术后复发。

2. 坏死疗法治疗，由于皮样囊肿常发生于面部，面部手术后留有瘢痕影响美观，眼眶部位囊肿位置深，手术时由于基底部粘连囊壁分离时易破裂，囊壁切不净，术后易复发，坏死疗法使囊壁坏死，完全达到手术疗效，面部没有瘢痕，优于手术治疗效果。

(1) 治疗方法：取仰卧位、半侧卧位，或坐位，常规皮肤消毒（如舌下囊肿，则口腔内舌下黏膜消毒），术者站在患者后方或侧方或前方，以患处暴露清楚，术者操作方便位置为准。囊肿部位皮肤隆起处或有波动感处穿刺点用 1% 利多卡因溶液皮肤浸润麻醉，用 12 号粗针经皮肤，穿刺到囊肿腔内（有突空感），抽出囊腔液体（如囊腔内容物黏稠选用较粗针头），抽尽囊腔内液体，并记录量，如囊腔内容物呈豆渣样难抽出，可注入生理盐水稀释后再抽出，务必抽尽，再换注射器，注射肿瘤 II 号药液，注射完药液拔出针后，针孔用消毒棉球压迫数分钟，并用消毒纱布覆盖。3～5d 治疗 1 次，3～4 次为 1 个疗程。

(2) 用药量：每次肿瘤灵 II 号用药量是囊肿体积（或抽出内容物量）1/5～1/6。

如囊内容物黏稠抽不出，可用苯酚烧灼囊壁方法治疗，将囊壁细胞杀死，达到治愈目的，治疗方法同表皮囊肿。

三、皮脂腺囊肿

皮脂腺囊肿亦称粉质瘤，由于皮脂腺的排泄管道受到阻塞，其腺体分泌物排泄受阻，排泄管道扩张，潴留而形成囊肿。多发生在皮脂腺丰富部位，如眼睑、头皮、面部、胸背部等部位易发生。

【病理】

皮脂腺囊肿囊壁由数层上皮细胞构成，其中含基底膜及表皮层细胞，囊肿与表皮间可有未分化的上皮囊相连，紧贴囊的细胞肿胀，细胞体大，胞浆淡，有的呈空泡状。囊腔内有嗜酸性无结构的角化物质及油脂样物质。

【症状】

皮脂腺囊肿多发生在眼睑、头皮、颜面部、胸背部，由于皮脂腺分泌排泄受阻，聚积肿胀而形成大小不等的囊肿，一般呈圆形或椭圆形肿块，质地较软，表面皮肤颜色正常，肿块直径一般 0.5～6cm，基底部可移动，浅层与皮肤粘连，边界精楚，中央有针孔样大的小孔，有时可挤出油脂样物质，伴有感染时局部肿胀疼痛，肿物迅速增大。

【诊断】

一般根据症状、局部质软肿块与皮肤有粘连，有时中央小孔可挤出油脂样物质，诊断并不困难，常需与表皮囊肿、皮样囊肿鉴别。

【治疗】

1. 手术摘除，将囊肿壁完整摘除效果较好。如皮脂腺囊肿继发感染应先控制感染，如化脓应切开引流，待炎症消退后再摘除囊肿。

2. 坏死疗法治疗，皮脂腺囊肿好发于面部及头部，面部手术后留有瘢痕，影响美观，由于囊肿壁薄，手术时囊壁易分离破，造成囊壁残留术后复发。坏死疗法能使囊壁完全坏死，皮肤表面又不留瘢痕，完全达到或超过手术疗效。

（1）治疗方法：患者取卧位或半卧位，局部常规消毒，铺消毒巾，局部 1% 利多卡因穿刺点麻醉，在皮脂腺囊肿中心处皮肤，用 12 号针穿刺到囊肿内，抽出囊肿内液体，如囊腔内油脂样物质较稠，可注入生理盐水冲洗稀释后再抽出，抽尽囊腔内液体后，换注射器注射肿瘤灵Ⅱ号药液，药液注射完，拔出针后针孔用消毒棉球压迫数分钟，并用消毒敷料覆盖。3 ～ 5d 治疗 1 次，3 ～ 4 次为 1 个疗程。

（2）用药量：每次肿瘤灵Ⅱ号用药量是囊肿体积（或抽出内容物量）的 1/4 ～ 1/5。

如囊肿内容物黏稠抽不出，亦可采用苯酚烧灼囊壁方法治疗，治疗方法同表皮囊肿。

四、皮脂腺多发性囊肿

本病又称多发性毛囊性囊肿，本病较少见，往往有家族史，常与显性遗传有关，有时伴发先天性厚甲病，可能为皮样囊肿的一种类型。

【病理】

皮脂腺多发性囊肿囊壁由数层上皮细胞构成，其中含基底膜及表皮各层细胞，囊肿与表皮间可有未分化的上皮细胞短束条相连。囊内容物随囊肿发育不同时期有所不同，早期主要为角质，以后可出现成簇的毳毛伴有毛囊，许多毛可呈毛刷状排列于囊内，如向皮脂腺分化时，则在囊内形成皮脂腺巢，成熟的囊肿角化已停止，内含黄油样无味液体。

【症状】

皮脂腺多发性囊肿，可发生于任何年龄，但青春期最常见，如发于胸前中下部，也可发生在头面部、臀部、躯干部、大腿等处，数目不等，少则几个，多则数百个，直径一般 2 ～ 4mm，大者可达 1 ～ 2cm，通常稍隆起，可移动，其表面皮肤带淡黄色，也可正常。小的囊肿质地较硬，贴在毛孔下，大的囊肿质地较软，与皮肤粘连，基层可移动，病变发展缓慢，偶尔可自行消退。

【诊断】

根据临床表现及病理检查可确诊，有些类似栗丘疹，常需与表皮囊肿、皮样囊肿、寻常痤疮相鉴别。由于本病少见，病床上医师要认识皮脂腺多发性囊肿存在，对本病诊断有帮助。

【治疗】

由于本病多发，甚至于数百个，在治疗上较麻烦，小的囊肿可以电凝治疗、激光治疗或手术切除，颜面部多发囊肿手术或激光或电凝治疗后留有瘢痕，患者多难以接受，采用坏死疗法治疗，效果较好，治愈后没有瘢痕。

坏死疗法治疗，患者取卧位或半卧位，局部常规消毒，铺消毒巾，在皮脂腺囊肿处用 8 ～ 9 号针穿刺到囊肿内，抽出囊腔内液体后换注射器注射肿瘤灵Ⅱ号药液 0.5ml，如多发性囊肿过小（直径 2 ～ 5mm），针刺入囊肿腔内直接注射肿瘤灵Ⅱ号药液 0.3 ～ 0.5ml，拔出针后用消毒棉球压迫数分钟，一次可治疗 20 个左右小囊肿。3 ～ 5d 治疗 1 次，2 ～ 3 次为 1 个疗程。每次肿瘤灵Ⅱ号药液用量是肿瘤体积的 1/4 ～ 1/5。

五、肌肉组织囊肿

肌肉组织囊肿是由于肌肉组织受伤而引起囊肿，亦称肌肉组织外伤性囊肿，肌肉组织假性囊肿，临床上并不少见。

【病因及发病机制】

外伤（挫伤、挤压伤等）引起受伤肌肉组织细胞及小血管损伤造成出血、渗出，也可使局部淋巴管损伤，使淋巴管与静脉间的侧支交通闭塞，淋巴管破裂。由于肌肉组织损伤，小血管破裂，微血管损伤通透性增加，肌肉组织内出血，血管内液体渗出增加，再加上局部淋巴管损伤，渗出液体不能随淋巴管回流，淋巴液瘀滞在损伤肌肉组织处，出血、积液逐渐增多而形成囊肿。囊肿早期较小，以后逐渐增大，一般直径在 5 ～ 20cm，多为单房，囊内液体多为淡黄色，有时为褐色或淡红色，囊壁由纤维结缔组织构成，无内皮细胞覆盖，属于假性囊肿。也无平滑肌组织，故与淋巴管囊状水瘤不同。肌肉组织损伤后引起小血管损伤出血、坏死、血浆渗出、淋巴回流障碍，大量液体聚积刺激周围肌肉组织，引起纤维细胞增多、纤维细胞纤维化、纤维组织增生，包裹积液逐渐形成囊肿，所以称肌肉组织假性囊肿、肌肉组织外伤性囊肿。囊肿形成时间一般是在外伤后半个月以上，囊壁形成时间一般需要 1 ～ 2 个月。

【临床症状】

肌肉组织囊肿，多发于青少年，大多数为男性，易发生在四肢肌肉组织，囊肿较小时一般无症状，当囊肿增大时可出现临床症状和体征。

局部肿块，多数患者因肢体出现肿胀和肿块而就诊。囊肿逐渐增大肢体局部明显肿胀，肌肉组织内可触及界限不清楚肿块或边界尚清楚肿块，质软、有囊性感，一般无压痛或稍有压痛，肿块可随肢体长轴向左右移动（常与肌肉一起左右移动），而上下不移动。

局部疼痛，囊肿增大时压迫周围邻近肌肉组织，或神经引起疼痛，一般是胀痛，走路或活动时疼痛加重，有时行走时疼痛引起跛行，甚至疼痛严重时不能行走，平卧或休息时疼痛消失。有时活动时可出现刺痛、放射性疼痛。

【诊断】

根据病史有外伤史、临床症状、局部肌肉组织内可触及质软囊性肿块，外科医师应认识或想到有肌肉组织囊肿存在对本病诊断有帮助。局部肿块穿刺抽到液体即可确诊。

B 超检查可了解囊肿大小与周围邻近组织之间关系，表现肌肉组织内有界限清楚的液性暗区，如囊内有出血可见液性暗区内有增强光点漂动。

囊肿内造影摄片检查或 CT 检查可明确囊肿大小、位置与周围邻近组织之间的关系。

有时需与肢体深部海绵状血管瘤、外伤性血肿、皮下脂肪瘤等软组织疾病鉴别。

【治疗】

1. 手术治疗，一般较小的肌肉组织内囊肿手术将囊肿摘除效果较好，如囊肿较大，由于囊肿没有真正的囊壁，囊壁与周围肌肉组织粘连，手术很难将囊肿壁完整从肌肉组织中分离出来，术中肌肉组织渗血较多，囊壁薄很容易分离破，而造成手术后复发。

2. 靶向坏死疗法治疗，将药物直接注射到囊肿内，将囊壁细胞杀死达到治愈目的，优于手术治疗效果。

(1) 治疗方法：患者取平卧位或有利于囊肿暴露处体位，术者根据 B 超影像检查或囊肿造影摄片或 CT 摄片，了解囊肿位置后扪清楚囊肿位置及大小，确定囊肿中心，在 B 超扫描下选择穿刺路径和穿刺点，用 2% 甲紫在穿刺点处做好标记，常规消毒，用 1% 利多卡因穿刺点处麻醉，用 9 号针经穿刺点刺入皮肤、皮下穿刺到肌肉组织囊肿内（有突空感），显示屏上可针尖强回声影拔出针芯，可抽出淡黄色或粉红色液体，抽尽囊内液体并记录量，注射肿瘤 II 号药液，注射完毕后拔出穿刺针，针孔用消毒棉球压迫数分钟。

(2) 用药量：一般肿瘤灵 II 号药液用量是囊肿体积的 1/4 ～ 1/5，1 周后可做第 2 次治疗，2 ～ 3 次为 1 个疗程。

六、皮肤癌

皮肤癌主要有基底细胞癌和鳞状细胞癌。皮肤癌的发病率与人种肤色、性别、地域等因素密切相关。总体而言，浅色人种比深色人种发病率高；愈接近赤道发病率越高；皮肤癌的发病率男性高于女性，发病年龄多数在 50 岁以上；我国皮肤癌西北地区发病率较高，占男性癌症 10.7% ～ 20%，占女性癌症 3.2% ～ 3.7%，而其他地区皮肤癌占男性癌症的 2.6% ～ 15.6%，占女性癌症 2.1% ～ 6.9%；白种人基底细胞癌发病率高于鳞状细胞癌，中国人鳞状细胞癌发病率高于基底细胞癌。基底细胞癌主要发生在头颈部，鳞状细胞癌主要以四肢多见。

现已知被确认皮肤癌致病因素如下。

(1) 紫外线照射：290 ～ 320nm 波长紫外线是致癌因素。长期大量照射后可造成细胞 DNA 损伤而致癌，皮肤的黑色素可以保护皮肤免受紫外线损伤。

(2) 放射线：1902 年 Frieben 报道第 1 例放射线引起皮肤癌，此后从事放射线工作人员和接受放射治疗患者中，不断有发生皮肤癌报道。

(3) 化学物质：现已知煤、石油、天然气燃烧和分解产物（如煤烟、沥青、焦油、蒽等），对皮肤有致癌作用。其他化学物如砷亦为引起皮肤癌物质。

(4) 陈旧性瘢痕：1928 年 Marjolin 报道首例烧伤瘢痕癌，我国西北地区有"炕癌"报道，烧伤瘢痕经长期刺激可发生皮肤癌。

(5) 遗传因素：如着色干皮病，为常染色体隐性遗传病，由于机体内缺乏核酸内切酶，不能修复日光照射损伤的 DNA 而发生皮肤癌。

(6) 免疫抑制药：现代器官移植中广泛应用免疫抑制药，发现这类患者中癌症特别是皮肤癌发病率增高，远远超过正常人。

（一）基底细胞癌

【症状】

典型的基底细胞癌可触及具有珍珠般半透明边缘的肿块，呈红斑样颜色到紫罗兰色，可见扩张毛细血管。可发生在人体任何部位，但暴露部位多见，特别是面部、前胸，病变可以多发。有可疑本病时，应尽早病理检查明确诊断及时治疗。如未能得到及时治疗，病变将逐渐增大、溃烂，形成溃疡长期不愈，溃疡容易出血，并向深部组织侵犯，甚至可以侵犯到骨骼，患者死亡原因多由于晚期癌症扩散侵蚀颅脑及远位转移。临床上常见基底细胞癌类型如下。

1.结节溃疡型　为最常见类型，初起为小结节，表面可少量毛细血管扩张，结节缓慢增大，中央部破溃形成溃疡，溃疡四周逐渐隆起。

2.色素型　此型与结节溃疡型不同点在于不规则的棕色色素沉着，揭痂时容易出血，痂下有色素颗粒，易与黑色素瘤相混淆。

3.硬斑状或纤维化型　一般发生在头颈部为黄白斑块，稍隆起或略隆起，表面有毛细血管扩张、质硬、生长缓慢、边界不清、不高出皮面，有时稍有凹陷，如瘢痕。

4.浅表型　为一个或多个红斑，表面有鳞屑或结痂，红斑逐渐扩大，周边渐高起，后期出现小溃疡，多见于躯干。

【临床分期】

皮肤癌按 TNM 分期标准如下。

1.原发肿瘤（T）分期

T_X：无法对原发肿瘤做出估计。

T_0：未发现原发肿瘤。

T_{is}：原位癌。

T_1：肿瘤最大直径 ≤ 2cm。

T_2：肿瘤最大直径 > 2cm，但 ≤ 5cm。

T_3：肿瘤最大直径 > 5cm。

T_4：肿瘤侵及深部皮下组织如肌肉、软骨。

2.区域淋巴结（N）分期

N_X：无法对区域淋巴结做出估计。

N_0：未发现淋巴结转移。

N_1：区域淋巴结转移。

3.远处转移（M）分期

M_X：不能确定有无远处转移。

M_0：无远处转移。

M_1：有远处转移。

4.临床分期

0 期：T_{is}，N_0，M_0。

Ⅰ期：T_1，N_0，M_0。

Ⅱ期：T_2，N_0，M_0，T_3，N_0，M_0。

Ⅲ期：T_4，N_0，M_0，任何 T，N_1，M_0。

Ⅳ期：任何 T，任何 N，M_1。

基底细胞癌恶性程度低，很少有转移。

【治疗】

由于基底细胞癌的恶性程度低，很少有转移，处理局部病变即可治愈。

1. 刮加电灼　其治愈率可达 95%。适用于病损小于 2cm，但鼻部、眼部不宜用本法。

2. 放射治疗　多数基底细胞癌对放射线敏感，对小的基底细胞癌治愈可达 95%，而大于 10cm 基底细胞癌疗效较差，复发率为 7.9%～25%，对于不能耐受手术的老人可用此法，如一次照射治疗未见效，则视为再次放射治疗禁忌证。

3. 外科手术治疗　视诊加触诊可以判断病变范围及深度，如疑有骨侵犯者可作 CT 检查，了解周围组织侵犯情况。对较小皮肤癌，切除范围距其边缘 0.5cm 即可，较大皮肤癌切除组织范围要增大，一般不主张用皮瓣修复创面，因为一旦局部复发，皮瓣组织较厚不易发现肿瘤复发。

4. 冷冻疗法　冷冻术后局部水肿结痂、皮肤坏死脱落。

5. 坏死疗法　适用于年龄大、不愿手术治疗患者，肿瘤范围不超 6cm，尤其适用于面部、鼻部、颈面部范围小的肿瘤。肿瘤侵犯到骨细胞视为禁忌证，不能用坏死疗法治疗。

操作方法如下。

(1) 已破溃形成溃疡的基底细胞癌，距肿瘤边缘 0.5cm 处进针穿刺到癌组织基底部，浸润注射肿瘤灵Ⅱ号药液，注射坏死范围超过肿瘤外围 0.5cm，肿瘤皮肤注射药物距离超过或达到 0.5cm，其肿瘤底部及边缘皮肤变黑坏死，盖无菌纱布，第 3 天观察皮肤癌及周围 0.5cm 皮肤是否呈灰黑全部坏死，如没有全部坏死应再注射药物 1 次，直至肿瘤及周围部分皮肤组织全部坏死，坏死肿瘤组织结痂，可等待自行脱落或 1 周后清除坏死肿瘤组织，换药至伤口愈合。

(2) 没有破溃皮肤癌可直接用针穿刺到肿瘤中心注药，注射肿瘤灵Ⅱ号药液，一般药液用量是肿瘤体积的 1/4～1/5，3～5d 后再注射 1 次药物。肿瘤坏死范围要超瘤体边缘正常皮肤 0.5cm，瘤体坏死后机体吞噬细胞，白细胞将坏死肿瘤细胞逐渐吞噬消化，毒素通过血液由肾排出体外，使肿瘤消失，一般 3～6 个月坏死肿瘤包块完全消失。

（二）鳞状细胞癌

【症状】

鳞状细胞癌可发生于任何部位皮肤和黏膜，以及皮肤黏膜交接处、面部、手背、乳房、阴部等多见，往往由其他角化病或其他癌前变转变而来。多发生于中老年人。初起时为疣状小结节，基底较硬，表面有毛细血管扩张，结节表面呈暗红色。病程发展较快，肿瘤逐渐扩大，表面附有角质物，用力剥去易引起出血，并可见颗粒状突起；肿瘤中央破溃，形成溃疡，边缘逐渐高起外翻，肿瘤表面呈菜花状，有恶臭。初起病变仅限于皮肤，可随皮肤移动，如肿瘤与皮下组织发生粘连，往往已发生转移，侵入邻近器官或血行扩散。鳞状细胞癌较少发生远位转移，即使在晚期也不多见，区域性淋巴结转移率为 10%～15%，下肢鳞状细胞癌较上肢及躯干转移率高，头颈部又较肢体高。病程发展与其恶性程度有关，癌细胞分化越好，恶性程度越低；未分化细胞越多，恶性程度越高。

【临床分期】

鳞状细胞癌的临床分期同基底细胞癌。

【治疗】

根据鳞状细胞癌发展较快、易转移的特性，一般治疗原则，不论肿瘤大小，均以早期手术切除为妥。

手术切除范围应是足够大、足够深，可距癌肿边缘 1～1.5cm，肿瘤越大，切除边缘距离应越远，较大的肿瘤切除至少距边缘 3cm，切除深度应根据肿瘤大小，区域性淋巴结有无转移来决定。

对于不愿手术患者或切除有困难的年老体弱患者及范围不大的鳞状细胞癌，可用坏死疗法治疗，治疗方法同基底细胞癌，但注射肿瘤灵药使肿瘤细胞组织坏死范围要大，包括距肿瘤边缘和底部 1cm 以上的皮肤及皮下组织均应坏死，以达到手术治疗效果。局部转移肿大淋巴结也可注射肿瘤药使转移癌灶发生坏死。

鳞状细胞癌对放射线较敏感，也可采用放射治疗，特别适用于有转移患者。

七、脂肪组织肿瘤

（一）脂肪瘤

脂肪瘤是由脂肪组织发生的良性肿瘤，是最常见的肿瘤之一。通常好发于皮下，也可位于后腹膜等深部组织。一般来讲，位于浅表的肿瘤往往较小，位于深部后腹膜肿瘤常常很大，脂肪组织肿瘤一般具有完整的包膜，在肌肉内或肌间的脂肪瘤则无包膜，界限不甚清楚，故称为浸润性的脂肪瘤，脂肪瘤中混有其他组织成分，可形成一些亚型，如纤维脂肪瘤、血管脂肪瘤、血管平滑肌脂肪瘤等。

【症状】

1. 无症状的体表肿块，身体任何部位均可发生。多为单发，也可多发。

2. 肿瘤为圆形或椭圆形，呈分叶状，与皮肤不粘连，界限清楚、质软，移动度大。

3. 多发性脂肪瘤多位于皮下，可多达数百个，与遗传有关称家族性脂肪瘤，可伴有神经系统疾病。有些多发性脂肪瘤有疼痛，称为疼痛性脂肪瘤。

4. 颈部弥漫性脂肪瘤，俗称肥颈病，病变自皮下组织浸入到筋膜、肌肉，使整个颈部、枕部、上背部呈弥漫性脂肪堆积，严重影响颈部活动，此型少见，多发于老年人。少数病变可发生在颈前局部皮下，表现颈前肿大，临床上易误诊甲状腺肿大。

5. 后腹膜脂肪瘤常以腹部包块、腹胀就诊。

6. 良性脂肪瘤可以恶变，如发现短期内突然长大或肿瘤直径＞ 10cm，应考虑可能为脂肪肉瘤。

【诊断】

位于浅表的脂肪瘤诊断不难，位于后腹膜及深部组织的脂肪瘤诊断较为困难，生长到一定大程度引起腰痛、腹痛、腹部肿块症状时才引起患者注意。诊断要借助 B 超、CT、MRI 影像学检查，才能分辨肿瘤位置、大小与邻近脏器及周围组织关系。

【治疗】

目前主要治疗方法是手术切除以及术后送病理检查。对于巨大脂肪瘤或位于深部后腹膜脂肪瘤，一般手术难度较大，注意不要损伤邻近重要脏器、血管等组织。如发生在面部、颈部浅层脂肪瘤，患者怕手术瘢痕影响美观，可用靶向坏死疗法治疗，效果满意。方法如下。

先计算脂肪瘤体积大小，一般注射肿瘤灵药量是肿瘤体积的 1/4 ～ 1/5 量 。

患者取易暴露肿瘤处体位，用 B 超扫描检查了解脂肪瘤的大小、位置、深浅与周围邻近组织之间关系，选择穿刺路径，穿刺点选择在脂肪瘤体中心皮肤处，用细针穿刺经皮肤、皮下抵达肿瘤内，在 B 超显示屏上见针尖强回声影在瘤体中心注射肿瘤灵 II 号药物，如瘤体过大可在注射一部分瘤体后将针退到皮下改变方向，再刺入到瘤体另一部分注药或多点穿刺注药，使药液在瘤体内分布均匀，达到肿瘤完全坏死目的。

3 ～ 4d 再进行第二次注射治疗，2 ～ 3 次为 1 个疗程。

坏死疗法治疗肿瘤包块会慢慢缩小，6 个月基本上完全消失，或留有 1 ～ 3cm 直径大小纤维瘢痕组织硬结。

（二）脂肪肉瘤

脂肪肉瘤是软组织中常见肉瘤之一，脂肪肉瘤不同于脂肪瘤，多起源于深部软组织，常发生于下肢，特别是大腿内侧及腘窝，后腹膜也是脂肪肉瘤好发部位。

【症状】

1. 一般好发于中老年人，发病年龄平均在50岁左右，男性多于女性，（1.3～2）：1。

2. 起源于深部软组织，常从肌间隙的疏松结缔组织发生，好发于下肢。

3. 肿瘤主要表现为无痛性肿块，质较软，肿瘤边界尚清楚，后腹膜肿块长至相当大时才被注意，肿瘤巨大时可压迫推移附近脏器，引起相应症状。

4. 肿瘤复发和转移，脂肪肉瘤术后较易复发，转移以血路为主，可转移至肺、肝，很少发生淋巴转移。

【诊断】

除了肿瘤巨大，压迫邻近脏器产生症状外，大多数患者以肿块症状就诊。对深部和后腹膜肿瘤，可以用 B 超、CT 等检查，判定肿瘤部位，范围大小与周围脏器的关系。对于胸痛患者应注意有无肺转移，骨关节痛可作 ECT 检查了解有无骨转移。

【治疗】

1. 手术切除　应按肿瘤的浸润程度做彻底切除。

2. 放疗　脂肪肉瘤对放射线有一定的敏感性，部分肿瘤放疗后肿块可缩小或消失，可做术前及术后放疗。

3. 化疗　脂肪肉瘤化疗效果不理想，常用多柔比星、长春新碱等药。

对于年龄大、体质差不能耐受手术及手术后复发的患者，可用靶向坏死疗法治疗使肿瘤组织坏死，达到手术疗效，肿瘤体积不大者效果较好，如肿瘤直径超过 10cm 则疗效较差，但能减少瘤荷，改善症状，提高生活质量，延长生存期。注射肿瘤灵 II 号药物量要大，一般是肿瘤体积 1/4 ～ 1/5 的药量，药液扩散要超过肿瘤边缘 1 ～ 2cm。治疗时在 B 超超声导向实时引导下，将针穿刺到肿瘤内注药，使肿瘤及肿瘤边缘组织发生坏死。

(1) 腹部穿刺径路

① 患者取仰卧位，用 B 超探查腹部，了解后腹膜肿瘤大小、位置、与周围邻近器官关系，选择穿刺路径，初步确定皮肤穿刺点并用 2% 甲紫做标记。

② 局部用 0.5% 利多卡因溶液皮肤、皮下浸润麻醉。腹部常规消毒，铺消毒巾，用带穿刺架消毒 B 超探头，启动穿刺引导键，再次探查腹膜后肿瘤，选择腹壁距肿瘤最近处，又不经过其他脏器及重要血管（如穿刺路径不能避开肠管也可用细针经过肠管穿刺），当穿刺引导线经过肿瘤中心时，固定压紧探头，并测定肿瘤与皮肤距离。

③ 用细针（7 号针）插入穿刺架引导槽内，穿刺针经皮肤、皮下穿刺到腹腔内，再穿刺到肿瘤内，在显示屏上见强回声针影在肿瘤内，拔出穿刺针芯，接注射器，注射肿瘤灵 II 号药液，高浓度药液注射到肿瘤内回声增强，显示屏上见回声增强影从肿瘤中心向边缘扩散，当药物增强回声影扩散到肿瘤边缘时停止注药，数分钟后拔出穿刺针，针孔用消毒棉球压迫数分钟。

④ 术后患者平卧 4h，观察有无并发症。一周后可做第 2 次治疗，一般 2 ～ 3 次为 1 个疗程。

(2) 腰部穿刺径路：同肾癌治疗方法。

八、周围神经组织肿瘤

Virchow 根据肿瘤与神经元本身关系，把周围神经瘤分为真性和假性神经瘤两种。真性神经瘤显示有神经元分化，并含有异原性病变，如外伤性神经瘤和结节性神经瘤等。假性神经瘤包括神经鞘瘤、神经纤维瘤等。

神经纤维瘤和神经鞘瘤含有与正常施万细胞关系很密切的细胞，这种细胞不仅可以产生和保持磷脂，而且在某种情况下，还可以产生胶原。这两种肿瘤在超微结构方面有所不同，神经鞘瘤的细胞比较均一，而神经纤维瘤则有各种类型的细胞混染在一起。神经周围细胞（神经周围的上皮细胞）与神经纤维瘤形成有关。

现将常见的周围神经肿瘤分述如下。

（一）神经瘤

神经瘤又称截肢性神经瘤或外伤性神经瘤，是增生性的非肿瘤性肿块。

【病理】

肉眼看神经瘤是灰白色结节，与切断或损伤的神经近侧相连，瘤组织由增生杂乱的神经束组成，含有轴突和髓鞘，神经鞘膜细胞和成纤维细胞、神经束被包埋在胶原基质之中，神经束中存在神经所有的成分，使神经瘤有别于神经纤维瘤。

【症状】

在神经断端出现一个疼痛结节性肿块，触痛明显，例如在截肢残端出现 1 ～ 2 个触痛非常明显的小结节。

【治疗】

手术方法是单纯切除肿瘤，将其近端神经埋在远离老瘢痕软组织部位或肌间隙。

采用坏死疗法治疗效果也很好。用 B 超扫描了解肿瘤位置、大小，与周围邻近组织间的关系，选择穿刺路径，选择穿刺点。用细针穿刺到肿瘤内，将肿瘤灵 Ⅱ 号药液注射到肿瘤内，使神经瘤组织坏死达到手术治疗效果。

（二）神经纤维瘤

【病理】

神经纤维瘤主要的细胞是纤维细胞，还有施万细胞、瘤细胞之间有胶原纤维，常见轴突在肿瘤内穿过，这是肿瘤在形成过程中神经被包进去的结果。

【症状】

神经纤维瘤可发生在全身神经末梢或神经干，常分布于皮肤或皮下组织。可单发或多发，肿块可被移动，质地坚韧，界限清楚，没有明显包膜，肿瘤呈结节状，无症状，或有疼痛。发生在粗大神经时，肿瘤呈梭形，可见正常神经超出于该肿块。

【治疗】

单个或数目不多神经纤维瘤手术切除效果较好。

对于在面部及全身多发性神经纤维瘤，可采用坏死疗法治疗，用细针经皮肤穿刺到肿瘤内，注射肿瘤灵 Ⅱ 号药液，使肿瘤坏死，其治疗效果完全可以达到手术疗效。特别适用于多发性神经纤维瘤和面部神经纤维瘤治疗。3 ～ 5d 治疗 1 次，2 ～ 3 次为 1 个疗程。多发性的神经纤维瘤应每个神经纤维瘤逐个注射治疗，1 次可治疗 5 ～ 10 个瘤灶。

（三）神经纤维瘤病

神经纤维瘤病是一种全身性显性遗传性疾病，有相当高的外显率。患者常有家族史，本病只有一半患者会影响其家庭成员。

本病特点是有多数神经纤维瘤和神经鞘瘤形成，而且还在有其他组织病变，如皮肤（咖啡斑、象皮瘤）、骨和关节（脊柱侧突、假关节）、中枢神经系统（脑胶质瘤、脑膜瘤或畸形）和局部组织巨大畸形（如巨手指等）。根据病变发生部位不同，又可分为 4 型，如中枢型、周围型、内脏型和顿挫型。

【病理】

有的瘤结节是神经纤维瘤和神经鞘瘤，有的瘤结节是丛状神经纤维瘤，镜下除见神经纤维瘤和神经鞘瘤结构外，可见黏液样基质和纤维组织基质内含有神经轴突的施万细胞索，神经周围有层很厚富于细胞的纤维组织围绕，并有胶原纤维束，小圆形星形或大细胞散在分布。丛状神经纤维瘤可以有局部浸润和发生转移性恶性神经鞘膜肿瘤。患病在 5 年以上者恶性病变概率较大。

【症状】

在临床上最常见的是神经纤维瘤，使粗大神经干扭曲，变成一团蜷曲的肿物，肿物像一袋蚯蚓。肿瘤常占据很大面积，常为多发性，大小不一，有的界限清楚，有的界限不清楚，发生在颈、舌、咽部，影响局部功能。有的肿瘤带蒂，有时周围软组织过度增生，悬雍垂如肉屏，称神经瘤性象皮病，表面皮肤有色素沉着。部分患者伴有骨骼异常，包括原发性缺陷（如脊柱角状侧突、椎体扇形缺损、先天性长骨弓形屈曲、骨内囊性变、假关节形成）和由软组织肿瘤压迫引起的继发性骨质侵蚀性缺损。有的患者伴有中枢神经肿瘤，包括脑膜瘤、室管膜瘤、星形细胞瘤、听神经瘤、听神经胶质瘤等。腹膜后神经纤维瘤可压迫输尿管、膀胱向前方推移。

本病根据临床症状和影像学检查可以确诊，少数诊断有困难可做病理检查。

【治疗】

部分无症状者可不必手术，手术切除仅适用于有临床症状的肿瘤，也可采用坏死疗法治疗，其治疗效果可以达到手术疗效。在 B 超影像实时引导下用细针经皮肤穿刺到肿瘤内，直接注射肿瘤灵 II 号药液，将肿瘤组织细胞直接杀死，达到治愈目的。3 ～ 4d 治疗 1 次，2 ～ 3 次为 1 个疗程。用药量是肿瘤体积的 1/4 ～ 1/5。

九、软组织肉瘤

软组织肉瘤（soft tissue sarcoma）即原发于纤维组织、神经纤维、滑膜、脂肪、血管、平滑肌及横纹肌等的恶性肿瘤。其中下肢占 40%，躯干和腹膜后约为 30%，上肢和头颈各占 15%，内脏器官发生者亦不少见。在所有恶性肿瘤中，软组织肉瘤约占成人的 1%，占 15 岁以下青少年的 7%。国内外资料表明，5 岁以前为第 1 个发病高峰期，第 2 个高峰在成人之后。在儿童，其发病率低于白血病、脑瘤、淋巴瘤，居第 4 位。而就性别而言，男性略高于女性。美国的发病率也不超过 2/10 万。

【诊断】

1. 临床表现　软组织肉瘤的病程很不一致，可发生于全身各部位的软组织，常见是下肢，躯干软组织无痛性肿块或腹部肿块，逐渐增大，早期肿块可移动，晚期肿块固定伴有疼痛，但不同的病理类型有其各自的好发部位。根据病史和临床表现，不难区分软组织肿瘤肿块，但良恶性之分尚有一定难度。对于已合并有胸腹水、区域淋巴结肿大或血行转移的患者，则可诊断为软组织肉瘤。

2. 影像学检查　如 X 线摄片、超声显像、CT、MRI 及数字减影血管造影检查以了解肿瘤的范围、囊实性、与周围组织的横切面和纵切面层次关系、肿瘤组织的血供情况，为肿瘤的定性诊断提供客观依据。

3. 细胞学检查　是一种简便的检查方法，直接对肿瘤行细针穿刺细胞学检查，对已破溃的肿瘤和肿瘤性胸腹水行细胞学涂片检查，有助于及早确立诊断。

4. 病理学检查　是确定诊断及制定治疗的依据。

5. 免疫组织化学检查　利用极微量的组织抗体检测标记软组织肿瘤来源；通过肿瘤细胞核 DNA 含量检查以鉴别良恶性及 α_1 程度。

6. 肿瘤标记物　在胚胎性和腺泡状横纹肌肉瘤、尤因瘤、骨肉瘤、滑膜肉瘤等目前已有多种可以检测的标记物。如 α_1 抗胰蛋白酶和溶菌酶、波形蛋白、S-100 蛋白、纤维连接蛋白、角蛋白、结蛋白、层蛋白等，可与传统的光镜、电镜和免疫组化技术联合检查确立诊断。

【病理】

软组织肉瘤的组织学一般分为三级：Ⅰ级，高分化，低度恶生；Ⅱ级，中分化，中度恶性；Ⅲ级，低分化，高度恶性。这种分级与预后有一定关系。近年也有学者主张以坏死的有无和范围作为分级的主要指标，这种分级法与肿瘤的复发和转移有很明显的关系。Ⅰ级，肿瘤细胞分化好，无多形性；Ⅱ级，有轻微坏死；Ⅲ级，中等程度或明显坏死。软组织肉瘤的病理分类，见表 5-1。

表 5-1　软组织肉瘤的病理分类

组织来源	病理分类
纤维组织	纤维肉瘤
纤维组织细胞	隆突性皮肤纤维肉瘤，色素性皮肤纤维肉瘤，不典型纤维肉瘤，恶性纤维组织细胞瘤
脂肪组织	脂肪肉瘤：黏液样脂肪肉瘤，圆形细胞脂肪肉瘤，多形性脂肪肉瘤，分化好的脂肪肉瘤 恶性冬眠瘤
平滑肌	平滑肌肉瘤，上皮样平滑肌肉瘤
横纹肌	多形性横纹肌肉瘤，胚胎性横纹肌肉瘤，腺泡状横纹肌肉瘤

组织来源	病理分类
血管和淋巴管	上皮样血管内皮瘤，梭形细胞血管内皮瘤，恶性血管内乳头状血管内皮瘤血管肉瘤，上皮样血管肉瘤，恶性血管外皮细胞瘤 淋巴管肉瘤
腱鞘滑膜组织	恶性腱鞘巨细胞瘤，滑膜肉瘤
间皮组织	恶性间皮瘤
外周神经	恶性神经鞘瘤或神经纤维肉瘤：梭形细胞型、硬化型、上皮样细胞型、色素型、恶性蝾螈瘤，伴有骨及软骨分化的神经纤维肉瘤
形成骨和软骨的组织	骨外骨肉瘤，骨外软骨肉瘤
多潜能间叶组织	恶性间叶瘤
组织发生未定	脊索样瘤，腺泡状软组织肉瘤，上皮样肉瘤，透明细胞肉瘤，骨外尤因瘤，恶性横纹肌样瘤

【临床分期】

软组织肉瘤的临床分期需要结合临床和病理组织学两方面的资料，肿瘤的分化程度决定分期，肿瘤大小则位居第二。

1. 软组织肉瘤的 TNM 分类（UICC，1997）

T——原发肿瘤

Tx：原发肿瘤不能确定。

T_0：未发现原 发肿瘤。

T_1：肿瘤最大直径不超过 5cm（4.9cm 以下）。

    T_{1a}：表浅肿瘤。

    T_{1b}：深部肿瘤。

T_2：肿瘤最大直径 5cm 或以上。

    T_{2a}：表浅肿瘤。

    T_{2b}：深部肿瘤。

N——区域淋巴结

Nx：区域淋巴结不能确定。

N_0：无区域淋巴结转移。

N_1：有区域淋巴结转移。

M——远处转移

Mx：远处转移不能确定。

M_0：无远处转移。

M_1：有远处转移。

2. 组织病理学分级

Gx：不能估价组织病理学分级。

G_1：高分化。

G_2：中分化。

G_3：低分化。

G_4：未分化。

3. 软组织肉瘤的临床病理分期

Ⅰ a 期	$G_{1、2}$	T_{1a}	N_0	M_0
Ⅰ b 期	$G_{1、2}$	T_{2a}	N_0	M_0
Ⅱ a 期	$G_{1、2}$	T_{2b}	N_0	M_0
Ⅱ b 期	$G_{3、4}$	T_{1a}	N_0	M_0
	$G_{3、4}$	T_{1b}	N_0	M_0
Ⅱ c 期	$G_{3、4}$	T_{2a}	N_0	M_0
Ⅲ期	$G_{3、4}$	T_{2b}	N_0	M_0
Ⅳ期	任何 G	任何 T	N_1	M_0
	任何 G	任何 T	任何 N	M_1

【治疗】

手术切除、放射治疗、动脉内化疗、全身化疗以及这些治疗方法的综合运用是治疗软组织肉瘤的主要方法。一般首先行局部广泛切除，然后进行局部放疗，加或不加辅助化疗。对于手术切除有困难的病例，可先行放疗或化疗，待肿瘤缩小后再行手术治疗。放疗如与化疗结合，可以提高疗效。对于复发转移病例，可作全身化疗或综合治疗。

病理类型是影响化疗疗效的最主要因素，不同组织学类型对化疗的反应差异很大。在常见软组织肉瘤中，化疗较敏感的肿瘤有横纹肌肉瘤、恶性间皮瘤、尤因瘤，骨肉瘤。其他软组肉瘤如恶性纤维组织细胞瘤、滑膜肉瘤、脂肪肉瘤、平滑肌肉瘤等化疗均不敏感。

1. 单药化疗　ADM 是单药治疗软组织肉瘤的有效药物，各研究组的有效率在 15% ～ 35%。研究发现，ADM60 ～ 70mg/m²，3 周 1 次的疗效优于 50 mg/m²。DTIC 单药有效率为 16%，对平滑肌肉瘤疗效似更好。IFO 是 CTX 的同类药物，与 CTX 没有交叉耐药性，在Ⅱ期试验中，对于含 ADM 方案治疗无效者，IFO 仍然有效，单药有效率为 20% ～ 40%。

2. 联合化疗　联合化疗方案多以 IFO 和 ADM 为主。Chang AE 等收集近 50 个研究中心治疗软组织肉瘤的疗效，以 ADM 为基础的方案 CR 0% ～ 23%，RR 11% ～ 60%；以 IFO 为基础的方案疗效较好，CR 6% ～ 80%，RR 36% ～ 94%；含 DDP 的联合方案 CR 0% ～ 21%，

RR 25%～50%；含 MTX 的联合方案 CR 0%～16%，RR 21%～40%。

通过对比研究，IFO 对软组织肉瘤的疗效优于 CTX，一般认为 IFO 是联合治疗中较为有效的药物。欧洲癌症治疗组织 EORTC 采用 IFO+ADM 治疗软组织肉瘤 126 例，CR8 例，RR 为 36%，如在 IFO+ADM 中加入 DTIC，有效率可达 46%。

然而对蒽环类和（或）标准剂量的 IFO 治疗抗拒是临床上面临的一个棘手问题。高剂量的 IFO 对蒽环类和（或）常规剂量 IFO 抗拒的患者显示出较好的抗肿瘤活性。Benjamin RS 等报道，每周期单药 IFO 总量为 $6g/m^2$ 时，总有效率 10%，而总量为 $10g/m^2$，总有效率上升至 21%。尤其发现肺转移对高剂量 IFO 疗效为优，平滑肌肉瘤效果最差。

Gabriela C 等对曾接受 IFO+ADM 方案，IFO 用量为 7～$9g/m^2$ 的 29 例患者采用 $IFO3.26g/m^2$，d1（3h），$1.86g/m^2$，2～7d，每 3～4 周重复，结果 CR 2 例，PR5 例，有效率 24%。Rosen G 等采用 14～$18g/m^2$ 高剂量 IFO 分 6～8d 给予，治疗复发或肺转移性滑膜肉瘤 13 例，其中 9 例 PR，4 例 CR。5 例于治疗后 20～40 个月死亡，8 例已存活 2～43 个月，其中 3 例患者无病存活。提示转移性滑膜肉瘤对高剂量 IFO 较敏感。

软组织肉瘤常用的联合化疗方案如下。

(1) AD 方案

ADM，25～$40mg/m^2$，静脉注射，每 3 周 1 次。

DTIC，200～$400mg/m^2$，静脉滴注，每 3 周连用 3～5d。

6～9 周为 1 个疗程。

(2) CVAD 方案

CTX，600～$800mg/m^2$，静脉滴注，每周 1 次。

VCR，$1mg/m^2$，静脉冲入，每周 1 次。

ADM，25～$40mg/m^2$，静脉滴注，每 3 周 1 次。

DTIC，200～$400mg/m^2$，静脉滴注，每 3 周连用 3～5 日。

6～9 周为 1 个疗程。

(3) MAID 方案（Antman 等，1993）

ADM，$60mg/m^2$，静脉滴注 96h。

DTIC，$1g/m^2$，静脉滴注 96h。

IFO，6～$7.5g/m^2$，静脉滴注 72h。

Mesna，$1g/m^2$，静脉滴注 96h。

21d 为 1 个周期。

3. 综合治疗　根治性手术在较局限的软组织肉瘤仍为首选治疗，目前为改善生活质量，不影响治疗效果，对于非晚期肿瘤已放弃截肢术，而行局部广泛切除加术后放疗或术中放疗或组织间插植放疗。在临床发现淋巴结转移或位于腋下或腹股沟区的肉瘤才实施淋巴结清扫术。外科治疗后有 40%～80% 出现局部复发或远处转移，所以术后应行局部放疗及辅助化疗。

软组织肉瘤单纯放疗不敏感，目前趋向于局部广泛切除加放疗，以保留肢体或器官的功能，其疗效与根治性切除或截肢术相仿。术中照射或术后、术中近距离组织间插植，对于控制局部复发优于体外照射。

在临床上常有局部晚期而手术切除困难的病例，对于这部分患者可先做化疗，用药方法以动脉插管化疗疗效为优，待肿瘤缩小后再行手术切除。术后化疗尚有争议。

4. 靶向坏死疗法

(1) 适应证

① 患者不愿手术者，可采用靶向坏死疗法治疗。

② 局部病灶广泛手术无法彻底切除者。

③ 软组织肉瘤如滑膜肉瘤、脂肪肉瘤等对化疗治疗不敏感，手术不能彻底切除者。

④ 肿瘤广泛转移，可作姑息性治疗肿瘤减荷，有利于今后综合治疗。

(2) 治疗方法：以下肢为例。

① 根据病史检查，CT 影像资料，了解肉瘤的大小、位置与邻近组织之间关系，制定综合治疗计划，选择穿刺路径，靶向坏死疗法治疗范围。

② 先用 B 超扫描了解肿瘤的位置及侵犯周围组织范围，选择穿刺路径要避开重要血管、神经。选择穿刺点，并用 2% 甲紫做好标记，局部消毒，用 2% 利多卡因局部浸润麻醉。

③ 换带穿刺架消毒探头，启动穿刺引导线，扫描病灶，当病灶在穿刺引导线中央时，固定好探头，并测量病灶与皮肤间距离，用穿刺针插入穿刺架针槽内，穿刺到皮肤内，依次进入皮肤、皮下组织直到肿瘤灶内，见显示屏上针尖强回声影在肿瘤内，拔出针芯，接注射器注射肿瘤灵 Ⅱ 号药液，高浓度药液在显示屏上回声增强影从病灶中心向四周边缘扩散，扩散到肿瘤边缘时，停止注射药液。注射完毕，拔出针芯，针孔用消毒纱布压迫数分钟，并用胶布固定纱布。

④ 治疗完毕后，平卧 4h 观察有无血管、神经损伤并发症。

治疗用药肿瘤灵 Ⅱ 号的药液量是肿瘤体积 1/4 ～ 1/5，3 ～ 4d 治疗 1 次，2 ～ 4 次为 1 个疗程。

(3) 注意事项

① 四肢选择穿刺路径下肢应选择伸侧或内外两侧，避免在屈侧，上肢应选择外侧避免选择内侧，避开重要神经血管。

② 坏死疗法治疗时设计肿瘤治疗范围要超过病灶外周 1 ～ 2cm，达到彻底消灭肿瘤目的。

③ 坏死疗法治疗后，对化疗、放疗有增敏作用，应立即配合化疗、放疗。

④ 腹膜后肉瘤治疗参考肾癌靶向坏死疗法治疗。

十、横纹肌肉瘤

横纹肌肉瘤（rhabdomyosarcoma，RMS）是儿童中最常见的软组织肉瘤，占小儿实体瘤的 8% ～ 10%。美国白人儿童的年发病率为 0.45/10 万，黑人儿童为 0.13/10 万。我国占儿童实体瘤的7.8%，居第5位。男女发生率为1.4：1。RMS发病年龄有两个高峰，分别为2—6岁和14—18岁，平均患病年龄6岁。其病因可能与某些遗传因素有关，有些病例合并多发性神经纤维瘤、基底细胞瘤病、肺腺瘤、神经脂腺病。并具有恶性肿瘤家族史，如乳腺癌、骨肉瘤、脑及肾上腺皮质肿瘤等。近年报道，某些RMS患儿中第3对染色体短臂异常及t（2；13）和（q35；q14）移位。

【症状和诊断】

主要表现为进行性增大，边界不清的无痛性肿块。其症状及体征因原发部位不同而异，常见的部位包括头颈部（37%）、泌尿生殖系（21%）、四肢（20%），其他尚可见于腹膜后、躯干、胃肠道及胸腔等部位。头颈部的RMS好发于眼眶、鼻腔及中耳道，多见于6岁以下儿童，可表现为斜眼、眼球突出、鼻出血、面瘫及吞咽困难等症状，易侵及颅底和中枢神经系统。泌尿生殖道的RMS则多累及膀胱、阴道、前列腺及附睾，可见于儿童及青少年，表现为排尿不畅、血尿、尿潴留、阴道恶性分泌物等症状。原发于四肢的RMS好发在下肢，常表现为无痛性肿物、位置较深，活动度差，当侵犯神经时可引起剧烈疼痛，感觉减退等症状。

确诊RMS，目前仍依靠组织病理学诊断。X线、CT扫描、B超等影像学检查是常用的辅助性诊断手段，一些特殊的症状体征对诊断也具有重要意义。当肿瘤位于头颈部时，应行上颌窦、眼眶断层摄片、颅底片或CT扫描。泌尿生殖系统肿瘤应行静脉肾盂造影，可显示膀胱内不规则充盈缺损、膀胱壁受压变形改变。直肠指检如在前壁触及固定或光滑的坚硬肿瘤，则提示前列腺受累；阴道镜检可见阴道被许多颗粒状胶质组织充盈。盆腔及腹膜后肿物可行B超或CT扫描，可显示肿物部位、大小和范围。四肢的肿瘤应行相应骨骼X线摄片及CT扫描，了解肿瘤所侵范围，有无骨质破坏。此外，一些常规检查尚包括胸部X线摄片，骨髓穿刺等。

【病理】

常分为胚型、腺泡型及多形型。胚胎型最常见，包括，①葡萄簇状细胞型，占RMS的50%～60%，6岁以下儿童多见，好发于头颈部及泌尿生殖道，其预后最好，镜下主要由非常原始的梭形横纹肌细胞和小圆细胞组成，可见有丝分裂；②腺泡型占20%～30%，6岁以上儿童及青少年多见，常累及躯干、肢体及会阴部等部位，其预后最差，镜下可见由横纹肌细胞及大圆细胞组成，具有裂隙的索状生成，很似腺泡；③多形型较少见，多见于成人，以肢体和躯干受累为主，预后较差。

【临床分期】

1.美国横纹肌肉瘤研究协作组的分期方法

Ⅰ期：局限性病变，且病理证实已完全切除，无区域淋巴结转移。

Ⅱ期：肿瘤较局限，肉眼下完全切除，但病理证实有肿瘤残存，有或无区域淋巴结受累。

Ⅲ期：局部或区域性病变，肉眼下不能完全切除或活检。

Ⅳ期：远处播散，包括肺、肝、骨、骨髓、脑及区域外淋巴结转移。

确诊时Ⅰ～Ⅳ期病变各占16%、28%、36%和20%。

2. TNM 分期（UICC，1997）

T——原发肿瘤

Tx：原发肿瘤不能确定。

T_0：未发现原发肿瘤。

T_1：肿瘤局限在原发器官或组织。

T_{1a}：肿瘤最大径 ≤ 5cm。

T_{1b}：肿瘤最大径 > 5cm。

T_2：肿瘤侵犯邻近器官或组织。

T_{2a}：肿瘤最大径 ≤ 5cm。

T_{2b}：肿瘤最大径 > 5cm。

注：不采用 T_3 和 T_4 分级。如存在一个以上肿瘤，考虑为原发肿瘤合并远处转移。

N——区域淋巴结

Nx：区域淋巴结转移不能确定。

N_0：无区域淋巴结转移。

N_1：有区域淋巴结转移。

M——远处转移

Mx：远处转移不能确定。

M_0：无远处转移。

M_1：有远处转移。

临床分期如下。

Ⅰ期：	T_{1a}	N_0	M_0
	T_{1b}	N_0	M_0
Ⅱ期：	T_{2a}	N_0	M_0
	T_{2b}	N_0	M_0
Ⅲ期：	任何 T	N_1	M_0
Ⅳ期：	任何 T	任何 N	M_1

【治疗】

根据原发肿瘤的部位、病理类型及临床分期，采用综合治疗原则。Ⅰ期以手术切除为主，术后给予辅助性化疗 2 年，不需放疗；Ⅱ期病变可行手术切除，术后给予瘤床区域性放疗，再行辅助性化疗 2 年；Ⅲ期则以化疗为主，活检后行化疗，使肿瘤缩小后作延期手术，避免行大范围的致残性手术，术后酌情行区域性放疗，再行辅助性化疗 1 至 1 年半；Ⅳ期以化疗和放疗为主，当到达 CR 或 PR 时，可行残留肿瘤手术切除。

主要部位肿瘤的治疗原则，眼眶 RMS，可行完全或部分切除，术后给予眼眶放疗，再行冲击性化疗，以后根据病期给予辅助性化疗 12 ～ 18 个月；鼻咽部及中耳 RMS，应先行诱导化疗，再考虑切除残留肿瘤和（或）局部放疗，术后给予辅助化疗 18 个月；泌尿生殖系 RMS 先行化疗，直至肿瘤缩小至最大限度，再行保守性手术和（或）放疗，术后辅助性化疗 18 个月；四肢 RMS，如肿瘤可以完全切除，不造成严重毁形和功能障碍时，首选手术切除，切除要求在四周正常组织内进行，争取根治性切除，术后行辅助化疗 2 年。

1. 单药化疗　最常用的有效药物包括 ACD、CTX、VCR 和 ADM，单药的有效率（CR+PR）分别为 43%、42%、31% 和 33%。

2. 联合化疗　最常用的联合化疗方案为 VAC 方案，常作为各期术后辅助化疗，具体用法为：VCR 2mg/m² （每次最大剂量不超过 2mg）加入生理盐水 20～30ml 中静脉注射，每周 1 次，连用 12 周；ACTD 每日 0.015mg/kg，溶于 5% 葡萄糖液 200ml 中静脉滴注或溶于生理盐水 10～20ml 中静脉注射，连用 5 日，每 3 个月重复 1 次为 1 个疗程，用 5～6 个疗程；CTX 每日 2.5mg/kg，从第 42 日开始口服，一直服用 24 个月。

冲击量 VAC 方案常用于术前化疗，或晚期患者的化疗，有效率为 60%～80%，具体用法是，VCR 2 mg/m² （每次不超过 2mg），静脉注射，第 1、5 日；ACTD 每日 0.015mg/kg，静脉滴注或注射，第 1～5 日；CTX 每日 10mg/kg，溶于生理盐水 20～30ml 中静脉注射，第 1～5 日，所有药物每 4 周重复，用药周期数根据疗效和部位而异。

VAC-VAD 方案多用于术前化疗和晚期病例化疗，完全缓解率为 50%，部分缓解率为 30%，3 年无复发生存率 III 期为 57%，IV 期为 29%。具体用法：VCR 1.5mg/m²，静脉注射，第 1 日；ACTD 每日 0.015mg/kg，静脉注射第 1～5 日；CTX 每日 300mg/m²，静脉注射，第 1～5 日。以上药物每 3 周与 VAD 方案交替，VCR 1.5 mg/m² 静脉注射，第 1 日，ADM 60 mg/m²，加入生理盐水 20～30ml 中静脉注射，第 1 日（最大累积量 350～500 mg/m²）。每 3 周重复。

3. 综合治疗　化疗、手术及放疗的综合应用，使 RMS 总的 2 年生存率从 20% 提高至 70%。RMS 其恶性程度高，对化疗敏感，因此，化疗在综合治疗中占有很重要的地位，可用于术前，术后及晚期转移病例的治疗。由于 RMS 好发于一些特殊部位，如头面部、盆腔及泌尿生殖系等，扩大性根治切除势必造成毁形或功能障碍，因此，全身化疗是主要治疗手段，使肿瘤最大程度地缩小，酌情放疗，经数周或数月后再将残留肿瘤切除，可取得较好疗效。

4. 靶向坏死疗法

(1) 适应证

① 肉瘤患者不愿手术者。

② 肉瘤病灶范围广，手术不能彻底切除，但患者不愿截肢者。

③ 肿瘤广泛转移，可作姑息性靶向坏死疗法治疗肿瘤减荷，有利于今后综合治疗。

(2) 治疗方法

① 根据病史，检查、B 超、CT 影像资料、了解肉瘤大小、位置与邻近组织之间关系，制定综合治疗方案。

② 用 B 超扫描了解肿瘤位置，侵犯周围组织范围，选择穿刺路径、穿刺点，启开穿刺引导线，确定穿刺点，并测量皮肤穿刺点与病灶距离，用 2% 甲紫标记穿刺点。

③ 穿刺点局部消毒，用 2% 利多卡因局部浸润麻醉，换带穿刺架消毒探头，扫描病灶，见穿刺引导线经过病灶中心，固定好探头，用穿刺针插入穿刺架引导槽内进行穿刺，依次经皮肤、皮下、穿刺到病灶内，见穿刺针尖强回声影在病灶中心，拔出穿刺针芯，换注射器注射肿瘤灵Ⅱ号药液，高浓度药液回声增强影从病灶中心向四周扩散，扩散到肿瘤边缘后，停止注射。注射完毕拔出针，针孔用消毒纱布压迫数分钟，并用胶布固定纱布。

④ 治疗完毕后，患者平卧 4h 观察有无并发症发生。

治疗用药肿瘤灵Ⅱ号的用量是肿瘤体积的 1/4～1/5，3～4d 治疗 1 次，2～4 次为 1 个疗程。

(3) 注意事项

① 选择穿刺路径要避开重要血管、神经。

② 坏死疗法治疗肿瘤范围要超过肿瘤边缘 1～2cm，达到彻底灭活肿瘤目的。

③ 坏死疗法后对化疗、放疗有增敏作用，应立即配合化疗或放疗综合治疗。

④ 如肿瘤在腹腔应用 CT 定位进行靶向坏死疗法治疗。

第6章 血管瘤

血管瘤最常见于儿童，发病率为 1% ~ 2%，女孩比男孩多见，（3 ~ 5）：1。血管瘤多为单发，约 1/5 病例属于多发。笔者观察到多发性血管瘤患者大部分在身体一侧肢体，一般不超过身体中线，只有 10% 左右多发性血管瘤发生在肢体两侧。

一、概述

【病因病理】

血管瘤是由大量增生的血管所构成，为常见的软组织肿瘤。血管和淋巴管属于同一来源。胚胎早期，原始脉管是一种单纯由内皮细胞组成的管状物，它们在间质中间形成一个致密的网。以后随着各器官的发育，原始脉管网逐渐分化成与器官联系的许多血管丛和淋巴管丛。在原始阶段，动脉、静脉和淋巴管的结构是没有区别的，只在以后才形成动脉、静脉和淋巴管。血管中层的肌纤维和外膜的结缔组织，都是从原始内皮细胞的间质中发育出来。

血管在胚胎发育过程中大致可以分为丛状期、网状期及管干期 3 个阶段。如在某一个阶段的正常发育过程中发生障碍或异常，则可出现该阶段发育形态的畸形，形成血管瘤。

丛状期：有些毛细血管如果停止发育，就会产生毛细血管瘤和痣。

网状期：如果扩大的血管聚成团，并趋向融合在一起，就可以表现出海绵状血管瘤和动脉瘤，动静脉瘘。

管干期：若粗大异常的血管干与体循环有广泛的交通，则表现为蔓状血管瘤或动静脉瘘。

血管瘤实际是一种先天性血管发育畸形，介于错构瘤和真性肿瘤两者之间。血管瘤病因可能与遗传有关，发现有家族史的患者占 10%。已知女孩发病率较高，血管瘤组织中可测出较高水平的雌激素受体，说明雌激素在血管瘤发病过程中起一定作用。

在胚胎期 3 ~ 4 个月，皮肤微循环结构继续发育，此时一些成血管细胞发育异常，脱离血管网局部增殖，形成内皮细胞条索互相吻合，出现许多血腔，演化为血管瘤。增生的血管瘤由局灶性的内皮细胞、血管外皮细胞、成纤维细胞及肥大细胞组成。内皮细胞分成熟与未成熟两种。光镜下见大片分化成熟排列较紧密的毛细血管，管壁菲薄，有一层内皮细胞及基底膜，其外无平滑肌细胞。在 1 岁以内毛细血管间有时可见血管外皮细胞和纤维细胞增生。在 1—2 岁，血管瘤增生和退化交替进行。在 2—5 岁时以退变现象为主，内皮细胞变小，增生不活跃，血管腔隙增大，瘤内纤维脂肪组织多。

在光镜下血管瘤的突出表现为有大量肥大细胞，数量可达正常的 10 倍以上。电镜下可见这些肥大细胞的分泌颗粒与正常不同。多数人认为这些肥大细胞产生一种血管形成因子。

血管瘤在光镜下有细胞不完全分化和核有丝分裂现象，但这并不象征是恶性。按其生长方式，有些血管瘤生长迅速，向周围邻近组织侵犯，侵入肌肉组织，甚至骨骼，破坏正常组织，造成肢残及面部畸形。但一些毛细血管瘤可在出生后 2～3 年内自动退化，甚至会完全消失。

血管瘤的生长方式多属于管腔扩张性增长。管腔扩张是由肿瘤血管与体循环交通后血液充盈及重力原因造成淤血，发生机械性挤压使血管扩张，血管内血液充盈张力扩张深入肌肉及邻近组织之间，呈现浸润性生长状态。

血管和淋巴管为同一来源，因而常有动脉、静脉和淋巴管混合结构的肿物，其中之一往往占优势，这种血管和淋巴管混杂的肿瘤称为淋巴血管瘤。

另外在临床上经常遇见一些血管瘤组织中混合有脂肪组织结构、神经组织、纤维组织结构等称之为脂肪血管瘤、神经血管瘤、纤维血管瘤等。

【分类】

血管瘤的命名和分类方法繁多，一般将其分为良性和恶性两大类（图 6-1）。

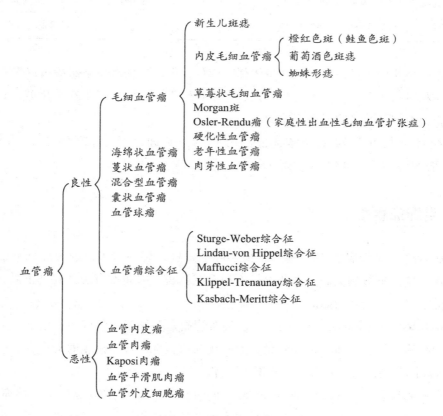

图 6-1　血管瘤的分类

血管瘤是一种先天性血管增生异常性病，具有肿瘤和畸形的双重特性。但是有些类型，如 Morgan 斑，硬化性血管瘤，肉芽性血管瘤等，发生于成年人，故确定为后天性病变。

也有人提出上述传统分类方法不能真正反映血管瘤的生物学特点，不能做出指导性治疗原则。1982 年 Mulliken 等根据血管内皮细胞特点，提出一个新的生物学分类。根据临床表现所见，生物学行为和细胞动力学，将小儿血管瘤分类两大类，血管瘤和血管畸形，前者为真性肿瘤，后者的血管内皮细胞属正常更新过程，只是血管形成过程中的错误，表现为各种脉管管道的异常。两者区别，见表 6-1。

表 6-1　血管瘤和血管畸形的区别

指　　标	血管瘤	血管畸形
出生时即出现	不常见，或呈红斑状	常有，也可不十分明显
增生	经过一段快速生长后稳定到逐渐退变过程	随年龄一起增长
性别比例	女：男 = 3：1	女：男 = 1：1
细胞特性	更新快，增殖期有许多肥大细胞	主要为稳定的内皮细胞，不增殖
骨骼	肿瘤压迫可见改变变形，但很少有增生肥大	肥大或发育不良
血液学改变	Kasabach-Merritt 综合征	静脉淤滞，局限性凝血病
放射学造影	界限分明，间质染色	血管扩张，有静脉结石

血管瘤以小儿最多见，可生长在身体任何部位，但以皮肤和皮下组织占绝大多数，其次为口腔黏膜和肌肉及肝脏，亦可见于骨骼、中枢神经系统，偶尔发生在消化道、肾、心、肺等处。皮肤和内脏可同时发生血管瘤。

根据统计资料血管瘤在身体各部的分布为：头面部最多占 55%、颈部 5%、上肢11.5%、下肢 8%、躯干 18.5%、会阴 2%。

二、毛细血管瘤

毛细血管瘤占血管瘤的 20% 左右，但实际上发病率要高得多，因为部分毛细血管瘤不生长在显露部位，不影响美观，患儿家长不到医院就医，因而没有统计到真正发病率。毛细血管瘤种类很多，分别介绍如下。

1. 新生儿斑痣（neonatal staining）　这类血管瘤是一种淡红色或浅蓝色的表皮变色，常位于头顶中线后、颈部、骶部，偶尔见于眉间皮肤或其他部位，出生时即存在，一般数月至 1 岁内逐渐自行消失，新生儿斑痣一般不需治疗。

2. 真皮内毛细管瘤（intradermal capillary hemangioma）　这类血管瘤有 3 种临床变异型，常在出生时即存在。特点都是在真皮内呈现有成熟的内皮细胞组织型毛细血管。血管颜色从淡红到紫蓝色，多位于感觉神经分布的区域内，如面部三叉神经区及四肢皮肤。

(1) 橙红色斑或鲑鱼色斑（salmon patch）：是一种以橘红色到铁锈色的斑点，平坦而不高出皮肤表面。多数在面部前额、上眼睑、鼻孔周围、枕部或项部，出生时即存在，面积大小不一，手指压迫可暂时退色。它与新生儿斑痣的区别，它位于真皮内，不会自然消失。

目前尚无有效的治疗方法，对 X 线不敏感，不论用表面干燥法、冷冻法和摩擦法治疗，均无效。

(2) 葡萄酒色斑痣（port wine stain）：较橙红色斑颜色为深，呈暗紫色，毛细血管扩张病变位于真皮层中，但也累及较深的表皮下层，因此可产生出血的丘疹。在出生时即存在，很少再扩展，但往往在皮肤表面出现的点状角化过度病变，故有可能发生湿疹。葡萄酒色斑痣特别是在面部，因影响美观，使患者产生心理烦恼和思想负担。

可采用摩擦法治疗，但疗效不佳。Conway 应用改良的皮内注射染料法，对位于深层真皮葡萄酒色斑痣如配色适当可获得良好效果。

近年来，对面部的葡萄酒色斑痣多主张手术切除治疗，或 32 磷（^{32}P）或 90 锶（^{90}Sr）敷贴治疗。采用皱纹切除，皮下广泛潜行松解和正常皮肤扩张术后前移手术。多数情况下，需做分期手术，当斑痣面积较大时，则需切除和植皮，供皮应选自有"红脸"反应区域，如颈部皮肤，这样就可与面部正常皮肤融合一体。

(3) 蜘蛛形痣（spider nevus）或称星状血管瘤（satellite angioma）：特征是从一个皮下中心小动脉，以小动脉点为中心发出许多放射形扩张的皮下毛细血管，其形状酷似蜘蛛，痣的中央点隆起，一般细小如针眼，最大直径不过 2～3mm，四周放射形血管长度可达 0.5～1cm，痣的颜色多为鲜红，多见于面、臂、手和躯干上部，发生在脐部平面以下各部位罕见，压迫中央点可使血管瘤暂时消失，蜘蛛痣的数目可以很多，往往出现于 3—4 岁幼童，童年时并不多见，该病主要症状是并发出血，成年后出血倾向显著增多。

儿童的先天蜘蛛形痣应与肝炎和肝硬化蜘蛛痣相区别。后者与雌激素的代谢改变可能有关。

蜘蛛痣形血管瘤一般不会自然消退，可用细皮试针头刺入蜘蛛痣中心小动脉内，注射肿瘤灵药液 0.5ml，使血管瘤中心营养血管栓塞形成血栓，坏死而治愈。也可采用激光治疗。

3. 草莓状血管瘤（strawberry capillary hemangioma）　又称幼年性毛细血管瘤（juvenile capillary hemangioma）。这种病变不同于真皮内毛血管瘤，它有完全或部分自行消退的特点。该病较常见，发生率占新生儿的 1%，通常在出生后最初几日发现，也可能在出生后数周内只有极小的红斑点，以后逐渐扩大，常高出皮肤表面、鲜红色、呈现许多小叶突起，因此取名草莓。多见于面部、颅骨皮肤和颈部，躯干部位较少见。它大小不一，多数在 2～4cm，用手指压迫检查，色泽和大小无明显改变，偶尔血管瘤表面可发生溃疡引起出血，草莓状血管瘤通常见于 1—4 岁，一部分患儿可自行消退，＞4 岁还可以消退，但进度极慢，超过此年龄者罕见有完全消失者。

对于不在显露部位的较小血管瘤，只需要严密观察，等待是否能自动消失，但对于重复损伤而发生溃疡或出血，生长迅速或表面上皮角化，会产生继发感染和永久性瘢痕形成者，最好及早手术切除，或采用靶向坏死疗法治疗使血管瘤治愈。在显露部位首先采用放射性

^{32}P 或 ^{90}Sr 贴敷治疗效果较好。随着年龄增长，放射同位素敷贴治疗效果会降低，1 岁以用 ^{90}Sr 敷贴治疗治愈达 90%，表面皮肤颜色基本上恢复正常。

(1) Morgan 斑：是一种细小、光滑、带淡红色的皮肤圆形斑点，一般生长于中年或老年人躯干或面部。数目可能很多，直径 1 ～ 2mm，有人认为肝硬化患者易生长此种斑痣。

一般不在显露部以不治疗，在显露部位，影响美观，可以用靶向坏死疗法治疗。

(2) Osler–Rendu 病：或称家族出血性毛细血管扩张症，主要表现为皮肤和黏膜多发性毛细血管扩张，具有显著的出血倾向，尤其是鼻腔黏膜的病变，常有大量出血。该病多认为是一种显性遗传性毛细血管异常，1931 年 Goldstein 收集 95 个家庭中，共有 550 例。经研究证实该病有明显的遗传性。病理检查可见扩张的毛细血管壁异常菲薄，往往仅有一层内皮细胞，直接处于向外肿胀变薄的表皮下面。

这类血管瘤通常可为多发性，是一种平坦或略隆起的红色或紫色斑痣，形状不规则，一般直径在 1 ～ 3mm，生长最多部位是手背（包括手指）和鼻腔黏膜，其次为舌、唇、足和胃肠道，也可见于耳郭、头皮、咽、喉、颈、胸壁。指压试验可使颜色退色变得苍白。这种病变极易出血，鼻出血是最常见的症状，有时一日发生几次出血，打喷嚏、咳嗽均可导致出血，甚至在劳动中可有自发性出血，患者一般均有显著贫血，病变发生在胃肠道，可发生消化道出血，诊断较困难。如病变在身体其他部位者，较少有出血倾向。

可用激光治疗消除病变，也可用靶向坏死疗法使血管瘤坏死。鼻腔严重出血时采用压迫或鼻填塞止血。最近有人用性激素治疗该病，效果也很好，不但使出血倾向降低，而且毛细血管扩张病变也逐渐皱缩，甚至可以完全消失。

4. 硬化性血管瘤（sclerosing hemangioma） 这是一种皮肤和皮下组织内的毛细血管瘤，大者可达 5cm，病理检查可见多数扩张的毛细血管，埋藏在大量的增生结缔组织中。

可以用手术切除或靶向坏死疗法治疗。

5. 老年性血管瘤（senile ectasia, senile vascular nevus） 是一种后天性毛细血管扩张，多见于 40—60 岁，多发生在躯干部位，面部少见，一般直径在 2 ～ 4mm，颜色鲜红，略为高出皮肤表面。

一般可不处理，必要时可用靶向坏死疗法治疗，或激光治疗。

6. 肉芽性血管瘤（granulomatous hemangioma） 或称化脓性血管瘤，血管瘤为密集的由不同程度扩张充血的新生毛细血管所组成。血管内皮细胞增生，其新生毛细血管在疏松的结缔组织内，有陈旧性炎性细胞浸润，血管瘤最外层多为扁平的表皮，基底部的表皮向内生长，是一种呈粒状隆起的毛细血管瘤。颜色鲜艳如鲜肉，似肉芽状。一般表面覆盖菲薄的表皮，肉芽系由一簇中央血管，周围环绕着很多的毛细血管芽所组成，肉芽有时有蒂，有时无蒂，基底平坦，极易出血。

可用靶向坏死疗法治疗，但坏死范围要超出血管瘤范围 2 ～ 5mm，使血管瘤彻底治愈。也可手术切除治疗。

三、海绵状血管瘤

海绵状血管瘤比较常见，和混合型血管瘤一起占到血管瘤中的60.2%，海绵状血管瘤（cavernous hemangioma）由大量充满血液的腔隙或囊所形成，腔壁上衬有内皮细胞层，腔隙是由纤维结缔组织分隔开，海绵状血管瘤不同于毛细血管瘤，在它的表面皮肤没有或只有极少毛细血管组织，血管瘤多生长在皮下组织内，而且往往浸入深部肌肉，海绵状血管瘤有无限制增长的倾向，体积可以长到很大，严重破坏邻近的周围组织，使肢体变形，甚至肢体组织破坏致残，在面部引起面部破坏而畸形或毁容。但有10%海绵状血管瘤体积较固定，有完整的包膜，易与周围组织分离。大多数增生型的海绵状血管瘤与周围组织无明显界限，无规律地侵犯伸展到深部组织，手术时解剖分离血管瘤十分困难。

海绵状血管瘤几乎全身任何部位都可发生，以四肢、面颈部、躯干、肝脏较常见，骨骼、脾、胃肠和其他内脏亦可生长海绵状血管瘤。海绵状血管瘤根据其深度不同表现症状也不同，如位于皮下组织，表现高出皮肤隆起包块，皮肤呈蓝紫色，触之柔软，包块如海绵或面团的感觉，界限不太清楚或与周围皮下组织有明显界限或无明显界限，压之有压缩感，肿块变小，包块大小有时随体位改变有变化，增大或缩小。位于深部肌肉组织的海绵状血管瘤，表现局部肿胀、患肢增粗、皮肤色泽正常、触之无明显包块、局部软组织有压缩感。患肢周径增大，血管瘤患肢有酸胀痛感。有时累及神经受压迫，有疼痛感，患者肌肉无力。海绵状血管瘤无论是局限性的或是弥漫性的都不会自动消失。

关于海绵状血管瘤治疗，过去采用过硬化剂注射、放射治疗，都很难治愈该病，目前对海绵状血管瘤多采用手术治疗。

手术切除适用于局限性海绵状血管瘤，一般地说，较局限病变可以手术切除。但对范围较大、位置较深，特别是累及肌肉组织和颈面部血管瘤，手术难以彻底切除。手术中出血多，风险大，并发症多，复发率高，一直使外科医师感到十分棘手。较大范围血管瘤手术要求争取做一期全部切除，残留的血管瘤组织具有诱发凝血机制紊乱，可以引起弥散性血管内凝血（DIC）也称K-M综合征。如果术前做血管造影，了解血管瘤的营养支，则在血管瘤两端结扎供应动脉血管，可减少术中出血，有利于血管瘤全部切除。

采用靶向坏死疗法治疗海绵状血管瘤，是将肿瘤灵直接注射到血管瘤内，药液沿血管瘤组织扩散，使血管瘤组织发生坏死，达到治愈目的，方法简单，疗效确切，安全性高。特别是深部范围广泛及面颈部海绵状血管瘤，因为海绵状血管瘤与周围正常组织之间没有明显界限，深部血管瘤常侵犯肌肉组织，手术中很难将血管瘤分离出来，必须连同部分肌组织一道切除，牺牲正常组织过多会影响功能，甚至造成肢残或毁容。有时术中出血过多、止血困难，被迫终止手术。用靶向坏死疗法治疗海绵状血管瘤，会收到满意效果。

笔者治疗一些面颈部、口腔内多发性海绵状血管瘤。对曾多次手术或其他方法治疗无效的病例，以及范围大、解剖部位复杂，无法手术治疗的海绵状血管瘤，采用靶向坏死疗法治疗同样达到医患双方都满意的治疗效果。

治疗方法如下。

1. 根据检查和影像资料，了解患者全身情况及血管瘤位置、大小，与周围邻近组织的关系，选择穿刺路径。

2. 患者取仰卧位或其他体位容易显露血管瘤部位。

3. 用 B 超扫描海绵状血管瘤病灶位置、深度、大小、周围邻近组织关系，启开穿刺引导线，选择穿刺径路，穿刺点，并用 2% 甲紫标记穿刺点。局部常规消毒，穿刺点用 1% 利多卡因浸润麻醉，更换带有穿刺架消毒探头，启开穿刺引导线，当病灶在穿刺引导线内，固定好探头。穿刺针插入穿刺架引导槽穿刺孔内，用细针经皮肤穿刺到血管瘤体内，显示屏上具有针尖强回声影，抽有回血，即缓慢注射"肿瘤灵"药液，注射完毕后，在拔出针时用消毒棉球压迫穿刺针孔数分钟，以防止出血。

3 ~ 5d 后行第二次注射治疗，3 ~ 5 次为 1 个疗程。

在四肢部位血管瘤治疗前病变近心端放止血带，使血管瘤内血液充盈，血管瘤界限更加明显，穿刺至血管瘤体注射"肿瘤灵"药液，拔出针头后针孔用消毒棉球压迫数分钟，10 ~ 20min 后，解去止血带，使药液在血管瘤内滞留时间延长，更好地发挥药物在局部作用。每次用药量是血管瘤体积 1/3 ~ 1/4 量。

笔者观察一组 320 例海绵状血管瘤（其中包括手术及其他方法治疗复发 190 例）采用靶向坏死疗法治疗，经 1 ~ 2 个疗程治疗后治愈率为 82%，范围广泛的患者 3 ~ 6 个月后做第二次治疗，治愈率为 14%，总治愈率为 96%，其中 240 例随访了 3 ~ 5 年，复发 21 例，复发率为 8.7%。无一例发生并发症。特别是口腔内、舌、咽部等处海绵状血管瘤，其他治疗方法很难根治，用坏死疗法治疗也收到满意效果。

四、混合型血管瘤

混合型血管瘤为毛细血管瘤和海绵状血管瘤同时存在一起的血管瘤，是较常见的一种类型血管瘤，多发生在面颈部，也可发生在身体其他部位。

一般出生时已存在，最初皮肤上出现红斑颇似草莓状毛细血管瘤，但很快扩展至皮肤范围以外，不但沿皮肤表面扩散，而深入真皮和皮下组织。

混合型血管瘤可发展到很大体积，它的生长过程与草莓状毛细血管瘤相似，在前 6 个月时，迅速生长，富有极大的侵犯性，在几周之内，正常组织可以受到严重破坏，以致眼睑、口唇、鼻、耳等组织都被不断扩张的血管瘤组织所覆盖。肿瘤的形态不规则，呈紫红色，易发生溃破，出血、感染、坏死、瘢痕形成。此外肿瘤增大还可深入向皮下组织侵犯扩展，破坏面部正常组织，引起一系列继发性问题，引起面部畸形，口唇肿大等。

混合型血管瘤在婴儿出生后生长迅速，不断增生扩展，向周围皮肤及深部组织侵犯，持续 6 ~ 10 个月，称增生期；1 岁左右以后生长速度逐渐减慢稳定下来，随着小儿生长，但生长速度仍比患儿生长发育速度快，时间不一，称稳定期；一般到 1 岁多以后，混合型血管瘤中毛细血管瘤部分开始退化，有部分患者在 5 岁时可完全退化消退，称退化期。在消退的过程中毛细血管瘤颜色从紫红或深红转变为淡紫色等，色泽改变是血管瘤退变第一个征兆，以后颜色逐渐变灰，外形从饱满到开始皱缩，病变范围缩小，皮肤组织纤维化使局部皮肤增厚，最后皮肤组织软化逐渐恢复皮肤正常的弹性。血管瘤消退后病变处皮肤可留有血管扩张和色素沉着，除形成溃疡外，一般不留瘢痕。

深部海绵状血管瘤部分则退化消散很慢，逐渐缩小变软，只有少数患儿可以完全消退，大部分海绵状血管瘤不会自动消退。

对于混合型血管瘤的治疗，以往有两种意见。一种意见认为，混合型血管瘤大部分患儿在 > 1 岁可以逐渐消退，因此，持保守观察态度，等血管瘤患儿 > 5 岁不消退再行手术治疗；另一种意见认为，混合型血管瘤生长速度很快，任其发展，头面部血管瘤增大严重影响容貌，甚至毁容，颈部血管瘤压迫气管、食管，导致呼吸道梗阻及吞咽困难等，对治疗持积极态度，采用激素、手术、激光等治疗方法。

笔者认为发现患儿有混合型血管瘤，首先应严密观察，详细记录血管瘤部位，形态大小、表面颜色、是否隆起，每周观察 1 次，做记录。如发现表面颜色变浅，形态平坦，范围缩小，表示血管瘤可能缩小消退，暂不处理。如血管瘤观察没有增大，颜色没有改变，表示血管瘤在稳定期，可以严密观察。如血管瘤增大，颜色变深或没有变化，形态稍隆起，表示血管瘤在发展期，特别是在面颈部，应采取积极的治疗措施，如在肢体不显露部位，亦可严密观察，等到 > 1 岁看是否有消退征兆，如血管瘤仍继续增大，应该采取积极的治疗措施。

笔者主张用放射治疗和靶向坏死疗法治疗混合型血管瘤。先用放射性 32P 或 90Sr 贴敷治疗，使皮肤毛细血管瘤细胞被射线杀死，能保留正常皮肤。深部海绵状血管瘤采用靶向坏死疗法治疗，使深部血管瘤组织发生坏死。这样采取放射治疗和坏死疗法联合治疗方案。既治愈混合型血管瘤，又能保留患处皮肤，不留瘢痕，特别适合面部混合型血管瘤治疗。

靶向坏死疗法治深部海绵状血管瘤方法同海绵状血管瘤治疗操作程序。

五、蔓状血管瘤

蔓状血管瘤（cirsoid angioma, racemose aneurysm）较毛细血管瘤、海绵状血管瘤、混合型血管瘤少见，约占血管瘤 1.5%。它是包含有小动脉和小静脉吻合的血管瘤，多数是单发性小动脉和小静脉瘘形成的血管瘤。常见于头面部和肢端（手指、足趾和手掌、足底），与四肢广泛性动静脉瘘有所不同。

头面部皮下蔓状血管瘤多位于顶部、颊部。可见到一圆形或椭圆形隆起的肿物，动脉供血皮肤区域出现潮红，皮下隐约可见迂回弯曲的血管搏动和蠕动。触之可感到有震颤，并可触摸到条索状质软扩大的小动脉血管及搏动，局部皮肤温度增高，压迫时肿物可缩小，压紧时搏动可消失，皮肤潮红也会消失或减轻。听诊可闻及血管杂音，局限于四肢末端的蔓状血管瘤，可在手指（足趾）或手掌（足底）见到不规则的几个联结在一起的柔软条状肿块，皮肤可呈紫灰色或紫暗红色，触之有震颤搏动感，压迫时可缩小，压紧时搏动消失，临床上易误诊为海绵状血管瘤。蔓状血管瘤可有疼痛，因为皮下神经可与血管瘤相互缠绕，血管搏动时牵拉神经引起疼痛。有时蔓状血管瘤侵犯皮肤可发生局部溃疡，经常出血感染，溃疡长期不愈合。因为动静脉短路，含有氧气及营养物质的动脉血液不经过蔓状血管瘤病变处表面皮肤微循环，直接流入静脉回到体循环中，蔓状血管瘤病变处皮肤得不到正常微循环供应营养物质，致使局部皮肤组织营养障碍，发生退变坏死，而产生溃疡出血，长期不愈合。

婴儿头皮下的蔓状血管瘤往往发展很快，可侵犯破坏颅骨外板而侵入板障静脉，并可与颅内静脉连接。

蔓状血管瘤不会自动消失，故应及早治疗，对于局限性蔓状血管瘤，可采用手术切除，也可用选择性动脉栓塞治疗，但是手术复发率很高，笔者采用靶向坏死疗法治疗效果也很满意。

治疗方法如下。

1. 根据病史及 B 超、多普勒、血管造影检查，了解蔓状血管瘤的病变范围，选择进针路径、穿刺点，穿刺点选择在动脉搏动中心位置，并用 2% 甲紫在皮肤上标记好穿刺点。

2. 用 5 号针，接含有肿瘤灵药液注射器，局部皮肤常规消毒，用头皮针穿刺到血管瘤中心见塑料管有回血，缓慢注射药液。缓慢的速度似静脉滴注药液速度，笔者称极缓慢注药。

3. 在极缓慢注射药液时，发现小动静脉瘘的动脉支配供血区域皮肤末端有变白色时立即停止注药，拔出针后针孔用消毒纱布压迫 10min。

4. 2 ～ 3 日治疗 1 次，蔓状血管瘤处血管搏动逐渐停止，皮肤潮红颜色转为正常皮肤颜色，治疗结束。一般治疗 6 ～ 8 次为 1 个疗程。

六、囊状血管瘤

囊状血管瘤是指血管瘤腔窦扩张呈囊状或呈筒形或呈帽形，是一种先天性血管畸形。血管窦扩张呈囊状或呈筒形内壁包绕四肢肌肉组织，外壁紧贴皮肤和皮下组织，形成袖状巨大腔隙，或呈帽状覆盖在颅骨上面，外壁紧贴头皮，内壁包绕帽状腱膜形成帽状腔隙，腔隙有血液充盈，腔内壁衬有血管内皮细胞。

囊状血管瘤少见，多发生在肢体远端（前臂、手、小腿或脚）、头部。一般婴儿期发病，表现肢体末端或脚局部隆起，质软，压之可缩小，肿块边界清楚，有完整包膜，多为单发，有时被分隔数个腔隙，各腔隙间相通，临床上有时被误为囊肿。发生在前臂、手或小腿和脚的筒形囊状血管瘤，患肢下垂时，由于地心引力的重力关系，在几秒钟内循环中血液迅速像倾泻样流入囊状腔隙内，使前臂和手掌或小腿和脚底增粗，外形似象皮腿样，质软如棉花，有波动感，皮肤色泽正常，当患肢抬高时（前臂举过头部，平卧时下肢胎高与躯干呈直角），囊状腔内的血液在数秒内又迅速流入体循环中，使增粗肿胀如象皮腿样患肢又迅速变细（比健侧肢体细），用手可触及皮肤紧贴肌肉和肌腱，颇似皮包骨头。患肢走路有沉重感，有时酸痛，病变在头部有头痛、头晕等症状。

一般局限的囊状血管瘤可用手术切除或靶向坏死疗法治疗效果都很满意。对于肢体远端筒形囊状血管瘤，因为范围广，血管瘤壁又紧贴肌肉肌腱和皮下组织，手术很难从肌肉肌腱皮下组织中将血管瘤解剖出来。由于病变范围广泛，硬化剂治疗和其他方法治疗基本上无效。笔者采用靶向坏死疗法治疗，对部分范围不太广泛（病变范围不超过小腿或前臂的 1/4）的患者，也有较好的效果。

治疗方法如下。

1. 根据病史 CT、B 超、多普勒、血管造影了解囊状血管瘤病变范围与邻近组织之间关系，选择穿刺路径和穿刺点。

2. 取坐位或仰卧位，患肢下垂，常规消毒，用头皮针穿刺，经皮肤穿刺到囊状血管瘤内，抽有回血用胶布固定头皮针头，让患肢抬高，使筒形囊状血管瘤内血液回流到体血液循环中，病变近心端放止血带，头皮针接装有肿瘤灵 Ⅱ 号药液注射器，缓慢注射药液，总量不超过 20ml。注射完毕纱布压迫针孔数分钟，20min 后缓慢放松止血带。

3. 隔 2～3d 做第 2 次治疗，4～6 次为 1 个疗程，一般需治疗 2 个疗程。

第7章　淋巴管瘤

淋巴管瘤（lymphangioma）较血管瘤少见，淋巴管瘤是由原始淋巴管发育增生形成的肿物。淋巴管和血管属于同一来源，只有在以后发育过程中才形成血管和淋巴管。

淋巴管瘤并非真正的肿瘤，而是一种先天性良性错构瘤。由于胚胎发育过程中，某些部位的原始淋巴管与淋巴系统隔绝后，原始淋巴管继续增长，淋巴液不能回流，因为与淋巴系统隔绝，导致淋巴液在淋巴管聚集，淋巴管扩张，形成淋巴管瘤。

在胚胎期静脉丛中的中胚层裂隙融合形成大的原始淋巴囊，引流进入中心静脉系统，以后淋巴囊逐渐退化或发展成与静脉平行的淋巴管系统。若原始淋巴囊未与静脉系统相连通，就产生囊状淋巴管瘤。如原始淋巴囊与淋巴系统主干不相通，可发生海绵状淋巴管瘤。如少量的淋巴囊在淋巴系统形成时被分隔，则形成单纯性淋巴瘤，又称毛细淋巴管瘤。因颈部淋巴囊形成最早，体积最大，所以颈部发生囊状淋巴管瘤最多见。淋巴管瘤和血管瘤大多数在出生时已存在，它们实际上是一种先天性发育畸形，属于错构瘤性质，是肿瘤和畸形之间交界性病变。有学者从囊状淋巴管瘤可长入原先未累及的部位这一现象，加之有人还观察到肿物边缘有新生组织形成，认为属于真性肿瘤。但是，淋巴管瘤"侵入生长"只不过是原先已经存在的淋巴管道由于机化或栓塞，导致淋巴液聚集，形成淋巴管囊肿和淋巴管道扩张混杂于受累组织中扩张性压迫邻近组织，使邻近组织受损，并非增生性侵入性破坏周围组织，仅只是淋巴管畸形而已。目前多数学者认为是淋巴管畸形。由于淋巴管道的输出道不畅阻塞，致使其近侧扩张，以后由于炎症或出血更进一步使阻塞加重，虽然大约60%的淋巴管瘤见于＜5岁，但也有相当多在成年后出现淋巴管瘤。

淋巴管瘤的临床表现与血管瘤往往很相似，唯其扩张腔隙的内容物是淋巴液而不是血液。但有许多淋巴管瘤同时含有血管组织，是淋巴管血管混合瘤，称为淋巴血管瘤。淋巴管瘤绝大多数为良性，但具有不断生长和浸润周围组织的特征，在童年时期尤为显著。良性淋巴管瘤都为先天性，是由隔离遗留的胚胎淋巴组织发展形成，但是有些肿瘤出生时并不显露，直至幼儿年龄时才被发现。

淋巴管瘤分类大多数学者采用 Wegner 分类法。

良性包括毛细淋巴管瘤（单纯性淋巴管瘤）、海绵状淋巴管瘤、囊状淋巴管瘤、弥漫性淋巴管瘤（淋巴管瘤性巨肢症）。

恶性包括淋巴管肉瘤等。

一、毛细淋巴管瘤

毛细淋巴管瘤（capillary lymphangioma），或称单纯性淋巴管瘤，是一种比较少见的先天性肿瘤，系由多数细小的淋巴囊肿密集成球组成，多半位于皮肤浅层或皮下组织内或在黏膜下层。多见于唇、口腔颊部黏膜、舌，也可发生在头皮、胸壁和外生殖器。表面呈小疣状颗粒，透明或略带红色，压迫时可挤破淋巴囊状透明颗粒，流出黏性淋巴液。毛细淋巴管瘤生长缓慢，可经常发生感染引起蜂窝织炎或淋巴管炎。

手术切除是主要治疗手段，适用于病变范围局限、面积不大、只有少数丘疹性病损的毛细淋巴管瘤。如病损范围较大，可分期做部分切除和整形手术。但手术病变切除后会留有瘢痕。

靶向坏死疗法治疗毛细淋巴管瘤疗效可达到或超过手术治疗效果，复发率比手术低，很少留有瘢痕。尤其适合唇、口腔黏膜、舌、头面部皮肤毛细淋巴管瘤治疗。

治疗方法如下。

1. 根据病史，B 超检查了解毛细淋巴管瘤的范围、位置、设计治疗方案。

2. 根据病变部位，病损的深浅采用不同的方法。如病变在皮肤浅层，局部皮肤消毒。

3. 将肿瘤灵药液注射到皮内或浅层皮肤区，同局部浸润麻醉一样注入局部病损区，使皮肤表面呈橘皮样改变，以发白为准。如病变在皮下组织，将肿瘤灵药液注射到皮下组织，同局部浸润麻醉一样注入病损区域皮下。如病变在口腔黏膜或舌表面，将肿瘤灵注射到黏膜下，以使黏膜表面变苍白水肿为准。

4. 一次注射范围一般不超过 5cm×5cm 面积，面积范围大的毛细淋巴管瘤应分次治疗。2～3d 做第 2 次治疗，3～5 次为 1 个疗程。

二、海绵状淋巴管瘤

海绵状淋巴管瘤（cavernous lymphangioma）由许多小的多房性扩张淋巴管腔隙组成，内衬以内皮细胞，周围有薄层结缔组织包绕，内含淋巴液或与血液混合液体。从组织学观点看，海绵状淋巴管瘤系由较粗大的淋巴管生长，但在海绵状淋巴管瘤中也可混有血管性腔隙，说明淋巴管瘤与血管瘤不能绝对区分，故有时称为淋巴血管瘤。

海绵状淋巴管瘤多发生于上肢、颈、腋窝、肩胛、臀、股上部、面颊、口腔、唇、舌等，身体其他部分也可发生。头颈部约占 50%，身体左侧多于右侧。

海绵状淋巴管瘤的体积大小不一。往往体积很大，位于肢体者，可使肢体畸形；位于面颊部者，可使小儿容貌完全破坏；如生长在唇部可引起巨唇，生长在舌部可引起巨舌，影响说话和进食。巨大的面颊部海绵状淋巴管瘤有时同时侵犯口腔、舌、咽下部等，造成进食和说话困难，甚至发生呼吸困难。进食可发生食物误吸入呼吸道内产生肺炎或窒息。四肢、躯干软组织内海绵状淋巴管瘤通常是一个柔软的肿块，周边界限不清楚，较大的海绵状淋巴管瘤中，往往有较硬的结缔组织硬块，扪之似淋巴结，硬结肿瘤表面覆盖有增厚的皮肤，皮肤坚韧，失去弹性，在其表面有时可见到毛细血管扩张的斑块。海绵状淋巴管瘤容易发生感染，感染后可与周围组织粘连，使肿瘤与表面增厚的皮肤界限不清楚，增加手术难度。

海绵状淋巴管瘤对放射线不敏感，其他如冷冻、激光、硬化剂等治疗效果均不好，所以手术切除是主要的治疗手段。对于浅表面积不大的局部海绵状淋巴管瘤手术切除比较容易，但对范围大而深部的海绵状淋巴管瘤手术切除比较困难。因为海绵状淋巴管瘤与周围正常组织没有明显界限，手术复发率高，出血多，风险大，使外科医师感到十分棘手。为了整形目的，或解除肿瘤对邻近器官的压迫，有时仅能施行肿瘤部分切除。

海绵状淋巴管瘤常侵犯邻近组织，海绵状淋巴管瘤没有包膜，所以肿瘤与周围组织界限不清楚，特别是深部海绵状淋巴管瘤，面颊部海绵状淋巴管瘤手术易造成损容及面神经损伤。口腔内海绵状淋巴管瘤手术更加难以彻底切除，因此海绵状淋巴管瘤与海绵状血管瘤一样，手术难度风险大，出血多，复发率高，并发症多，一直使外科医师感到十分困难。

采用靶向坏死疗法治疗海绵状淋巴管瘤，能克服上述缺点，方法简单，疗效超过手术治疗效果，复发率低，并发症少。特别适合面颈部、口腔、舌、深部范围广泛的海绵状淋巴管瘤。

治疗方法如下。

1. 根据病史，CT、B超检查了解海绵状淋巴管瘤的范围，深度与周围邻近组织的关系，选择治疗方案。根据肿瘤部位的深度不同采用治疗方法也不同。

2. 位于皮下组织内海绵状淋巴管瘤，B超检查确定病灶范围，局部消毒后，用细针经皮穿刺到瘤内注射肿瘤灵药液，如肿瘤范围大，要分几个穿刺点注射药物，使药液在瘤内均匀分布，并超过肿瘤边缘 0.5cm。

3. 口腔黏膜下海绵状淋巴管瘤，用细针穿刺到黏膜下肿瘤内注射肿瘤灵药液，以使黏膜水肿苍白为准。

4. 海绵状淋巴管瘤发生在深部组织，B超扫描明确病灶范围，选择进针路径，穿刺点局部消毒，1% 利多卡因浸润麻醉，更换带穿刺架消毒探头扫描，启开穿刺引导线，见病灶在穿刺引导线内，固定探头将穿刺针插入引导槽，依次进入皮肤、皮下组织，穿刺到病灶内。病灶内见针尖高回声影在病灶内，注射肿瘤灵药液，在显示屏上见高浓度药液回声增强影，由肿瘤中心向四周扩散，药液要超过肿瘤边缘 0.5cm。

肿瘤灵用药量是淋巴管瘤体积的 1/4 ～ 1/3。2 ～ 3d 后做第 2 次治疗，4 ～ 6 次为 1 个疗程，肿瘤范围超过 6cm×6cm 需分次进行治疗。

三、囊状淋巴管瘤

囊状淋巴管瘤（cystic lymphangioma）又称囊状水瘤（hygroma），为淋巴组织起源的囊状含液性病变。

囊状淋巴管瘤呈圆形、椭圆形，或分叶状囊肿，囊内衬有上皮层，囊壁光滑，薄而透明，血管分布非常稀少。囊状水瘤单房结构不多见，多数有副囊，副囊与主囊之间虽然有纤维隔分开，但仍有交通。也有些多房结构的，各囊腔之间并无交通。多房性囊状水瘤与海绵状淋巴管瘤的区别，在于后者每个囊腔的直径很少超过几毫米，而前者的每个囊腔直径多有数厘米或更大，囊内液体稀薄而透明，有时呈淡黄色。囊肿可从不同方向深入扩张到筋膜、肌肉间、包绕神经、血管干。

囊状水瘤多在新生儿时期即被发现，生长部位绝大多数在颈部及腋窝，其次为腹股沟部、纵隔和腹膜后间隙。颈部占 75%，腋下占 20%。因为这些部位是淋巴管起源胚胎性结构，即颈部腋窝区的原始淋巴囊。

【症状】

多数囊状淋巴管瘤发生在颈部，特别是颈后三角，居于锁骨上窝或伸展到肩胛。但有一部分病例，位于颈前三角，位置很高，恰在下颌骨下面，有 2% ～ 3% 颈部淋巴管瘤延伸到胸骨后并进入胸腔，或胸骨后进入前纵隔。有些淋巴管瘤延伸至颌下，甚至合并口内淋巴管瘤而导致呼吸和吞咽障碍。文献中也有报道淋巴管瘤局限于前纵隔部位。

囊状水瘤体积变异相差很大，常见如橘子大小，但不少体积巨大使患侧颈部变形失去正常的形态，外表光滑，偶尔隐约可见呈分叶状。一般为柔软肿块，有时有明显波动感，边缘多不清晰，覆盖囊肿表面皮肤由于皮下积液，皮肤可呈淡蓝色，囊状水瘤的壁很薄，囊内含清而无色或呈淡黄色液体，故透光试验为阳性，当囊内发生出血时，这一征象就发生改变，表面皮肤呈淡红色。

颈部囊状水瘤初起并不引起症状，由于位置浅，肿块有向外突出的生长，因此很少影响颈部神经、大血管、食管、气管的正常功能，只有极个别病例，产生气管、食管压迫症状，引起呼吸和吞咽困难。

囊状水瘤相当容易发生感染，当上呼吸道感染时，囊肿可突然增大，这是因为正常的淋巴管发生阻塞，淋巴液回入囊内的缘故。如果囊腔感染化脓，感染很难控制，预后相当严重，如肿胀阻塞口底、舌根、咽部，需做气管切开以缓解呼吸困难。

【诊断】

根据发病部位、囊状肿物、透光试验阳性等特点，诊断囊状淋巴管瘤并不困难，B超检查，CT 扫描对确定诊断，了解病变部位、范围大小与邻近组织关系有帮助，但需与颈部脂肪瘤，海绵状血管瘤鉴别。

【治疗】

囊状淋巴管瘤主要的治疗手段是手术切除，手术不能因年龄小而过分受到限制，尤其是颈部囊状水瘤有易发感染倾向，更应早期手术治疗。

囊状淋巴管瘤由于肿瘤壁菲薄如纸，同时往往累及邻近血管、神经及周围组织，颈部血管丰富，手术中出血多，患儿年龄小，手术耐受性差，因此手术难度大，即使耐心、细致地分离菲薄的囊壁，也难免将囊壁分破，使淋巴液溢出，囊肿瘪缩，就很难找出囊肿的边缘，造成手术不彻底引起复发，较大的血管，神经手术中易于辨认和分离，如舌下神经和面神经下支比较纤细，易被忽略切断，导致面部畸形。近年来，囊状淋巴管瘤都不主张手术治疗。

因此囊状淋巴管瘤手术治疗一直使外科医师感到十分棘手。

采用靶向坏死疗法治疗囊状淋巴水瘤则完全克服了手术治疗的缺点，其疗效超过手术治疗效果，安全性高，治疗效果好，方法简单，治愈后基本上无复发，治疗不受患儿年龄，部位限制，完全可达到患者家属和医师都满意的治疗效果。

治疗方法如下。

1.根据病史，B超检查，了解病变的位置、大小与周围邻近血管神经及重要组织器官的关系，设计治疗方案，选择穿刺路径、穿刺点。患儿取囊易显露体位。

2.B超扫描了解病灶位置、大小与邻近组织关系，选择穿刺进路，穿刺点用2%甲紫做标记。

3.局部消毒，换消毒带穿刺架探头，启开穿刺引导线，当病灶在引导线内，固定探头，将穿刺针插入穿刺槽，进入皮肤直到囊肿内，要求穿刺点选在肿瘤较低部位，抽出肿瘤内液体，尽量抽完肿瘤内液体，并记录抽出液体量，再注射肿瘤灵药液。

注射药量是抽出液体量的 1/4 ～ 1/3，第 2 ～ 3 日进行第 2 次治疗，3 ～ 4 次为 1 个疗程，绝大多数患儿经 1 个疗程可治愈。

以上 3 种类型的淋巴管瘤可不同程度地同时存在，但以其中某一种为主，也称混合性淋巴管瘤。

四、弥漫性淋巴管瘤

弥漫性淋巴管瘤（diffuse lymphangioma），或称淋巴管瘤性巨肢症（lymphangioma tousgiantism），据 Pack 和 Ariel 的意见，这种肿瘤由胚胎早期的肢芽所生长，因为弥漫性淋巴管瘤占整个肢体，指从肩到指端，或从腹股沟部到足。

皮肤上往往有毛细血管斑，淋巴管肿瘤病变广泛分布在肢体所有的组织内，从皮肤、皮下组织，浸润到肌肉和肌间隙，甚至骨膜和骨骼本身。肢体形态变得非常粗巨畸形和十分难看，患肢活动困难。大部分病例，弥漫性淋巴管瘤病变累及患肢大部分肢体，少数患者病变累及部分肢体，病程缓慢发展，症状逐渐加重，使患肢功能发生障碍，行走困难。该病需与原发性淋巴水肿象皮腿相鉴别。

这种少见的弥漫性淋巴管瘤只能做浸润增厚的组织全部切除和植皮方法治疗，但手术难度大，远期效果欠佳。

对于病变范围局限的病例可用靶向坏死疗法治疗，能够起到缓解症状作用。

治疗方法：取卧位，患处常规消毒，从肢体远端病变处开始治疗，用细针斜穿刺至病变处皮下浸润注射肿瘤灵Ⅱ号药液 6ml，依顺序间隔 3cm 处做第二个穿刺点穿刺至病变处皮下浸润注射肿瘤Ⅱ号药液 6ml，再顺序间隔 3cm 穿刺浸润注射药液，共注射 4 个点，总共用药 24ml。第 2 日按照第 1 日治疗方法，顺序穿刺浸润注射未治疗病变处 4 个点。第 3 日和第 4 日都按照第 1 日的治疗方法，顺序多点穿刺浸润注射药物，第 5 日又重复回到第 1 日注射药物病变区，重复第 2 次浸润药液治疗，以此类推重复治疗病变区，每病变区治疗 2 ～ 3 次为

1 个疗程。治疗结束后，休息 1 周，再进行第 2 批病变处淋巴管瘤治疗，以此顺序，直至全部淋巴管瘤治疗完。

五、淋巴管肉瘤

淋巴管肉瘤（lymphangiosarcoma）是一种罕见的恶性肿瘤，1948 年 Stewart 和 Treves 首先记述。肿瘤多发生在乳癌根治术后的水肿臂部，有时在术后多年（2 ~ 10 年）才出现，这种肿瘤常被误认为乳癌手术后复发病变。

【病理】

肿瘤是由臂部静脉周围扩张的淋巴管发展而形成，原始灶为多发性和弥漫性。肿瘤细胞浸润静脉壁并可产生肿瘤栓子。近年来有人报道原发性淋巴水肿（Milroy 病）和各种因素引起的继发性淋巴水肿，引发淋巴管肉瘤的病例。

【症状】

患肢皮肤出现多个红色或深紫色结节，同时患肢逐渐肿胀和增大，甚至异常粗大，继则皮肤发生角化过度和萎缩，有些皮肤病损处常有渗血，有时发生类丹毒感染。患肢经常疼痛，功能严重丧失，常发生血行转移，未治疗病例的平均寿命只有 6 个月。

【治疗】

先后曾采用过放射治疗、化学疗法和截肢术。Herrmann 复习文献，比较这 3 种疗法的结果，并无显著差异，预后都不良。最近有人报道，对淋巴管肉瘤患肢，应用动脉点滴放射性钇（90Y）疗法，获得＞5 年生存期的结果。虽然病例很少，但给致死率极高的恶性肿瘤带来了一线希望。

第8章　颌面部肿瘤

颌面部肿瘤范围包括唇、口腔、颌骨、涎腺等，其中良性占60%～80%，恶性占20%～40%。

颌面部软组织囊性肿瘤中最常见有口腔黏膜的黏液囊肿、舌下囊肿、颌骨囊肿。良性肿瘤中以腮腺混合瘤、下颌骨造釉细胞瘤最常见。

口腔、唇占颌面部恶性肿瘤的首位，其发病率在我国约占全身恶性肿瘤的3%左右，欧美国家口腔癌的发病率占全身恶性肿瘤的3%～5%。口腔癌80%以上是鳞状细胞癌，其次为腺癌，在我国以舌癌最多见，其次是牙龈癌、唇癌。

一、颌面部囊性肿瘤

颌面部囊肿有软组织囊肿和颌骨囊肿两大类。软组织囊肿主要有涎腺囊肿（如舌下囊肿、黏液囊肿、颌下腺囊肿等）和发育性囊肿（如口唇表皮囊肿、甲状舌骨囊肿、鳃裂囊肿等）。颌骨囊肿则分为牙源性囊肿（如根尖囊肿、含牙囊肿、始基囊肿、角化囊肿等）和发育性囊肿（球上颌囊肿、正中囊肿、鼻腭囊肿等）。

（一）黏液囊肿

【症状】

黏液囊肿又称黏液腺囊肿，在口腔黏膜下组织内，分布着数以百计，能分泌无色黏液的小涎腺，称为黏液腺，以唇、软腭、舌尖腹面分布最多，其排泄管开口于口腔内，由于排泄管受到创伤，黏液分泌外漏而形成囊肿。常见于下唇，多数发生有咬唇习惯者，呈半透明状小疱，表面覆盖正常黏膜，可因食物等摩擦，囊膜破裂而消失，但不久又可出现，多次复发后黏膜产生瘢痕组织硬结。

【治疗】

手术切除囊肿及周围黏液腺组织是目前主要治疗方法，也可用激光治疗。用靶向坏死疗法治疗效果满意，治愈后没有瘢痕，口腔局部常规消毒，用4～5号细针直接穿刺到囊肿内将肿瘤灵Ⅱ号直接注入囊肿壁细胞杀死，一次即可治愈。用药量根据囊肿大小一般在0.2～0.5ml。

（二）舌下腺囊肿

舌下腺是口腔大涎腺中最小的一对，位于舌下间隙内，有导管 8～20 个，直接开口于口腔内，少数集合成一个导管，开口于舌下腺导管，分泌较为黏稠的黏液。囊肿发生可能是由于分泌导管的创伤，使黏液分泌外漏，逐渐为周围的结缔组织所包绕而形成囊肿。

【症状】

舌下囊肿多见于青少年，多发生在口底的一侧，位于囊肿黏膜与口底肌肉之间，可见淡黄色、柔软有波动感的囊性肿物，缓慢增大，可逐渐扩张到对侧口底将舌上抬高成重舌，影响说话。囊肿可沿着颌下舌肌后下缘，向颌下区伸展，呈哑铃状在口底和颌下区同时出现。舌下囊肿可有继发感染，出现疼痛及感染症状。

根据临床表现，B 超检查、局部穿刺可抽到囊液，诊断并不困难。

【治疗】

主要治疗手段外科手术，过去采用囊肿切除或袋形手术，复发率很高，目前多做舌下腺切除术，即使留有部分囊壁，也很少有复发。

舌下囊肿采用靶向坏死疗法治疗，效果满意，方法简单，无并发症发生，治疗方法，B 超和 CT 检查了解舌下腺囊肿大小、位置，与周围邻近组织之间关系，选择进针路径，一般多采用口腔作穿刺点，口腔用 2% 利多卡因溶液喷雾表面麻醉，口腔常规消毒，用针从舌下黏膜刺入囊肿内，抽出囊内黏液，记录抽出液体量，注射肿瘤灵Ⅱ号药液于囊肿内，药液量是抽出液体量的 1/4～1/3。3～5d 后再治疗 1 次，一般经 2 次治疗即可治愈。

（三）颌下腺囊肿

颌下腺囊肿多因涎石梗阻或因腺导管炎症愈后纤维组织瘢痕而使导管狭窄或阻塞，导致唾液潴留在腺管内充盈膨胀形成囊肿。

【症状】

若阻塞发生在导管前部，囊肿可突向口底部与舌下腺囊肿极相似。一般临床上多见于口底下颌下面，引起颌下部肿胀。在咀嚼食物时颌下腺分泌液增多，肿块增大胀痛，合并感染时则有疼痛。根据症状，B 超影像检查和局部穿刺检查囊肿内可抽到涎液即可确诊。

【治疗】

一般采用外科手术，单纯囊肿切除术后复发率很高，一般将囊肿及颌下腺一并切除才能彻底治愈。

靶向坏死疗法治疗效果也很满意，将肿瘤灵Ⅱ号药液直接注入囊肿内及颌下腺内，使囊肿及颌下腺都发生坏死而达到治愈和防止复发的目的。

治疗方法如下。

1. 根据 B 超或 CT 影像资料，了解囊肿位置、大小、与周围邻近组织的关系，选择穿刺径路、穿刺点。

2.患者取仰卧位或半卧位，局部常规消毒，换消毒穿刺架B超探头、启开穿刺引导线，见肿块在穿刺引导线内，固定好探头，将穿刺针插入穿刺架针槽内，穿刺针依次进入皮肤、皮下，穿刺到病灶内，在显示屏上，见针尖强回声影在肿块内，拔出针芯，接注射器，抽尽囊液，注射肿瘤灵Ⅱ号药液，囊肿内注完药液后，再穿刺到颌下腺内，再注射肿瘤灵Ⅱ号药液，使颌下腺也发生坏死，拔出针后，针孔用消毒棉球压迫数分钟。

1周后做第2次治疗，2～3次为1个疗程。用药量是囊肿和颌下腺体积的1/5～1/4。

（四）腮腺囊肿

【症状】

腮腺囊肿较少见。多因炎症或外伤引起导管阻塞，唾液潴留在腺管内使腺管扩张膨胀形成囊肿。临床表现为腮腺区软性肿块，进食或咀嚼食物时腮腺唾液分泌增多肿块增大，一般不痛，触之有波动感，界限不太清楚，根据影像学检查和局部肿块穿刺可抽出透明液体，可以确诊。

【治疗】

主要是手术切除，连同囊壁及囊肿周围部分腮腺组织一道切除，手术时注意不要损伤面神经及腮腺总导管。

也可采用靶向坏死疗法，将肿瘤灵Ⅱ号药液直接注射到囊肿内及囊肿周围部分腮腺组织使之发生坏死而达到治愈目的。

治疗方法如下。

1.根据影像学资料，了解囊肿大小、位置，选择穿刺路径及穿刺点。

2.患者取半卧位头偏向健侧，局部消毒，换带穿刺架消毒探头，用细针插入穿刺架引导槽，穿刺针经皮穿刺到肿块内，在B超实时导向引导下见穿刺针尖强回声影在肿块内，换注射器，抽尽囊液（并记录量）。

3.再注射肿瘤灵Ⅱ号药液，注射完毕拔出针后，针孔用消毒棉球压迫数分钟。

1周后做第2次治疗，一般2～3次即可治愈，用药量是抽出液体的1/5～1/4量。

（五）鳃裂囊肿及鳃瘘

鳃裂囊肿、鳃瘘是由胚胎发育期中鳃裂的残余上皮组织异常发育所致。人的胚胎发育第十天到第七周时短暂出现鳃结构，在头下部和颈侧方出现六对鳃弓和鳃弓间的五对鳃裂，有通向外方（皮肤方向）的鳃沟（沟面为外胚叶上皮）。通向内方（咽部方向的咽囊为内胚叶上皮）中间间隔的闭锁膜（中胚叶组织）。在发育过程中各个鳃弓互相融合形成后，鳃裂即消失。如果鳃裂未能完全消失，残留在上皮组织，由此就可以形成囊肿或瘘。瘘管与咽或皮肤相通称为不完全瘘。闭锁膜破裂而致瘘管与皮肤和咽都相通的称为完全瘘（图8-1）。

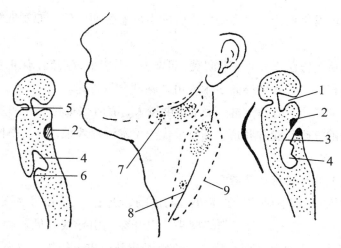

图 8-1 鳃裂囊肿（瘘管）发生部位

1. 鼓室；2. 腭扁桃体；3. 内瘘管；4. 鳃裂囊肿；5. 外耳道；6. 外瘘管；7. 起源于第一鳃裂；8. 胸锁乳突肌前缘；
9. 起源于第二鳃裂

【分类】

第一鳃裂囊肿和瘘：一般瘘的发生多于囊肿，瘘可发生在耳垂前方到舌骨小角连线上的任何部位，囊肿位于腮腺区、耳垂下和颌下部。瘘的发现年龄较囊肿为早，多见于幼年和青年时期，有的在出生时即发现耳前或颈部皮肤上有小凹点，以后变成瘘管口。瘘在开始时只有少量稀薄的脓液或皮脂物流出，以后逐渐增多，有的病例可见瘘口在下颌角后方颈部皮肤开口，也有的瘘道经耳垂下方通向外耳道软骨，与外耳道皮肤上的瘘口相通，囊肿呈圆形或椭圆形，质软，生长缓慢，无自觉症状，但可继发感染。囊肿内容物为皮脂样物质。

第二鳃裂囊肿和瘘：囊肿较多见，瘘少见，大多出现在下颌角下方的舌骨水平，胸锁乳突肌上 1/3 前缘处，大多数囊肿位置紧贴颈内静脉浅面。亦有穿过颈动脉分叉延至咽侧壁者。囊肿一般呈圆形，表面光滑，生长缓慢，无自觉症状。可在上呼吸道感染后发生继发感染，肿块突然增大疼痛。囊中内多为白色稀薄液体或乳白色胶样液体。瘘道穿过颈动脉分叉，在颈内动脉的前方沿胸锁乳突肌前缘下行，可在舌骨水平面至胸锁关节平面任何一点穿过颈阔肌，开口于皮肤。内瘘口可穿过颈动脉分叉延至咽侧壁，约在扁桃体窝的后上方开口。

第三、四鳃裂囊肿和瘘：临床上少见。第三鳃裂瘘外口位于颈中下部胸锁乳突肌前缘，瘘道沿颈动脉上行，绕过颈内动脉后方，穿过甲状舌骨膜，开口于梨状隐窝。第四鳃裂瘘道绕过主动脉弓或锁骨下动脉，沿颈总动脉上行，绕过颈内动脉后方，进入梨状隐窝或食道口部开口。

鳃裂囊肿和瘘多发生于中年期以前的任何年龄，20—40 岁被发现者为多，常为单侧性，以右侧多见，偶为双侧。

鳃裂囊肿和瘘可根据病史、影像学资料，病变特定部位，好发年龄，囊肿穿刺可抽出液体，鳃瘘可做瘘管造影检查，进行诊断，并了解瘘道长短、方向，给手术提供帮助。

鳃裂囊肿长久可发生癌变，多由鳃裂囊肿的上皮恶变而发生，原发性鳃裂癌罕见。

【治疗】

手术是根治的重要方法，如手术不彻底，可复发。术中细致解剖，保护重要的神经、血管、完整切除囊肿和瘘管，如舌骨体妨碍手术，可切除部分舌骨体。

由于颈面部解剖复杂、血管丰富、手术难度较大，有时很难将囊肿和瘘管彻底完整切除，采用靶向坏死疗法治疗鳃裂囊肿和瘘，其效果优于手术治疗效果，复发率低、安全无并发症，具体操作如下。

1. 鳃裂囊肿的靶向坏死疗法治疗

(1) 先用 B 超检查了解囊肿位置，大小、与周围邻近组织之间的关系，选择穿刺点。

(2) 局部常规消毒，换消毒带穿刺架探头，启开穿刺引导线，见囊肿在穿刺引导线内，固定好探头，穿刺针插入穿刺架引导槽内，细针经皮肤、皮下组织，穿刺到囊肿腔内，见显示屏上看到针尖强回声影，拔出针芯，接注射器。抽出囊肿内液体，并记录抽出液体量，向囊肿腔内注射肿瘤灵Ⅱ号药液，剂量为抽出液体量的 1/5 ~ 1/4。隔 3 ~ 4d 再治疗 1 次，一般 2 ~ 3 次即可治愈。

2. 鳃瘘的治疗　先做瘘管碘油造影摄片检查，了解瘘管方向、长短、用钝头细针，抽 40% 石炭酸药液，探入瘘道内，缓慢注射药物，咽部有烧灼感时，停止注药，证明药液已从外口瘘道流入内口瘘道，瘘道壁经烧灼后发生无菌性炎性坏死，继后发生纤维化瘘道闭合。一般隔日治疗 1 次，2 ~ 3 次即可治愈。

（六）面裂囊肿

面裂囊肿是一种发育性囊肿，在胚胎发育时各个面突的融合过程中，残留在接合处的上皮组织可演化而成囊肿。根据发生的部位不同有不同名称，如发生在两侧腭突融合处，位于腭中缝的正中囊肿；发生在中鼻突的球状突与一侧上颌突的融合处，位于额前部的鼻腭囊肿；发生在鼻突的球状突与一侧上颌突融合处，位于上颌侧切牙与尖牙牙根之间的球上颌囊肿等。

临床上可根据发生部位和影像学表现做出诊断。

一般做囊肿切除手术或刮治术。用靶向坏死疗法治疗，效果满意，完全达到或超过手术疗效。治疗方法同鳃裂囊肿。

（七）颌骨滤泡囊肿

牙齿胚胎发育过程中，牙滤泡的星形网状层发生变性，渗出的液体潴留形成滤泡囊肿，如多个牙滤泡同时发生病变，则可形成多房性囊肿，临床上多为单房囊肿，病变发生在牙齿硬组织形成之前，所形成的囊肿不含有牙齿者称为始基囊肿。在牙齿硬组织形成之后发生囊肿，由于其病变是残余釉上皮与牙冠面之间形成液体渗出，故在影像学 CT 片或 X 线片上可见囊肿的囊膜部分附着在一个牙齿的牙颈部，此牙齿的牙冠已经形成，并突向囊内，称为牙囊肿。囊壁的衬里上皮具有角化层结构，囊腔内含有角化物质者，称为牙源性角化囊肿。

角化囊肿由于手术后易复发，而且有恶变可能，应引起临床医师注意。

【症状】

颌骨牙源性囊肿多见于青壮年，囊肿在颌骨内呈膨胀性生长，缓慢增大，早期多无自觉症状，向面颊部隆起，骨皮质变薄，触诊有乒乓球感，并可发生病理性骨折。上颌骨囊肿增大后，可侵入鼻腔或上颌窦，也可以将眼眶上抬，眼球移位产生复视。囊肿穿刺可抽出淡褐色或棕黄色含有胆固醇结晶体的囊液。如有继发感染可形成瘘管。检查口腔时滤泡囊肿往往发现有先天性缺牙或有多余牙。

牙源性角化囊肿可为单发或多发，囊膜薄而脆，与口腔黏膜紧粘，不易刮除，囊腔内含有白色油脂样角化物，多见于下颌骨升支和角部，有 1/3 囊肿是向舌侧膨隆，囊肿内含牙率可高达 25% ～ 43%。临床上表现为下颌骨肿胀，有继发感染时可在面部形成瘘管，约有 15% 的病例有疼痛，侵犯神经时出现下唇麻木感。如穿破骨皮质，可向周围软组织、肌肉、牙齿、涎腺等扩展。多发性角化囊肿占所有角化囊肿 7% ～ 8%。

根据临床表现及其特点可做出临床诊断。CT 或 X 线片可显示囊肿大小，范围及与邻近组织的关系。颌骨滤泡囊肿需与其他牙源性肿瘤，特别是颌骨造釉细胞瘤相鉴别，但在 CT 或 X 线片及临床上很难区别，因此在手术时常规做冰冻切片检查，以明确诊断。

【治疗】

手术摘除囊肿是主要的治疗方法，应彻底刮除囊肿壁组织，角化囊肿术后复发率为 5% ～ 62%，其复发原因除囊肿壁薄与牙齿周围软组织紧贴不易刮净外，尚与其囊壁上有子囊及上皮岛，囊外正常骨内有星状小囊，在刮治时被遗留等因素有关。由于角化性囊肿的恶变率比非角化性囊肿要高，因而在刮治时更要注意彻底性。复发者，需做囊肿周围颌骨部分切除（方块切除），遗留空腔可采用自体骨松质植骨。

为了减少复发在刮治手术时可用 40% 苯酚烧灼囊肿壁及刮治方法重复几次，烧灼及刮治可提高治疗效果。

不愿手术患者或手术后复发患者可采用靶向坏死疗法治疗。

1. 根据影像学资料，了解滤泡囊肿在颌骨内的位置、大小、范围，选择穿刺路径和穿刺点。

2. 用针穿刺到颌骨囊肿内，抽尽囊液再注射肿瘤灵 Ⅱ 号药液，使囊肿壁组织细胞完全坏死，1 周后做第 2 次治疗，一般 2 ～ 3 次即可治愈。肿瘤灵 Ⅱ 号药液量是囊肿体积 1/5 ～ 1/4。

二、颌面部良性肿瘤

颌面部良性肿瘤以牙源性肿瘤及上皮性肿瘤为多见。牙源性肿瘤有来自上皮组织的造釉细胞瘤、牙源性钙化上皮瘤、牙源性钙化囊肿和牙源性腺样瘤等；来自间叶组织的牙源性肿瘤有牙源性纤维瘤、牙源性黏液瘤、牙本质瘤、牙骨质瘤、牙骨质母细胞瘤和牙骨质纤维瘤等；混合性牙源性肿瘤有混合型牙瘤、组合型牙瘤、造釉细胞牙瘤和造釉细胞纤维等。其中以造釉细胞瘤最为多见。其他的上皮性肿瘤中以涎腺多形性腺瘤（混合瘤）和口腔黏膜乳头状瘤为多见。

颌面部良性肿瘤生长缓慢，多无自觉症状，肿瘤增大后可引起面部畸形。

（一）造釉细胞瘤

造釉细胞瘤1868年由Broca首次报道，是颌骨中心性牙源性上皮细胞肿瘤，占牙源性肿瘤的63.2%，占整个口腔面部肿瘤的3%，男性多于女性，多发生于20—40岁青壮年。大多数学者认为其组织来自造牙器官的牙板，造釉器或牙周剩余上皮，还可来自滤泡囊肿和口腔黏膜的基底细胞，大多数发生在颌骨，下颌骨尤为多见，约占93%。

【病理】

造釉细胞瘤虽常有纤维包膜，但有的不完整，剖面呈囊肿或实质性，或两者同时存在，但以囊肿性为多见。囊肿中有黄色囊液，含有胆固醇结晶，实质部分呈白色或灰白色。镜下见肿瘤为大小不同的团块或呈条束状排列，团块边缘为立方形或高柱状细胞排列呈栅状，团块中央为星形细胞，形成网状结构，此与造釉器相似。按世界卫生组织（WHO）分类将其分为5型，即滤泡型、丛状型、颗粒细胞型、鳞状化生型（棘皮瘤型）、基底细胞型。颌骨造釉细胞瘤虽属良性肿瘤，但有局部浸润，术后有可能复发及恶变，因此具有潜在的恶变倾向。有1%恶变率。

【症状】

多见于青壮年，90%发生在下颌骨，其中70%见于下颌磨牙区、下颌角及下颌骨升支。肿瘤增大缓慢，早期无任何症状，逐渐增大后使颌骨膨隆多向唇颊侧扩张，引起面颊部肿胀畸形。牙齿可被推移、松动、脱落，出现咬合错乱。颌骨骨质被压迫吸收变薄，按之有乒乓球样感，可发生病理性骨折及下颌运动障碍。肿瘤表面口腔黏膜可被咬破而发生溃烂、感染及出血，可因并发感染反复发作在面部形成瘘管，发生在上颌骨可侵入鼻腔、上颌窦、眼眶、鼻泪管，引起流泪、鼻塞、眼球上移等症状。

CT、X线影像学检查显示为囊腔大小不等的多房性密度减低区，囊壁周围边缘不整齐，呈半月形切迹，囊肿内牙根呈刀切样或锯齿状吸收，囊腔内可含有牙齿及钙化点。少数呈单房性或实质性肿瘤。

【诊断】

根据病史症状，穿刺检查及CT、X线片可做出初步诊断，但仍难以与多房性滤泡囊肿、牙源性钙化囊肿、牙源性钙化上皮瘤等相鉴别，手术时应做冰冻切片检查明确诊断。

【治疗】

该病以手术为主，手术时应做冰冻切片检查以明确诊断，造釉细胞瘤有潜在恶变性倾向，因此不能单纯刮治术，应在周围正常骨质0.5cm处切除肿瘤。较大肿瘤无法保留下颌骨下缘时，应做下颌骨部分切除及立即植骨术。儿童造釉细胞瘤多是单房性，病变范围局限，可采用刮治加40%苯酚烧灼囊壁方法治疗，同时可再加冷冻疗法治疗，术后定期随访如发现复发应立即做下颌骨肿瘤切除并立即植骨。

靶向坏死疗法治疗方法如下。

1. 根据影像学资料，了解肿瘤在颌骨的位置、范围、大小、颌骨被破坏情况选择穿刺路径和穿刺点。

2. 患者取半卧位，头偏向一侧，局部常规消毒，铺消毒巾，在颌骨隆起处中心选择穿刺点，用骨髓穿刺针并调好深度，穿刺点局部用 1% 利多卡因溶液浸润麻醉，经皮穿刺到肿瘤内，注射肿瘤灵 Ⅱ 号药液，如肿瘤内有液体先抽尽液体后再注射肿瘤灵 Ⅱ 号药液，拔出骨髓穿刺针后，针孔用消毒纱布压迫数分钟并用胶布固定纱布。

1 周后做第 2 次治疗，3 ～ 4 次为 1 个疗程。

肿瘤灵 Ⅱ 号用药量是肿瘤体积的 1/5 ～ 1/4。3 个月后 X 线片复查，观察肿瘤是否治愈及骨质增生修复肿瘤破坏骨质缺损情况，确定是否再做第 2 次治疗。

（二）牙瘤

牙瘤较少见，是造牙组织在颌骨内异常增殖而形成的良性牙源性肿瘤，其中含有牙齿数目不等、形状不规则的成形牙齿或不完全成形的牙齿团块，称为组合性牙瘤。如肿瘤中无牙齿形状，只有一团层次紊乱的硬组织团块者，称为混合性牙瘤。肿瘤周围均有纤维包膜。常见于青壮年，生长缓慢，可无任何症状，往往因并发感染检查时才被发现口腔内缺牙。CT、X 线片可见颌骨骨质膨隆，有数目很多，形状不同，与牙齿密度相似，类似牙齿的致密团块，与正常骨组织有清晰边界。

治疗以手术摘除为主。若肿瘤中无牙齿形状影，也可采用靶向坏死疗法治疗将肿瘤灵 Ⅱ 号直接注射到牙瘤内将肿瘤杀死。治疗方法同造釉细胞瘤。

（三）涎腺混合瘤

涎腺混合瘤又称多形性腺瘤，是涎腺中最常见的肿瘤，约占所有涎腺肿瘤的 50% 以上。病理组织学最主要的特点是肿瘤性上皮细胞呈片块状或条束状，排列成腺管样或分散在黏液和软骨样基质中，过去认为肿瘤上皮来自外胚叶，而黏液和软骨样组织来自中胚叶，故取名为混合瘤。实际上肿瘤都来自涎腺上皮，并无中胚叶组织参与。黏液和软骨样物质是上皮的变性，大多数学者认为涎腺肌上皮细胞对涎腺混合瘤的组成和生长有着极为重要的作用。涎腺混合瘤主要由两种细胞所组成，即上皮细胞和肌上皮细胞。上皮细胞来自腺管上皮，主要来自闰管上皮。黏液和骨样组织是由上皮性的肌上皮细胞所产生，由于肌上皮细胞参与肿瘤细胞，造成涎腺混合瘤组织形态上的多样化，因此称多形性腺瘤。

涎腺混合瘤发生部位以腮腺最多见，其次是颌下腺、小涎腺、舌下腺。

涎腺混合瘤具有潜在的恶性的生物学行为，如肿瘤包膜不完整，有的突破包膜内肿瘤浸润，甚至扩展到周围的腺组织内，单纯摘除肿瘤，术后复发率很高，部分长期患者或手术后复发患者恶变为恶性混合瘤，临床应将涎腺混合瘤视为"临界瘤"。

【症状】

涎腺混合瘤常见于青壮年，病程可短至数周，也可长达数十年，可维持多年无变化，但也可在短期内增大加快，直径大小自数毫米至数十厘米，一般 3 ～ 5cm，呈圆形或椭圆形，表面呈结节状或表面光滑，界限清楚，与周围组织无粘连，可移动，无压痛，多无症状。

腮腺混合瘤多发生在耳垂周围及耳前的腮腺浅部组织内，约有 10% 发生于腮腺深部组织，由于位置隐蔽，腮腺深部混合瘤不易被发现，发生在下颌骨后部的腮腺混合瘤，肿瘤可被嵌在下颌骨内侧与乳突之间，活动度受到明显限制。腮腺混合瘤即使体积很大，病期很长，也不会侵犯面神经引起面神经麻痹。

颌下腺混合瘤表现为颌下三角区的无痛性肿块，常被误诊为颌下肿大淋巴结，少数发生在颌下腺腺体内侧口底上部，肿块向口腔内口底隆起，颌下三角的肿瘤反而不明显，易被误以为舌下腺肿瘤。

小涎腺混合瘤发生在腭部较多见，多位于硬软腭交界处，硬腭黏膜缺少黏膜下组织，肿瘤直接与硬腭骨相连。因此，腭部混合瘤多无活动度，口腔内小涎腺混合瘤可因食物摩擦咀嚼等出现黏膜损伤形成浅溃疡。

混合瘤如在短期内生长加快，出现疼痛、固定，特别是出现神经受累症状如面瘫、舌下神经麻痹等，则表示肿瘤有恶变，一般恶变发生率在 5% 左右。

【诊断】

涎腺混合瘤可因术前取活检造成肿瘤种植，因此，涎腺肿块应避免术前取活组织病理检查，应根据术中冰冻切片组织学诊断，及时采取适当的手术方式或及时的追加手术。

临床辅助诊断方法有涎腺造影、B 超检查、CT 及 MRI 扫描等影学检查。

【治疗】

该病若采用单纯肿瘤摘除，复发率高达 25% ～ 62%，面神经损伤机会也较多（10% ～ 20%），故不宜采用。保留面神经的腮腺浅叶切除，颌下腺切除，小涎腺瘤切除，包括肿瘤周围一部分正常组织。如无法保留面神经，可做面神经切断后再吻合或移植。

腮腺混合瘤直径小于 5cm 和颌下腺混合瘤也可采用靶向坏死疗法治疗，注射肿瘤灵Ⅱ号于肿瘤内，将肿瘤组织细胞杀死，坏死范围要超过肿瘤范围 0.5cm 使涎腺周围正常组织发生坏死。颌下腺混合瘤要使颌下腺肿瘤及颌下腺全部坏死以达到彻底治愈目的。

治疗方法如下。

1. 根据 B 超、CT 影像学资料，了解肿瘤的位置、大小、与周围邻近组织的关系，选择穿刺路径、穿刺点。

2. 患者取半卧位，头偏向一侧显露肿瘤位置，在肿瘤中心选择穿刺点，局部常规消毒，换消毒带穿刺架探头，启开穿刺引导线，扫描肿瘤位置，见肿瘤在引导线内，固定探头，将穿刺针插入穿刺架穿刺针槽内。

3. 穿刺针穿入皮肤、皮下进入肿瘤内，显示屏上针尖强回声影在肿瘤内，拔出针芯，接注射器注射肿瘤灵Ⅱ号药液，拔出针后，针孔用消毒棉球压迫数分钟。

3 ～ 4d 可做第 2 次治疗，一般 3 ～ 4 次为 1 个疗程。

肿瘤灵Ⅱ号用药量是肿瘤体积的 1/5 ～ 1/4。

（四）腮腺腺淋巴瘤

腮腺腺淋巴瘤在腮腺良性肿瘤中，其发病率仅次于混合瘤。多数人认为肿瘤来自腮腺邻近组织淋巴内的异位涎腺组织。绝大多数发生在腮腺，多见于男性，发病的年龄平均为 50 岁左右。一般均见于腮腺下部，肿瘤生长缓慢，无自觉症状，肿块呈圆形或椭圆形，表面光滑，质柔软，可有波动感。切面可见多个不规则囊腔，或有乳头向囊内突起，有包膜。

因腮腺腺淋巴瘤很少发生恶变，主要做肿瘤切除，尽量将腺体内淋巴结同时切除，以防以后发生新的腺淋巴瘤。也可用靶向坏死疗法治疗，肿瘤内注射肿瘤灵Ⅱ号药液将肿瘤组织杀死。治疗方法同涎腺混合瘤。

三、颌面部恶性肿瘤

颌面部恶性肿瘤以口腔癌和涎腺癌较常见，以鳞状细胞癌最多，其次为腺癌（如黏液表皮样癌、腺样囊性癌、腺癌等），肉瘤最少见，颌面部恶性淋巴瘤也可发生在淋巴结以外的牙龈、软腭、口咽、面颊及颌骨等部位。

（一）涎腺癌

颌面部常见的恶性肿瘤，腮腺癌较多见，可占腮腺肿瘤的 1/4 左右，其次为颌下腺和腭部小涎腺，颌下腺及小涎腺肿瘤中约有 1/3 为恶性肿瘤，舌下腺肿瘤几乎全部为恶性。

★ 涎腺黏液表皮样癌

发生在腮腺最多，其次为腭部、颌下腺及下颌磨牙后区的小涎腺。肿瘤主要由黏液细胞、表皮样细胞及可向上述两型细胞演变的中间细胞等三类细胞组成。根据病理组织学表现，将黏液表皮样癌分为低度恶性、中度恶性、高度恶性三种类型。腮腺黏液表皮样癌多属低恶性度，中度恶性多见于小涎腺黏液表皮样癌。

【症状】

临床表现颇似混合瘤，但病程较短，多为数年缓慢增大肿块，质地偏硬，边界不清，与深层组织有粘连，活动度较小。发生在腭部及磨牙区黏液表皮样癌，质地偏软，可有囊性变，甚至出现波动感，表面黏膜呈紫蓝色，黏膜下毛细血管扩张，有时被误诊为血管瘤或黏液囊肿。可因食物摩擦及咀嚼发生破溃，流出黏液分泌物。低度恶性黏液表皮样癌呈局部浸润生长，很少发生颈部淋巴结转移。高度恶性黏液表皮样癌较少见，可广泛累及邻近组织，并可向颈淋巴结转移，发生在腮腺者，约有 15% 可出现面瘫。

【临床分期】

临床分期同涎腺腺样囊性癌。

【治疗】

原发性病灶彻底切除是治疗低度恶性和中度恶性黏液表皮样癌的主要治疗手段。放射治疗不敏感。彻底手术预后良好，5 年生存率在 90% 左右，手术不彻底易导致多次复发。原则上尽量保留面神经腮腺全切除，一般不需做颈淋巴根治性切除术。高度恶性黏液表皮样癌，做腮颈联合根治术，术后辅以放疗。

腮腺及颌下腺黏液表皮样癌，患者不愿手术或有手术禁忌证者，可采用靶向坏死疗法治疗，肿瘤内注射肿瘤灵 Ⅱ 号药液使肿瘤发生坏死，坏死范围要超过肿瘤周围正常组织 0.5 ～ 1cm，颌下腺肿瘤要使肿瘤及颌下腺全部坏死。达到手术治疗效果。

治疗方法同涎腺混合瘤。

★ **涎腺腺样囊性癌**

涎腺腺样囊性癌又称圆柱瘤型腺癌。多见于小涎腺及颌下腺，腮腺较少发生。主要由导管型细胞和肌上皮细胞组成，根据肿瘤细胞不同的排列形状和大小，分为筛状型、管状型、实体型、混合型。肿瘤生长较慢，平均病程 2 ～ 3 年，浸润性强，镜下常见有神经累及，肿瘤常沿血管神经束向远处扩张，同时伴有周围软组织及骨浸润。

【症状】

可出现早期神经受累症状，如疼痛、麻木感、舌下神经麻痹等症状。腭部腺样囊性癌较多见，可累及硬腭骨质，血行转移较为常见，特别是肺转移占病例 50%。颈淋巴结转移较少见，占 15% 左右（常与肿瘤复发同时出现），但即使发生肺转移，仍可带瘤生存数年。

【诊断】

涎腺腺样囊性癌由于病程发展较慢，常被误诊为良性肿瘤，但肿瘤有高度浸润性，常沿血管神经束扩展，中晚期以淋巴、血转移为主，肿瘤复发常同时出现肺转移，需病理检查明确诊断。

【临床分期】

1987 年国际抗癌联盟（UICC）确定 TNM 分期。

T_1：肿瘤直径 ≤ 2cm。

T_2：肿瘤直径 > 2cm，< 4cm。

T_3：肿瘤直径 > 4cm，< 6cm。

T_4：肿瘤直径 ≥ 6cm。

N_a：无局部扩展。

N_b：局部扩展。

N_x：无法评估有无区域性淋巴结转移。

N_0：无区域性淋巴结肿大。

N_1：同侧单个淋巴结转移，直径 ≤ 3cm。

N_2：淋巴结转移。

N_{2a}：同侧单个淋巴结转移，直径 > 3cm，≤ 6cm。

N_{2b}：多个单侧淋巴结转移，最大直径 ≤ 6cm。

N_{2c}：双侧或对侧淋巴结转移，其中最大直径 ≤ 6cm。

N_3：转移淋巴结最大直径 > 6cm。

M_x：无法评估有无远处转移。

M_0：无远处转移。

M_1：有远处转移。

【治疗】

广泛性根治性切除是主要治疗手段。并注意沿血管神经束的追踪切除，直至切端冰冻切片阴性为止。由于其颈淋巴结转移率低，一般不需做颈淋巴根治术。大的肿瘤对放射性不敏感，但术后临床状态的残留小肿瘤灶可辅以放射治疗、化学治疗、综合治疗，术后 5 年生存率 5% 左右。

患者不愿手术治疗或合并其他疾病有手术禁忌证者，可采用靶向坏死疗法治疗，坏死范围必须要大。坏死疗法治疗后配合局部放疗及综合治疗，可提高放射治疗效果（坏死疗法治疗对放疗有增敏作用），改善症状，延长生存期。

治疗方法同涎腺混合瘤，但坏死范围将整个涎腺灭活。

（二）口腔癌

口腔癌是头颈部常见性肿瘤，居头颈部恶性肿瘤的第2位，大多数是鳞状细胞癌，占口腔癌的80%～90%。按解剖部位可分为龈癌、舌癌、唇癌、颊癌、口底癌、腭癌、颌骨中心性癌等。我国以舌癌、龈癌多见，发病年龄多见40—60岁，男女比例约为2∶1。一般口腔前部的癌，细胞分化程度较高，口腔后部的癌，细胞分化程度较低。

口腔癌的致病因素目前尚不十分清楚，与以下因素有一定关系。主要致病因素如下。

(1) 长期口腔卫生不良。

(2) 长期化学刺激：如吸烟、嚼带有化学刺激性嗜好物（如烟草、槟榔等）。

(3) 长期机械刺激：如龋齿残冠和残根的边缘，粗糙的假牙等对口腔黏膜长期刺激损伤。

(4) 体质改变：如长期缺乏某些维生素、代谢障碍、机体免疫能力降低等。

(5) 梅毒：在有些国家中，梅毒发病率很高，常为舌癌致病因素。

(6) 癌前变状态：如口腔白斑、红斑、皲裂、乳头状瘤、慢性溃疡等。

★ 舌癌

舌癌是口腔颌面部常见的恶性肿瘤，占口腔肿瘤首位，我国发病率较高，年龄以 40—60 岁多见，绝大多数为鳞状细胞癌，特别在舌前 2/3 部位。腺癌比较少见，多位于舌根部位，舌根也可发生淋巴上皮癌及未分化癌。舌癌多发生在舌缘，占 70%，其次是舌腹、舌背及舌根部。

【症状】

舌癌的恶性程度高、生长快、病程短、浸润性强，一般可分为乳头型、溃疡型和浸润型

3 种类型。

1. 乳头型　早期为乳头状，结节状病变或增厚的白斑，偶有微痛，进一步发展为外突的肿块，癌细胞向四周浸润，溃破如菜花状。

2. 溃疡型　开始有慢性溃疡，边缘发硬而突起，中心凹陷、形状如火山喷口，表面糜烂、恶臭、易出血。

3. 浸润型　初起位于黏膜下向深部和四周组织浸润，生长较快，表面可无溃疡，肿瘤小时症状不甚明显，增大后常有疼痛，早期淋巴结转移。

舌癌进一步扩展常侵犯舌肌，致使舌运动受限，妨碍进食和说话，晚期舌癌可蔓延至口底及颌骨，向后可侵犯腭弓和扁桃体。由于溃疡和继发感染，触痛和疼痛很明显，疼痛可反射至耳颈部及患侧的头面部。

舌的淋巴和血液循环很丰富，加上舌运动频繁，易发生早期转移，约有 40% 患者在就诊时可扪及区域性淋巴结肿大，在整个病程中有 60% ～ 80% 患者发生淋巴结转移。晚期可发生血行远位转移，一般多转移至肺，其次是肝脏。

【临床分期】

按 TNM 分期。

T_x：原发肿瘤无法评估。

T_0：原发灶隐匿。

T_{is}：原位癌。

T_1：肿瘤直径 ≤ 2cm。

T_2：肿瘤直径 > 2cm，< 4cm。

T_3：肿瘤直径 > 4cm。

T_4：肿瘤侵犯邻近区域（穿破骨皮质，侵犯深部肌层，上颌窦或皮肤）。

N_x：无法评价有无区域性淋巴结转移。

N_0：无区域性淋巴结转移。

N_1：同侧单个淋巴结转移。

N_2：淋巴结转移。

N_{2a}：同侧单个淋巴结转移，直径 > 3cm，≤ 6cm。

N_{2b}：多个单侧淋巴结转移，其中最大直径 ≤ 6cm。

N_{2c}：双侧或对侧淋巴结转移，其中最大直径 ≤ 6cm。

M_x：无法评估有无远处转移。

M_0：无远处转移。

【诊断】

舌癌典型的临床症状一般诊断不困难，但早期病变易被忽略和误诊，必要时进行病理检查，以明确诊断。

【治疗】

以综合治疗为主，目前先予放疗或颈动脉插管化疗（可用平阳霉素），再做联合根治术。这种手术破坏性较大，患者难以接受，也可采取原发灶放射治疗或靶向坏死疗法杀死原位病灶，同侧颈部淋巴清扫术。舌癌手术治疗后最大的问题是舌功能恢复问题，因此对舌尖、舌背、舌前边缘部分的舌癌采用靶向坏死疗法治疗，一般不影响舌的功能，完全可以达到局部切除舌癌病灶的手术效果，配合放疗、化疗、综合治疗，效果也较满意。

靶向坏死疗法治疗方法：患者取半卧位，舌及口腔用 2% 利多卡因溶液表面喷雾麻醉，舌伸出口腔外，舌及口腔黏膜常规消毒，用消毒纱布包裹舌前部，术者左手拇指、示指紧控舌前部，拉出舌体至口唇处并固定好，病灶处碘伏消毒，右手持注射器，用细针穿刺到舌癌基底部注射肿瘤灵 II 号药液，使舌表面黏膜发白或灰色为止，注射药物范围要超过肿瘤范围边缘 1cm。

$3 \sim 5d$ 治疗 1 次，$3 \sim 4$ 次为 1 个疗程，用药量是肿瘤体积的 $1/5 \sim 1/4$。

靶向坏死疗法治疗舌癌后，舌体肿胀疼痛，可口服地塞米松 1.5mg，每日 3 次，减少肿胀疼痛，用抗生素控制感染，不能进食者应补液对症处理，一般 $1 \sim 3d$ 肿胀疼痛缓解。

据国内近年资料表明舌癌 3 年、5 年生存率一般为 $50\% \sim 60\%$。

★ 牙龈癌

牙龈癌在我国发生率较高，可以原发于牙龈黏膜，也可由舌癌、口底癌、上颌窦癌蔓延而来，大多数是分化程度较高的鳞癌，男性多于女性，好发磨牙区牙龈，下牙龈较上牙龈发生率高，比例为4：1。

【症状】

初起为牙龈肿物，呈乳头型、结节型突起，或有溃疡。早期向牙槽突及颌骨浸润，使骨质破坏，可引起牙松动和疼痛。张口困难，上颌牙龈癌可侵犯上颌窦及腭部。下颌牙龈癌可侵犯口底及颊部。磨牙后区和咽部受侵犯时可引起呼吸困难，累及下齿槽神经则出现下唇麻木。

【诊断】

CT、X 线影像表现牙槽骨、颌骨虫蚀样破坏。典型的溃疡型牙龈癌诊断不困难，牙龈瘤型病变若无溃疡，并且瘤体积较小，容易误诊，需经病理检查确诊。

【临床分期】

T_x：原发肿瘤无法评估。

T_0：原发灶隐匿。

T_1：肿瘤直径 $\leq 2cm$。

T_2：肿瘤直径 $> 2cm$，$< 4cm$。

T_3：肿瘤直径 $> 4cm$。

T_4：肿瘤侵犯邻近区域（穿破骨皮质，侵犯深部肌层，上颌窦或皮肤）。

N_x：无法评价有无区域性淋巴结转移。

N_0：无区域性淋巴结转移。

N_1：同侧单个淋巴结转移。

N_2：淋巴结转移。

N_{2a}：同侧单个淋巴结转移，直径＞3cm，≤6cm。

N_{2b}：多个单侧淋巴结转移，其中最大直径≤6cm。

N_{2c}：双侧或对侧淋巴结转移，其中最大直径≤6cm。

M_x：无法评估有无远处转移。

M_0：无远处转移。

M_1：有远处转移。

【治疗】

原则上应手术切除原发灶及部分颌骨，同时做颌颈淋巴清扫术。早期局限性牙龈癌可采用靶向坏死疗法治疗，直接将肿瘤灵Ⅱ号药液注射到癌基底部，将癌细胞组织杀死，晚期不能手术者可以采用靶向坏死疗法（达到肿瘤减荷），加用放疗、化疗等综合治疗，改善症状，延长生存期。治疗效果与一般手术5年生存率在50%相仿。

★ 唇癌

唇癌在国外某些地区发病率较高，在我国较低，占口腔癌的4%～12%，还可能与种族生活习惯及长期暴露在阳光下有关。男性多于女性，多发生在50岁以上，大多发生在下唇，唇癌大多为分化程度较高的鳞癌，少数为基底细胞癌及腺癌。

【症状】

唇癌常发生在良性疾病基础上，如白斑、皲裂等发生癌变，唇癌生长慢，病史多较长，临床上有3种类型。

1. 外生型　最多见黏膜表面糜烂，外形呈菜花状，表面不洁，有少量溢液，肿物质地较硬，向两侧皮肤及黏膜扩展，可侵及肌层。

2. 溃疡型　黏膜表面溃烂，向深层侵犯，溃疡边缘隆起如堤状、质硬、溃疡中心凹陷，表面糜烂。易出血，感染时伴有疼痛淋巴结肿大，晚期累及全唇，向颊部肌层前唇沟、颌骨侵犯。

3. 疣状型　少见，多发生在老年人，生长缓慢。在黏膜上有白色刺状或乳头突起，高于表面呈疣状，可伴有皲裂或溃疡，质硬，基底有轻度浸润。

【扩散与转移】

1. 扩散　唇癌生长较慢，肿瘤向周围组织及黏膜直接浸润扩散，晚期可累及全唇、颏部皮肤，直到累及下颌骨，并可沿下齿槽神经管扩散。

2. 转移　唇癌的转移主要通过淋巴系统。唇癌较其他口腔癌转移少，发生时间也较晚，通常在发病后数月至两年才发生转移，也有经过数年后才发生转移者。首发的转移部位在颌下淋巴结及颏下淋巴结。颌下淋巴结转移灶晚期可与下颌骨膜粘连，继而累及下颌骨，亦可穿透皮肤发生溃疡。上唇的淋巴结汇入耳前、耳后、腮腺、颌下或颏下淋巴结，或颈深上淋巴结，其淋巴结转移较下唇早，发生的机会也较多。唇癌很少发生远处转移。

【临床分期】

T_x：原发肿瘤无法评估。

T_0：原发灶隐匿。

T_{is}：原位癌。

T_1：肿瘤直径 ≤ 2cm。

T_2：肿瘤直径 > 2cm， < 4cm。

T_3：肿瘤直径 > 4cm。

T_4：肿瘤侵犯邻近区域（穿破骨皮质，侵犯深部肌层，上颌窦或皮肤）。

N_x：无法评价有无区域性淋巴结转移。

N_0：无区域性淋巴结转移。

N_1：同侧单个淋巴结转移。

N_2：淋巴结转移。

N_{2a}：同侧单个淋巴结转移，直径 > 3cm， ≤ 6cm。

N_{2b}：多个单侧淋巴结转移，其中最大直径 ≤ 6cm。

N_{2c}：双侧或对侧淋巴结转移，其中最大直径 ≤ 6cm。

N_3：转移淋巴结最大直径 > 6cm。

M_x：无法评估有无远处转移。

M_0：无远处转移。

M_1：有远处转移。

【诊断】

唇癌由于部位表浅，容易发现，诊断并不困难，病理检查有助于明确诊断。

【治疗】

唇癌可采用手术、放疗、激光、冷冻等治疗均有较好效果，但以手术切除最常用，肿瘤切除及时做唇整形手术，也可用靶向坏死疗法治疗，采用肿瘤灵 Ⅱ 号药液注射到癌组织基底部，将癌组织直接杀死，配合综合治疗也能收到良好效果，可以保存唇功能。

坏死疗法治疗方法：患者取仰卧位，唇部常规消毒，用细针距唇癌边缘 1cm 处穿刺到癌组织基底处，注射肿瘤灵 Ⅱ 号药液，使癌组织表面发白或发灰，注射药液范围要超过癌灶边缘 0.5 ～ 1cm，3 ～ 5d 治疗 1 次，3 ～ 4 次为 1 个疗程，用药量是肿瘤体积的 1/5 ～ 1/4。

唇癌手术治疗后 5 年生存率为 85% ～ 90%。

★ 颊黏膜癌

颊黏膜癌是口腔常见肿瘤，而在南亚国家和印度南部发病率都很高。据认为与咀嚼槟榔、烟草和熟石灰的混合物有关，多发生于 50 岁以上老人，男性多于女性。大多为分化程度较高的鳞癌，少数为腺癌，未分化癌则少见。

【症状】

好发于咬合线平面相对的颊黏膜上，以颊部后区较多见，开始黏膜粗糙、增厚、表面形成硬结，硬结增生扩大，表面溃破形成溃疡型或乳头状。溃疡底平坦，有颗粒状肉芽，向四周浸润，甚至扩展至皮下或皮肤，致皮肤发红、硬结、肿大、皮肤破溃。向后扩展可波及咽前柱和翼内肌影响吞咽，向上或向下发展可累及龈颊沟和牙槽骨，影响张口。乳头状常与白斑并存，较少浸润，在黏膜下有硬结，周界不清，常浸润黏膜及周围组织。

【扩散与转移】

1. 扩散　以直接浸润性扩散为主，其垂直性浸润较水平性浸润更为明显。一旦侵入肌层，浸润生长速度加快，可穿破颊肌突破颊部皮肤，向颜面部扩展，亦可蔓延至上下颌牙龈及颌骨，或向后发展可波及软腭、咽侧壁及翼腭凹，引起张口困难。

2. 转移　颊癌淋巴结转移率较高，在 30% ～ 50%。转移部位多在颌下或颈深上淋巴结，有时可转移至腮腺淋巴结，远处转移较少见。

【临床分期】

T_x：原发肿瘤无法评估。

T_0：原发灶隐匿。

T_{is}：原位癌。

T_1：肿瘤直径 ≤ 2cm。

T_2：肿瘤直径 > 2cm，< 4cm。

T_3：肿瘤直径 > 4cm。

T_4：肿瘤侵犯邻近区域（穿破骨皮质，侵犯深部肌层，上颌窦或皮肤）。

N_x：无法评价有无区域性淋巴结转移。

N_0：无区域性淋巴结转移。

N_1：同侧单个淋巴结转移。

N_2：淋巴结转移。

N_{2a}：同侧单个淋巴结转移，直径 > 3cm，≤ 6cm。

N_{2b}：多个单侧淋巴结转移，其中最大直径 ≤ 6cm。

N_{2c}：双侧或对侧淋巴结转移，其中最大直径 ≤ 6cm。

N_3：转移淋巴结最大直径 > 6cm。

M_x：无法评估有无远处转移。

M_0：无远处转移。

M_1：有远处转移。

【诊断】

根据颊黏膜有无糜烂、溃疡或肿块，诊断并不困难，病理检查可明确诊断。

【治疗】

手术治疗为主要手段，中晚期以手术为主，配合放疗、化疗等综合治疗。晚期颊癌已侵犯颌骨及淋巴结转移，可做颊、颌、颈联合根治术。

早期局限性颊癌可采用靶向坏死疗法治疗，直接将肿瘤灵Ⅱ号药液注射到颊癌基底部将癌组织杀死，配合综合治疗。治疗方法同唇癌，效果较好，无须做缺损修复和整形手术。颊癌治疗后，5 年生存率约为 50%。

★ **腭癌**

腭癌在口腔癌中较常见，根据来源可分为两种：一种是临床上常见的小涎腺来源的腺癌，如恶性混合瘤、腺样囊性癌、黏膜表皮样癌等；另一种是黏膜上皮来源的鳞癌，较少见。腭癌也可由白斑、乳头状瘤、混合瘤等恶变而成。腺癌发生年龄较早，大多 40 岁以下，女性多见，鳞癌则好发于 50 岁以上男性。

【症状】

硬腭部恶性肿瘤的好发部位在腭的后部，多在腭之一侧或中线部。前腭部较少见，这可能是由于后腭部黏膜上皮在口腔中易遭到刺激，如咀嚼时机械性摩擦、外伤、吸烟、酒的刺激等而引起上皮的癌变。

腭癌初期多在腭的一侧或中线部，多无症状，少数可有腭、咽部疼痛以及出血症状，肿瘤迅速向牙龈侧及对侧蔓延，多呈外生型、外缘外翻、触之易出血、有时亦呈溃疡型。腭癌晚期可波及软腭、腭侧牙龈、牙槽突、出现牙松动，侵犯腭骨后，可穿通鼻腔，在鼻腔底出现肿块或穿破上颌骨底部，进入上颌窦，成为继发性上颌窦癌。硬腭唾液腺癌的初期症状则是黏膜下肿块，肿瘤累及腭骨时出现疼痛。瘤体发展较大时可堵塞咽腔、影响言语、进食及呼吸。肿瘤常穿破硬腭而进入鼻腔或上颌窦，产生鼻衄等症状。腺样囊性癌虽生长缓慢，但侵袭性强，且喜侵袭神经。位于腭大孔附近的腺样囊性癌可沿翼腭管进入翼腭窝，再沿三叉神经第 2 支经圆孔进入颅底引起上颌神经受侵的症状。进入颅底者可侵入半月神经节引起下颌及眼神经的症状。

腭癌呈浸润性生长，其中鳞癌及腺样囊性癌浸润性较强，其垂直性浸润较水平性浸润更为明显，常侵犯硬腭黏膜下骨结构，破坏骨质，形成腭穿孔。向上蔓延可波及鼻腔及颌窦，向两侧可侵犯腭侧牙龈。腭部恶性肿瘤可扩展破坏腭骨牙槽突、上颌窦上壁及后壁，累及翼腭凹、颞下凹。

【转移】

当原发灶不大于 2cm，仍位于黏膜及黏膜下未侵犯骨膜时，可无颈淋巴结转移。原发灶增大侵入骨膜时则颈淋巴结的转移率随之增加。腭癌的淋巴结转移主要是颈深上淋巴结及颌下淋巴结，因硬腭位于中央，故当原发灶位于偏后部腺体多的区域时，尤其是接近中线或过中线的晚期腭癌易有两侧颈淋巴结转移，对侧转移部位常在颈深上淋巴结。硬腭癌区域淋巴结转移率为 30%，腺样囊性癌和黏液表皮样癌甚少发生区域性转移，但远处转移率较高，约占 60%，半数以上转移至肺。

【临床分期】

T_x：原发肿瘤无法评估。

T_0：原发灶隐匿。

T_{is}：原位癌。

T_1：肿瘤直径≤2cm。

T_2：肿瘤直径＞2cm，＜4cm。

T_3：肿瘤直径＞4cm。

T_4：肿瘤侵犯邻近区域（穿破骨皮质，侵犯深部肌层，上颌窦或皮肤）。

口腔：穿破骨皮质，侵犯舌深部肌层或舌外肌，或上颌窦，或皮肤。

N_x：无法评价有无区域性淋巴结转移。

N_0：无区域性淋巴结转移。

N_1：同侧单个淋巴结转移。

N_2：淋巴结转移。

N_{2a}：同侧单个淋巴结转移，直径＞3cm，≤6cm。

N_{2b}：多个单侧淋巴结转移，其中最大直径≤6cm。

N_{2c}：双侧或对侧淋巴结转移，其中最大直径≤6cm。

N_3：转移淋巴结最大直径＞6cm。

M_x：无法评估有无远处转移。

M_0：无远处转移。

M_1：有远处转移。

【诊断】

有疼痛、溃疡及骨质破坏的腭部肿物多为恶性，CT片可了解肿瘤大小、周围组织浸润程度及邻近组织转移，病理检查有助于明确诊断。

【治疗】

腭癌以外科手术为主，配合放疗、化疗、综合治疗，根据病灶大小，有无转移做部分或全上颌骨切除，如有颈淋巴结转移，应进行颈淋巴结清扫。

早期腭癌适宜采用靶向坏死疗法治疗，能达到手术疗效，而且无须修补腭部缺损。

靶向坏死疗法治疗方法如下。

1. 根据症状、影像学资料，了解肿瘤大小、范围与周围邻近组织关系，设计治疗计划。

2. 取半卧位，口腔用2%利多卡因喷雾黏膜表面麻醉，口腔常规消毒，在上腭肿瘤隆起处选择穿刺点，用细针穿刺到肿瘤内，注射肿瘤灵药液，使肿瘤表面黏膜呈白色或灰白色，药液超过肿瘤边缘0.5～1cm，拔出针后，针孔用消毒棉球压迫数分钟。

3. 3～5d治疗1次，3～4次为1个疗程，治疗后辅以综合治疗。

第9章 鼻 咽 癌

鼻咽部恶性肿瘤发生率较高，以鼻咽癌最多。大多数是鳞状细胞癌，少数为腺癌、腺样囊性癌、黏液表皮样癌等。

鼻咽癌发病有明显的种族易感性，地区聚集性和家族倾向性，在世界上大部分地区发病率低，一般年发病率在 1/10 万以下。但鼻咽癌在我国是发病率较高的恶性肿瘤之一，多见于我国南方的广东、广西、湖南、福建、江西、台湾等省及地区，鼻咽癌的发病率为鼻咽喉恶性肿瘤之首，占全身恶性肿瘤的 30.97%，占头颈部癌的 78%，占上呼吸道癌的 92.99%。发病年龄 3—86 岁，多在 30—49 岁，男性发病率是女性的 3 倍。高发地区男性发病率为 20.72/10 万人，女性为 8.66/10 万人，平均为 14.86/10 万人。

【病因】

鼻咽癌真正病因尚不明确，可能是多种因素引起的。

1.**遗传因素** 临床统计资料表明，鼻咽癌的发病具有明显种族倾向，主要见于黄种人，少见欧美白种人及黑人。高发区患者中许多鼻咽癌患者有家族史。免疫遗传标记中人类白细胞抗原（HLA）中 A 位置的 HLA-A 和 HLA-B 位点与中国人的鼻咽癌有关。A2-BW46，A11、B17 发生频率较高，A2 和 B17 连锁不平衡较高，并出现各种异常染色体，染色体非整倍、二倍体和超二倍体及畸变率较高。

2.**病毒感染** 近年来许多人认为 EB 病毒，1964 年 Epstern–Barr 在对鼻咽癌组织研究中，培养发现的一种为 EB 病毒与鼻咽癌的发生有密切关系，几乎所有鳞状细胞癌都有 EBV 存在，EBV 不仅能感染 B 淋巴细胞，还能感染 T 和 NK 细胞，并产生大量细胞因子。除 EB 病毒外，近年来亦注意到其他病毒对鼻咽癌形成有协同作用。

3.**环境致癌物的刺激** Clifford 曾提出肯尼亚人鼻咽癌发病率较高与所住茅屋中含苯并芘有关，何鸿起（1972）报道鼻咽癌高发区广州人与饮食含有致癌物质的亚硝胺腌制食品及咸鱼类食品有关，在动物实验中，镍能促进亚硝胺诱发鼻咽癌，发现不良刺激，维生素 A 缺乏，水中镍微量元素较高，性激素失调等可能改变鼻黏膜对致癌物质的敏感性。

【病理】

第五届全国鼻咽癌协作组会议方案如下。

1.**鼻咽组织学分类** ①泡状细胞癌。②鳞状细胞癌，高分化（Ⅰ、Ⅱ级）、低分化（Ⅲ级）。③腺癌，高分化（Ⅰ、Ⅱ级）、低分化（Ⅲ级）。④未分化癌。⑤其他少见癌如圆柱形黏液表皮样癌、恶性混合瘤、基底细胞癌。临床上以鳞状细胞癌多见，占 80% 以上，其次为未分化癌和淋巴上皮癌。

2. 鼻咽癌原发部位及其外形　鼻咽癌多发于鼻咽顶后壁，其次为侧壁，极少发生于前壁及底壁。鼻咽癌的外形可呈结节型、菜花型、浸润型、溃疡型、黏膜下型五型，以结节型最多，占 41%，其次是菜花型、黏膜下型、溃疡型。

【症状】

鼻咽癌生长隐蔽，发展迅速，许多患者常无感觉情况下出现颈部转移肿块就诊，大多数患者（51% 左右）都是在出现症状 1 ～ 6 个月内就诊。鼻咽癌直接症状很少，多数是病变引起的间接症状，间接症状出现情况如下。

1. 颈部肿块　患者颈部转移性肿块常为患者首先发现症状求医者，文献中以颈部肿块作为首发症状而就诊者占 24% ～ 75%。鼻咽癌最终出现淋巴结转移率高达 60% ～ 86%，大约有半数为双侧出现。最初出现者，多位于乳突尖下方，颈深上淋巴结后组，肿大的淋巴结表现为质地坚硬、无痛、活动度差，甚至完全固定。

2. 头痛　表现为单侧性，持续性头痛。可为鼻咽癌初发症状或唯一症状，以头痛作为首发症状而就诊者占 15% ～ 52%，在病程中出现头痛症状者占 45% ～ 70%。头痛之部位比较固定，以颞、顶或枕部为多见，多为持续性闷痛，昼轻夜重。在早期可因肿瘤浸润，扩展或合并感染，引起血管神经反射性、阵发性剧烈头痛。少数患者表现为阵发性电击样头痛，肿瘤破坏颅底或进入颅内时可出现顽固性、无法忍耐的头痛。

3. 鼻衄、鼻塞　当肿瘤侵蚀黏膜，发生破溃、感染及糜烂时，可出现出血或鼻分泌物中带血，这可能是鼻咽癌的早期症状，到了晚期肿瘤增大局部溃烂时可发生鼻部出血或大出血。据文献统计，鼻衄及涕中带血者占 44.55%。鼻塞是肿瘤向鼻腔内扩大，或肿瘤体积增大及感染阻塞后鼻孔的表现。并发感染时鼻涕增多，具有臭味，有时有脓血性分泌物。

4. 耳鸣、耳聋　鼻咽癌若原发于咽鼓管，隆突或咽隐窝，咽鼓管咽口受侵犯或压迫时，可导致咽鼓管阻塞而出现鼓膜混浊、内陷、卡他性中耳炎或鼓室积液。会出现耳鸣、耳聋或耳胀、闷感，早期首先出现耳部症状者占 10% ～ 13%。晚期患者有 61% ～ 81.6% 的出现上述症状。

5. 其他症状　主要有脑神经症状及远处转移症状。鼻咽位于前颅底，与颅内仅一壁之隔，周围有重要脑神经，当癌肿经破裂孔向颅内扩展，或破坏颅底骨质时，可经卵圆孔，斜坡翼突棘孔进入颅内，常出现第 II ～ VI 对脑神经麻痹，以致出现眼肌运动障碍，复视、眼球固定或失明。当颈部转移的淋巴结，或鼻咽部复发灶侵入咽旁间茎乳孔区时，可使第 IX ～ XII 对脑神经受损出现软腭麻痹，发音障碍及舌肌瘫痪和萎缩等。文献中脑神经受损的发生率为 15% ～ 50.1%。

鼻咽癌的远处转移主要见于肝、肺及骨、关节转移。有文献报道，鼻咽癌的远处转移率为 4.8% ～ 27%。

【扩散与转移】

鼻咽癌有较强的局部浸润和早期转移性，既可以向其周围的各个方向直接扩散，又可表现出一定倾向性和规律性。根据较常发生的扩散方向，可分为上行型、下行型及混合型三种类型。上行型亦称颅内侵犯型，向颅内发展可出现第Ⅱ、Ⅲ、Ⅳ、Ⅴ、Ⅵ对脑神经受损症状或颅底破坏。此型淋巴结转移则出现较晚。下行型亦称为颈淋巴结广泛转移型，以颈淋巴结转移为主，可出现Ⅷ、Ⅸ、Ⅹ、Ⅺ对脑神经受侵犯症状，混合型兼上述两型之共有特点。

鼻咽癌颈淋巴结转移为最主要转移途径。而且转移出现之早，发生率之高，为初发症状者的 40% 左右，就诊时已有颈部淋巴结转移者为 60%～80%。远处转移大多是晚期的表现，是血行转移的结果。头颈部血液循环丰富，凡有颈淋巴结转移者，瘤细胞侵入大静脉的机会就很多，故易发生血行转移，这可能是鼻咽癌发展快预后差的原因之一。

【临床分期】

1. 鼻咽癌临床分期方案（NPC，1979 年，长沙）

(1) TNM 标准

T：原发灶。

T_0：原发灶不明，一般临床检查未发现病灶。

T_1：病灶在鼻咽腔一壁或两侧，甚至为三壁交界处的孤立性或局限性病灶（＜0.5cm）。

T_2：病灶侵犯两壁以上，但未超过鼻腔。

T_3：有以下各项之一者，①超过鼻腔；②脑神经损害；③颅底骨质破坏。

T_4：有以上三项中的 2 项或 3 项以上者。

N（指淋巴结转移灶）

N_0：未触到颈淋巴结肿块。

N_1：颈深上部有活动性淋巴结肿块（大小为 3cm×3cm 作参考）。

N_2：锁骨上窝以上部位有活动受限或固定的淋巴结肿块，颈上深部有固定的淋巴结肿块。

N_3：锁骨上窝淋巴结转移或淋巴肿块＞8cm×8cm，固定。

M（指远处转移）

M_0：无远处转移。

M_1：有客观证据的远处转移。

(2) 临床分期

Ⅰ期：T_1，N_0，M_0。

Ⅱ期：$T_{0\sim1}$，N_1，M_0 或 T_2，$N_{0\sim1}$，M_0。

Ⅲ期：$T_{0\sim3}$，N_2，M_0，T_3，$N_{0\sim2}$，M_0。

Ⅳ期：$T_{0\sim4}$，N_3，M_0，T_4，$N_{0\sim3}$，M_0，$T_{0\sim4}$，$N_{0\sim3}$，M_1。

2. TNM 分期（CUICC，1987 年修订）　鼻咽部分为三个区：①顶及后壁（后上）；②侧壁（外侧）包括咽隐窝；③前壁（下）软腭背面（后鼻孔边缘及鼻中隔后缘，不再划入鼻咽部，而划归鼻部）。

(1) TNM 标准

T_{is}：原位癌。

T_1：肿瘤限一个区域。

T_2：肿瘤扩展至二个区域。

T_3：超出鼻咽腔，但未侵犯颅底和（或）脑神经。

T_4：超出鼻咽腔，并侵犯颅底和（或）脑神经。

N_0：局部未触到淋巴结。

N_1：同侧单个淋巴结转移，直径为 $\leq 3cm$。

N_{2a}：同侧单个淋巴结转移，直径 $> 3cm$，但 $< 6cm$。

N_{2b}：同侧多个淋巴结转移，其中最大 $< 6cm$。

N_3：转移淋巴结最大直径 $> 6cm$。

N_x：转移淋巴结无法分级。

M_0：无远处转移证据。

M_1：有转移。

(2) 临床分期

0 期：T_{is}，N_0，M_0。

Ⅰ期：T_1，N_0，M_0。

Ⅱ期：T_2，N_0，M_0。

Ⅲ期：T_3，N_0，M_0；$T_{1\sim3}$，N_1，M_0。

【诊断】

凡原因不明的单侧性头痛、上颈部肿块、鼻涕带血、一侧咽鼓管阻塞、中耳积液、耳鸣、耳聋等均应详细检查鼻咽部。早期鼻咽癌其表面无显著改变，或仅见黏膜表面呈灰白色小突起，粗糙不平及肉芽样肿物，探针触及极易出血，癌增大时可呈菜花状、溃疡状或鼻咽壁黏膜下局部隆起，需做活组织检查以证实。经鼻腔采用导光纤维鼻咽镜能准确地取病灶处活检，其阳性率较高，若多次活检为阴性者，应定期随访，必要时做颈部肿块活检。

血清免疫学检查时根据鼻咽癌对EB病毒的各种抗原具有高滴度血清学反应的特点，一般采用免疫荧光及免疫酶标法测定鼻咽癌患者血清中EB病毒衣壳抗原体，滴度 $>1:10$ 为阳性，其阳性率达90%以上。明显高于其他恶性肿瘤患者和正常人，对早期诊断鼻咽癌及普查鼻咽癌有一定意义。EA-IgA抗体阳性，EB病毒DNA抗体阳性有助于诊断。

CT扫描能准确地显示肿瘤的大小及其扩展范围以及与邻近组织关系。

鼻咽癌与其他恶性肿瘤如淋巴肉瘤、鼻咽梅毒、结核感染等鉴别，鼻咽淋巴肉瘤多发于青年人，原发肿瘤较大，常有较重鼻塞及耳部症状。此病不独有颈淋巴转移，身体其他部位淋巴结亦有较早转移，脑神经侵犯不如鼻咽癌常见。鼻咽部梅毒性溃疡常可发生较重的头痛。结核感染亦多发生颈部淋巴结呈串珠样肿大，此两者极似恶性肿瘤患者症状。血清康华氏反应、肺部检查及活检等检查可以确诊。临床上鼻咽癌可被误诊为颈淋巴结核、霍奇金病、三叉神经痛、非化脓性中耳炎等病，亦应注意鉴别。

【治疗】

鼻咽癌的治疗以放疗为主，其他治疗方法作为辅助治疗方法。

1. 放射治疗 放疗为鼻咽癌治疗的主要有效方法，包括深部 X 线、^{60}Co 或加速器，同时辅以鼻咽腔内 226Ra 治疗。照射方法，对原发灶一般用双侧耳前野，对颈部转移之淋巴结，依病变的部位及范围，可分为颈上下两小野照射。

照射剂量：对原发灶，一般用组织量 6000 ～ 7000cGy，颈部转移灶用 5000cGy。若无颈部淋巴结转移，颈部预防照射，可用组织量 3000 ～ 4000cGy 全部剂量在 6 周内完成，可根据患者的全身反应及血象，分段治疗。

对颈淋巴结转移的放疗，采用 X 线侧野垂直照射法。一般颈部分上下野照射，其原则是凡上颈有淋巴结转移者，做上颈部照射加下颈部预防性照射，上颈部无淋巴结转移者，仅做上颈部预防性照射。其剂量 0.774C/kg（空气量）有淋巴结肿大者 0.903 ～ 1.032C/kg（空气量）每周 5 次，每次 0.039 ～ 0.045C/kg，照射范围，上界在耳后平乳突根部，耳前平下颌骨缘，前界从下颌骨中点起，下至甲状软骨中部，沿颈侧前缘向下到锁骨头，后界沿斜方肌前缘向下到锁骨，下界若颈部无淋巴结转移可以锁骨上缘为界，一般以环状软骨水平分为上下 颈两野照射。

^{60}Co，颈前切线加 X 线侧野垂直射法，先有 ^{60}Co 颈前切线照射。患者取仰卧位，用固定支架，将患者背部垫高，头稍后仰，以避免下颌骨受照，照射范围为上界在下颌骨边缘上 1cm，下界为平锁骨水平。正中间用长 3cm，宽 6cm 厚的铅块保护咽喉气管、食管和脊髓。照射野直径男性为 16cm×22cm，女性为 14cm×20cm，上颈部照射时下界至环状软骨下缘照射野直径 8cm×16cm。

照射剂量：两侧上颈部无淋巴结肿大者，^{60}Co 切线照射剂量为 0.645C/kg；两上颈垂直照射剂量为 0.387C/kg，总量 1.006C/kg，有淋巴结肿大者，^{60}Co 切线照射量为 0.052 ～ 0.645C/kg，X 线垂直照射 0.516 ～ 0.645C/kg，总量 1.161 ～ 1.187C/kg，若有淋巴结残留将照射野缩小加照 0.258 ～ 0.387C/kg，颈部 ^{60}Co 切线照射用 0.052C/kg，X 线垂直照射每日 0.039 ～ 0.045C/kg。

据观察用上述方法，治疗结束时颈部淋巴结消退率为 75.4%，颈淋巴结复发率 7.3%，而 ^{60}Co 切线照射组的颈淋巴结消退率 69.7%，颈部淋巴结复发率 3.5%。

随着放射设备的改进和精确定位放疗，鼻咽癌放疗后的 5 年生存率在不断提高，10 年以上长期生存者也逐渐增多。20 世纪 50 年代 5 年生存率仅为 15% 左右，到 20 世纪 70 年代，5 年生存率已提高到 40% 以上。近年来 5 年生存率提高到 50% 以上。

2. 化学治疗 常用于晚期病例，其作用为，①作为化学增效剂，以提高肿瘤对放射线的敏感度，多与放疗同时进行；②用于远处有转移患者；③先用化疗使晚期肿瘤缩小到一定程度后再放疗；④在放疗后，根据细胞动力学周期，定期预防性化疗。常采用以下三种给药方法。

(1) 全身化疗：可用口服、肌内及静脉注射，许多对头颈部癌有效的抗癌药单一用药对鼻咽癌都有一定的疗效。由于 NPC 大多数为低分化鳞癌和未分化癌，恶性程度高、生长快，较其他头颈部癌对化疗敏感，可取得较好的近期疗效。

对鼻咽癌有效的单一药物有许多，其中以 DDP、CBP、5-FU、MTX、CTX、BLM 等的疗效较好，应用较多，缓解率 30% 左右，中位缓解期 3～6 个月。有作者报道单一采用大剂量 DDP 或 5-FU 连续输注取得明显疗效。如 Shiu 等用 DDP 100mg/m² 静脉滴注治疗晚期初治 NPC，RR79%。5-FU 连续输注 120h 在 15 例晚期 NPC 中 14 例取得 PR。

联合化疗：多种化疗药物联合治疗疗效优于单一用药，近期有效率可达 30%～90%，目前临床上多采用含 DDP 的联合化疗。NPC 常用的几个联合化疗方案如下。

①PF 方案（DDP+5-FU）DDP 与 5-FU 单一用药对 NPC 有较好的疗效，大剂量 DDP 和 5-FU 连续输注均可明显提高疗效。常用的剂量为 DDP 100mg/m² 静脉滴注，第 1 日；5-FU 每日 1000mg/m²，第 2～6 日连续输注，21～28 日为 1 个周期。CF 作为 5-FU 的生化调节药能使 5-FU 的细胞毒性大大增强，产生协同作用。已证明 CF+5-FU 在结肠癌、胃癌取得较好的疗效。

②PFB 方案（DDP+5-FU+BLM）Boussen 等报道用 DDP100mg/m² 静脉输注，第 1 日，5-FU 每日 650 mg/m² 静脉连续输注，第 1～5 日；BLM15mg 静脉注入，第 1 日，BLM 每日 16 mg/m² 静脉连续输注，第 2～6 日，治疗晚期 NPC45 例，CR9 例、PR30 例、RR86%。

③PMB 方案（DDP+MTX+BLM）Tannock 等用 DDP 60mg/m² 静脉输注，第 1 日；BLM 20U/m² 静脉注入，第 1 日，BLM 每日 20U/m²，静脉连续输注，第 2～4 日；MTX 100mg/m² 静脉输注，第 1 日 3h 1 次共 3 次；CF 15mg/m² 静脉注入于首剂 MTX 后 24h 开始、6h1 次共 4 次（解救作用），治疗 36 例晚期 NPC，CR8 例、PR19 例、RR75%。

(2) 动脉插管化疗：多用于上行性、脑神经受侵犯鼻咽癌患者，可提高病变局部药物浓度，减少全身毒性反应。常用经颞浅动脉逆行插入颈外动脉内。

(3) 半身化疗：压迫腹主动脉暂时阻断下半身血液循环，由静脉内注射抗癌药，借以提高鼻咽部药物浓度，同时保护一部分骨髓不受药物影响。常用氮芥治疗，因为其作用时间短，一般在 15min 内即分解失效，一般剂量 5～10mg，每周 1～2 次其疗效高于其他口服、肌内注射、静脉给药方法，近期疗效高达 95% 以上。半身化疗的禁忌证有：①年老、体弱、肥胖；②高血压、心脏病；③上腔静脉受压；④肝大、肝硬化；⑤肝肾严重损害。

各种抗癌药可以联合应用，同时辅以提高患者免疫力的生物治疗方法如用卡介苗、短小棒状杆菌、转移因子、胸腺素、白介素、干扰素等。

3. 手术疗法　由于鼻咽腔狭小，部位深，周围解剖关系复杂，手术难度大，很难将癌灶彻底切除，故很少选择手术治疗。适应证：①局限性鼻咽癌经放疗后尚有残存的病灶或复发者；②无颅底骨质破坏者或脑神经瘫痪者；③无远处转移，全身情况较好者；④鼻咽癌分化程度较高如腺癌等对放射线不敏感者；⑤颈淋巴结转移，无广泛粘连者，经放疗后不消退的孤立结节，且原发灶控制者，可做颈淋巴结清扫。

4. 中医治疗　在中医学文献中，虽然没有鼻咽癌明确的诊断名称的记载，但是有关鼻咽癌的症状，以及鼻咽癌发展不同阶段表现出来的症候群，却早已有明确详细的描述。中医治疗注重病因，从全身入手，辨证施治，目前临床上应用的中医中药，主要是作为综合治疗的一部分，作为放疗化疗的辅助性治疗。

鼻咽部肿瘤发病的内在因素是正气虚弱。鼻咽癌的中医治疗原则为攻补兼施。补法主要是益气、养血、滋阴、温阳、调脾胃、益肝肾。此类药物具有减轻放疗所致的毒副反应，提高机体正气的作用。脾为后天之本，气血生化之源，培补脾胃是恢复人体正气的重要前提；肾为先天之本，阳常不足，阴常有余，阴阳气血，阳最重要，其能提高机体功能，恢复人体正气，重中之重在于温阳。攻法是祛邪的一种方法，它对肿瘤有一定的抑制作用。

(1) 配合放疗：治则是滋阴清热，润肺生津，健脾和肾，补气养血。用生地黄、玄参、雪梨、杭菊花、金银花、沙参、麦冬、天花粉、百合、野菊花等，滋阴清热、补气养血；用太子参、西洋参、白术、茯苓、白茅根、半夏、陈皮、生黄芪、当归、鸡血藤等补气健脾，养血活血。

(2) 配合化疗：治则是健脾益气、清肺和胃，佐以益肾，增加机体免疫功能。药用太子参、白术、茯苓、生黄芪、沙参、枇杷叶、竹茹、墨旱莲、枸杞子、女贞子、菟丝子、白扁豆、苡仁米、何首乌、淫羊藿等。

鼻咽癌患者在放疗、化疗中及治疗后，主要不良反应有消化功能紊乱，骨髓抑制，免疫功能减退，口腔及鼻咽黏膜糜烂、溃疡、肿痛、口干、舌燥和唇裂咽痛等。给予益气养阴、生津润燥、调理脾胃、滋补肝肾等中药治疗，对提高患者的免疫功能，增强抗癌肿的能力，改善患者体质和营养状态，减轻和防止放疗、化疗毒性反应及后遗症，控制癌肿的发展，减少复发和转移，延长生存期和提高生存质量等，均可起到积极的作用。

5. 靶向坏死疗法　适用于，①局限性鼻咽癌经放疗后仍有残存病灶，患者不能耐受手术者；②颈淋巴结转移灶经放疗后不能消退仍有结节或肿块者；③晚期鼻咽癌或复发者，经放疗、化疗局部及颈部仍有肿瘤残存者；④鼻咽癌分化程度高，如腺癌等对放射线不敏感者。可用坏死疗法直接杀死肿瘤中心的癌细胞减轻机体的瘤荷，再配合适当的放疗、化疗（坏死疗法治疗后对放疗、化疗有增敏作用，可增加放疗、化疗效果）、中药、生物治疗等辅助治疗，有利于机体康复，提高生活质量及延长生存期。

治疗方法如下。

根据病史影像学资料了解肿瘤位置大小、侵犯周围组织情况，选择穿刺路径。

(1) 鼻腔部分肿瘤：选用 1% 麻黄素棉条填塞鼻腔使鼻黏膜收缩，鼻黏膜表面用 2% 利多卡因溶液黏膜表面麻醉后，鼻腔黏膜消毒，通过额镜鼻镜用细长针穿刺到瘤体内注射肿瘤灵Ⅱ号药液，使瘤体表面发白水肿，拔出针后针孔用消毒棉球压迫防止穿刺针孔出血。

(2) 鼻咽部分肿瘤：口腔咽部黏膜用 2% 利多卡因溶液喷雾表面麻醉后常规消毒，舌伸出，用纱布包裹舌前部，用左手第一、二指捏紧将舌牵至口外并固定，用细长针直接穿刺到瘤体内注射肿瘤Ⅱ号药液，使肿瘤表面发白水肿，如肿瘤在后鼻孔细针可通过软腭穿刺到肿瘤内注射肿瘤灵Ⅱ号药液。拔出针后针孔用消毒棉球压迫数分钟防止出血。

也可以通过纤维鼻腔直视下，向鼻腔内癌灶注射肿瘤灵药液，杀死癌灶组织细胞。

(3) 颈部转移性肿大淋巴结：患者取半卧位或坐位，B 超扫描转移淋巴结大小、数目，与周围邻近组织血管、神经之间关系，选择穿刺点，术者在患者侧方或后方，左手触到淋巴结瘤灶、右手持注射器用细针经皮肤穿刺到转移淋巴结灶内注射肿瘤灵Ⅱ号药液，拔出针后针孔用消毒棉球压迫数分钟。转移灶需逐个注射治疗。

一般 3 ～ 4d 做第 2 次治疗，3 ～ 4 次为 1 个疗程，用药量是肿瘤体积的 1/5 ～ 1/4，药量要超过肿瘤边缘 0.5cm。

6. 预后　鼻咽癌放疗后主要失败原因是原发灶及颈淋巴结病灶的复发，以及远位转移。鼻咽癌复发多数在治疗后 1 ～ 3 年内出现。据国外报道，鼻咽癌放疗后 5 年存活率为 39% ～ 43%，如采用高能加速器放疗存活率提高 5% ～ 10%，据中山医学院附属肿瘤医院放射科报道（1974）5 年以上生存率 I 期 80%，II 期 59.4%，III 期 49.1%，IV 期 20%。

第10章 甲状腺肿瘤

一、概述

【发病率】

甲状腺肿瘤是常见颈部肿瘤，多见于女性。一般在地方性甲状腺肿流行区，其发病率相对较高。不同地区甲状腺肿瘤的发生率差异很大，就是在同一地区的不同人群中，其发生率也不一致。甲状腺良性肿瘤的发生率远高于恶性肿瘤的发生率。

美国约有5%的成年人在临床上可扪及甲状腺结节。美国卫生和公众服务部统计表明，美国甲状腺癌发生率为25/10万。我国临床上可扪及甲状腺结节成年人4%左右，近年来有逐渐增高趋势。

从尸检资料看，各家报道差异很大，上海地区一组300例尸检，发现甲状腺癌13例（4.3%），男性检出率为3.3%，女性检出率为6.8%。日本广岛，长崎尸检资料甲状腺癌的检出率为28.4%。另一组尸检资料发现滤泡性腺瘤发病率为3%～5%，沿海地区甲状腺瘤发病率高于内陆地区。各地区间差异很大，是因为各地居民的遗传素质不同和环境影响差异。

第二军医大学附属长海医院外科，近15年来共收治甲状腺结节患者1444例，均经手术后病理证实，其中甲状腺瘤占42.4%，甲状腺囊肿占9.3%，结节性甲状腺肿占35.6%，甲状腺癌占12.8%。185例甲状腺癌中，乳头状腺癌占82.18%，滤泡状癌占10.27%，髓样癌占1.62%，未分化癌占3.78%，其他癌占2.16%。综合部分国内文献，甲状腺癌1127例，乳头状癌占66.63%，滤泡状癌占22.8%，髓样癌占1.77%，未分化癌占4.3%，其他（包括Hürthle细胞癌，鳞状细胞癌，临界细胞癌）4.25%。在甲状腺结节中，单发结节癌发生率为15.6%～28%。而多发结节的癌瘤发生率约为10%。单发结节癌的发生率成倍高于多发结节，应引起重视。

一般来说，甲状腺癌女性的发生率为男性的2～4倍，这是因为女性甲状腺疾病的人数多于男性。但对甲状腺结节和甲状腺癌的比例而言，男性患甲状腺癌的比例又高于女性，故对男性的甲状腺结节，尤其是单发性结节应及早治疗。儿童期的甲状腺结节，其癌发生率为50%左右，且大部分儿童有早年放射线接触史，故应特别重视，需及时处理。

【分类】

甲状腺肿瘤的分类是一个极为复杂的问题。不仅良性肿瘤与恶性肿瘤的鉴别存在着一定困难，就恶性肿瘤而言，其细胞学改变亦绝非单一。通常可根据甲状腺真性囊是否消失，是否浸润周围组织、血管和淋巴管，甲状腺滤泡结构正常与否，以及甲状腺本身的形态异常来加以鉴别，尚需综合上述各项表现全面考虑，否则极易发生差错。在恶性肿瘤中，典型的乳头状癌在切片上虽然主要表现为乳头状结构，但癌的某一部分可累及滤泡样组织。同样在滤泡癌的切片中，某些部分亦可见到乳头样结构，故其分型也只是根据其主要结构来决定，有时也只能定为混合型。

甲状腺肿瘤的一般分类如下。

1. 甲状腺良性肿瘤

(1) 甲状腺瘤（系来自甲状腺滤泡上皮的肿瘤）。①滤泡状腺瘤，分为胚胎型、胎儿型、胶质型、嗜酸细胞型（Hurthle 细胞型）；②乳头状腺瘤；③混合型腺瘤。

(2) 甲状腺血管瘤、纤维瘤、畸胎瘤（起源于甲状腺间质的良性肿瘤）。

(3) 甲状腺囊肿。

2. 甲状腺恶性肿瘤

(1) 已分化癌：①乳头状腺癌；②滤泡状腺瘤；③髓样癌；④混合型癌。

(2) 未分化癌：①小细胞型癌，巨细胞型癌；②梭形细胞癌（肉瘤）、鳞状细胞癌（上皮癌）；③癌肉瘤。

(3) 其他：恶性淋巴瘤，血管肉瘤，纤维肉瘤（均来源于甲状腺间质）。

上述肿瘤中，乳头状腺癌，滤泡状腺癌，混合型腺癌和未分化癌均起源于甲状腺滤泡上皮细胞。髓样癌来源于滤泡旁细胞，鳞状细胞癌来源于化生的甲状腺滤泡上皮细胞及甲状舌管。

二、甲状腺结节

甲状腺结节不是单独一种疾病，在许多甲状腺疾病中都表现有甲状腺结节，如甲状腺功能亢进、结节性甲状腺肿、地方性甲状腺肿、桥本病、甲状腺良性肿瘤、甲状腺癌、甲状腺微小癌及一部分正常人甲状腺等也会出现甲状腺结节表现。

在美国 4% ～ 7% 的成人通过体检，用手可触及甲状腺结节。通过 B 超检查或尸检发现甲状腺结节人群更多，可达到 30% ～ 50%；但甲状腺恶性结节发病率为 1% ～ 5%，甲状腺癌性结节占全身恶性肿瘤的 1.3% ～ 1.5%，其中男性与女性比例为 3 ：1。因此甲状腺结节，需跟踪随访，一般 3 ～ 6 个月随访一次，临床医师应高度重视甲状腺结节鉴别诊断和随诊，必要时做针抽吸穿刺细胞病理学检查。

【形成】

甲状腺激素依赖性内分泌器官，当人体血液中甲状腺激素水平降低时，脑垂体分泌促甲状腺激素（TSH）增加，促进甲状腺滤泡细胞增生，分泌甲状腺激素释放到血液中去，使血液甲状腺激素达到正常水平，维持人体正常新陈代谢，这时脑垂体分泌 TSH 减少，甲状腺滤泡细胞开始萎缩，复原到正常细胞状态。一段时间后甲状腺激素被人体新陈代谢消耗后，血液中甲状腺激素水平又降低，脑垂体又分泌 TSH，又促进甲状腺滤泡增生分泌甲状腺激素到血液中，维持人体正常新陈代谢，因此正常甲状腺细胞有正常增生和复原生理现象，当这种增生和复原发生不平衡变异时，如部分甲状腺滤泡细胞表面 TSH 受体增多，表现增生明显而不能复原到正常甲状腺细胞状态，出现甲状腺一部分细胞增生而形结节状增生，表现为甲状腺结节。有一部分甲状腺结节可发展为结节性甲状腺肿，在结节性甲状腺肿瘤病人血液中可测到甲状腺生长激素、免疫球蛋白、甲状生长激素免疫球蛋白，刺激甲状腺滤泡细胞增生形成增生结节。许多甲状腺疾病患者及一部分正常人都表现为甲状腺结节。美国甲状腺协会和美国临床内分泌医师协会最早提出触及甲状腺结节都应进行超声检查。

1. 通过超声检查，可以明确触诊诊断，结节应当是一个与周围正常甲状腺组织分界明显的病灶，约有 1/6 患者可以通过临床触诊诊断甲状腺结节。

2. 甲状腺结节小部分是通过触诊发现，但大部分结节是通过超声检查发现，有 50% 患者是多性结节，但临床上只有 20% 甲状腺结节是通过触诊发现的。

3. 对有低回声结节，特别是结节内有微小钙化点，应做穿刺病理细胞学检查，以明确结节是否有恶变。

4. 明确结节超声图像特点。甲状腺恶性结节（肿瘤）B 超影像特点：低回声的敏感性是81%（48%～91%），特异性是 53%（36%～92%）；形态不规则，特异性 80%（62%～85%），敏感性为 55%（17%～84%）；缺少晕环，敏感性为 68%（33%～100%），特异性为 43%（30%～77%）；微钙化，敏感性为 44%（26%～73%），特异性为 89%（69%～98%）；内部血流增多，敏感性为 67%（57%～74%），特异性为 81%（49%～89%）。

5. 可疑者做穿刺细胞病理学检查。

B 超既可作为正常人健康检查，也可作为触诊异常首选影像学检查。有两类人群应该做B 超影像学检查，一类是儿童时期头颈部接受过放射线或放射线治疗者，另一类是有甲状腺肿瘤家族史者，据报道有 10% 甲状腺乳头状癌患者有家族史。

甲状腺结节的诊断是十分复杂的问题，因为许多甲状腺疾病患者及一部分正常人都表现有甲状腺结节，因此临床医师要了解甲状腺疾病会表现甲状腺结节，特别注意良性结节和恶性结节的鉴别诊断，结合病史、临床触诊、影像学检查、化验检查，综合分析判断，必要时做穿刺病理细胞学检查，特别是甲状腺微小癌与小结节的鉴别诊断，高度怀疑甲状腺微小癌在第一次穿刺病理细胞学检查为阴性时，必要时做第二次病理细胞学检查，以明确诊断，以免延误治疗。

【鉴别诊断】

1. 桥本病（慢性淋巴细胞性甲状腺炎）　是自身免疫性甲状腺炎，自身淋巴细胞浸润甲状腺细胞，破坏甲状腺组织细胞，桥本病不同时期临床表现不同，早期甲状腺肿大，甲亢症状，少数患者伴有眼球突出，晚期表现甲状腺功能减退、甲状腺缩小；也可表现结节性甲状腺肿、甲状腺肿瘤、甲状腺癌等各种不同状态。体检触诊时甲状腺肿大，界限清楚，甲状腺质地中等或质地较硬，少数患者甲状腺萎缩，质地坚硬；患者颈部有压迫感，可引起呼吸不畅。化验检查，血清甲状腺球蛋白抗体（TG-Ab）、甲状腺过氧化酶抗体（TPO-Ab）增高。

超声图像表现甲状腺体回声减少，也有表现腺体散在性回声不均匀，低回声呈蜂窝状或地图样，或网格状改变，早期血液分布表现血液丰富，或血流分布不均匀，晚期血流分布减少。

2. **亚急性甲状腺炎** 亚急性甲状腺炎起病前多发生上呼吸道感染，与病毒感染有关，在甲状腺腺体内可检测出腮腺病毒抗体。患者表现多有上呼吸道感染，感冒症状，颈部突然发生疼痛，疼痛可向颌下、耳后、枕后放射，伴有发热甚至体温可达 40℃。体检：甲状腺弥漫性肿大，也可表现不对称性肿大，少数表现结节状，甲状腺局限性肿大易被误诊为甲状腺瘤，甲状腺触痛明显，1 周后部分患者可表现甲亢症状，这是甲状腺滤泡细胞易被破坏而释放大量甲状腺激素到血液中，引起 T_3、T_4 增高；当滤泡细胞大量破坏后，而甲状腺细胞摄碘功能下降，甲状腺激素合成减少，血液中 T_3、T_4 又降低，TSH 增高，形成甲减，如不及时治疗部分患者会形成永久性甲减。化验检查，白细胞正常或增高，C 蛋白反应增高，患者在疾病不同时期出现 T_3、T_4 增高或降低，超声表现甲状腺肿大，早期呈散在性片状低回声，形态不规则，边界欠清晰，也可表现甲状腺腺体回声减少，偶有小岛样高回声区。由于炎症反应，同时甲状腺细胞间质水肿，血流分布减少，一个月后病变进入过渡期，超声表现混合性回声，形态不规则，边界不清晰，2～4 个月后进入甲减期，表现局限性或弥漫性低回声减少，血流恢复正常，4 个月以后进入恢复期，甲状腺低回声减少，或由纤维化引起高回声，甲状腺回声恢复正常。

3. **急性化脓性甲状腺炎** 由于其他部位感染，如皮肤感染、肺炎等，细菌通过血液或淋巴结传染到甲状腺，引起炎症。表现高热，甲状腺肿大，红、肿、热、痛，以一侧感染多见，颈淋巴结肿大，吞咽时疼痛加重，炎症扩散可压迫气管、食管，引起呼吸、吞咽困难。化验室检查，白细胞升高，C 反应蛋白增高，甲状腺功能大多正常。超声表现：早期病变多限于一侧，甲状腺形态变形，局部低回声，如脓肿形成表现更低回声或无回声，在无回声内，可见小点高回声随体位变动而翻转，这是脓细胞移动形成声影。

4. **产后甲状腺炎** 是产后 1 年内发生自身免疫性甲状腺炎，临床表现甲状腺功能异常，可以是一过性的，大多数不治自愈，也可以是永久性甲减，早期在产后 2～6 个月表现甲亢症状，后期 6 个月表现甲减症状，可持续 4～6 个月，产后 6～12 个月进入恢复期，甲状腺功能恢复正常。化验检查：白细胞正常，TPO-Ab、TG-Ab 增高，早期 T_3、T_4 增高，TSH 降低，以后甲减 TSH 增高。超声表现：早期甲状腺肿大，回声降低或有散在低回声区。

5. **放射性甲状腺炎** ^{131}碘治疗后引起急性放射性甲状腺炎，放射线使甲状腺滤泡细胞破坏，甲状腺充血水肿，炎性细胞浸润表现甲状腺局部肿胀疼痛。体检、触诊甲状腺增大，轻度压痛。超声检查；急性期表现回声减低，甲状腺组织水肿，形态不规则。

6. **无痛性甲状腺炎** 是自身免疫性反应引起甲状腺组织破坏，甲状腺功能受到暂时性损害，特点是患者没有疼痛感，病程分四个阶段，甲亢期、甲功正常期、甲功减低期、恢复正常期，发病可能与病毒感染有关，患者发病前有明显上呼吸道感染，临床表现甲亢症状，体检触诊甲状腺肿大、质地较硬、无结节、无压痛、少数患者可发生永久性甲减。化验检查早期 T_3、T_4 增高，TST 降低，TPO-Ab 增高，TS-Ab 可正常。超声表现：甲状腺肿大，弥漫性回声减少或局限性回声减少，未被炎症受累区甲状腺回声正常。

7. 甲状腺功能亢进（Graves 病）　甲状腺功能亢进与自身免疫、遗传和环境因素有关，临床表现为甲亢的典型三大症状，体检触诊甲状腺肿大，质较软，有时可触及细小结节，可触及震颤。化验检查，T_3、T_4 增高，TSH 降低，TPO-Ab、TG-Ab 增高，超声表现：甲状腺体回声减低，多数表现局限性回声减低，少数整体回声不规则散在性减低，是由于腺体滤泡内皮细胞增生相对压缩了胶质存在空间，胶质流失大，导致超声回声界面之间阻抗差下降，而表现腺体回声减低，血流丰富，甲状腺体整体血流丰富，表现呈火海样血流。

8. 甲状腺功能减低　甲状腺功能减低最常见发病原因是缺碘，自身免疫性甲状腺炎，甲亢手术治疗后，甲亢 ^{131} 碘治疗后等。临床表现甲状腺功能减低症状。化验检查，T_3、T_4 降低，TSH 增高，桥本低病引起甲减 TPO-Ab、TG-AG 增高，亚临床甲减 TSH 增高，超声表现，甲状腺大小，形态与甲减病因有关，回声一般表现正常回声，或少数腺体内有小岛样低回声暗区，呈海绵样分布，一些年轻患者可见弥散分布滤泡增生小囊肿。

9. 甲状腺瘤　临床表现颈部肿物随吞咽移动，无疼痛，肿物直径大多数 2～6cm，呈圆形或卵圆形，多为单发，触诊，肿块质地较硬，界限清楚，随吞咽移动，无压痛。超声检查，图像结构表现肿物实性、囊性、囊实性，回声表现可出现高回声、等回声、低回声、混合回声、良性肿瘤周围大多数有暗带，暗带较完整，恶性暗带出现少，不完整，内部出现钙化表现强回声，肿块内及周边血流分布较少，恶性肿瘤血流丰富，颈淋巴结不肿大。必要时做穿刺负压抽吸细胞病理学检查，以明确诊断。化验检查；甲状腺功能正常，如是功能性甲状腺瘤，表现甲状腺功能亢进症状。^{131} 碘同位扫描表现热结节。

10. 甲状腺癌　临床表现颈部肿块，随着吞咽移动，肿块增大使颈部变形，气管受压引起呼吸不畅，甚至呼吸困难，吞咽困难，声音嘶哑，颈部淋巴结肿大等症状。体检、触诊甲状腺肿块，质地硬，表面不光滑，周围界限不清楚，颈淋巴结肿大，如肿大淋巴结融合形成颈部肿块。B 超表现肿块形态多不规则，周边可表现毛刺样、分叶状，边界不清，回声可表现高回声，等回声，低回声，混合性回声，以低回声多见，周边暗带多不完整，可出现钙化强回声，微小钙化，低回声是甲状腺癌超声图像多见，血流较丰富。化验检查：甲状腺球蛋白（TG）增高，髓样癌降钙素增高，是特异性指标，穿刺细胞病理学检查明确诊断。

11. 甲状腺微小癌（指肿瘤直径 1cm ≤ 病灶）　临床表现，大多无临床症状，在体检做 B 超检查发现甲状腺小结节，触诊未触及肿物，也有个别患者表现颈转移淋巴结肿大就诊，B 超影像，结节直径在 1cm 以内，甲状腺结节低回声，小结节周围界限不清，周边不整齐，结节内有微小钙化点，血流较丰富，是甲状腺微小癌特征。化验检查：甲状腺功能正常，甲状腺球蛋白增高或正常，穿刺细胞病理学检查可以明确诊断。

【治疗】

甲状腺结节是甲状腺疾病症状，对甲状腺结节处理应根据辅助检查做出结节良恶判断来进行治疗。

1. 甲状腺恶性结节，采用手术治疗或非手术靶向治疗。

2. 甲状腺良性结节较大者，可选择手术或非手术靶向治疗。对小结节定期检查观察，半年至一年复查一次。

3. 可疑恶变和诊断不明确结节，应做细胞病理学检查，或手术中做冷冻切片病理检查，确认手术范围。

4. 大部分甲状腺结节，特别是多发结节，应手术治疗或非手术靶向治疗。

三、甲状腺良性肿瘤

（一）甲状腺腺瘤

甲状腺腺瘤是甲状腺肿瘤中发病率最高的一种，多见于女性，它与甲状腺结节有时在临床上不易区别，与甲状腺癌也不易鉴别。给临床上治疗带来一定困难，应引起重视。

【病理】

临床上可触及的甲状腺腺瘤直径均＞1cm，它具有一个完整的包膜以区别于假性腺瘤，通常为单发圆形或椭圆形肿块，可部分囊性变。切面因组织不同，可呈黄白色或黄褐色、较细腻，但有的切面也可呈蜂窝状或细颗粒状，瘤体可发生坏死、纤维化、钙化等。镜下根据其组织学的形态结构，可将甲状腺腺瘤分为滤泡型、乳头型和混合型3种类型，而滤泡型腺瘤又可根据其滤泡的大小和所含胶质的多少分为胚胎型、胎儿型、胶质型和嗜酸细胞型（Hurthle 病）4种亚型。有的病理学家认为乳头状腺瘤都是低恶性的甲状腺癌，但另一些病理学家则认为确有甲状腺乳头状瘤，可存在数十年无转移和其他恶性肿瘤的表现。不管哪种类型的甲状腺腺瘤，其良性病变病理上有其共同的特点，常为单个结节，有一完整包膜，瘤组织与正常甲状腺组织在结构上有明显差异；瘤体的内部结构相对一致；对周围甲状腺组织有不同程度的挤压等。

1. 滤泡状腺瘤是最常见的甲状腺瘤，瘤组织有大小不等的滤泡构成，细胞呈单层立方形或扁平状，腔内含有粉红色的胶状体，间质常有充血、出血或水肿，胶原纤维常伴透明变，钙化和骨化等。

(1) 胎儿型腺瘤：亦称小滤泡型腺瘤。肿瘤由类似胎儿甲状腺的小滤泡构成，仅含少量胶状体或没有胶状体。瘤细胞体积小，呈立方形，间质常有水肿，肿瘤常伴囊变。

(2) 胚胎型腺瘤：瘤组织为实质性的，呈条索状，可见少数滤泡结构，滤泡内含有少量胶体，瘤细胞呈立方形，体积大小、细胞大小一致。胞质少，嗜碱性，边界欠清，胞核大，染色质多，位于细胞中央。间质很少，多有水肿，包膜及血管不受侵犯。

(3) 胶质型腺瘤：亦称滤泡性腺瘤，瘤组织由成熟的滤泡构成。细胞形态和胶质含量与正常甲状腺细胞相似，但滤泡的大小差异大，排列紧密，有时可融合成囊。

(4) 嗜酸细胞腺瘤：瘤组织有大的多角形细胞构成，胞质丰富，有嗜酸颗粒，核小深染，瘤细胞排列呈条索状或腺泡状。

滤泡状腺瘤细胞免疫组织化学，类似正常甲状腺细胞，常用标记物是 TG、TTF-1，

PAX8。其中 TG 是最有特征性标记物，标记细胞及胶质，肿瘤细胞 TTF-1 显示细胞核，但 TTF8 不是甲状腺滤泡细胞特异性标记物，其他也可标记，如甲状腺 C 细胞，甲状腺髓样癌细胞，肺肿瘤等，PAX8 是新近的免疫标记物，所有甲状腺瘤，均呈阳性，其特异性尚不清楚。

2.乳头状腺瘤较少见，常有囊性变，故称乳状囊腺瘤，乳头由单层立方上皮或低柱状细胞被覆于结缔组织束构成，形态与正常静止的甲状腺上皮类似。乳头短，分支较少，有时乳头间可见胶质细胞。乳头突入大小不等的囊腔内，腔内富有胶质。甲状腺腺瘤中具有乳头状结构者恶变倾向较大。诊断时要慎重，凡有包膜浸润或血管受侵犯现象，均应列为乳头状腺癌，如具有 1～2 级乳头分支，瘤细胞排列整齐，异形核很小，分裂象偶见，且包膜完整，可暂时按乳头状瘤处理，但术后定期随访有无复发与转移。

3.混合型腺瘤的包膜完整，质地坚实，细胞丰富密集，常呈片块状或巢状排列，结构不规则，多不形成滤泡，间质较少，细胞形态大小不一致，可见长方形、梭形、核不规则、染色较深，亦可见有丝分裂象，故疑为癌变。但无包膜，无血管和淋巴管浸润。

【症状】

好发于 20—40 岁女性，＞40 岁发病逐渐减少，甲状腺腺瘤一般不产生明显的自觉症状，绝大部分患者为偶然触及或发现颈增粗、吞咽时有肿块上下移动，或他人发现颈部肿块。近年来部分患者常在体格检查时被医师发现。

肿瘤常为单发、直径大多 2～5cm，圆形或椭圆形，表面光滑，质地较硬，边界清楚，随吞咽上下活动，与皮肤无粘连，可长时间维持原状或不发生变化。有时甲状腺瘤内可突然出血，以致肿瘤迅速增大，局部伴有疼痛和压痛，但几日后疼痛可逐渐好转，肿瘤可缩小或囊性变，少数甲状腺瘤病例在一定时候可出现甲状腺功能亢进症状，产生过量甲状腺激素可能是功能性腺瘤，但也有可能是腺瘤周围的甲状腺组织增生引起。

甲状腺腺瘤的直径一般约在 3cm，左右较常见，当肿瘤＞5cm 时，可引起气管压迫和引起气管移位。瘤体迅速增大时，活动受限，质地硬，表面不平整，出现声音嘶哑，呼吸困难，颈部淋巴结肿大，应考虑有恶变可能。

【诊断】

20—40 岁青壮年出现颈前区单发（少数多发）的圆形或椭圆形结节，表面光滑，边界清楚，质地较硬，随吞咽上下移动，多无自觉症状。颈淋巴结不肿大，实验室检查甲状腺功能正常等症状，诊断多不困难。[131]I 同位素扫描提示凉结节或冷结节，B 超检查提示实质性肿瘤。

超声表现为回声结构表现实性、囊性、囊实性（发生出血、坏死、退行性变引起），囊肿内可出现细小点高回声，以及散在絮状回声漂移，阵归性出血出现高回声团块，回声表现高回声、低回声、等回声，大约 14% 腺瘤表现低回声，多属小滤泡亚形，胶质少，间质缺少血管及纤维组织。腺瘤可出现暗带，良性肿瘤暗带多见于恶性肿瘤，肿瘤内供血不良是导致营养不良，内部出现钙化，胶质凝集常见微小强回声。

病理活检是确诊的主要手段，由于甲状腺瘤有恶变倾向，特别是乳头状腺瘤，诊断确立后应尽快治疗。

虽然甲状腺瘤与甲状腺癌，结节性甲状腺肿，慢性淋巴细胞性甲状腺炎，在理论上是可以鉴别的，但在实际临床工作中是不易做到的，因此对甲状腺结节诊断应做全面分析。

【治疗】

近年来研究证实临床上诊断单发结节、在手术切除后病理检查＞15%是甲状腺癌，所以对单发结节，最好是手术切除。若有下列情况时，更应及时治疗，①＜20岁年轻人，＞40岁成年人，尤其是男性患者；②患者在幼年时，因面颈部或纵隔某些疾病有过放射线治疗史；③肿块迅速增大，质地坚硬，表面不平，活动受限，伴颈淋巴结肿大者；④同位素扫描为"冷结节"，B超检查证实为实质性肿块。

过去一般人认为甲状腺瘤是良性肿瘤，且无明显症状，可不必手术切除，或采取单纯腺瘤摘除术。由于甲状腺瘤易恶变，所以对单发结节的甲状腺腺瘤一般应做甲状腺次全切除或一侧叶全切除，有条件应常规术中冷冻切片检查，若证实为恶性病变，应进一步扩大手术范围。若证实为甲状腺瘤时，应立即结束手术。

单纯结节摘除手术目前多不采用，万一术后病理证实是甲状腺癌，则需再次手术，增加手术并发症、肿瘤扩散和术后复发的危险。若肉眼观察为单个甲状腺瘤，而病理证实为多发性时，术后腺瘤的复发机会也会增加。

采用靶向坏死疗法治疗甲状腺瘤效果也很满意，笔者采用坏死疗法治疗甲状腺腺瘤330例病例观察表明，经肿瘤灵Ⅱ号1个疗程治疗后，治愈312例，经第2个疗程治愈12例，仅6例未愈，总治愈率＞98%。220例随访3～5年有4例复发，经再次治疗治愈。有7例在治疗结束后第16～32日，肿瘤坏死发生感染，经抗生素控制感染或小切引流后治愈。未发生其他并发症。基本上达到手术治疗效果，颈部无瘢痕，安全无不良反应。

适应证：①肿瘤直径＜8cm；②年龄大，伴心、肺等器官疾病不能耐受手术者；③患者不愿或拒绝手术者；④双侧多发甲状腺瘤；⑤怀疑甲状腺瘤恶变而不愿手术者。

治疗方法如下。

1. 根据病史B超影像学资料，了解肿瘤在甲状腺内位置、大小、选择穿刺点和穿刺路径。

2. 患者取坐位，略低头向下使颈前肌肉松弛，术者站患者身后，颈前常规消毒，戴消毒手套，左手扪及包块后用示指、中指夹持固定包块，右手持注射器用7号针在示指、中指间穿刺。

3. 穿刺针经皮肤、颈前肌穿刺到肿瘤内，注射肿瘤灵Ⅱ号药液，在注射药液时手指可感到肿瘤增大变硬，有时肿瘤较小时，可感到肿瘤包膜被药液胀破的破裂感及肿瘤包膜破裂后肿瘤缩小的感觉。注射药量要超过甲状腺腺瘤组织0.5cm使肿瘤完全坏死及肿瘤周围部分甲状腺组织发生坏死以达到彻底治愈目的。

4. 注射完毕拔出针后，针孔用消毒纱布压迫数分钟。注射药液量按肿瘤体积的1/5～1/4计算，3～5d重复注射1次，一般3～4次为1个疗程。

治愈观察标准：治疗后6个月复查，颈部肿块消失，或有＜2cm直径的瘢痕硬结（随时间延长瘢痕软化，硬结消失）。①显效：6个月复查，颈部肿块缩小＞50%，无临床症状。

②有效：6 个月复查，颈部肿块缩小 < 50%，临床症状好转。

本组有 6 例未治好，分析原因是甲状腺肿瘤体积过大，"肿瘤灵"药物在瘤体内扩散不均匀，以致肿瘤组织没有全部达到坏死，而造成没有治愈。

笔者认为，靶向坏死疗法治疗甲状腺腺瘤，适合肿瘤直径 < 5cm，可用 1 个疗程完成治疗。如果肿瘤直径 > 6cm，可在 1 个疗程治疗后 3 个月等肿瘤缩小，再进行第 2 个疗程治疗，使甲状腺瘤完全坏死，以达到彻底治愈目的。

（二）甲状腺囊肿

临床上所见的甲状腺囊肿，大多数是假性囊肿，并不是一个单独的疾病。绝大多数囊肿系由单纯性甲状腺肿、结节性甲状腺肿、甲状腺腺瘤退变而来。笔者在临床上也发现少数囊肿是由颈部外伤甲状腺内血管损伤出血而引起血肿样囊肿。只有少数囊壁为鳞状上皮的囊肿，为真性甲状腺囊肿，系来源于化生或甲状舌管残余或第 4 鳃裂残余，临床上极为少见。

【病理】

从病理来看，甲状腺囊肿可分为胶性囊肿、浆液性囊肿、出血性囊肿等。胶性囊肿主要来源于滤泡胶性甲状腺肿，巨大的含胶滤泡发生变性，若干个滤泡逐渐融合成一个囊肿，囊内胶质成分均系碘化的甲状腺球蛋白，黏稠，褐色，囊壁厚薄不一，系扁平滤泡上皮细胞。浆液性甲状腺囊肿，常发生于结节性甲状腺肿和甲状腺瘤长期生长的过程中，结节长大，压迫静脉血管，造成供血不良，组织缺血，发生萎缩性变性，间质内淤血水肿，液体积聚而成囊肿。囊液较稀薄，若在演变过程中组织发生缺血性坏死则称为坏死出血性囊肿。坏死由于肿瘤组织坏死，周围血管失去支撑而破裂出血，则形成出血性囊肿。诸囊肿壁均系纤维结缔组织，上皮细胞较少，甲状腺瘤及结节在疾病的演变过程中，常为结节或甲状腺瘤发生部分囊性变，故而临床上可见囊腺瘤的病例。甲状腺癌亦可发生坏死，出血，液化而形成囊肿癌。

【症状】

甲状腺囊肿，通常不产生明显的自觉症状，唯有囊肿内出血突然迅速增大时，可有疼痛感，吞咽活动时尤为明显、疼痛加重。颈部钝器外伤引起甲状腺血管破裂形成出血性囊肿，有明显的疼痛感，颈部肿块迅速增大，疼痛加重。数日后血管破裂出血停止，颈部肿块停止增大或增大速度减慢，则疼痛好转。以后囊肿内血液吸收，肿块缩小，逐渐消失。

囊肿一般都较坚实，质地较硬，尤其是囊肿内容物较多时，囊腔内压力较高，伴有疼痛，质地会变硬，而无囊性感，肿块表面光滑，边界清楚，无压痛，随吞咽上下移动。若囊肿内容物不多，囊腔内压力不高，则肿块较柔软，伴囊性感。

小的囊肿很少发生癌变，直径 < 3cm 仅 2% 发生癌变，直径 > 4 ～ 5cm 时，有 4% ～ 5% 恶变率。

【诊断】

根据症状和体征及 B 超影像学检查诊断甲状腺囊肿多不困难，囊肿穿刺对诊断有价值。B 超检查对诊断甲状腺囊肿有可靠价值。^{131}I 扫描表现为"冷结节"。

【治疗】

小的囊肿可能用硬化剂治疗，如用无水乙醇 1～2ml 囊腔内注射，使囊肿萎缩。较大的囊肿以手术治疗为主。尤其直径＞4cm 的甲状腺囊肿，恶变率增高，手术方式以单纯甲状腺次全切除为妥。

靶向坏死疗法治疗甲状腺囊肿效果满意，完全可以达到手术疗效，方法简单，安全无不良反应，患者均可在门诊治疗，治愈后颈部无瘢痕，不影响美观。笔者治疗甲状腺囊肿、甲状舌骨囊肿 110 例观察结果表明，全部治愈，随访 3～5 年病例中仅 2 例甲状舌骨囊肿复发，经再次治疗后治愈。

治疗方法如下。

1. 根据病史，检查和 B 超影像资料，了解囊肿在甲状腺体内位置、大小、与周围邻近组织之间关系，选择穿刺路径。

2. 患者取坐位，头略低向下使颈前肌肉松弛，术者站患者身后，颈部常规消毒，戴消毒手套，左手扪包块后，并用示指、中指固定肿块，右手持注射器用 8 号针头，从左手示指、中指间，经皮肤颈前肌穿刺至囊肿内。

3. 抽尽囊液（留送病检），并计算抽出囊液量，换注射器再注射肿瘤灵Ⅱ号药液于囊腔内。

4. 拔出针头，针孔用棉球压迫数分钟。注射药液剂量以囊肿体积的 1/5～1/4 计算。3～5d 做第 2 次治疗，一般 3～4 次为 1 个疗程。

注意：在第 2 次治疗时因囊肿壁发生坏死、囊壁坏死组织碎片脱落于囊腔中，可阻塞针孔，因此在穿刺时用≥9 号粗针穿刺抽吸囊液后注药。以避免细针孔被坏死囊壁组织碎片阻塞，而抽不出囊液，或抽不尽囊液影响治疗效果。

四、甲状腺恶性肿瘤

甲状腺癌在全身恶性肿瘤中并不占重要地位，主要原因是发病率较低，最近研究资料发现近年来甲状腺癌发病率有增高趋势。大多数甲状腺癌的预后也较好，不少已有转移的甲状腺癌，也可带癌生存＞10 年。

但甲状腺癌在临床上常与结节性甲状腺肿、甲状腺腺瘤相混淆，有时鉴别十分困难，因而应引起临床医师的重视。

在甲状腺癌恶性肿瘤中，腺癌占绝大多数，而来源于甲状腺上皮细胞及 C 细胞恶性肿瘤仅占 1%。甲状腺癌占全身肿瘤的 1.5%，占甲状腺肿瘤的 2.7%～17%。根据国际癌症学会资料统计，各国甲状腺癌的发病率逐年增加。每年以 6.2% 的速度增高，占女性恶性肿瘤第六位。在 15—24 岁的恶性肿瘤患者中，由于 5%～10% 为甲状腺癌，尸检甲状腺瘤美国为 6%，日本为 20%，而其中部分是镜下甲状腺微癌，生前没有症状。

甲状腺癌以女性发病较多，男女比为 1∶2.5，年龄以儿童至老年均可发病，与一般肿瘤的好发于老年人不同，甲状腺癌多发于青壮年，平均年龄约为 40 岁。

生育期妇女乳头状癌发病率增高：临床上经产妇、早期停经、避孕药、高年初产患甲状腺癌风险增高，10 岁以前甲状腺癌没有性别差异，10 岁以后性别差异增加，甲状腺癌组织中发现雌激素受体（ER）和孕激素受体（PR），表明甲状腺癌女性发病高与性激素有关。

（一）分类

◆甲状腺乳头状癌

甲状腺乳头状癌是甲状腺恶性肿瘤中最常见、恶性程度最低的一种，一般占甲状腺恶性肿瘤的 70% 以上。

手术后观察大多数甲状腺乳头状癌为多发，约有半数患者在确认时已有附近淋巴结转移，10% ～ 25% 患者有远位转移。

【病理】

乳头状癌外形可随肿瘤的大小而异，是一种起源于甲状腺实质的分化性恶性肿瘤，小的肿瘤又称隐匿硬化型癌，病变局限，肉眼观察与通常瘢痕组织一样，只有镜下才可发现。大的乳头状腺癌多有浸润，边界不大清楚，有时伴有癌灶内出血，部分囊性变，囊液褐色、稀薄、水样、中心可有纤维化、钙化、骨化。实质性肿瘤切面粗糙似砂粒，灰白色，组织脆而易碎，多无明显包膜。

镜下：可见由上皮细胞围绕少许间质，形成细长分支的乳头。乳头大小不等，长短不一，常见 3 级以上的分支。癌细胞呈立方形，较正常滤泡上皮细胞大。核间变程度一般不甚明显，胞质丰富，间质常有纤维结缔组织构成，血管较多，大约有 40% 病例含有直径 5 ～ 10μm 的分层钙化小球，称为砂粒小体。一般认为有乳头状结构者均为乳头状癌，但亦有上皮细胞分化良好的甲状腺乳头状腺癌。

【症状】

多见于 20—40 岁的青壮年，女性为多见，约为男性的 3 倍，儿童甲状腺癌绝大部分为乳头状腺癌。

肿瘤多为单发，亦有多发或双侧发病的病例，质硬，不规则，表面不光滑，边界欠清楚，活动度差，由于肿瘤生长缓慢，早期常无症状，尤其是隐匿型和腺内型，甲状腺微小癌无结节可触及或仅触及坚硬的米粒样小块，应引起临床医师高度重视。另有部分患者甲状腺癌无结节可触及，而颈淋巴结确因甲状腺癌转移而肿大而就诊。

若癌瘤侵犯周围软组织或软骨，则可出现声音嘶哑，呼吸困难，吞咽不适或困难等症状。

甲状腺乳头状癌转移较早，主要是淋巴转移，约有 1/2 患者初诊时即可见颈部淋巴结肿大，尤其患儿，80% 可触及颈淋巴结，即使体格检查时无明显淋巴结肿大，但颈淋巴结转移率可高达 50% ～ 70%，双侧受累者约达 10%，另有 5% 患者可经血路转移至肺、骨等。即使有淋巴、肺、骨等转移，预后不一定恶劣，很多患者仍可正常生活数年至数十年。

儿童和青少年者预后更为良好。如肿瘤局限于颈部，经过积极治疗，预后良好，5 年死亡率为 1% ～ 4%，肿瘤直径 >1.5cm，并侵犯甲状腺包膜者，预后较差，有远位转移时死亡率增高。

◆ 甲状腺滤泡状腺癌

其发生率在甲状腺癌中占第 2 位，10% ～ 20%，其发病年龄较甲状腺乳头状癌发病年龄大。

【病理】

瘤体呈圆形、椭圆形或多结节型，除较小的瘤体外，一般无完整包膜，肿瘤常超出包膜，侵犯甲状腺周围组织、肌肉、血管、神经等，切面呈红褐色，质软，纤维组织常将癌组织分隔成许多大小不等的小叶，中心区常呈纤维化或钙化。有时尚可见出血、梗死等退行性变化。

镜下可见肿瘤组织中由多数大小不等的滤泡构成，滤泡腔内含有不等量的胶状物，部分癌组织呈条索状，癌细胞一般较大，呈立方形或高柱状，细胞核间变程度不定，核分裂象较少。分化良好的滤泡状腺癌，组织结构与正常甲状腺相似，可呈小滤泡性或正常滤泡性，可见滤泡共壁现象，包膜、血管、淋巴管受侵犯。分化差的滤泡状腺癌，结构不规则或很少形成滤泡，可见成团或条索状密集细胞，伴明显的异形性，同时，在滤泡状腺癌中可见嗜酸细胞。

滤泡状腺癌又分为高度分化与低度分化两型，前者分化较好，常发生于年轻人，其病程与乳头状癌相同。低分化型有明显恶性组织学特征，多发生在老年人，有明显侵犯血管倾向。其 10 年生存率为 34%。

【症状】

常发生于老年患者，女性多于男性，病程一般较长，肿块多为单发，表面不平，质地较软有韧性，边界尚清，患者很少有主观不适症状。部分滤泡状腺癌有吸碘功能，分泌一定的甲状腺激素，可伴有不同程度的甲亢症状，故同位素扫描可见"热结节"，其他甲状腺功能检查无异常。

滤泡状腺癌主要经血路转移至肺、骨，亦可转移至肝、脑等，有 40% ～ 50% 患者就诊时可见转移灶。少数患者可因病理性骨折而就诊，经检查才发现甲状腺滤泡状腺癌，淋巴结转移机会较少，故颈淋巴结也很少因转移而肿大。良性滤泡状腺瘤和滤泡状腺癌均含有甲状腺抗原，但乳头状腺癌无此抗原。

有些滤泡状腺癌可在手术相隔很长时间才见复发，其预后不如乳头状癌好，远位转移较多，而且死亡率也较高。

◆ 甲状腺髓样癌

由 Hazard 于 1959 年首先描述。占甲状腺癌的 3% ～ 9%，髓样癌源自腮弓后体，由甲状腺滤泡旁 C 细胞转变而来，肿瘤恶性度中等，可分泌降钙素，伴发嗜铬细胞瘤和甲状旁腺增生（Ⅱ型多发性内分泌瘤，MENHII），这些内分泌细胞具有一个共同的功能，有摄取 5-羟色胺 (5–HT) 和多巴胺等前体，并经其中的脱羟酶予以脱羟，所以也称胺前体摄取脱羧 (amine precursor uptake and decarboxylation) 细胞，简称 APUD 细胞。

【病理】

瘤体为圆形或椭圆形的单发结节，多无包膜，界限清楚，肿瘤大小不一，一般 1 ～ 9cm。质地坚硬，切之有砂粒感。切面呈灰白色或淡红色。肿瘤可有出血、坏死与钙化。

瘤细胞由多边形和梭形细胞组成，伴以立方、柱状和透明细胞，瘤细胞呈小巢形或小梁状排列，巢的大小极不均匀，有时呈腺样排列，腔中无类胶质。核染色深，呈圆形，染色质细点状，核仁多不明显，核分裂象少见，有双核细胞可见。细胞质中有嗜酸颗粒。基质较丰富，用特殊组织化学法，可显示有淀粉样物质沉着，其他甲状腺癌无此表现，镜下常可见到多发癌灶。

电镜下可见瘤细胞有大量神经分泌颗粒，癌细胞可比正常细胞多 100 倍。除降钙素外，还可以含有其他多肽激素和胺类激素。如 ACTH、促黑激素（MSH）、胃泌素（Gastrin）、血管活性肠肽、5-HT 等。

甲状腺髓样癌分泌的生物活性物质及其临床意义如下。

1. 降钙素　正常人血清中的降钙素含量极微，用放射免疫法测定仅为 0.15 ～ 0.38μg/ml，而甲状腺髓样癌患者血清中降钙素的含量均 > 1μg/ml，最高可达到 1000μg/ml，高出正常人数千倍之多，故测定血清降钙素含量常有助于甲状腺髓样癌的诊断。

在颈部尚未出现肿块即有长期腹泻，面部潮红，或有皮质醇增多症、嗜铬细胞瘤，黏膜神经瘤等甲状腺髓样癌伴发疾病，或有甲状腺髓样癌家族史等，都有极高的诊断参考价值。如注射钙激发试验，血清降钙素浓度进一步升高者，即可做出早期诊断。

血清降钙素浓度除了有助于诊断外，对手术预后有意义。当甲状腺肿瘤及其淋巴结切除后，血清降钙素浓度恢复正常，提示已彻底切除肿瘤，如仍处于高浓度，则提示尚有原发灶或转移灶存在。当手术后血清降钙素浓度降至正常，一段时间后又升高，提示肿瘤复发。

虽然甲状腺髓样癌患者血清中降钙素浓度极高，但很少出现降钙素过多的临床表现，甚至低钙血症也不可见。

分泌降钙素的 C 细胞在胚胎学上起源于神经外胚层，故甲状腺髓样癌可伴发一些其起源神经外胚层病变，如肾上腺髓质嗜铬细胞瘤，多发性神经纤维瘤、节细胞神经瘤等，而且以家族甲状腺髓癌多见。称为多发性内分泌瘤，甲状旁腺也可发生不同程度的增生，因而临床上尚可见到与上述伴发病相关的一些症状和体征。

2. 前列腺素和 5-HT　甲状腺髓样癌组织中含有较多的前列腺素，并在组织培养中得到证实。同时也发现癌组织中可分泌 5-HT。

前列腺素和 5-HT 可引起面颊潮红，小肠平滑肌收缩，肠蠕动加快，故临床上可见患者有重度腹泻，每日可达十余次。常在颈部发现肿块或髓样癌诊断确定前已开始，个别患者可持续腹泻 10 年之久。主要为水样泻，餐后夜间发生更频繁，泻前伴腹部绞痛，面部潮红。由于腹泻频繁，常可致电解质丢失，但肠道吸收功能，维生素 B_{12} 及糖的吸收不受影响。

肿瘤一旦切除，腹泻即可中止，如肿瘤复发或转移则腹泻可再度出现。

3. 组胺酶　组胺酶是一种在外周组织中使组胺脱氢的酶，甲状腺髓样癌可产生组胺酶，这在其他肿瘤中少见。在甲状腺肿瘤组织或甲状腺髓样癌的血清中测定组胺酶，若增高，对甲状腺髓样癌的诊断及肿瘤转移有重要价值，若手术后组胺酶仍高，提示尚有肿瘤残余或转移。

髓样癌常发生局部淋巴结转移或远位转移，常见肺、肝、骨骼系统转移，发生转移率为60%～90%，5年生存率为50%。

【症状】

甲状腺髓样癌各国报道的发病率不一致。1975年日本尹滕报道1940—1970年769例甲状腺癌中髓样癌病例，占0.04%，上海詹又华报道102例（1964—1978年）甲状腺癌中髓样癌2例，占1.3%。也有报道甲状腺髓样癌占10%的情况。

多见于30—40岁的中年人，男女发病率相似。

甲状腺髓样癌症中约有10%有家族史，为染色体显性遗传，外显率高，家庭人员中可有50%发病。

由于患者前列腺素和5-HT分泌增高，临床上可见面颈潮红和腹泻，腹泻出现较多，10/d，水样泻，腹泻前常伴有腹部绞痛、肠鸣，大便无脓血，饭后和夜间加重。患者营养障碍不明显，仅有水电解质丢失。有32%～35%患者有腹泻综合征。有头晕、乏力、心动过速，紧张，阵发性面部潮红。血压下降有类癌综合征表现。

多表现单发结节，质硬伴轻度压痛，家族性甲状腺髓样癌常为双侧性病变。病程进展缓慢可达数年至数十年，可侵犯周围组织而发生相应的压迫症状，如气管食管受压产生呼吸困难、吞咽不畅等。癌细胞主要经淋巴转移，初诊患者约50%已有颈淋巴转移，部分为双侧性，也可通过血路转移至肺、肝和骨等。

【实验室检查】

1. 甲状腺功能检查　T_3、T_4、rT_3、FT_3、FT_4基本正常，也可以升高。

2. 血清降钙素（CT）测定　对甲状腺髓样癌有特异性，＞100μg/ml，血清钙可降低。

3. 前列腺素（PG）、ACTH、组胺酶　浓度均可升高。

4. 5-HT　正常值0.1～0.3μg/ml，患者可大于0.5～3μg/ml，尿中5-羟吲哚醋酸正常值2～10μg/24h尿，患者可大于50～600μg/24h尿。

5. 甲状腺扫描为"冷结节"　颈部CT可了解肿瘤大小、形态范围、与周围邻近组织之间关系，可见密度极深的不规则钙化阴影，与类癌所致钙化阴影相似。若甲状腺髓样癌转移至颈淋巴结或肝脏，同样也可出现相似的钙化阴影。

6. 甲状腺穿刺活检　可了解细胞形态与分泌功能，做出病理诊断。

◆甲状腺未分化癌

是甲状腺癌中恶性度最高的一种，一般占甲状腺癌的5%～10%。

【病理】

瘤体呈不规则形，质坚硬、边界不清、无包膜，常侵犯甲状腺周围组织，切面呈灰白色或灰红色，鱼肉样、似肉瘤、常有广泛出血及坏死。癌细胞有多种类型，很少有滤泡或乳头，排列呈团块状、条索状或弥漫性。有时癌细胞很小，似淋巴细胞称小细胞型癌；有时细胞很大，具有很多瘤细胞，称巨细胞型癌，有时癌细胞分化呈梭形，易误诊为肉瘤或纤维肉瘤。

分化不良的上皮细胞为主要癌组织，细胞多形性，核分裂象常见。小细胞型由圆形、椭圆形小细胞构成，胞质少，体积小，核深染，核分裂象多；巨细胞型主要由巨细胞组成，但含有梭形细胞，细胞体大，形状异样，可有多核巨细胞，常见不典型分裂象。

【症状】

多见老年人，男性多发，高度恶性。甲状腺未分化癌常由甲状腺肿、甲状腺结节或其他甲状腺疾病转化而来。患者均可有较长时间的甲状腺病变史，肿块可突然迅速扩大。数个月内可形成双侧甲状腺弥漫性肿块，一般在短期内就可侵犯气管、肌肉、神经、血管，引起疼痛、呼吸困难、吞咽困难、声音嘶哑等症状。肿块坚硬、表面不平、固定、边界欠清、压痛明显。颈淋巴结广泛转移，亦可经血路转至肺。由于大部分患者就诊时已有转移存在，病程进展又快，常无法行根治性手术，^{131}I 治疗无效，外照射治疗仅能控制局部症状，常约在半年内死亡。

◆甲状腺其他恶性肿瘤

甲状腺乳头状癌、甲状腺滤泡癌、甲状腺髓样癌和甲状腺未分化癌，约占甲状腺恶性肿瘤的99%，其他甲状腺恶性肿瘤仅占约1%，其中包括甲状腺鳞状细胞癌、甲状腺肉瘤，如纤维肉瘤、淋巴肉瘤、骨肉瘤等。这些肿瘤一般都发展迅速、肿块边界不清、质坚硬、固定不能移动，常造成呼吸困难和吞咽困难，早期血路转移，由于恶化性度较高，可在数个月至1年内死亡。

（二）诊断

甲状腺癌的诊断是一个值得思考而又十分复杂的问题。一般讲，如甲状腺内有一个孤立结节或结节已产生局部症状，应考虑有癌的可能；手术切除单发结节中，恶性肿瘤占10%～30%；如为多发结节，其中又有某一结节明显突出而且较硬，颈部有淋巴结肿大，或其他部位有可疑癌转移灶时，亦应考虑癌的可能；如甲状腺出现不对称肿大或硬结，短期内迅速增大，又有较固定的肿块，颈淋巴结肿大，气管，食管或喉返神经有侵犯现象，也应考虑癌的可能。

甲状腺多种良性疾病，临床上均表现为甲状腺结节。甲状腺癌与甲状腺良性结节之间无绝对的分界线，而且同一类型病变的病理组织学形态和其生物学行为也并不完全一致。目前所具备的辅助诊断检查绝大部分为影像学范围，对甲状腺癌的诊断并无绝对的诊断价值。虽然细胞组织学检查有较高的诊断符合率，但患者要受一定的痛苦，病理取材，检验医师的实践经验等，都对诊断有一定影响。故而常规的询问病史，体格检查，更显出其重要性。实践证实，通过详细的询问病史，全面而细致的体格检查，基本上可有一个较清楚的诊断。

1. 甲状腺癌的诊断要点　原有结节性甲状腺肿大史者，如有下列情况，应考虑甲状腺癌的可能。

① 肿块突然迅速增大变硬。

② 颈部因其他疾病而行放射治疗史者，尤其是青少年。

③ 甲状腺结节硬、不平、固定、边界不清，活动度差。

④ 有颈部淋巴结肿大或其他肿瘤伴有颈淋巴结肿大者。

⑤ 有声音嘶哑、呼吸困难，吞咽障碍。

⑥ 长期水样腹泻，面颊潮红，伴其他内分泌肿瘤。

2. 辅助检查

(1) 放射性核素扫描：是诊断甲状腺结节的重要方法，用于甲状腺显像的示踪剂有 ^{131}I、$^{99m}TcO_4^-$、$Na^{123}I$ 等。$^{99m}TcO_4^-$ 可提供高分辨率的甲状腺图像，对甲状腺的辐射剂量低，是首选的甲状腺显像剂。$^{99m}TcO_4^-$ 被甲状腺摄取后，不参加甲状腺激素的合成，因而它被甲状腺浓聚，不反映甲状腺滤泡细胞的有机化功能，此点与 ^{131}I 和 $Na^{123}I$ 不同。某些分化良好的甲状腺癌，对 ^{99m}Tc 和 ^{131}I 的摄取相同，但不能使 ^{99m}Tc 有机化，因而有时在用 Tc 进行甲状腺显像时，病变部位可表现为"热结节"，用 ^{131}I 则无此表现。

根据甲状腺结节对示踪剂的摄取程度，甲状腺结节可分为"热结节""温结节""凉结节"和"冷结节"。偶然由于在"冷结节"的表面或下部存在功能性甲状腺组织，因而可显示为"温结节"征象，通过斜位显像可以识别。"冷（凉）结节"可见于囊肿、出血、坏死和纤维化等局限性病变，亦可见于良性肿瘤或甲状腺癌。甲状腺炎有时出现局限性放射性稀疏或缺损，有"冷（凉）结节"表现。

用 ^{99m}Tc 和 ^{131}I 甲状腺显像的主要局限性是不能辨别结节的良性与恶性。但是通过结节的摄取 ^{131}I 功能状态，有助于对结节良性与恶性可能性的估计。文献报道单发性甲状腺结节中"冷结节"为 84%，"温结节"为 10.5%，"热结节"为 5.5%。甲状腺"冷结节""温结节"和"热结节"中在甲状腺癌的发生率分别为 16%、9% 和 4%。在各种功能的甲状腺结节中，甲状腺癌的发生率为 14.6%。因此，通过甲状腺显像对结节功能的判断，有助于临床结节性质的估计。

甲状腺动态功能成像：甲状腺癌组织血管增多，血流加快，因而锝显影剂可进行动态显像对甲状腺肿瘤进行鉴别诊断，正常甲状腺在 16s 左右开始显像，并逐渐增强，22s 达到高峰，而甲状腺肿瘤（结节）在 14 ~ 18s 显像，16s 显像达到高峰，如良性肿瘤（结节）在 30s 内不显像。有助于判断肿瘤结节良恶性。

放射性核素甲状腺显像有助于对甲状腺全貌的了解，特别是能观察结节以外的甲状腺组织功能状态。这对甲状腺结节的治疗有指导意义。少数甲状腺结节病例，对侧甲状腺组织功能不良，甚至无功能。在结节手术治疗时，应考虑到这种重要因素，应尽量保留正常甲状腺组织，以免术后发生甲状腺功能减退。

利用氯化 ^{137}Cs（铯）或 ^{75}Se（硒）– 蛋氨酸甲状腺显像，有助于"冷结节"的良、恶性鉴别。用 ^{99m}Tc 和 ^{131}I 甲状腺显像表现为"冷结节"，再经氯化 ^{137}Cs 或 ^{75}Se– 蛋氨酸显像，如结节摄取示踪剂表现为"热结节"或"温结节"，应考虑为恶性病变。仍为"冷结节"则多为良性。但是，本方法有一定的假阳性和假阴性。

^{201}Tl（铊）– 氯化物甲状腺显像，有助于甲状腺结节良性与恶性的鉴别，^{201}Tl 被甲状腺的摄取与清除决定于局部血流量。甲状腺良性肿瘤与分化良好的甲状腺癌用 ^{99m}Tc 显像均表现为"冷结节"，用 ^{201}Tl 静态显像两者的摄取能力有时亦不易区分。但是，甲状腺癌的 ^{201}Tl 清除快，通过动态显像可对两种病变加以区别。^{201}Tl 尚可用于对 ^{131}I 无摄取能力的甲状腺癌转移病灶的探查。甲状腺癌术后患者血清 Tg 水平升高，提示有残留的肿瘤存在。用 ^{131}I 探查未发现转移病灶，用 ^{201}Tl 检查有可能发现转移病灶的存在。

(2) B 超检查：超声波检查能准确地测定甲状腺结节的数量、形态和体积大小。文献报道，经超声波检查的甲状腺结节 69% 为实质性，19% 为囊性，12% 为混合性。三者的恶性病变发生率分别为 21%、7% 和 12%。用高分辨的超声波检查，可发现小到 2mm 的结节。借助 B 超检查发现无临床症状甲状腺结节的发病率为 30% ～ 50%，其中有些微小结节已恶变为甲状腺微小癌。

大多数实质性甲状腺癌，超声波检查为低回声影，边界不清，病灶中有微小钙化高回声影，良性腺瘤亦可有同样表现。超声波检查对发现囊性病变有很大帮助。

(3) 化验检查：有特异性是甲状腺球蛋白测定（TG），TG 是甲状腺特异性标志物，标记甲状腺细胞质和胶质，TG 值> 10ng/ml 为异常，甲状腺疾病如单纯性甲状腺肿、结节性甲状腺肿、亚急性甲状腺炎、甲状腺瘤、甲状腺癌血清中 TG 均可增高，故不能作为甲状腺癌特异性标记物，但甲状腺癌切除后，则测不到 TG，如术后测到 TG 增高，表明甲状腺癌复发或转移。

(4) CT 检查：甲状腺癌表现为边界不清楚、形态不规则的低密度，有时可见高密度钙化影，造影剂增强后出现可均匀强化或不发生强化，还可发现颈部转移增大的淋巴结，肿瘤侵犯周围组织情况，头部、颅内及胸部有无转移情况。

(5) 穿刺细胞学或组织学检查：甲状腺结节的针吸活检对甲状腺结节的手术前诊断有较大价值，且有操作简单、并发症少等优点，偶尔操作部位出血，可用外部加压方法加以控制。甲状腺结节针吸活检标本的检查，需要有经验的病理人员，否则有可能出现诊断上的差错。

甲状腺结节针吸活检结果的假阴性发生率都是较高的，假阴性发生率为 10% ～ 37%，其后果更为严重。结节过小（< 1cm）容易出现取材失败，结节过大（> 4cm）在针吸时可能抽出的液体中未发现恶性细胞组织。这些情况均可得到假阴性结果。操作熟练可减少取材失败的概率。为克服针吸活检假阴性因素的影响，在针吸活检为阴性结果时，应进行复查。

当然，虽经各种方法检查，仍无法确定其他恶性变者，需定期随访观察，反复检查，绝对不可放任不管，必要时，可行手术检查，术中进行快速冷冻病理学检查。

3. 甲状腺癌的临床分期　现在多采用国际抗癌学会关于甲状腺癌的 TNM 临床分类法，标准如下。

T——原发肿瘤情况。

T_0：甲状腺内无肿块触及。

T_1：甲状腺内有单个结节，腺体本身不变形，结节活动不受限制，同位素扫描甲状腺内有缺损。

T_2：甲状腺内有多个结节，腺体本身变形，腺体活动不受限制。

T_3：甲状腺内肿块穿透甲状腺包膜，固定或周围有粘连组织。

N——区域淋巴结情况。

N_0：区域淋巴结未触及。

N_1：同侧淋巴结已肿大，能活动。

N_{1a}：转移至第Ⅵ组淋巴结（气管前、气管旁和喉前/Delphian 淋巴结）。

N_{1b}：转移至单侧、双侧或对侧颈部或上纵隔淋巴结。

N_2：双侧或对侧淋巴结肿大，能活动。

N_3：淋巴结肿大已固定不动。

M——远处转移情况。

M_0：远处无转移。

M_1：远处有转移。

根据原发癌瘤淋巴结转移和远处转移情况，临床上常把甲状腺癌分 4 期。

Ⅰ期：$T_{0\sim2}N_0M_0$（甲状腺内仅有一个孤立结节）。

Ⅱ期：$T_{0\sim2}N_{0\sim1}M_0$（甲状腺内有肿块，颈淋巴结已肿大）。

Ⅲ期：$T_3N_3M_0$（甲状腺或颈淋巴结肿大已固定）。

Ⅳ期：$T_xN_xM_1$（甲状腺癌合并远处转移）。

（三）治疗

甲状腺癌的治疗是一个相当复杂的问题。一致认为，除了晚期者无法取得根治性治疗外，切除甲状腺癌及其转移区域淋巴结是唯一有效的方法。其他治疗，如放疗（包括 ^{131}I）、内分泌治疗、中药治疗等，是一种辅助性治疗措施。因而要根据患者身体状况，癌瘤的病理类型，生物学特性，病变的临床分期，采用以手术为主的综合治疗措施，以求达到最佳治疗效果。

1. 外照射治疗　不同病理类型的甲状腺癌对放射线的敏感度不同，其中以未分化癌最为敏感，而其他类型癌较差。

未分化癌由于早期有广泛浸润或转移，手术治疗很难达到良好的疗效。因而放疗为主要治疗方法，即使少数未分化癌患者行手术治疗，也仅能达到使肿瘤减荷目的，手术后仍应进行放射治疗，否则复发率高。部分有气管受肿瘤压迫阻塞的患者，只要条件允许，仍可进行放疗。一般放射治疗有效，但缓解期短。

分化性甲状腺（乳头状癌和滤泡状癌）首先是手术治疗，常经手术根治后无须放疗，但对术后仍有少量癌组织残留，手术无法切除的癌，远处有孤立性转移灶者，可选用放射治疗。

对无法完全切除的髓样癌，术后可行放疗，虽然髓样癌对放射线不甚敏感，但放疗后，肿瘤仍可缓慢缩小，病情缓解。

甲状腺癌骨转移，局部疼痛剧烈，尤其在夜间，放疗迅速缓解其症状，提高患者生存质量。

2. ^{131}I 内照射治疗　主要适用于治疗有摄碘能力的甲状腺癌转移性病灶和不能手术或手术切除不完全的原发肿瘤灶。^{131}I 可通过肿瘤细胞浓集碘而使癌细胞受到高剂量的照射，达到杀死癌细胞治疗目的。

^{131}I 放射治疗对分化性甲状腺癌有效，尤其对滤泡状癌，而对未分化癌，髓样癌等无效，因为后者无浓集碘能力。

滤泡状癌早期有血路转移至肺、骨，^{131}I 是首选的治疗方法。乳头状癌和滤泡状癌在 ^{131}I 治疗前，要先将甲状腺全部切除，因为甲状腺组织较分化性甲状腺癌更易浓集 ^{131}I，而影响治疗。切除甲状腺后，患者处于甲状腺功能低下状态，血清 TSH 升高，可刺激转移性能浓集碘的肿瘤组织摄取更多的 ^{131}I，以达到有效的治疗。当然，原发肿瘤不能完全切除，患者一般情况差，无法耐受手术治疗者，亦可采用 ^{131}I 治疗。

^{131}I–MIBG（meta–iodobenzylguanidine，间碘苄胍），是胍乙啶类药物。它与去甲肾上腺素有相似的吸收和储存机制。MIBG 同肾上腺髓质、心肌交感神经支配丰富的其他组织中的嗜铬细胞组织有亲和力，同时 MIBG 与肾上腺能受体有高度特异性结合力，因此 ^{131}I 标记 MIBG 成为 ^{131}I–MIBG 在诊断方面可用于含肾上腺能受体和器官显像，在治疗方面能用于 ^{131}I–MIBG 显像阳性的病变得到治疗。甲状腺髓样癌组织含有肾上腺受体较多，可以用 ^{131}I–MIBG 作为诊断和治疗药物。^{131}I–MIBG 可在甲状腺髓样癌组织中浓聚，它带有 ^{131}I 放出 β 射线，在浓聚的髓样癌病变部位，产生低剂量率持续内辐射的作用，使肿瘤细胞受到很大的吸收量，从而破坏并消除肿瘤细胞活性，达到杀死肿瘤细胞治疗目的，其治疗方法同 ^{131}I 治疗甲状腺癌。

3. 激素治疗　甲状腺癌对激素的依赖现象早已被人们认知，对甲状腺结节 TSH 依赖性的临床意义有不同的见解，有学者认为甲状腺激素抑制的结节增长，用甲状腺激素抑制性治疗后，结节能缩小或消失者，为良性病变。但是，与此相反的学者认为，常规的甲状腺激素对 TSH 的反馈性抑制对结节的影响远远不够，而且即便是结节缩小也不能就定为良性。因为有时甲状腺癌结节在甲状腺激素对 TSH 的抑制后，由于周围正常甲状腺组织的缩小而显示结节减小。文献报道在对甲状腺激素抑制缺乏反应的甲状腺单发结节中，恶性病变的发生率为 20% ～ 40%。目前多主张用于良性结节穿刺抽出内容物未发现恶性细胞，及非功能亢进性"热结节"，应采用甲状腺激素抑制治疗。用超声波技术测量结节直径和结节大小，判断结节对 TSH 抑制的反应程度，有一定的临床价值。甲状腺片常用剂量 40 ～ 80mg/d，T_4 用量为 0.2mg/d，T_3 用量为 100μg/d，T_3 的优点是一旦停药，其抑制作用消失，速度比 T_4 快。服药期间测血清 TSH 浓度。

4. 化学药物治疗　近年来实体瘤化疗的疗效有显著提高，但至今缺少治疗甲状腺癌的有效药物，因而化疗效果不够理想，目前主要用于治疗复发者和病情迅速进展病例，对分化差或未分化的甲状腺癌，可选作术后辅助性治疗。

用于甲状腺癌的药有多柔比星，放线菌素 D、甲氨蝶呤等，单一药物治疗的效果较差，常采用联合化疗。治疗甲状腺癌的联合化疗方案多数包含多柔比星，如多柔比星 + 长春新碱，多柔比星 + 长春新碱 + 博来霉素，多柔比星 + 顺铂等。对于年老体弱者，化疗可选用苯丁酸氮芥和泼尼松。

未分化癌和恶性淋巴瘤对化疗药物较为敏感，常用多柔比星、长春新碱、苯丁酸氮芥、环磷酰胺、放线菌素 D、氟尿嘧啶等，对于播散的恶性淋巴瘤，应先行化疗，然后再进行放疗。化疗常采用联合化疗方案，如多柔比星 + 环磷酰胺 + 长春新碱 + 泼尼松或环磷酰胺 + 长春新碱 + 甲氨蝶呤 + 放线菌素 D+ 泼尼松等方案。甲状腺淋巴瘤较其他甲状腺癌化疗效果好。

5. 靶向坏死疗法治疗 对局限于一侧叶，或两侧无颈淋巴转移的甲状腺乳头状癌、滤泡状癌效果较好，要求注射肿瘤灵Ⅱ号药物于肿瘤内，不但使肿瘤坏死，而且要使患侧甲状腺组织大部分坏死达到坏死疗法破坏一叶大部分甲状腺组织的目的，从而达到相当于手术治疗的效果。特别年老体弱有手术禁忌证患者采用靶向坏死疗法治疗尤为适合。

(1) 适应证：靶向坏死疗法主要适用于甲状腺癌患者不愿手术治疗者。①肿瘤局限于一叶，无颈淋巴结转移者；②肿瘤位于一叶，有颈淋巴结转移者；③双侧甲状腺癌，无 颈淋巴结转移者；④双侧甲状腺癌，有颈淋巴结转移者；⑤年老体弱伴有心肝肺等脏器疾病不适宜手术者；⑥甲状腺癌有远处转移者达到减少瘤荷目的。

靶向坏死疗法使甲状腺癌坏死及甲状腺大部分坏死，有利于 ^{131}I 治疗转移癌灶。

对于手术无法切除的甲状腺癌，晚期甲状腺癌可用靶向坏死疗法肿瘤细胞减灭术，杀死大部分癌瘤组织，减轻人体肿瘤负荷，配合放疗、化疗等综合治疗，使病情缓解，肿瘤缩小，有时甚至肿瘤可消失，达到延长生存期，提高生活质量的目的。

笔者曾治疗一些晚期和手术后复发甲状腺癌患者，采用靶向坏死疗法，先杀死可扪及的癌灶肿块和转移颈淋巴结肿块，配合内分泌治疗、放疗、中药等治疗后，肿瘤及转移淋巴结明显缩小，甚至部分患者转移小肿块可全部消失，随访患者中大部分生存期 > 5 年，多数生存期 > 10 年。

(2) 治疗方法：①患者取坐位，术者站在患者背后，颈前常规消毒，戴消毒手套。②左手触及甲状腺肿块，并用左手示指和中指固定肿块，右手持注射器用细针从左手示指和中指间，选择穿刺点，经皮肤、颈前肌穿刺入甲状腺癌肿块内。③注射肿瘤灵Ⅱ号药液，拔出针后，针孔用消毒纱布压迫数分钟。

3 ～ 5d 治疗 1 次，4 ～ 5 次为 1 个疗程。一般注射药液量要超过肿瘤范围 1cm，如肿瘤较大（直径 > 4cm）应多点穿刺注射药物，使药液在肿瘤内分布均匀，使甲状腺癌组织完全坏死，并使甲状腺癌周围正常 1cm 组织也 发生坏死。每次用药量是肿瘤体积的 1/4 ～ 1/3。

(3) 颈部转移淋巴结治疗：①根据检查及影像资料了解颈淋巴结转移灶情况，淋巴结大小、数目与周围邻近组织关系，选择穿刺路径，避开重要血管神经。②患者取坐位，术者站在患者背后或一侧，颈部常规消毒，戴消毒手套，用左手触及肿大淋巴结，直径 0.5cm 用左手示指固定肿大淋巴结，右手持注射器，用细针从左手示指尖颈皮肤穿刺到肿大淋巴结内注射肿瘤灵Ⅱ号药液。③拔出针后针孔用消毒纱布压迫数分钟。

3 ～ 4d 治疗 1 次，2 ～ 3 次治疗为 1 个疗程，用药量是淋巴结体积的 1/4 ～ 1/3。肿大的淋巴结分别逐个注射肿瘤灵Ⅱ号药液，使所有可触及的肿大转移淋巴结都发生坏死。

有趣的是笔者在对一些甲状腺癌伴有颈淋巴结转移Ⅱ、Ⅲ期患者，不愿意手术治疗的患者和甲状腺癌手术后复发颈淋巴结转移患者，采用靶向坏死疗法治疗，用肿瘤灵Ⅱ号药液注射于癌灶内及颈部转移较大淋巴结内，而小的肿大淋巴结（＜ 0.5cm）没有注射药物，当原位甲状腺内癌灶及颈部转移大淋巴结治疗后逐渐缩小消退后，颈部小的淋巴结也未能扪及而消失。分析原因可能是原发癌及大部分转移癌灶被杀死后，其癌细胞虽然死了，但癌细胞的尸壳抗原成分还存在，可以刺激机体免疫系统产生对甲状腺癌的特异性抗体和非特异性抗体，加上原发癌及转移灶大部分被杀死，人体瘤荷减轻，有利于激发机体被抑制的免疫功能的恢复，从而增强机体免疫系统对微小转移癌灶的杀灭作用。

在一组 330 例甲状腺瘤采用肿瘤灵治疗观察中，有 15 例甲状腺癌患者不愿手术治疗，而采用靶向坏死疗法治疗，其中有 5 例甲状腺癌患者有颈淋巴结转移，在用肿瘤灵Ⅱ号治疗后除颈前原发甲状腺癌肿块消失外。有 3 例颈部淋巴结转移灶也消失，说明采用靶向坏死疗法治疗甲状腺癌后，机体免疫功能增强，使小的转移灶也消失。

（四）预后

甲状腺癌的预后与肿瘤病理类型、患者的性别、年龄、病期的早晚，是否积极治疗有密切关系，除未分化癌外，一般预后尚好。

病理类型是决定预后的重要因素。各种类型甲状腺癌的预后差别很大。分化良好的乳头状癌经合理治疗，生存期可与正常人相仿。包膜完整，无血管侵犯的滤泡状癌，如得到正确的治疗，生存期亦可和正常人一样。而高度恶性的未分化癌，预后极差，常在半年内死亡。总的来讲，乳头状癌预后最佳，其次是滤泡状癌、髓样癌，未分化癌最差。

从年龄、性别来讲，年龄越大越易复发，死亡率越高。年龄越小，复发率和死亡率均较低，就分化良好的甲状腺癌而言，＜ 40 岁患者生存率与正常人相仿，而＞ 40 岁患者 10 年生存率与正常人有明显差异。女性患者生存率远较男性为好，同年限的男性生存率仅为女性的约 1/3。

通常肿瘤越小，预后越好。分化良好，仅局限于甲状腺内的癌瘤，包膜完整，无血管侵犯者，生存率与正常人无差异；已有浸润现象，预后就较差。侵犯甲状腺以外组织者预后最差，有淋巴结转移者比无淋巴结转移者差。

手术治疗彻底与否将严重影响预后。早期彻底手术者，术后又配合内分泌治疗，其预后最佳，单纯肿块摘除，术后复发率高，预后亦较差。

总之，甲状腺的预后随着早期诊断、早期手术、靶向坏死疗法治疗，配合内分泌治疗、放疗、化疗、中药等治疗，其生存率有不同程度提高。

五、甲状腺微小癌

甲状腺微小癌是瘤直径 ≤ 1cm 的甲状腺癌，因为发病隐匿又称隐匿性甲状腺癌。近年来 B 超检查广泛开展，甲状腺微小癌检出率增加，逐渐为临床医师所重视。

【发病率】

甲状腺微小癌由于起病隐匿，大多数无临床症状，常和其他甲状腺疾病同时存在或手术后病理检查被发现，因此准确的发病率很难统计和估计。近年来由于 B 超体检广泛开展，发现甲状腺结节发病率在 30% ～ 50%，其中甲状腺微小癌被检出有所增加，甲状腺肿瘤尸检资料表明美国为 6%，日本为 20%，而其中一部分是显微镜下，甲状腺微小癌，而生前没有症状，也不死于甲状腺癌而死于其他疾病。据文献报道，甲状腺微小癌占甲状腺癌比例约为 30%，多见于中年女性，女性发病率为男性的 3 ～ 5 倍。国内吴福生等报道一组 48 例甲状腺微小癌，占同期 140 例甲状腺癌的 34.3%，女性 41 例，男性 7 例，年龄 28—71 岁，中位年龄 43 岁。因其他甲状腺疾病中病理检查发现甲状腺微小癌 28 例，其中结节性甲状腺肿 14 例，甲亢 2 例，桥本病 3 例，甲状腺瘤 5 例，甲状腺囊肿 4 例，以颈淋巴结肿大为首发症状 3 例。

【病理】

甲状腺微小细胞癌来自不同甲状腺细胞，病理类型多样，生物学行为差异很大。目前，还沿用 1988 年 WHO 病理分型：乳头状癌、滤泡状癌、髓样癌、未分化癌、鳞癌等甲状腺微小癌。为前两者的分化癌。其中乳头状癌、滤泡状癌、未分化癌均起源于甲状腺滤泡上皮，髓样癌来源于滤泡细胞旁 C 细胞，鳞状细胞癌来源于化生的甲状腺滤泡上皮及甲状舌管上皮细胞。

甲状腺微小癌多数是乳头状癌。

甲状腺癌病理类型不同，其生长速度、恶性程度、转移途径、预后均不同。

1. 甲状腺乳头状癌　甲状腺微小癌大多数是乳头状癌，在甲状腺恶性肿瘤中，恶性程度是最低，是一种起源于甲状腺实质滤泡上皮细胞，肿瘤小，病变较局限，肉眼观察与纤维瘢痕组织类似，只有在镜下才能发现是癌灶，肿瘤切面粗糙，似砂粒，灰白色，有包膜或包膜不完整或无明显包膜。镜下所见参见甲状腺乳头状癌。

2. 甲状腺滤泡状癌　瘤体呈圆形或椭圆形，有完整包膜或包膜不完整，侵犯甲状腺周围组织，切面呈红褐色，纤维组织将癌组织分隔成许多大小不等的小叶，中心纤维化或有钙化。镜下所见甲状腺滤泡状癌。

3. 甲状腺髓样癌　病理参见甲状腺髓样癌。

4. 未分化癌　病理参见甲状腺未分化癌。

【症状】

甲状腺微小癌，多见于中年女性，女性发病率为男性的 3 ～ 5 倍，由于肿瘤直径

≤ 1cm，起病隐匿，多无临床症状，大多数微小甲状腺癌与其他甲状腺疾病（如结节甲状腺肿、甲状腺肿大、甲状腺瘤、甲亢等）同时存在，有时被其他甲状腺疾病症状所掩盖，大部分患者在 B 超体检时被查出有甲状腺结节，仅有少数有临床症状，表现颈前甲状腺有小结节，单个小结节或多个小结节硬块、质硬，界限不太清楚，有时结节在甲状腺内或甲状腺背侧，再加上患者肥胖，颈短、很难触及小结节。少数患者可触及质硬的小米粒样硬块，也有少数患者表现颈部甲状腺无结节可触及，而有颈淋巴结转移灶、肿大颈淋巴结来就诊，应引起临床医师重视。

甲状腺微小癌大部分是乳头状癌，主要是局部淋巴结转移，有少数患者颈前未触及肿块，但有颈淋巴结转移肿大包块为首发症状就诊，许多患者颈淋巴结不肿大，但其中也有一部分患者颈淋巴结已发生转移，甲状腺乳头状癌是分化良好的低度恶性甲状腺癌，即使有颈淋巴结转移，只要合理治疗预后也较乐观。

1. 甲状腺功能检查　T_3、T_4、FT_3、FT_4、TSH 基本上正常。

2. 甲状腺同位素扫描　少数较大的甲状腺微小癌可显示"冷结节""凉结节""温结节"，大部分微小癌 ECT 显示正常。

3. 甲状腺 B 超检查　绝大多数甲状腺微小癌 B 超检查都能发现微小病灶，大多数为不规则低回声、不均匀、边界不整、无包膜或有包膜、内有细小的沙粒样高回钙化声影。

4. 血清甲状腺抗体测定　部分甲状腺微小癌血清 TGAb，TMAb 增高（要排除桥本病），甲状腺球蛋白（TG）增高，有助于甲状腺微小癌诊断。

5. 针刺抽吸活检细胞学检查（FNAC）　甲状腺微小癌可用 B 超高频探头（笔者采用汕头 B 超研究所生产彩色 B 超诊断仪，用 5 ～ 7.5MHz 凸阵探头）引导下进行微小结节病灶内细针穿刺抽吸细胞病理学检查，对诊断小结节良性或恶性有帮助，有经验的病理医师诊断正确率在 70% ～ 90%。如穿刺细胞检查阴性，也不能否定甲状腺微小癌诊断，应结合其他检查综合判断，定期复查。

【诊断】

甲状腺微小癌术前能否正确诊断长期以来一直存在争论，而且又是一个十分复杂的问题。由于甲状腺结节发生率高达 30% ～ 50%，许多甲状腺疾病都可表现为甲状腺结节。辅助检查对甲状腺癌无特异性，甲状腺微小癌占甲状腺癌的比例约为 30%，大部分表现为甲状腺结节或伴有甲状腺其他疾病（如桥本病等）。少数患者表现为颈淋巴结转移性肿块为首发症状就诊，所以甲状腺微小癌临床上诊断比较困难，甲状腺微小癌误诊率一般高达 40% ～ 70%，首次手术后瘤残留率约达 30%，甲状腺微小癌误诊率高，因此对甲状腺结节鉴别诊断应特别重视。

B 超检查，是发现甲状腺微小癌首选检查方法，常用高频小阵线探头检查微小癌结节灶，为不规则低回声，边缘不完整，内有细小高回声钙化点，必要时可在超声引导下用细针穿刺结节灶内，抽吸细胞做病理学检查，可以确诊。对术前未能明确诊断结节灶或肿瘤术中应做快速冷冻切片（FS）检查，一般诊断符合率 85% ～ 95%，以避免遗留病灶做第 2 次手术。

甲状腺癌临床分期有很多种，现在多采用 TNM 法分期，甲状腺癌与其他癌不同的是还需结合年龄分期，其中 > 45 岁将甲状腺癌分为 Ⅰ～Ⅳ 期。近年来国外有学者将分化型甲状腺癌分为低危组、中危组、高危组，以作为选择手术方法参考。另外髓样癌仍分为 4 期。未分化癌不论年龄大小，均属Ⅳ期，不应与分化癌等同看待。

【治疗】

甲状腺微小癌的治疗是一个相当复杂问题，但是大家公认，切除甲状腺癌及转移区域淋巴结是有效的方法，甲状腺全叶切除仅用于双侧甲状腺癌，多发灶癌。有远处转移，术后需作 ^{131}I 治疗分化型癌和可以切除的未分化甲状腺癌。其他治疗方法，如放疗（包括 ^{131}I 内照射治疗）、化疗、激素治疗，中药治疗等是一类辅助性治疗措施，因而要根据患者具体情况、肿瘤病理类型、疾病临床分期，采用以手术为主的综合治疗措施。

1. ^{131}I 内照射治疗　主要适用有摄碘能力强的甲状腺微小癌转移性病灶或手术切除不完全或手术不能切除转移病灶。^{131}I 通过肿瘤细胞浓聚，而使癌细胞受到高剂量的照射，使癌细胞被杀死以达到治愈目的。^{131}I 治疗分化性甲状腺微小癌有效，尤其对滤泡癌效果较好，而未分化癌，髓样癌等无效（癌细胞无浓聚碘能力）。滤泡状癌早期有血路转移至肺、骨。^{131}I 是术后首选治疗方法。滤泡状癌、乳头状癌在行 ^{131}I 治疗前，需将甲状腺全部切除，术后甲状腺功能低下，TSH 升高可刺激能浓聚碘的转移癌灶组织，达到治疗目的。

2. 化学治疗　化学药物治疗肿瘤，近年来进展很快，但对治疗甲状腺癌的效果不佳。只用于甲状腺微小癌手术复发者，或有远处转移者或甲状腺未分化癌，可做术后辅助性治疗。

常用甲状腺癌药物有多柔比星，放线菌素 D，甲氨蝶呤，氟尿嘧啶等，单一药物治疗效果较差，常采用联合化疗，联合化疗方案多数包含多柔比星，如多柔比星 + 长春新碱 + 博来霉素，多柔比星 + 顺铂等。

未分化癌和恶性淋巴瘤对化疗药物较敏感，常用多柔比星 + 长春新碱、苯丁酸氮芥宁、环磷酰胺、氟尿嘧啶药物治疗。

3. 激素治疗　甲状腺瘤受甲状激素的抑制现象，早已被人们所了解。甲状腺结节受 TSH 影响。有些学者认为甲状腺激素能抑制甲状腺结节的生长，结节性甲状腺肿用甲状腺激素治疗后结节可缩小，甚至能消失，多为良性病变。但也有些学者认为常规的甲状腺激素的反馈对 TSH 的抑制，对结节影响使甲状腺结节缩小，也不能判定就是良性病变，因为有时甲状腺结节在甲状腺激素对 TSH 的抑制后，由于周围正常甲状腺组织缩小而显示结节缩小。某些分化良好甲状腺肿瘤可受 TSH 的刺激而生长，故 TSH 促进残余甲状腺细胞增生，生长旺盛增生甲状腺细胞容易发生恶变，抑制 TSH 的分泌，可减少甲状腺癌的复发率，任何甲状腺癌在手术后或坏死疗法治疗后均应长期用甲状腺激素做替代维持治疗，对分化良好的甲状腺癌尤适用，可达到预防复发的效果。即使晚期分化性良好的甲状腺癌，用甲状腺激素治疗，也可使病情缓解，甚至使病变缩小或消退。

甲状腺激素常用剂量甲状腺片 40 ～ 80mg/d，T_4 常用量 0.2mg/d，T_3 常用量 100μg/d，T_3

的优点是一旦停药，其抑制 TSH 作用即消失，速度比 T₄ 和甲状腺片快。服药期间，测血清 TSH 浓度，可作为抑制是否完全的监测指标，以调整甲状腺激素用量。

4. 靶向坏死疗法治疗　甲状腺微小癌大部分属乳头状癌、限于侧叶，无颈淋巴结转移，采用靶向坏死疗法效果较好，基本上能达到手术疗效要求。注射肿瘤灵 Ⅱ 号药液于肿瘤内。不但使肿瘤坏死，而且要使患侧甲状腺组织大部分发生坏死，达到相当于患者患叶手术次全切除治疗效果。

(1) 适应证：适用于不愿接受手术治疗的甲状腺癌患者或年老体弱不能耐受手术者，或伴有心、肺、肾等脏器疾病有手术禁忌证者。①肿瘤局限于一叶，无颈淋巴结转移或有颈淋巴结转移者；②双侧甲状腺多发癌，有或无颈淋巴结转移；③甲状腺癌伴有远处转移。

(2) 治疗方法

① 能触及甲状腺微小癌结节灶

a. 根据病史，影像资料，了解甲状腺微小癌大小，在甲状腺内的位置选择穿刺路径。

b. 患者取坐位，术者站在患者背后，颈前常规消毒，左手消毒后触及甲状腺肿块，并用示指和中指固定肿块，右手持注射器用细针从示指中指间，选穿刺点，经皮、颈前肌穿刺到甲状腺癌肿块内，注射肿瘤灵 Ⅱ 号药液，要超过肿瘤 1cm，使肿瘤周围正常甲状腺组织坏死 1cm。

3 ～ 5d 后做第 2 次治疗，2 ～ 3 次为 1 个疗程。注射药量是肿瘤体积的 1/4 ～ 1/3。

② 未能触及甲状腺微小癌灶的治疗方法：甲状腺微小癌直径 < 1cm 临床上一般不易触及，必须在超声导向引导下穿刺，将"肿瘤灵"Ⅱ 号药液注射到微小灶内。将肿瘤细胞直接杀死。

a. 根据影像资料，了解甲状腺微小癌灶在甲状腺内的位置选择穿刺径路。

b. 患者取仰卧位，肩垫高使颈部处于过伸位，颈部常规消毒，用高频（5 ～ 7.5MHz 探头）小探头检查甲状腺发现微小病灶。左手固定探头，在探头旁，右手持注射器用细针穿刺到微小灶内（要求穿刺与探头有一定角度，荧光屏上显示针尖前进方向，便于在超声导向引导下监视针尖强回声影穿刺到微小灶内）见针尖注回声影响在病灶内注射肿瘤灵 Ⅱ 号药液。

c. 拔出针后针孔用消毒纱布压迫数分钟。3d 后做第 2 次治疗，一般 2 次为 1 个疗程，1 次注射"肿瘤灵"药液约 2ml。

③ 颈部转移淋巴结灶

a. 根据 B 超影像资料，了解转移淋巴结病灶、大小、数量与周围邻近组织之间关系，特别是颈动脉、颈静脉之间距离，选择穿刺点。

b. 患者取坐位，术者站在患者背后或侧面，颈部常规消毒，左手触及肿大淋巴结，并用中指、示指固定肿大淋巴结，右手持注射器用细针在中、示指间穿刺，经皮肤穿刺到肿大淋巴结内注射肿瘤灵 Ⅱ 号药液。

c. 如触不到肿大淋巴结，可在 B 超引导下精准定位，用细针穿刺到淋巴结内，注射药物将转移淋巴结癌灶杀死。

d. 注射完毕拔出针后，针孔用消毒纱布压迫数分钟，3d 后第 2 次治疗。2 ～ 3 次为 1 个疗程，每个肿大淋巴结灶应分别穿刺注射，用药量是肿瘤体积的 1/4 ～ 1/3。

【预后】

甲状腺微小癌的预后，与肿瘤病理类型、年龄、有无转移、治疗措施等有密切关系。由于甲状腺微小癌大部分是分化良好的乳头状癌，一般预后良好，除未分化癌外大部分患者都有 > 10 年的生存期，大部分患者和正常人寿命相等。一般来讲，乳头状癌预后最好，其次是滤泡状癌、髓样癌，未分化癌预后最差。

甲状腺癌年龄越大越易复发，年龄越小复发率和死亡率均较低，女性生存率比男性生存率好。肿瘤是否彻底切除或坏死是影响预后的重要因素。早期微小癌彻底手术或采用靶向坏死疗法使肿瘤完全坏死，再配合激素治疗，预后乐观。

六、甲状舌管囊肿

甲状舌管囊肿是由甲状腺舌管退化不全所引起。甲状腺正中始基初为环状，继之呈瓶样为甲状舌导管，头端导管与原咽相连处为舌盲孔。胚胎 3 周时在原始口腔的咽底部第一和第二对咽凹陷的正中部形成一个憩室状甲状腺始基，甲状腺始基自咽前方向颈部移行，其行径形成一条细长的导管，称甲状腺舌管，最后甲状舌管远端发育成甲状腺，舌骨由其两侧向正中发育，而包围导管或居其前后方。胎儿第 5 周时甲状舌管应退化，闭锁成实质性的纤维条束。如甲状舌骨导管未能及时退化消失，未消失的一段即可形成甲状舌骨囊肿。因囊肿的头端可能有细小导管直通盲孔，舌盲孔在舌根部与口腔相通，所以囊肿内易细菌侵入，使囊肿感染形成脓肿，继而向皮肤表面破溃形成甲状舌管瘘（图 10-1、图 10-2）。

【症状】

甲状舌管囊肿多见于儿童及青少年，病变部位居正中线，大多在舌骨与甲状腺之间舌骨下甲状软骨部位。

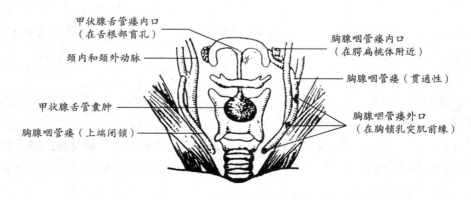

图 10-1　先天性颈囊肿和颈瘘

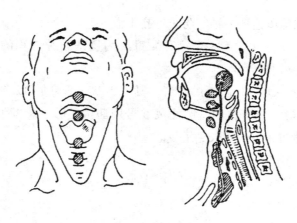

图 10-2 甲状舌管囊肿可发生的部位

囊肿位置浅表，多呈球形，直径 2～3cm，也有少数囊肿直径在 6cm 以上，生长缓慢，表面光滑，边缘清楚，囊内因充满液体张力较大而有实质感，质地较硬，与皮肤无粘连，触及肿块可左右移动，上下不能移动，无压痛。因囊肿与舌骨相连，故随吞咽移动，囊肿内含有淡黄色液体，如发生感染，易形成脓肿，脓肿破溃后形成甲状舌管瘘，长期不愈，在皮下可扪及条索状、管状硬块组织通向舌骨。

【诊断】

甲状舌管囊肿是位于颈部正中前下方的球形肿块，随吞咽上下移动，可做出诊断。有 10%～20% 甲状舌骨囊肿位于舌骨的上方，如囊肿位于胸骨至甲状腺间，应与气管源性囊肿、皮样囊肿、异位甲状腺峡部肿瘤鉴别。应特别注意异位甲状腺，有文献报道异位甲状腺被误诊为甲状舌骨囊肿切除后发生甲状腺功能低下，因此有必要做甲状腺 ^{131}I 同位素扫描和功能检查。稍偏离正中甲状舌骨囊肿应与鳃源性囊肿鉴别。

【治疗】

手术切除囊肿和瘘管是目前治疗手段，手术应切除囊肿和瘘管，切除范围包括舌骨中段和全部甲状舌管直至舌骨盲孔，否则容易复发，一般复发率为 5%～10%，均系切除不彻底所致。

采用靶向坏死疗法治疗甲状舌管囊肿效果满意，完全可以达到手术治疗效果，没有手术治疗颈部留下瘢痕，影响美观，患者乐于接受，尤其适合儿童患者。

治疗方法如下。

① 根据病史检查影像学资料，了解甲状舌管囊肿在颈部的位置与周围邻近组织之间的关系，选择穿刺路径。

② 患者坐位，术者站患者背后，颈前常规消毒，术者戴消毒手套，用左手扪及甲状舌管囊肿包块，并用示指、中指固定肿块，右手持注射器用普通 8 号针从左手示指、中指间皮肤穿刺到囊肿内，抽出囊肿内液体，并计算量。

③ 再换注射器，注射肿瘤灵 II 号药液，有时患者感到药液从舌根处盲孔溢出到口腔。

拔出针头后，针孔用棉球压迫数分钟，防止针孔出血。

3～4d治疗1次，3～4次为1个疗程。每次用量是囊肿体积的1/5～1/4。一般经1个疗程即可治愈。

笔者用肿瘤灵治疗一组甲状腺囊肿患者，其中甲状舌管囊肿12例，经1个疗程治疗后治愈11例，仅1例未愈，分析原因是肿瘤灵Ⅱ号用药量不够，囊壁没有完全坏死，经第2个疗程治疗后治愈，随访3～5年未见复发。

第11章 颈部转移性肿瘤

颈部，是颌面、口腔、咽喉、鼻腔、鼻旁窦及眼等器官组织淋巴回流的重要部位。口腔、颌面部、甲状腺、鼻咽部、肺、食管、乳腺和胃肠的肿瘤，都可以在颈部出现转移。临床上当原发灶已明确，在颈部出现转移时应与原发灶一并处理。但是有部分患者，在原发灶不明的情况下，以单纯颈部包块的形式出现，而在相当长的时间内，甚至始终寻觅不到原发病灶，因此，颈部转移瘤无论是诊断和治疗都是临床上面临的实际问题。

文献统计，颈部转移性恶性肿瘤占所有颈部肿块的 22.7% ~ 46.3%，据王安宇对 26 826 例经病理确诊的头颈部肿瘤分析，占全身良性和恶性肿瘤的 39.55%，为全身恶性肿瘤的 45.77%。由此可见，颈部转移性肿瘤在临床上具有十分重要的意义。特别是 40—50 岁的中壮年患者，无论是否有原发病灶引起的症状，只要发现颈部渐进性无痛性肿块，都应及时想到恶性病变的可能。

颈部肿块尚未明确诊断之前，它仅是临床上的一个常见症状，有时甚至是患者就诊时的唯一主诉。作为一种颈部肿块临床病理性表现，它可以是一般炎症，也可以是机体内尚未被注意的恶性肿瘤，也可以是良性肿瘤在局部的表现。患者为了弄清疾病的性质，往往要转诊于内、外、耳鼻咽喉、肿瘤、血液、放射等各临床专科，但仍难确诊。

【分类】

1. 来自锁骨上区的转移 临床资料表明，颈部转移性肿瘤 80% 左右的原发灶位于头颈部，即锁骨上区域内。据 Skandaiakis 报道的 1604 例颈部恶性肿瘤中，属于转移性者 1333 例，占 83.1%。据陶正德报道的 391 例颈部转移瘤中，72.3% 原发灶位于以鼻咽和扁桃体为主的锁骨上区。

在锁骨上区的许多组织器官中，原发灶大多数来源于以下几个部位。

(1) 鼻咽部：由于鼻咽部淋巴主要回流至耳后淋巴结及颈内静脉上部淋巴结，其淋巴管来自咽扁桃体、咽顶壁、后壁、侧壁，咽鼓管口周围，这些淋巴管联合走行于咽壁，经咽后外侧淋巴结，汇入颈内静脉上组淋巴结，或向后汇入副神经链。临床统计资料表明，鼻咽癌患者有 37.1% ~ 92.5% 有颈淋巴结转移，并且在这些患者中，有 50% 左右患者是在原发灶尚无任何症状时，以颈部转移症状为首发症状而就诊的。

(2) 扁桃体：扁桃体恶性肿瘤，较常发生颈部淋巴结转移，并且出现的时间较早。统计资料表明，扁桃体恶性肿瘤颈部出现转移率在 67.7% ~ 82.8%，较常见的转移部位是与病变同侧的二腹肌淋巴结，其次是颈深上淋巴结，有 20% 左右转移到颈后三角及病变对侧的颈淋巴结。与鼻咽癌一样，可以在原发灶毫无症状的情况下，以颈部巨大肿块而就诊。

(3) 鼻及鼻窦：鼻腔和鼻窦恶性肿瘤占头颈部恶性肿瘤的 40%，占耳鼻咽喉各部恶性肿瘤的 20%，占全身恶性肿瘤的 2.5%，并且以恶性程度较高的低分化鳞癌为多见，上颌窦的淋巴引流汇集于鼻腔，最后达咽后、颌下及颈部淋巴结。文献统计认为，鼻及鼻窦恶性肿瘤颈部淋巴结的转移率为 11.1% ～ 32.7%，常见的转移部位是颌下，下颌角处颈深上淋巴结。

(4) 下咽及喉：下咽及喉部恶性肿瘤是耳鼻咽喉科的常见肿瘤，其发病率占耳鼻咽喉各部肿瘤的 11.7% ～ 22%。喉部特别是声门上区有较丰富的淋巴组织声门上喉室、会厌及构会厌皱襞的淋巴最后汇入二腹肌淋巴结、颈动脉分叉处淋巴结及肩胛舌骨肌附近的淋巴结。声门下区的淋巴管有前后两组，前组穿过环甲膜进入气管前淋巴结或颈内静脉淋巴结，后组经喉返神经链入颈内静脉淋巴结。

喉部恶性肿瘤出现转移时间的早晚，与肿瘤的原发部位及肿瘤的生物行为有关，声门上癌颈部转移率在 35% 左右，其中会厌癌 22% 有颈转移，如病变波及会厌和喉室，颈部转移率可增至 50% 以上，大约 90% 以上的喉癌患者最终要出现颈部转移，有 30% 出现病变对侧的转移。常见的转移部位是二腹肌淋巴结和颈内静脉中组淋巴结。

(5) 口腔及颌面部：口腔、颌下面部恶性肿瘤在头颈部恶性肿瘤中占有十分重要的位置，除唇癌外其他肿瘤均较容易发生颈部转移，转移出现的早晚、发生的概率与其原发部位有关。

口腔、颌面部肿瘤，颈淋巴结转移率为 6% ～ 67%，据文献记载，唇癌的主要转移部位是颌下或颏下淋巴结，转移率在 12.5% ～ 38.1%，颊癌和舌癌以局部浸润为主，但亦可同时出现颈淋巴结转移，颊部黏膜癌的转移率在 25.8% ～ 40%，常见的转移部位是二腹肌淋巴结，可出现对侧转移，舌癌颈部转移率在 39.2% ～ 71%，尤其是原发灶位于舌后 1/3 及舌根部的癌瘤，在患者出现症状而就诊时，有 30% 左右的患者已发生颈部转移。

口底淋巴汇入颌下淋巴结、环状软骨平面的颈深淋巴结和内上颈淋巴结，口底肿瘤的转移率在 37.9% ～ 63.0%，牙龈肿瘤的颈部转移率在 25% ～ 65%，下颌牙龈肿瘤较上颌更易发生转移，软硬腭部肿瘤颈部转移率更高，在 26% ～ 73.3%，其转移部位是颌下淋巴结前上颈内静脉淋巴结。

颌骨、腮腺等部位的肿瘤，均可发生颈部转移，其转移率均在 50% 左右。转移的部位可发生在颌下、颈上深组和颈下深组淋巴结等。

(6) 其他部位：除上述部位的肿瘤易发生颈部转移之外，在颈部最常见是甲状腺肿瘤，甲状腺淋巴主要汇入颈内静脉链的中下组，位于内侧者还可向上汇入喉返神经链的上组，转移的部位常见于颈外及颈内静脉淋巴结、甲状腺癌发生颈淋巴结转移率在 50% 左右。

2. 来自锁骨下区的转移　颈部不仅引流头颈面颌部的淋巴液，同时也是全身淋巴的总汇区。因此颈部转移性肿瘤除了来源于头颈、颌面部位之外，还可以是全身性的。如许多胸腹腔的恶性肿瘤可以通过淋巴途径侵犯胸导管，再经此转移到锁骨上淋巴结。文献统计，在所有颈部转移性肿瘤中有 2.8% ～ 5.5% 的肿瘤是来自锁骨下区。

(1) 胃癌：来自胃癌的转移，在颈部转移癌中，占有十分重要的位置。胃的淋巴主要汇入肝、主动脉旁及髂区淋巴结，其中主动脉旁和髂区淋巴结直接汇入胸导管，胃癌的颈部转移率从

$2.6\% \sim 41.8\%$。

(2) 肺癌：肺的淋巴可经两条途径达颈部，一是肺下叶汇入隆突组和支气管组，然后进入气管旁和锁骨上的前斜角肌淋巴结，位于周围的病灶可波及胸壁通过壁内淋巴转移到肋间，乳腺与腋窝淋巴结，继之达锁骨上淋巴结。国内张哲舫等曾报道 124 例肺癌，其中 40% 在治疗时已有锁骨上淋巴结转移，临床上有些肺癌，常见以颈部淋巴结肿大为首发症状而就诊。

(3) 乳腺癌：乳腺上部与锁骨上区有直接相连的淋巴管，并且还可以经锁骨下高位的淋巴结而逆流入锁骨上区，故乳腺癌患者比较容易出现颈部淋巴结转移。文献认为其颈淋巴结转移发生率仅次于腋窝，在 17% 左右。

(4) 其他癌瘤：发生颈部转移的其他癌瘤还有食管癌、胰腺癌、肾癌、前列腺癌、睾丸癌、卵巢癌等。

【诊断】

颈部转移癌仅是原发病灶的间接表现，发现转移癌容易，但是要彻底治疗关键在于及时明确转移癌的原发病灶，Skandaiakis 通过大量的病例研究总结出了 80% 规律，曾被临床学者们所接受，即颈部除甲状腺肿块之外，20% 为先天性、先天畸形和其他肿块，80% 为肿瘤性肿块。其中 20% 为良性，80% 为恶性；20% 为女性，80% 为男性。其中有 20% 为原发恶性肿瘤，80% 为转移性肿瘤。这些转移的恶性肿瘤其中 80% 来源于头颈部，20% 来源于胸腹，80% 可以找到原发灶，而有 20% 找不到原发灶，此规律有一定参考价值，对指导诊断是有意义的。原发灶的寻找和诊断一般应从以下几个方面进行。

(1) 病史：对已怀疑为颈部转移癌的患者，首先要进行认真全面的病史了解，包括肿块出现的时间、生长的快慢及发现的过程和伴随的症状。特别要注意耳鼻咽喉、口腔及胸腹部有关病史的询问。

(2) 体检：在全面病史询问基础上，要进行认真系统的体检，特别是头面部、皮肤、涎腺、口腔、黏膜、齿龈、耳鼻咽喉、鼻咽部、甲状腺、胸腹部和全身表浅淋巴结的检查。口腔、咽部除视诊外，还要配合必要的触诊，还要辅以 X 线、CT 检查或纤维镜检查。

体格检查的基本原则是，既要全面系统，又要根据病史提供的线索突出重点部位，特别是临床证实为原发灶的好发部位，如鼻咽部、咽扁桃体等，依据先好发部位，后少见部位，进行系统检查。

(3) 病理组织学检查：一般而言，对颈部转移癌，应先立足于寻找原发灶，然后将原发病灶和转移灶统筹处理。不主张在原发灶未明确的情况下，先对转移灶做病理检查，因为这有可能造成不良的后果，如促进扩散或癌组织的种植；使正常组织结构破坏影响日后的彻底根治性手术；因手术破坏了局部血管床，使局部血液循环血供减低，降低了日后放射的敏感性；推迟或放松了对原发灶的寻找。

多数患者经过努力是可以寻找到原发灶的。但是，临床上也经常遇到由于原发灶部位深，症状隐蔽，所有检查方法也难以寻觅到原发灶的患者。在这种情况下，只能被迫做病理检查，通过病理组织学的特点来寻找原发灶的所在部位。一般主张穿刺抽吸活检，因为可以最大限度地减少扩散的机会，并且不影响日后的治疗，只要穿刺部位准确又与病理科协作，成功率在 80% ~ 95%。根据转移癌的组织学特点常可以提供原发灶的大概部位。

鳞癌，在上颈部可能来源于鼻咽、口咽、口腔、中颈部、咽喉部、下颈部、梨状窝、气管和肺等。

腺癌，在上颈部可能来源于腮腺、口腔。颌下腺、鼻腔；在中颈部，多考虑甲状腺；在下颈部多来自于乳腺、胃、甲状腺、卵巢、胰腺等。

未分化癌，若转移灶位于上颈部，原发灶可能多位于鼻咽、扁桃体；位于中颈部，多考虑鼻咽、扁桃体、下咽、舌根等处；若位于下颈部多考虑肺、气管等。

颈部转移癌，经过努力大多数可以及时找到原发病灶的部位。但是仍有少部分患者经过相当的努力，用尽了现有的检查手段，最终找不到原发灶，称为原发灶不明的转移癌。关于原发灶不明癌的发生率，各家统计不一，从 1.2% ~ 26.3%。这可能与各学者所掌握的标准及诊断条件有关。一般认为，其发生率不超过全部颈部转移癌的 20%，男性多于女性，年龄大多数在 21—60 岁，高峰年龄组在 41—50 岁。

【临床表现】

突出症状是颈部无痛性逐渐增大的肿块，早期可以是质软、活动、孤立的单个病灶，以后逐渐变硬，彼此融合成团块，并粘连固定，大多数位于颈前三角的上或中段。大约有 1/4 的患者位于锁骨上区，个别位于中线，很少有双侧同时出现者。这类患者肿块存在，但很少有不适或疼痛，故常不引起重视，早期即就诊者不足 20%，75% 的患者在发现肿块后数月至半年后就诊。

从病理组织学看，以鳞癌及低分化癌为主，其次是腺癌，陶正德等综合 886 例患者的病理资料，鳞癌及低分化癌占 68.1%，腺癌占 13.1%。

关于原发灶不明的原因，人们对此有以下认识。

(1) 原发灶小而隐蔽，不易发现，有些患者在死后尸解时也发现不了。临床已发现类似病例，如鼻咽癌、扁桃体、甲状腺微小癌、前列腺等处的癌瘤，其原发灶可以很小（直径 1 ~ 3mm），而颈部转移瘤却可以体积较大。

(2) 原发肿瘤在其自然生长过程中缓慢生长，或由于全身免疫功能的变化而肿瘤被自限或处于静止状态，一时无临床表现。

(3) 距转移灶较近的原发灶，在对转移灶大范围照射治疗后，与转移灶同时被消灭。

(4) 位于转移灶深层组织中的原发灶，在随转移灶手术切除时，被无意中切除。

(5) 由于颈部转移灶的手术，使颈部瘢痕形成，血液循环改变、受阻，从而阻止和减慢了原发灶的生长。

(6) 因为应用了某些治疗目的外的药物而使原发灶被抑制或消灭。

(7) 原发灶因为局部原因而自然消退，而转移灶却继续生长发展。

【治疗】

1. 治疗原则　对颈部转移性肿瘤，在治疗前首先应明确了解其原发灶的部位，然后根据原发灶的临床分期，肿瘤的病理类型，全身情况与转移灶情况统一选择合理的治疗方案，对部分经过努力仍无法查寻到原发部位的转移癌，在不断寻觅原发灶的同时，也应采取积极的治疗态度，绝不能因为未发现原发灶而一直等待。因为大约有 20% 的患者在治疗后又发现了原发灶，因此应当像对待其他已确诊的肿瘤一样，根据病变的范围、大小、活动程度、病理类型及全身状况，提出系统的治疗方案，其基本的治疗方法与其他恶性肿瘤一样，包括手术、放疗、化疗、靶向坏死治疗，中西医结合治疗和免疫治疗等。具体到每个患者应根据实际情况而定。

2. 放射治疗

(1) 适应证：放射治疗对颈部转移瘤主要的适应证是，①病变范围广，病程晚不宜手术切除，其病理类型又对放疗高度敏感者。②术后又复发或考虑肿瘤有残留者。

(2) 照射的方法及剂量：一般主张凡是位于颈上中段的转移癌，均做全颈根治性照射，照射野自颅底至锁骨下 1cm，内侧达中线，剂量为 50 ～ 60Gy，在 4 ～ 6 周内完成。如已明确或可疑原发灶位于鼻咽、扁桃体、舌根及梨状窝，应将其包括在照射野之内。

(3) 治疗效果：颈部转移癌放疗的效果无论是否寻找到原发灶，其疗效及预后都比不治疗好，大多数患者可获得一定疗效。

3. 化学治疗　无论是原发灶明确或不明确，在患者条件允许情况下，均可作为一种辅助治疗方法，可获得一定的疗效，根据病理类型选择较敏感药物。如鳞癌可用环磷酰胺、放线菌素 D。MTX、氟尿嘧啶、阿糖胞苷、多柔比星等联合化疗，未分化癌用环磷酰胺、长春新碱等，也可先化疗后再放疗。

4. 靶向坏死疗法治疗

(1) 适应证：①颈部肿块范围大，不能手术切除者。②颈部病变范围大，病理类型对放疗、化疗不敏感或效果不好者。③颈部肿块手术后复发者。

(2) 治疗方法

① 根据病史、检查、影像学资料，了解颈部转移灶的大小、数目、位置，与周围邻近组织之间关系，选择穿刺径路，穿刺点。

② 患者取坐位，术者站在患者背后或一侧，颈部皮肤常规消毒，患者头部略低偏向患侧，使颈前肌肉松弛，戴消毒手套，左手触及转移性肿块，用示指和中指固定肿块，右手持注射器用细针在左手示指、中指间穿刺，经皮肤、皮下穿刺到肿块内，注射肿瘤Ⅱ号药液。

③ 拔出针后针孔用消毒棉球压迫数分钟。

④ 若颈部肿块大可分 2 ～ 3 点注射药物，使药物在肿瘤内分布均匀，颈部多个转移肿大包块要分别逐个肿块注射药物，3 ～ 5d 治疗 1 次，2 ～ 3 次为 1 个疗程。

⑤ 用药量：肿瘤灵Ⅱ号用药量是肿块体积的 1/5 ～ 1/4，用药量要超过肿瘤边缘 0.5cm 使肿瘤达到完全坏死目的。

第12章 乳腺肿瘤

乳腺肿瘤是妇女常见肿瘤，发病率高，临床上分为良性肿瘤和恶性肿瘤。

一、良性乳腺结构不良

良性乳腺结构不良是妇女常见疾病，既非炎症亦非肿瘤，本质上是一种生理增生与复归不全造成的乳腺正常结构紊乱。国外多称它为"纤维囊性乳腺病"（fibrocystic mastopathia，fibrocystic disease of breast）。国内患者中，囊性改变较少见，以腺体增生为主，多称"乳腺小叶增生"。世界卫生组织根据本病的病理本质改变，称其为"良性乳腺结构不良"。

好发于30—50岁妇女，国外文献报道发达国家约有1/3妇女患此病，尸检发现有58%～89%的妇女有乳腺增生。

【病因和病理】

本病的确切病因和发病机制尚不十分清楚，国内外学者多认为本病与内分泌失调和精神因素有关，其中黄体分泌减少、雌激素相对增多是此病发生的重要原因。雌激素能刺激乳腺上皮细胞和间质细胞增生，增加结缔组织水钠潴留致小叶间水肿，孕酮则促使乳腺腺泡发育，对抗雌激素的增生效应，引起上皮分化，减少有丝分裂，同时抗醛固酮对远端肾小管的作用，加速水、钠排泄作用，如孕酮的分泌降低，乳腺长期在雌激素的作用下可造成乳腺增生与复归不全，引起乳腺组织增生而发生本病。

大体标本观察呈黄白色、质韧、无包膜，切面可见囊性变或小囊肿，囊内含有黄绿色或棕色的黏稠液体，有时有黄白色乳酪样物质自导管溢出。

镜下主要形态改变有基质纤维增生、腺体增生、上皮化生、上皮增生、囊肿形成5种，病变一般发生在腺泡单位或小叶本身。

乳腺增生的病理分型，多数学者将本病分为小叶增生期、纤维腺病期、纤维化期3型。

【症状与诊断】

1. 症状和体征　主要表现为乳房一侧或两侧疼痛。乳痛多有周期性即月经前发生或加重，月经来潮后减轻或消失，少数患者有乳头溢液，常见浆液性或棕色液体。

检查乳房内有散在大小不等条束状包块，不与皮肤、胸肌粘连，边界不甚清楚，质地韧。

2. 乳腺X线钼靶摄片　增生部位呈现棉花团或毛玻璃状，边缘模糊不清，密度增高影或有条索状结缔组织穿其之间。有囊肿形成时，可见不规则增强阴影中有圆形透亮阴影。

3. B超　显示乳腺增生部位乳腺组织增厚，其内部可见局限性或弥漫分布，大小不等的液性暗区，多为圆形或椭圆形，大小 0.1mm ～ 2cm，囊壁大多光滑，囊腔透声好，囊肿之间的间质回声较强。乳腺组织呈现强回声区与弱回声区相嵌影像。

4. 活组织检查　多处细针抽吸细胞学检查对乳腺肿块有诊断价值。针抽吸活检有 10% 左右假阳性等，对临床疑有癌变患者，应做肿块切除病理检查。

【治疗】

乳腺增生病绝大多数病变呈弥漫性，有一定的癌变率（2% ～ 4%），本病目前尚无有效的治疗方法。

1. 内分泌药物

(1) 溴隐亭：是一种多巴胺受体激活药，作用于垂体催乳细胞的多巴胺受体，抑制催乳素的合成与释放。同时减少催乳素对卵泡刺激素的拮抗促进排卵的恢复，调理激素平衡，使临床症状缓解，有效率达 70% ～ 90%，5mg/d，疗程是 3 个月。

(2) 达那唑：为雄激素衍生物。许多报道的疗效亦较好，其作用机制还不清楚。最近研究表明治疗剂量的达那唑并不能降低促性腺激素水平，治疗机制可能是抑制某些酶而阻碍卵巢产生甾体类物质（动物实验已证实），由此调整激素平衡。用法为 200 ～ 400mg/d，持续 2 ～ 6 个月。

(3) 黄体酮：它能对抗雌激素对乳腺组织的作用，有效率在 80% 左右。用法为月经周期第 15 天开始用，10mg/d，持续用 9 ～ 12 个月。

(4) 他莫昔芬：属雌激素拮抗药，它能与雌激素竞争结合雌激素受体（ER），从而减弱或消除雌激素对乳腺组织的作用。有效率在 90% 左右，用法为 20mg/d，疗程 2 ～ 3 个月。

2. 中药治疗　中药治疗乳腺增生病的机制为疏肝理气，散结止痛，养血调经。常用方药逍遥丸小金丹加减。中成药有逍遥丸、小金丹、乳康片、乳增片、天冬素片、乌鸡白凤丸、乳癖消及一些医疗单位医院制剂药品。中药治疗据文献报道有效率在 80% ～ 90%，无明显不良反应，一般疗程 3 ～ 6 个月。

笔者自拟消乳癖方，疏肝理气，养血活血，补益肝肾，行气止痛，治疗良性乳腺结构不良，效果良好。药物组成为柴胡、郁金、白芍、黄芪、当归、丹参、桂枝、山药、熟地黄、女贞子、益母草、白术、茯苓、陈皮、川芎、甘草、黄芩、大黄。方中柴胡、郁金、白芍疏肝理气，敛肝阴；黄芪、当归、丹参、桂枝补益气血，养血活血；山药、熟地黄、女贞子、益母草补益肝肾；川芎、甘草行气止痛；黄芩、大黄清热通里，每天 1 剂，1 个月为 1 个疗程，一般用 3 个疗程，疗效较好。

3. 靶向坏死疗法治疗　适用于单发结节或伴有纤维腺瘤形成或肿块相对孤立者。将肿瘤灵药物注射到局部病变组织，使病变组织坏死，达到手术切除的疗效，治愈后乳房不变形，患者乐于接受。治疗方法如下。

(1) 根据病史，检查影像学资料，了解病灶在乳腺内的位置、大小，选择穿刺路径。

(2) 患者取仰卧位，局部常规消毒，左手扪及乳腺结节或肿块，并固定好肿块，右手持注射器用细针经皮肤穿刺到乳腺肿块内，注射肿瘤灵 II 号药液。

(3) 注射完毕后拔出针后，针孔用消毒纱布压迫数分钟。

3 ~ 4d 后做第二次治疗，一般 2 ~ 3 次为 1 个疗程，用药量是病灶体积的 1/5 ~ 1/4。

【预后】

本病病情可轻可重，病程长者可达数年或更久，部分患者在一段时间内可自行缓解，但有一定的恶变率，临床上需定期（3 ~ 6 个月）随访复查。

二、乳房良性肿瘤

（一）乳腺纤维腺瘤

乳腺小叶内的间质纤维和导管上皮同时增生所形成的一种良性肿瘤，可为原发性，也可以是在乳腺增生病的基础上继发产生。好发年龄为 20—30 岁，在月经来潮前或绝经期后很少发生。文献报道国外成年女性本病发生率约为 9.3%。

一般认为乳腺纤维腺瘤是体内雌激素水平过高，乳腺组织受雌激素过度刺激，引起乳腺导管上皮和间质纤维异常增生引起。

【病理】

乳腺纤维腺瘤大多呈椭圆形有完整的包膜，切面呈灰白色，并有光亮，不很平滑，因导管扩张所致的许多排列不整齐的裂隙。镜下可发现乳腺小叶间质纤维和导管上皮增生，如增生极度活跃，并见到间变细胞应视为癌前病变。

【症状与诊断】

乳腺纤维腺瘤多为单发，一侧或两侧乳房内也可有多个病变发生，好发部位多在乳房外上限，常无痛，肿块可数年无变化，但在妊娠或哺乳期可能会迅速增大。

触诊肿瘤多呈椭圆形，大小不一（直径 1 ~ 10cm）表面光滑，质地硬，边界清楚，与皮肤及周围组织无粘连，活动度大，腋淋巴结不肿大。巨纤维腺瘤的体积可能很大，纤维瘤直径大于 7cm，有时几乎占据一侧乳房，周围血管可见扩张，甚至瘤灶表面皮肤有溃破，腋淋巴结肿大（非转移性炎性淋巴结肿大），类似恶性肿瘤的表现。

根据临床表现，乳腺纤维腺瘤诊断基本上可明确。对少数表现不典型的病例，可利用钼靶 X 线摄片、B 超等检查来辅助诊断，必要时切除肿瘤做病理检查。

【治疗】

乳腺纤维腺瘤以手术切除为主要治疗手段。

采用靶向坏死疗法治疗效果满意，完全达到手术疗效。对较大乳腺纤维腺瘤治愈后乳房不变形，患者乐于接受。治疗方法如下。

(1) 根据检查和影像资料，了解病灶在乳房内位置、大小、选择穿刺径路，穿刺点。

(2) 患者平卧位，先触及乳房包块，用左手拇指及示指固定包块，局部消毒，右手持注射器。用普通 7 号针头穿刺，经皮肤、皮下穿刺至肿瘤内注射肿瘤灵 II 号药液。

(3) 注射完毕，拔出针后针孔用消毒棉球压迫数分钟。

(4) 注射药液剂量为肿瘤体积的 1/5 ～ 1/4，3 ～ 4d 后第 2 次治疗，2 ～ 3d 为 1 个疗程，一般 1 个疗程即可治愈。

（二）乳腺管内或囊内乳头状瘤

本病较少见，多发生在 40—45 岁经产妇。

乳腺管内或囊内乳头状瘤的发病与内分泌功能失调相关。雌激素水平过高，刺激乳腺小叶实质增生，小叶结构在形态上发生变异，雌激素刺激导管上皮增生，产生乳头状增生，形成乳头状肿瘤。

【病理】

乳头状瘤可起源于乳腺导管各部位，故名称有多种，如果来自乳头部导管的称乳头状瘤，起源于乳头下大导管的称导管内乳头状瘤，发生在中、小导管的乳头状瘤，因其多发性称乳头状瘤病。各乳头状瘤中，约有 75% 的乳头状瘤发生于近乳头的大导管壶腹部或大乳管，此种乳头状瘤多带蒂，突入导管腔内，表面有绒毛，呈杨梅样结节，并富有薄壁血管，极易出血。大导管内乳头状瘤常为单乳单发，多发者很少，瘤径可自数毫米至几厘米不等，但绝大多数瘤径为小于 1cm 的小乳头状瘤。

镜下可见导管上皮及间质增生，形成多分支的乳头状结构，表面披覆双层上皮细胞，内层为柱状或立方上皮，胞质轻度嗜酸性，胞核椭圆形，位于基底部，外层细胞为多边形或圆形，胞质透亮。乳头的轴心为血管纤维组织，血管壁极薄，易破裂出血，有些病例可因瘤蒂部反复出血而纤维化。

乳头状瘤癌变率为 4% ～ 8%，发生于中小导管的乳头状瘤较大导管内乳头状瘤的癌变率高。

【症状与诊断】

非月经期乳头溢液是本病主要临床特点，乳头溢液多是自发性，溢出液体呈棕褐色、粉红色或浆液性。

体检时，少数患者在乳晕处可扪及柔软小结节或乳晕旁触及放射状条索物(扩张的乳管)，轻压局部后从乳头流出血性液体。对于大部分触不到肿块的乳腺导管内乳头状瘤病例，可用下列方法辅助诊断。

(1) 透照检查：有时可在乳晕部见到小的暗影。

(2) 溢出液脱落细胞学检查：可见红细胞和上皮细胞，有时能见到瘤细胞。

(3) 选择性乳腺导管造影：对本病诊断定位有价值。

乳管内乳头状瘤在导管造影片上，可显示导管内有单发或多发的椭圆形充盈缺损，常位于 1 ～ 2 级乳管。此外还可见近侧乳管扩张，即使是巨大乳头状瘤，但都很少有梗阻现象，如导管上皮恶性增生，常可见导管腔阻塞。

(4) B 超检查：能见到扩大的导管，有时能发现分叶状块物及液性暗区。

【治疗】

鉴于本病有癌变的可能，宜早期手术治疗。

靶向坏死疗法治疗：乳腺管内乳头状瘤，一般瘤径较小，可在 B 超引导下，用细针穿刺到导管内乳头状瘤灶内，注射肿瘤灵Ⅱ号药液，直接将肿瘤细胞杀死，治愈后乳头处不变形。

（三）乳腺叶状肿瘤

本病由 Müller 于 1938 年首次报道，当时称为"乳腺叶状囊肉瘤"（cystosarcoma phyllodes），1982 年 WHO 依据组织学分类原则，把该肿瘤改为"乳腺叶状肿瘤"（phyllodes tumor），同时还将其分为良性、临界性和恶性三类。

【病理】

乳腺叶状肿瘤由异常增生的乳腺纤维细胞和腺上皮细胞组成，其良、恶性主要取决于瘤组织中纤维细胞有无明显间变、核分裂象的多少及有无局部侵犯等来确定。

【症状与诊断】

本病少见，临床多表现为乳房无痛性肿块。少数患者有刺痛或胀痛，瘤体生长缓慢，但在青少年患者，无论患者属良性或恶性，常表现为几个月内迅速增长的巨大肿块。

体检时可发现瘤灶多，而且大，许多病变占据全乳，表面皮肤变薄，紧张发亮，甚至表浅静脉怒张，乳头被推移，但很少发生回缩和溢液。肿块呈圆形或分叶状，表面不平滑，质地坚韧，有时有弹性感或囊性感，边界清楚，可移动，少数患者肿块有压痛，患侧淋巴结可触及，系增生反应所致，罕见转移。

(1) X 线钼靶摄片：小的乳腺叶状肿瘤，可见边缘清楚的球形或椭圆形致密阴影，较大的肿瘤外形呈波浪形或多囊形，巨大肿瘤可见整个乳房被瘤块填充，其与乳癌不同点在于皮下脂肪层仍完整。

(2) B 超检查：可发现球形实体或囊实性混合图像。

依据上述临床表现特点和辅助检查，本病诊断并不困难，至于本病良、恶性的诊断，往往要依靠病理检查。一般来说，良性型以年轻妇女多见，恶性型多见于中年以上妇女。

【治疗】

该病以手术治疗为主要手段，术中冰冻切片检查确定肿瘤的良、恶性，对正确选择手术方案很重要。放疗和化疗对恶性叶状肿瘤亦有一定疗效，但效果不显著。

1. 良性病变　可行局部完整切除，肿瘤巨大者行单纯乳腺切除或加乳房硅胶囊假体植入术。局限性乳腺叶状肿瘤可采用靶向坏死疗法治疗，治愈后乳房可保持正常形态，治疗方法同乳腺纤维腺瘤。

2. 恶性病变　应根据肿瘤的大小，与胸肌是否粘连及有无淋巴结转移等，决定是否行单纯乳房切除或乳腺癌根治术，术后根据病情给予放疗或化疗。

术后应定期随访复查，最常见远位转移部位为肺。

三、乳腺癌

乳腺癌是常见的乳房肿瘤，是损害妇女健康的主要恶性肿瘤之一，也是我国常见的八种恶性肿瘤（肺癌、食管癌、胃癌、肝癌、大肠癌、鼻咽癌、宫颈癌、乳腺癌）之一。乳腺癌发病率高，为 23/10 万，仅次于子宫颈癌，城市发病率比农村高，每年世界上新发生乳腺癌约 150 万例。

乳腺癌 99% 发生于女性，男性发生占 1%，近年来，女性乳腺癌的发病率有明显增高趋势，而且发病年龄年轻化，乳腺癌的发病率有明显的地区性差异，如欧美地区，特别是西欧和北美的发病率明显高于亚洲、非洲。在美国为女性恶性肿瘤发病率的首位，占女性恶性肿瘤发病率的 26%，占癌症死亡率的 18%，Parkiu 等（1988 年）报道乳腺癌占世界癌症年发患者数，仅次于胃癌、肺癌，居第 3 位，Nabholtz（1999 年）报道北美乳腺癌每年新发患者数约 20 万人，占全部癌症的 30.2%，每年死亡患者约 5 万人，占全部癌症死亡人数的 16.5%，在欧洲乳腺癌每年新发患者数约 15 万人，占全部癌症的 24%，每年死亡患者约 5.8 万人，占全部癌症死亡人数的 16%。

乳腺癌发病率随年龄增长而有增高趋势，表现为 30 岁以后发病率逐渐上升，好发年龄在 41—60 岁，发病高峰为 45—49 岁，多为绝经期前后妇女。

乳腺癌的流行病学调查发现与乳腺癌发生的相关因素很多。

① 月经初潮过早（12 岁以前），闭经过迟（52 岁以后）；未婚未育者发病率高于已婚已育者。

② 初产过晚，40 岁以上未孕或第 1 胎在 35 岁以后。

③ 有乳腺癌家族史。

④ 精神受到严重创伤或长期处在紧张、抑郁状态。

⑤ 曾患一侧乳腺癌者，其对侧发生乳腺癌可能性较正常人高 2 ～ 3 倍。

⑥ 肥胖者，尤其是绝经期后体重明显增高或伴有糖尿病者。

⑦ 曾患乳腺增生病。

⑧长期的主动或被吸烟者。

⑨有过多的 X 线摄片或胸透者。

⑩曾患功能性子宫出血或子宫体腺癌，卵巢癌者。

【病理】

明确乳腺癌的病理分类，有助于治疗和预后判断。

1. 病理分型　乳腺癌的病理组织学分型方法较多，现将 1987 年第三届全国乳腺癌会议的分型法介绍如下。

(1) 非浸润癌：①导管内癌；②小叶原位癌。

(2) 早期浸润癌：即非浸润癌开始突破基底膜者，①导管癌早期浸润；②小叶癌早期浸润。

(3) 浸润性特殊型癌：特殊性癌一般较非特殊性癌预后好。①乳头状癌；②髓样癌伴大量淋巴细胞浸润；③小管癌（高分化腺癌）；④腺样囊性癌；⑤黏液腺癌（发病年龄大，生长缓慢，预后好）；⑥大汗腺癌；⑦鳞状细胞癌；⑧乳头 Paget 病（湿疹样癌）。

(4) 浸润性非特殊型癌：①浸润性小叶癌；②浸润性导管癌；③硬癌（恶性度高，侵袭性强易转移）；④髓样癌（有淋巴细胞浸润预后较好）；⑤单纯癌；⑥腺癌。

(5) 其他罕见癌：①分泌型（幼年型）癌；②富脂质癌；③腺纤维瘤癌变；④乳头状瘤癌变。

2. 自然发展过程 乳腺癌的自然发展过程包括以下三期患者。

(1) 癌前期：在致癌因素的作用下，使乳房腺体细胞过度增生最后导致癌变，此期大约要经历 10 年的时间，这一阶段并非真正的癌，只是某些癌前病变或有发生癌的倾向，因此是进行有效预防的最佳时期。

(2) 原位癌：在癌前病变的基础上恶变为原位癌，此阶段可历时 3 ～ 5 年的时间，这是彻底治疗的最佳时期，此期由于无明显临床症状，常不易被发现。

(3) 浸润期：在原位癌的基础上，加上促癌因素的作用发展成为浸润癌，此期一般为 1 年左右，但长者可达数年。乳腺癌出现临床症状后，若不治疗，任其发展，从发病到死亡平均 3 ～ 4 年。

3. 生长及扩散

(1) 乳腺内生长发展：在原位癌阶段癌细胞只能于基膜上沿乳管上皮生长蔓延，由于不能从宿主吸取大量营养，故而生长缓慢，但是一旦癌细胞产生溶蛋白酶使乳管上皮基底膜被溶解破坏，癌细胞产生的肿瘤血管生成因子（TAF）就能诱发宿主在肿瘤产生新生的毛细血管，供给肿瘤细胞生长所需营养，使癌灶生长迅速，原位癌发展为浸润癌。

肿瘤的生长速度取决于细胞的倍增时间，乳腺癌的倍增时间报道在每次 24 ～ 400d 不等，平均每次 100 ～ 150d，从一个乳腺癌细胞生长到 1cm 大小癌块，一般需经 30 次倍增，时间需 5 ～ 8 年。

(2) 乳腺外浸润扩散：从乳腺癌生长到超出乳腺体，直接侵犯胸肌筋膜和胸肌，皮肤侵入淋巴管或血管，经淋巴、血路播散转移，其中区域性淋巴结是最常见扩散途径。主要有以下两条途径。

① 癌细胞沿胸大肌外侧淋巴结腋窝和锁骨下淋巴结（占 60% ～ 75%）。锁骨上和纵隔淋巴结属乳腺癌淋巴结转移的第二站。如锁骨上淋巴结已发生转移，说明癌细胞已可能经胸导管（左）或淋巴导管（右）进入静脉，沿血行转移至更远处。临床上发现腋淋巴结肿大并非都是转移，未触及淋巴结也不一定无转移，临床体检判断腋淋巴结假阳性和假阴性的总误差率在 25% ～ 30%。

② 癌细胞经内乳淋巴结转移侵入胸骨旁淋巴结（内乳淋巴结），继而到锁骨上淋巴结或经胸导管或淋巴管或直接进入静脉。

(3) 血路转移：常见转移部位依次为肺、骨、肝等组织。

【临床表现】

乳腺癌最常见的第一个症状是乳腺内无痛性肿块，大多数在无意中发现，还有少数病例可伴有乳头溢血性液体，或乳头溢液（如导管内癌），而无明显肿块发现。

晚期患者乳房疼痛，锁骨上淋巴结转移，则癌细胞可直接侵犯静脉引起全身转移症状，当肺和胸膜发生转移时，会有胸痛、咳嗽及气急；椎骨转移时，有腰痛；肝转移有肝区肿痛、肝大、黄疸；脑转移时，有头痛、呕吐等症状。

乳房体检时，让患者端正坐，两乳房完全暴露以做详细比较。观察乳房体积，皮肤乳头有无异常改变，抬高或内陷，触诊最好在月经干净后进行，注意有无肿块，肿块部位、大小、质地、表面光滑度、边界是否清楚、表面皮肤与深部筋膜、胸肌有无粘连或固定。区域淋巴结是否肿大，以及淋巴结大小、数目、质地、活动度、有无融合等。

检查乳腺肿块注意点，①肿块的部位与质地；②肿块的形状与活动度；③肿块与皮肤有无粘连；④肿瘤与胸肌筋膜或胸大肌有无粘连；⑤有乳头排液时，应注意排液性质、色泽、乳晕部按摩，按顺时针方向进行细致检查，有无结节或乳头排液，排液做细胞病理学检查；⑥检查腋淋巴结时，检查者的右手前臂托着患者左前臂，让其左手轻松放在检查者的前臂上，使腋窝松弛，检查者用左手检查患者右腋部，用右手检查患者左腋部。

乳腺癌的体征很多，不同病期及类型有不同体征，见表 12-1。

表 12-1　乳腺癌部分体征及病理关系

体　征	病理基础
酒窝征或皮肤凹陷	肿瘤侵犯库伯韧带，使其缩短，肿瘤与皮肤粘连导致癌块表面皮肤凹陷
乳头内陷	肿瘤侵入较大乳管，使乳头受牵拉而内陷
表面皮肤静脉曲张	肿瘤细胞阻塞静脉回流，常见于肉瘤或晚期乳癌
肿块与胸壁固定	肿瘤侵犯胸肌筋膜，甚至胸肌
橘皮征	癌细胞堵塞皮下，皮内淋巴管致皮肤水肿增厚，而皮肤毛囊与皮下组织连接紧密，使毛囊出现点状小孔，类似橘皮样
卫星结节	瘤细胞使淋巴管严重阻塞，癌栓随淋巴液反流而广泛播散乳房及周围皮肤，形成转移性小癌灶
同侧淋巴结肿大、固定	直径大于 2cm 的淋巴结多为转移性淋巴结，如癌细胞穿破淋巴结，侵入周围脂肪组织，则淋巴结固定

(1) 早期乳腺癌：多为无痛性肿块，质地硬，表面不甚光滑，边界常不清楚。肿块与皮肤和胸肌筋膜不粘连，有一定活动度，腋下淋巴结多不肿大。

(2) 中、晚期乳腺癌：肿块较大，甚至占据整个乳房，质地坚韧，边界不清，表面不光滑，与深组织有不同程度的粘连而不易被推动。可出现肿瘤与皮肤粘连引起大酒窝征和橘皮征，或乳房和乳头外形位置发生改变。癌细胞浸润大片皮肤可见卫星结节，如许多卫星结节融合成片，甚至蔓延至背侧和对侧胸廓皮肤，即形成所谓"铠甲胸"，使胸廓紧缩引起呼吸困难。晚期患者腋窝淋巴结明显肿大转移，质地硬，常互相融合成块，甚至与深部组织和皮肤粘连固定，或锁骨上淋巴结发生肿大和变硬，当腋窝主要淋巴管被阻塞时，患侧上肢可见淋巴性水肿。

【诊断】

乳腺癌最常发生在乳房外上象限，其次是内上象限和乳房中央区（乳头及乳晕部）。

约有95%乳腺癌的首发症状为乳腺肿块。对中晚期乳腺癌患者来讲，由于发生广泛转移，肿块局部常出现一些特征表现或腋淋巴结肿大转移现象诊断一般不困难，早期乳腺癌的肿块无特征表现，又有许多其他乳房疾病都可表现为有乳房肿块，而且有时不易鉴别，其诊断较为困难，具体鉴别，见表12-2。

表12-2 几种乳房肿块鉴别

鉴别项目	纤维腺瘤	乳腺增生病	乳腺癌	肉瘤	结核	外伤性脂肪坏死	乳管扩张症
好发年龄	20—25	25—40	40—60	中年妇女	20—40	40—60	50岁前后
病程发展	缓慢	缓慢	快	快	缓慢	缓慢	较缓慢
疼痛	无	周期性疼痛	常无	无	较明显	常无	明显
肿块数目	常为单个	多数成串	常为单个	单个	不定	常为多个	常为单个
肿瘤边界	清楚	不清	不清	清楚	不清	不清	不清
移动度	不受限	不受限	受限	不受限	受限	受限	受限
乳头内陷	无	无	常有	无	可有	可有	可有
转移灶	无	无	多见于局部淋巴结	多为血路转移	无	无	无
脓肿形成	无	无	无	无	可有冷脓肿	无	偶可形成

体检诊断乳腺癌的正确率约70%，必要时进行活检及病理检查。

1. 钼靶X线摄影

(1) 乳腺钼靶摄影：是乳腺疾病诊断常用方法，适用于观察乳腺及软组织结构。

(2) 瘤体密度增高：高于正常乳腺组织的密度致密影，多是团块状影或星形影，且密度多不均匀。

(3) 钙化点：有30%～50%的乳腺癌在X线片中可见于瘤体的中央和边缘。

(4) 结缔组织反应：是乳腺癌病理过程的显著特征，表现为瘤周有恶性晕圈（系癌周结缔组织反应性充血、渗出、水肿形成瘤周透明晕圈）、毛刺（系间质、管周结缔组织增生和收缩所致）、间质浸润块影、导管粗增强及僵直牵引等征象。

2. CT CT检查有利于发现小癌灶。CT断层检查，可排除相邻结构对瘤灶干扰，特别在增生或致密型乳腺中，可显示和判断有无腋淋巴和内乳区淋巴结肿大，乳腺癌灶在 CT 值为 30 ～ 50Hu，增强片可见癌块有明显增强效应，CT 值升高 20 ～ 25Hu。

3. 乳腺导管镜检查　对有导管溢液患者可通过 0.4 ～ 0.75mm 乳腺导管管镜进行检查，可直接观察导管到导管内病变，还可做病理细胞学检查，有利于病灶定位，便于手术治疗。

4. 乳房 B 超检查　乳腺癌的超声检查图像一般呈不均质的弱回声肿块，对实质性，还是囊性诊断比 X 线片好。

肿块的形态多不规则，边缘常显示不平或有角状突起，瘤灶纵径大于横径，癌肿块内还可显示有强弱不均匀粗斑点回块，或在瘤周显示强回声晕带，另外正常乳腺结构破坏，肿块表面皮肤增厚或凹陷等声像图。

5. 乳腺癌的定性诊断方法

(1) 乳头溢液细胞学检查：自肿块向乳头方向按摩和挤压，将溢液涂片镜检。如得不到标本，用吸乳器吸取溢液涂片。

(2) 针抽吸细胞学检查或称细针抽吸活检（FNAB）：一般用 10ml 空针接 7 号（外径 0.7mm）局部消毒后行乳房肿块穿刺吸后制片镜检，其诊断乳腺癌的准确率为 78% ～ 96%。

(3) 乳头刮片细胞学检查：常用于乳头有糜烂或溃疡时，以排除乳头湿疹样癌、表皮原位癌、交界癌或大汗腺癌累及表皮等疾病。

(4) 乳腺切除标本印片细胞学检查：方法取手术切下新鲜标本，将肿物剖开，切面印在涂有蛋白甘油的载玻片上，立即制片，印片时不要太轻，阅片应仔细、全面，以减少假阴性。本检查简便，片中细胞新鲜，在无冷冻切片设备的单位可采用此法，对恶性肿瘤诊断的阳性率在 90% 以上，良性肿瘤约为 70%。

(5) 肿块切除活检：诊断准确率几乎 100%。

6. 临床病理分期　乳腺癌的 TNM 国际分期（UICC，1997）如下。

T——原发肿瘤（体格检查和影像学检查）

T_x：对原发肿瘤不能确定。

T_0：未发现原发肿瘤。

T_{is}：原位癌，导管内癌、小叶原位癌或无肿块的乳头霍奇金病。

（注：霍奇金病有肿块者，则按肿块大小来分期）

T_1：肿瘤的最大径 ≤ 2cm。

T_{1a}：肿瘤的最大径 ≤ 0.5cm。

T_{1b}：肿瘤的最大径 > 0.5cm，< 1.0cm（0.6 ～ 1.0cm）。

T_{1c}：肿瘤的最大径 > 1.0cm，< 2.0cm（1.1 ～ 2.0cm）。

T_2：肿瘤的最大径 > 2.0cm，< 5.0cm（2.1 ～ 5cm）。

T_3：肿瘤的最大径 > 5.0cm（5.1cm 以上）。

T_4：任何体积的肿瘤直接侵犯胸壁或皮肤。

T_{4a}：侵犯胸壁（注：胸壁包括肋骨、肋间肌和前锯肌，但不包括胸肌）。

T_{4b}：乳房皮肤水肿，溃疡或限于同侧乳房皮肤的卫星结节。

T_{4c}：上两者同时存在。

T_{4d}：炎性乳腺癌。

N——区域淋巴结（体格检查和影像学检查）

N_X　对区域淋巴结转移不能确定。

N_0　同侧腋下未扪及淋巴结。

N_1　同侧腋下能扪及活动的转移淋巴结。

N_2　同侧腋下转移淋巴结，互相融合或与其他组织粘连。

N_3　同侧内乳淋巴结转移。

pN——术后区域淋巴结病理分期

pN_X：对区域淋巴结不能确定（以前已切除或未送病理检查）。

pN_0：无区域淋巴结转移。

pN_1：同侧腋下有活动的转移淋巴结。

pN_{1a}：只有微小转移灶，最大径不超过 0.2cm。

pN_{1b}：转移淋巴结，最大径＞ 0.2cm。

$pN_{1b\ i}$：有 1～3 个转移淋巴结，最大径 0.2～2.0cm。

$pN_{1b\ ii}$：有 4 个以上转移淋巴结，最大径 0.2～2.0cm。

$pN_{1b\ iii}$：转移淋巴结侵犯包膜外，最大径不超过 2.0cm。

$pN_{1b\ iv}$：转移淋巴结，最大径＞ 2.0cm。

pN_2：转移到同侧腋下淋巴结，互相融合或与其组织粘连。

pN_3：转移到同侧内乳淋巴结。

M——远处转移

M_X：对远处转移不能确定。

M_0：无远处转移。

M_1：有远处转移，包括同侧锁骨上淋巴结转移。

7. 乳腺癌的临床分期　见表 12-3。

表 12-3　乳腺癌的临床分期

0 期	T_{is}	N_0	M_0
Ⅰ 期	T_1	N_0	M_0
Ⅱa 期	T_0	N_1	M_0
	T_1	N_1	M_0
	T_2	N_0	M_0
Ⅱb 期	T_2	N_1	M_0

（续表）

Ⅱ b 期	T_3	N_0	M_0
Ⅲ a 期	T_0	N_2	M_0
	T_1	N_2	M_0
	T_2	N_2	M_0
	T_3	N_1，N_2	M_0
Ⅲ b 期	T_4	任何 N	M_0
	任何 T	N_3	M_0
Ⅳ期	任何 T	任何 N	M_1

【治疗】

Ⅰ 期：现多做改良根治术，术后上肢功能恢复较好，亦可做保乳手术及术后根治性放疗。原发肿瘤直径 ≥ 1cm 者均做辅助化疗，肿瘤高分化的除外。激素受体（+）或绝经后患者术后口服三苯氧胺（TAM）5 年。

Ⅱ 期：做根治性手术或改良根治术，术后 4 ～ 6 周（当伤口基本愈合时，高危患者也可于 4 周内）先做辅助化疗，其后再根据病情选做放疗。激素受体（+）或绝经后患者给内分泌药物治疗。

Ⅲ 期：先做术前化疗（新辅助化疗），再做改良根治术或乳腺单纯切除加腋窝淋巴结清扫术，术后做辅助化疗和放疗，激素受体（+）者并给内分泌药物治疗，需要时也可做卵巢去势术。

Ⅳ 期：以化疗和内分泌治疗（药物治疗，包括做卵巢去势术）为主，需要时做局部放疗或姑息性局部切除手术。

1. 治疗前的注意事项

(1) 治疗前应有病理或细胞学诊断，尤其在做术前化放疗时。

(2) 治疗前应做全面检查以了解全身有无转移病灶，包括胸片 CT 片和腹部 B 超等，必要时做核素骨显像，并注意骨髓转移。

(3) 有条件时，做肿瘤标记物检测和 PCR 法基因诊断（K19、K20、MUC1 等），手术前后做对比检查，以了解体内微小转移灶情况，作为术后随诊早期发现肿瘤复发的观察指标。

(4) 术后应有详细的病理检查结果，包括瘤体大小、分型、分化程度、全数淋巴结检查（至少检查 10 个以上淋巴结，并标明淋巴结部位）。

(5) 手术标本做激素受体的检测。

2. 确定影响乳腺癌治疗的主要因素　①患者的全身状况；②肿瘤组织学的分化程度；③转移部位；④月经情况；⑤激素受体情况；⑥既往治疗情况。

3. 乳腺癌患者的高危因素　①组织学恶性程度高（细胞分化差，核分裂象多，腺管结构比例少）；②血管癌栓；③淋巴管癌栓；④激素受体阴性或 Cerb B-2（+2）；⑤癌细胞 DNA 含量增高；⑥S 相细胞比例高；⑦肿瘤体积大小（肿瘤直径＞5cm）；⑧淋巴结转移多（≥4 个）；⑨炎性乳腺癌；⑩两次手术（先做原发肿瘤局部切除，另日再做根治术者）；⑪妊娠、哺乳期乳腺癌；⑫年轻妇女。

4. 乳腺癌各种治疗方式的新观点　研究资料表明，乳腺癌术后辅助化疗和内分泌治疗能提高生存率，降低复发率。术后放疗能降低局部复发率，但对生存率的影响仍不明确。

(1) 原发肿瘤直径≥1cm 者均应作辅助化疗，肿瘤高分化者除外。

(2) 清扫和检测腋窝淋巴结≥10 个时，才能准确判断腋窝淋巴结是否转移。

(3) 对局部晚期患者不要急于手术，应先做术前化疗 2～3 个周期以上，肿瘤缩小后再行手术，也有利于手术切除。

(4) 手术后需要辅助化放疗者，一般应先化疗，后放疗。

(5) 辅助化疗方案应根据病情和术后病理情况决定，一般用 CMF、CAF、CAP 方案，根据具体情况也可选用 NA、NP、TA 或 TP 等方案。

(6) 术后辅助化疗一般给 6 个周期，可连续给，也可分两段给，中间间隔 2 个月左右，此间可口服内分泌药物。

(7) 化疗结束后，再根据患者的激素受体测定结果，给予术后辅助内分泌药物治疗。

(8) 术后辅助内分泌药物治疗，一般给 TAM 每次 10mg，每日 2 次，用 5 年（用药量不足影响治疗效果，增加用药时间则增加不良反应），TAM 按时服用可提高无病生存期和总生存期，能降低术后局部区域复发、远处转移和第二个原发癌的发生率，TAM 还能减少对侧乳腺癌的发生率。虽然长期使用 TAM 可能会增加子宫内膜癌的发生率，但仍是利大于弊。

(9) 激素受体（+），年龄≥70 岁，N_0 或 N_1、M_0 患者可单用内分泌治疗，如病情进展，可再改用或加用化疗。

（10）ER（+）和（或）PR（+）或激素受体不明者，不论年龄、月经情况、肿瘤大小、腋窝淋巴结有无转移，术后均应给予内分泌治疗。

（11）雌激素受体（ER）（+）和孕激素受体（PR）（+）者内分泌治疗的疗效好（有效率为 60%～70%）；（ER）或（PR）1 种（+）者，疗效减半；ER（-）、PR（-）者内分泌治疗无效（有效率为 8%～10%），预后也差。然而 Cerb B-2（+）者。不论 ER、PR 的状况如何，其内分泌治疗效果均不佳，而且预后差。

（12）术后病理≥4 个淋巴结转移，或原发肿瘤直径＞5cm，或肿瘤侵犯肌肉者，术后做胸壁和锁骨上区放疗。

（13）术后病理检查腋窝淋巴结无转移或者 1～3 个淋巴结转移者，放疗价值不明确，一般不需做放疗。

（14）内乳区放疗，现也多不主张做预防性照射，当出现转移时再行照射。肿瘤位于内象限或中线，并预计发生内乳区淋巴结转移可能性较大者，仍可考虑放疗。

（15）术后需辅助放疗者，应在术后 6 个月内进行。

5. 单药化疗

（1）乳腺癌常用单药：对乳腺癌有效的药物有 CTX、5-FU、MTX、ADM、TSPA、MMC 和 MEL 等。20 世纪 80 年代有效单药还有表柔比星，有效率为 34%（16% ～ 62%），玫瑰树碱 27%（0% ～ 33%），去甲氧柔红霉素（Adarubicin）26%（11% ～ 50%），泼尼松氮芥 26%（22% ～ 40%），长春碱酰胺 23%（4% ～ 31%），米托蒽醌 20%（3% ～ 31%），丝裂霉素 22%（5% ～ 35%），二溴去羟卫矛醇（Mitolactol）17%（0% ～ 44%），比生群（Bisantrene）15%（5% ～ 23%），洋红霉素（Carminomycin）14%（3% ～ 29%）及顺铂、卡铂、异环磷酰胺等。

（2）紫杉醇（PTX）：PTX 是近年来治疗乳腺癌很有效的药物，单药用于一线治疗的有效率为 32% ～ 62%，二线治疗的有效率为 26% ～ 33%。Seidman 等（1993）用 PTX 治疗初治患者 26 例，Taxol 250mg/m^2 静脉滴注 2h+G-CSF（非格司亭，人体粒细胞集落刺激因子），有效率为 62%（CR12%，PR50%）。国产紫杉醇协作组治疗 16 例晚期乳腺癌患者，结果有效率为 62.5%。

（3）紫杉特尔（TXT）：TXT 是继 PTX 之后，对乳腺癌又一新的有效药物。对晚期乳腺癌单药一线治疗的有效率为 59%，二线治疗的有效率为 46%，对既往用蒽环类为主治疗后复发或进展者的有效率为 41%。Erazo-valle 等（1995）报道用 TXT 100mg/m^2 静脉滴注 1h，21d 重复，平均用 5 个周期。治疗 46 例，结果 CR12 例（26%），PR28 例（61%），SD3 例，PD3 例，有效率为 87%。初步资料表明，其疗效好于 PTX。

（4）长春瑞滨（NVB）：对乳腺癌也有较好的疗效，对既往未治患者的有效率为 40% ～ 44%，对既往治疗患者的有效率为 17% ～ 36%。国产长春瑞滨协作组治疗 13 例晚期乳腺癌，结果有效率为 38.5%。

（5）吉西他滨（GEM）：对晚期乳腺癌的有效率为 25% ～ 46%，其疗效主要取决于给药剂量和既往是否接受过化疗。GEM 单药 800mg/m^2，每周 1 次，共 3 周、4 周后重复治疗。

6. 联合化疗　目前乳腺癌化疗多采用联合化疗，因联合化疗较单一药物治疗的疗效提高。晚期乳腺癌的治疗目的，在于延长患者的生存期和提高患者的生活质量。联合化疗的疗效：有效率为 43% ～ 82%，完全缓解率 4% ～ 27%，多为 10% ～ 15%，缓解期为 5.3 ～ 15 个月，生存期为 15 ～ 33 个月。乳腺癌联合化疗的进展很快，乳腺癌常用的联合化疗方案分述如下。

（1）CAF（FAC）方案：CTX 500 mg/m^2 静脉注射，第 1、8 日；ADM 40mg/m^2（或 EPI 50 ～ 60 mg/m^2）静脉注射，第 2 日；5-FU 350 mg/m^2 静脉滴注，第 2 ～ 5 日。3 周为 1 个周期，3 个周期为 1 个疗程。

CAF 方案的有效率为 43% ～ 82%，中位缓解期为 8 ～ 11 个月，中位生存期为 15 ～ 27 个月，此方案是常用的方案，也是常用的辅助化疗方案。

（2）CAP 方案：CTX 500mg/m^2 静脉注射，第 1、8 日；ADM 40mg/m^2（或 EPI 50 ～ 60mg/m^2）静脉注射，第 2 日；DDP 100mg/m^2 静脉滴注（正规水化、利尿、止吐），第 3 日；

或 DDP 50mg/m² 静脉滴注（正规水化、利尿、止吐），第 3、4 日；或 DDP 30mg/m² 静脉滴注（适当水化、利尿、止吐治疗），第 3～5 日。3 周为 1 个周期，3 个周期为 1 个疗程。

CAP 方案的有效率为 63%～83%，中位缓解期为 6～12 个月，此方案在一线治疗方案中具有较好疗效。

(3) CAC 方案：CTX 500mg/m² 静脉注射，第 1、8 日；ADM 40mg/m²（或 EPI 50～60mg/m²）静脉注射，第 2 日；CBP 300mg/m² 静脉滴注，第 1 日。4 周为 1 个周期，3 个周期为 1 个疗程。

CAC 方案的有效率 63%，中位缓解期 9 个月，中位生存期 17 个月（中国医学科学院肿瘤医疗报道）。此方案的胃肠道反应较 CAP 方案轻，患者耐受性较好，对不能耐受 DDP 的患者可以选用，但骨髓抑制较重。

(4) PCMF 方案：CTX 500mg/m² 静脉注射，第 1、8 日；MTX 20mg/m² 静脉滴注，第 1、8 日；5-FU 350mg/m² 静脉滴注，第 2～5 日；DDP 100mg/m² 静脉滴注（正规水化、利尿、止吐），第 3 日；或 50mg/m² 静脉滴注（正规水化、利尿、止尿、止吐），第 4、5 日；或用 30mg/m² 静脉滴注（适当水化、利尿、止吐），第 3～5 日。3 周为 1 个周期，3 个周期为 1 个疗程。

PCMF 方案的有效率为 81%，中位缓解期 5 个月，中位生存期 17 个月（中国医学科学院肿瘤医院报道）。此方案的骨髓抑制作用较轻，疗效较好，不能耐受 ADM 的患者可以选用。

7. 内分泌治疗

(1) 卵巢去势手术：适用于绝经前的晚期患者，雌激素受体（ER）阳性和孕激素受体（PR）阳性者疗效更好。有效率为 30%～50%。

(2) 内分泌药物治疗：乳腺癌是一种与内分泌密切相关的肿瘤，它的发生发展与体内雌激素水平及其代谢异常有关。有 2 个途径与乳腺癌的发展密切相关，第一个途径，视丘下部→脑下垂体→前叶分泌促卵泡成熟素（FSH）和黄体生成素（LH）→分泌雌激素和孕激素。第二个途径，视丘下部→脑下垂体→前叶分泌促肾上腺皮质激素（ACTH）→肾上腺皮质→分泌雌激素（卵巢功能正常时分泌量少，当功能减退时分泌量增加）和雄激素。根据以上作用运用药物为阻滞雌激素的产生，来达到治疗乳腺癌的目的。20 世纪 70 年代以后，他莫昔芬和氨鲁米特等新型内分泌药物用于临床，因其不良反应小，可长期使用，而逐步替代传统的性激素药物，被临床广泛应用。受体状况与内分泌治疗的疗效，Sedlacek 等（1984）报道 ER（雌激素受体）（+）、PR（孕激素受体）（+）者有效率 69%（223/323），ER（+）、PR（-）者 32%，ER（-）、PR（+）者 31%（10/31），ER（-）、PR（-）者 11%（22/208）。因此应根据受体情况来确定内分泌药物的使用。

① 抗雌激素药物

a. 他莫昔芬（三苯氧胺，Tamoxifen，TAM）：每次 10～20mg，口服，每日 2 次，可长期服用。适用于激素受体阳性患者，绝经前或绝经后的患者均可使用，但绝经后患者的效果较好，总有效率为 32%（16%～52%）。

b. 托瑞米芬（Toremifen，法乐通，Fareston）：每次 60mg，口服，每日 1 次。与 TAM

作用相似，对绝经后乳腺癌效果较好，有效率 45% ～ 54%。

c. 屈洛昔芬（Droloxifen）：每次 20mg，口服，每日 2 次。对绝经后乳腺癌效果较好，每日 40mg 的有效率为 44.4%。

② 芳香化酶抑制药

a. 氨鲁米特（Aminoglutethimide，AG）：AG 每次 250mg，口服，每日 2 次，同时服氢化可的松 100mg/d，分 3 次服（上午 20mg，下午 20mg，睡前 60mg）；或地塞米松每日 5 片（0.75mg/ 片），分 3 次服（上午 1 片，下午 1 片，睡前 3 片）。2 周后如无不良反应，可改为 AG 每次 250mg，口服，每日 3 ～ 4 次，同时给氢化可的松每次 20mg，每日 2 次，或地塞米松每次 0.75mg，每日 2 次口服，但 AG 每日剂量不要超过 1000mg，口服 8 周后可改为维持量，每次 250mg，每日 2 次。如出现不良反应，可暂停用药，待反应消失后再用。AG 为第一代芳香化酶抑制药，适用于绝经后晚期乳腺癌患者或卵巢去势术后的晚期患者及术后需做辅助内分泌治疗的患者，有效率为 31%（16% ～ 43%），中位缓解期为 11 个月（5 ～ 16 个月）。对骨转移患者的效果较好，缓解期较长，价格便宜。

b. 来曲唑（Letrozole，芙瑞）：每次 2.5mg，口服，每日 1 次。来曲唑为第三代芳香化酶抑制药，适用于绝经后晚期乳腺癌患者，有效率为 36%，中位缓解期为 4 ～ 44 个月。

c. 福美司坦（Formestane，Lentaron，兰特隆）：每次 250mg+NS4ml，深部肌内注射，每 2 周 1 次。福美司坦为第二代芳香化酶抑制药，适用于绝经后晚期乳腺癌患者，有效率为 23% ～ 39%。AG 治疗后复发者用此药仍可有效。

d. 阿那曲唑（Anastrozole，Arimidex，瑞宁得）：每次 1mg，口服，每日 1 次。瑞宁得为第三代芳香化酶抑制药，适用于绝经后晚期乳腺癌患者。

③ 孕激素类药物：甲羟孕酮（甲孕酮、倍恩、MPA、Provera），每次 500mg，口服或肌内注射，每日 2 ～ 3 次。此药为孕激素，适用于绝经后晚期乳腺癌患者。有效率为 33%（17% ～ 70%）。亦可与化疗合并使用，既有治疗作用又可减轻化疗的副作用。MPA 每日 500mg 口服，还可增进食欲，增加体重，保护骨髓造血功能。

8. 放射治疗　放射治疗是乳癌治疗中一种重要治疗方法，可用于各期乳腺癌治疗。按乳腺癌的治疗目的可分为根治性放疗、术前辅助放疗、根治性术后辅助治疗、姑息性放疗及去势性放疗 5 类。

(1) 根治性放疗：指给予根治剂量的放疗，照射范围包括患乳和同侧各区域淋巴结。用于各种原因未做手术的 Ⅰ～Ⅳ 期乳腺癌和仅做肿瘤局部切除或全乳切除的 Ⅰ～Ⅱ 期癌。

(2) 术前辅助放疗：通过放疗抑制原发癌和转移局部淋巴结的癌细胞或使不能手术的晚期癌局部病灶缩小而转为可手术病例。适宜于 T_3N_0 病例，局部皮肤有浸润或淋巴结有明显转移的 Ⅱ、Ⅲ 期病例。

(3) 根治性术后辅助放疗：指 Ⅰ～Ⅲ 期行临床根治性手术后放疗，目的是减少局部复发率。应进行内乳区及锁骨上下区放疗，而腋淋巴结无转移者，术后不加放疗。

(4) 姑息性放疗：用于晚期乳腺癌，如不能手术的炎性乳腺癌，胸壁和区域淋巴结复发癌及骨、肺、脑、肝等血行转移灶，以达到局部控制症状或缓解疼痛的目的。

9．靶向坏死疗法　靶向坏死疗法主要作用局部灭活肿瘤组织细胞，将肿瘤灵Ⅱ号药液注射到肿瘤内，直接将肿瘤杀死，治疗基本上无创伤或微创伤，没有化疗、放疗抑制机体免疫功能及抑制骨髓干细胞造血功能不良反应。机体瘤荷减少，有利于机体免疫功能的恢复，同时坏死瘤细胞特异性和非特异性抗原成分，可以刺激机体免疫系统产生抗肿瘤特异性和非特异性的抗体，增强机体抗肿瘤的免疫功能，坏死疗法同时对放疗及化疗有增敏作用，再适当配合放疗、化疗等辅助治疗，有利于对区域性转移淋巴结及远处转移微小癌灶的杀灭，可改善症状，提高患者的生存期和生活质量。

(1) 靶向坏死疗法适应证

① 早期乳腺癌治疗，乳房部分切除加腋淋巴结清扫术适应证的早期乳腺癌患者不愿手术治疗者，都可采用坏死疗法治疗，但必须与患者解释清楚治疗道理，征得患者同意方可治疗。

② 用于晚期乳腺癌姑息性治疗或患者重要脏器功能不全，不能耐受手术的乳腺癌患者。

③ 年老体弱或合并其他疾病不能手术的患者或晚期患者发生癌灶局部溃破和出血，可采用坏死疗法治疗以减少出血，促进溃烂伤口愈合。配合适当的放疗、化疗、内分泌治疗等辅助性治疗，减少瘤荷，减轻患者痛苦，延长生存期，提高生活质量。

(2) 方法

① 根据病史检查及影像资料，B超扫描了解乳腺癌病灶大小、范围、与周围邻近组织关系，制定治疗计划，选择进针路径，可在B超引导下实时监控治疗全过程。

② 患者取平卧位，左手触及肿瘤包块后用拇指和示指固定包块，在示指、拇指间选择穿刺点。常规消毒，右手持注射器用普通7号针头经皮肤刺入肿瘤内注射肿瘤灵Ⅱ号药液。

③ 注射完毕拔出针后，针孔用纱布压迫数分钟。

④ 患侧肿大腋淋巴结也用肿瘤灵Ⅱ号药液每个淋巴结灶逐个进行注射治疗，要求达到局部乳房切除加腋淋巴结清扫手术的治疗效果。

3～5d做第2次治疗，一般3～4次为1个疗程。

用药量要超过肿瘤周围正常组织2cm范围都发生坏死。

(3) 用药量：肿瘤灵Ⅱ号药液用量是肿瘤体积的1/5～1/4。

坏死疗法治疗后配合化疗放疗，对化疗、放疗有增敏作用，增强化疗放疗治疗效果。

晚期乳癌，由于肿块较大，要求在肿块上分多点注射，使药液在肿瘤内分布均匀，使整个肿瘤及周围部分组织发生坏死，再配合放疗、化疗等辅助性综合治疗。笔者曾遇到一些晚期乳腺癌病灶发生溃烂、出血、疼痛及复发转移淋巴结溃烂患者，采用坏死疗法及配合其他辅助治疗，可使溃烂伤口愈合，出血停止，达到减轻痛苦，提高生活质量，延长患者生存期目的。

10．中医治疗　乳腺癌的发生与情绪密切相关，发病机制认为阳虚导致脏腑功能低下，气虚血弱，冲任二脉空虚，气血运行失常，以致冲任失调，气滞血瘀，久聚成痰，凝结于乳中而成癌。治疗上遵循扶正祛邪并施，以扶正为主，祛邪为辅的治则。

乳腺癌基本方：人参10g，当归15g，制附子10g，肉桂10g，红花10g，桃仁10g，黄芩 10g，白花蛇舌草 20g，当归 15g，薏苡仁 20g，柴胡 10g，郁金 10g，白术 12g，芍药 15g，黄芪 20g，地黄 12g，丹参 20g，甘草 5g，川芎 10 g，桂枝 8g，莪术 15g。

中药治疗能提高机体免疫功能，减少放疗、化疗的不良反应，增强患者抗肿瘤能力，促进患者康复。

【预后】

乳腺癌恶性程度大，总的来看，未经治疗的乳腺癌，从发病到死亡的自然生存期为 3 ～ 4 年，其中有 18% ～ 22% 可生存 5 年，将近 5% 可活到 10 年，鉴于此，现一般人认为以 10 年生存率评价乳癌的治疗效果较为合适。

从接受治疗的患者来看，可手术早期乳腺癌组的术后 10 年生存率已达 80% 左右，但总的乳腺癌 10 年生存率只有 30% 左右。

1. 复发　乳腺癌局部复发亦是手术治疗后的主要失败原因（30%）之一。文献报道乳癌行根治性手术后的局部复发率在 4.9% ～ 23.2%，随访时间延长，复发率亦增加，但 80% ～ 90% 的局部复发在最初 5 年内。影响局部复发的因素很多，其中以病期、病理类型及治疗情况更为重要。

2. 局部复发可能原因

(1) 局部病灶侵犯皮肤淋巴网，手术未能彻底切除，或因手术时皮瓣分离过厚而使肿瘤细胞残留。

(2) 应用厚皮瓣分离时，将皮下脂肪内淋巴管切断，致使癌细胞种植于创面上。

(3) 区域性淋巴结清除后，因淋巴液淤滞使淋巴管内残留癌细胞逆行播散。

(4) 癌细胞全身播散，种植于受创伤的局部组织。

(5) 区域性淋巴结清除不全。

3. 局部复发的治疗

(1) 复发灶切除加放疗：适用于大结节型复发灶及估计可以切除的转移灶和腋淋巴结癌灶。

(2) 放疗加化疗等辅助治疗：适用于成片的小结节型复发灶和胸旁淋巴结复发及估计难以切除腋淋巴结癌灶。

(3) 靶向坏死疗法治疗：适用局部原位复发病灶及转移性肿大淋巴结病灶，注射肿瘤灵 Ⅱ 号药液到病灶内，直接杀死转移灶肿瘤组织细胞，也适用于各种乳腺癌复发远位癌灶治疗。

四、男性乳腺癌

男性乳腺癌患者很少见，仅占男性恶性肿瘤的 1% 左右，占所有乳腺癌的 1% 左右。

【病因】

研究发现在睾丸功能低下综合征的患者中，其睾酮水平仅为健康男性的 60%，而雌激素水平并不比正常男性高，但乳腺癌的发病率为健康男性的 60 多倍，这说明男性乳腺癌的发生似与睾酮不足有关。患前列腺癌的老年患者长期应用雌激素治疗后，亦有乳腺癌发生。

【病理】

男性乳腺因无腺泡发育，故未见有小叶，其病理类型常为硬癌。由于男性乳腺体积小，癌肿多位于乳头附近，加上男性乳房皮下脂肪薄，使癌肿与皮肤、乳头和胸壁组织紧密相连。故男性乳腺癌易早期侵犯皮肤，胸肌和累及同侧腋窝淋巴结，骨转移较常见。

【症状】

发病以 50—64 岁为高峰年龄，初发常为乳晕下无痛性的较硬小结节，但少数患者可表现为单一的乳头溢液，多为血性。发病早期，癌块即可侵犯皮肤和乳头，出现乳头回缩、皮肤凹陷和溃烂，同时可早期侵犯胸肌筋膜甚至胸壁，癌块完全固定不动，腋淋巴结常有转移。

【诊断】

早期常被忽视，就诊时多为晚期，因此，对男性乳腺肿块患者，在排除男性乳腺增生症（常由睾丸疾病、肝脏疾病、肾上腺皮质增生及肿瘤、垂体前叶增生及腺瘤等引发），宜早期手术切除病理检查，以提高早期诊断率。

【治疗】

一般施乳腺癌标准根治术，术后被证实有腋淋巴结转移者加区域性淋巴结放疗。晚期病例或术后出现远处转移者，行双侧睾丸切除术，常可获得较好的姑息效果。

【预后】

男性乳腺癌若能早期诊断，早期治疗，其预后并不比女性乳腺癌差，但在临床中，男性乳腺癌早期没有引起患者和医生重视，故大多数病例在诊治时已属晚期，以致治疗效果差。文献报道，男性乳腺癌 5 年生存率不到 60%，10 年生存率仅为 20% 左右。

第13章　肺部肿瘤

一、肺癌

原发性支气管肺癌，简称肺癌（lung cancer）是世界上常见恶性肿瘤之一，发病率在许多国家仍有升高趋势，目前肺癌在多数发达国家中，在男性常见肿瘤中占首位，在女性常见肿瘤中占第三位，在我国肺癌在城市中占常见肿瘤首位，在农村中占第三位，发病率明显呈增高趋向，应引起重视。

我国抽样调查肺癌死亡率，男性由 20 世纪 70 年代 9.94/10 万提高到 21.96/10 万，增加 120.93%，女性由 4.59/10 万提高到 8.74/10 万，增加 90.41%，在肿瘤的死亡患者中，城市由原来的第四位上升到第一位，农村上升最快也是肺癌。最近统计我国每年新增肺癌人数为 70 万左右，肺癌死亡人数占癌症死亡人数 22%。

肺癌发生率在城市与农村有明显差别，国内外资料很多。我国北京、上海、东北及沿海地区较大城市的死亡率最高，而在云南有两个突出高发区，即宣威和个旧市，肺癌死亡率为 41.19/10 万，占全部恶性肿瘤的 48.28%，居全国首位。宣威市肺癌死亡率为 23.14/10 万，占全部恶性肿瘤的 46.40%，在农村地区是肿瘤发病率最高的。

肺癌的发病率在 40 岁以后迅速上升，到 70 岁达到最高峰，70 岁以后发病率有所下降，在全部病例中 40 岁以下患者占 10% 左右，男女比例是（2～3）:1。

我国肺癌已成中国人类癌症死亡原因第一号杀手，应引起我国及全世界各国对地球变暖和环境污染的重视。

【病因】

原发性肺癌的病因比较复杂，肺癌致病因素已发现 6000 多种，有 1000 余种可在动物身上致病。目前了解比较多的环境性致肺癌因子有大气污染，吸烟、职业性致癌、化学物质、电离辐射等。

1. 吸烟　大量的研究调查资料表明吸烟者发生肺癌的机会显著地多于不吸烟者，吸烟者比不吸烟者发病率高 8.8 倍，被动吸烟者发病率也比较高，发现烟雾中含有 22 种致癌物质，主要是亚硝基化合物、一氧化碳、尼古丁、多环芳香化合物。肺癌的危险性与吸烟时间长短呈正相关，开始吸烟年龄越早，危险性越大。

2. 职业性致肺癌因子　有流行病学，病理学和实验证实，职业性致肺癌因子有，从事与放射性有关职业，无机砷、石棉、铬、镍、焦炭、焦油及煤的其他燃烧物，二氯甲醚和氯甲甲醚矿物油烟等加热产物。

3. 电离辐射　体内和体外的照射都可引起肺癌，如微波辐射、放射性物质。

4. 大气污染　随着工业的发展，许多致癌性工业原料和产品的生产量和使用量，大量汽车尾气、煤、石油燃烧，其影响不仅仅是接触生产的工人肺癌增多，也使大气污染程度越来越严重，沥青公路粉尘，机动车排出的烟尘和废气不断地增加，使大气受到污染，这是污染物中含有某些致癌物质，导致城市肺癌发病率增高的主要原因。

5. 生物学因子　随着分子生物学的发展，大量资料提示肺组织的癌变可能与细胞遗传物质多次改变有关，其中包括染色体的丢失、重排及突变等，第 1、3、11、13、17 染色体上异常变化，致原癌基因（ras、raf、fur、myc 等）的活化或抑癌基因（p53、Rb 等）丢失，导致细胞生长失控或提供细胞发生癌变的有利条件，最终引起细胞恶变。

6. 肺部慢性病　如肺结核、慢性支气管炎、肺纤维化瘢痕也可发展成肺癌。

7. 其他　如机体免疫功能低下、内分泌失调、家族遗传、油炸食品等因素与肺癌发生也有一定关系。

【病理】

肺的恶性上皮性肿瘤简称肺癌，又称"支气管肺癌"，发生于支气管上皮、支气管黏液腺、细支气管上皮及肺泡上皮等。一般以肿瘤发生部位及形态分型。

1. 肿瘤发生部位分型

(1) 中央型：癌肿发生在段以上的支气管，即发生在叶支气管，占 60%～75%。

(2) 周围型：癌肿发生在段以下的支气管，占手术切除标本的 60%。

(3) 弥漫型：癌肿发生在细支气管或肺泡（细支气管肺泡癌），弥漫分布于两肺。

2. 肿瘤形态分型

(1) 管内型：肿瘤限于较大的支气管内，呈息肉状或菜花状向管腔内突出。

(2) 管壁浸润型：肿瘤侵犯较大的支气管壁，气管黏膜皱襞消失，表面呈颗粒状或肉芽样，以后管壁增厚，管腔狭窄，并向管壁外肺组织内浸润。

(3) 结节型：肿块呈圆形或椭圆形，直径小于 5cm，与周围组织分界清楚。

(4) 块状型：肿块形状不规则，直径大于 5cm，边缘呈分叶状，与周围肺组织分界不清楚。

(5) 弥漫浸润型：肿瘤不形成局限的肿块，而呈弥漫浸润，累及肺叶或肺段的大部分。

3. 组织学分型

(1)鳞状上皮细胞癌：占肺癌50%，年龄大多在50岁以上。男女比例约为10：1，鳞癌患者大多有吸烟史，多发生在肺段以上的支气管，烟草刺激细胞鳞状化生。这种癌前期不典型增生病变可持续多年，然后演变成为原位癌，再侵袭支气管壁其他组织。在此阶段虽然痰液中可以查到癌细胞，但尚未呈现临床症状，鳞癌的病程较长，较晚发生转移，首先经淋巴管转移。

鳞状上皮细胞癌的形态学特征是细胞大，呈多边形，胞质较多核染色深。电镜检查，见癌细胞具有张力原纤维和大量的桥粒等鳞状细胞的特征。

(2)未分化小细胞癌：简称小细胞癌。未分化小细胞癌在各种类型的肺癌中约占20%。发病年龄较轻，男性较多见，男女之比为2∶1，多数患者有吸烟史。一般起源于较大支气管，大多为中央型肺癌。小细胞癌、类癌和大细胞神经内分泌癌属于神经内分泌肿瘤。此外，部分非小细胞癌（腺癌、鳞癌和大细胞癌）具有某些神经内分泌的特点。小细胞癌对放射治疗及抗癌药物治疗敏感度高。

小细胞癌的细胞形态与小淋巴细胞相似，大小比较一致，密集成片，常有坏死灶，细胞核大，染色深，一端较尖，形似麦粒，核仁小而多个，胞质很少，胞质内可有嗜银神经分泌颗粒，能产生5-羟色胺、促肾上腺素等多肽类激素。临床上可呈现副癌综合征。

(3)腺癌：腺癌大多起源于较小的支气管黏膜分泌黏液的上皮细胞，因此大多数腺癌位于肺的周围部分，呈球形肿块，靠近胸膜，女性发病率相对较高。腺癌在各类肺癌中约占20%。腺癌在早期一般没有明显的临床症状，往往在胸部X线检查时发现。肿瘤生长较缓慢，但部分病例较早即发生血行转移或胸膜腔种植转移，或在呈现脑转移症状后才发现肺部原发肿瘤。

分化程度低的腺癌可无腺体结构，癌细胞集聚，呈片状或索状。腺癌细胞一般较大，胞质丰富，含有分泌颗粒或黏液泡，胞核较大，癌细胞表面可见到丰富的微绒毛。

(4)未分化大细胞癌：此型肺癌不多见，约半数起源于肺段支气管和肺叶支气管，肿瘤体积较大。

镜检癌细胞大，大小不一致，呈多边形、圆形或梭形，癌细胞排列不规则，呈片状或条索状。大细胞癌恶性程度高，经淋巴管或血行转移发生较早。

(5)类癌：类癌是起源于支气管和细支气管黏膜上皮的神经分泌细胞（Kulchitsky细胞）的肺癌。90%发生于大的支气管，属中央型肿瘤，10%发生于小的支气管，属周围型肿瘤。类癌主要在支气管黏膜下生长，突入支气管腔内则形成表面光滑含有丰富血管的息肉样肿块，易出血。

(6)支气管囊性腺样癌，亦称圆样型腺瘤，较少见，起源于腺管或支气管黏膜分泌腺，大多数发生在支气管下端或近主支气管，恶性程度高，常侵蚀气管壁及周围肺组织，引起支气管阻塞。

4. **肺癌发展**　肺癌的发生与发展是一个逐渐发展过程，其发展过程需要经过以下几个阶段。

(1)癌前病变：致癌因素作用于人体，一部分被机体排泄或解毒，其余则作用于正常细胞使之发生恶变，此阶段需10年左右，开始并非真正的癌，最后是否发展成为癌，要取决于致癌因素的强弱及机体的免疫功能等，是预防的最佳时期。

(2)原位癌：在癌前病变的基础上，癌细胞进入组织形成原位癌，此阶段一般无症状，临床不易被发现，是治疗的最佳时期。

(3)浸润癌：在原位癌的基础上，癌细胞逐渐浸润扩展，经过几个月至几年，发展成为浸润癌。临床上可出现相应的症状和体征，根据病变浸润的范围不同及有无淋巴结转移等，临床上又分为Ⅰ至Ⅳ期，其中Ⅰ期是手术治疗的最佳时期。

【扩散和转移】

肺癌的生长速度以及扩散和转移的发生，取决于肿瘤细胞的组织学分类、分化程度以及患者的免疫功能状态。一般有以下几种途径。

1. 局部直接蔓延扩散　肿瘤在支气管壁发生后，可向支气管腔内生长，也可向支气管腔外生长，侵入肺组织，再蔓延扩展侵及邻近的器官组织，如食道、心包。靠近肺边缘部位的周围型肺癌则可侵及胸膜，引起胸膜腔积液和胸膜腔种植转移。

2. 淋巴转移　是临床上常见的扩散途径。未分化小细胞癌在较早期即可发生淋巴转移，鳞状上皮细胞癌经淋巴转移多见。腺癌常经血行转移，但亦可发生淋巴管转移。癌细胞经支气管和肺血管周围的淋巴管道先侵入邻近的肺段或肺叶、支气管淋巴结，然后根据肺癌所在部位到达肺门、气管隆嵴下、纵隔、气管旁淋巴结，再累及锁骨上、前斜角肌和颈部淋巴结。

3. 血行转移　肺癌发生血行转移，说明肿瘤病变已是晚期。未分化小细胞癌早期即可出现血行转移。腺癌经血行转移较为多见。通常癌细胞侵入肺静脉系统，然后回流至左心，随体循环血流而转移到全身各处器官和组织，最常见的转移部位有脑、肾上腺、骨骼、肾、肝等。

4. 直接播散　少数肺癌患者，脱落的癌细胞可经气管、支气管播散，植入同侧或对侧肺叶或肺段。

【临床表现】

肺癌的临床表现多种多样，症状和体征与原发肿瘤的部位、大小、是否压迫、侵犯邻近器官，转移病灶的部位和程度，以及有无副癌综合征等有密切的关系。

1. 早期肺癌最常见的症状为咳嗽，肿瘤在支气管黏膜下生长所导致的刺激性咳嗽，大多为刺激性干咳或伴有少量白色泡沫痰，通常为痰中带有血点、血丝、偶尔或断续地少量咯血。肿瘤长大导致支气管阻塞时，则可出现胸闷、哮鸣、气促等症状。支气管阻塞并发肺部炎症或巨大肿瘤中央部分坏死形成癌性空洞、有发热、痰量增多和黏液脓性痰等症状。

2. 晚期肺癌侵及胸内其他组织器官，可出现下列症状。

(1) 压迫或侵犯膈神经引起同侧膈肌麻痹，膈肌位置升高，运动消失。

(2) 压迫或侵犯喉返神经，引起声带麻痹，声音嘶哑。

(3) 压迫或侵及上腔静脉，产生上腔静脉阻塞综合征，呈现面部、颈部、上肢和上胸部静脉怒张、皮下组织水肿、上肢静脉压升高。

(4) 肿瘤侵犯胸膜可导致胸膜腔积液，积液常为血性。

(5) 肿瘤侵犯心包，可引起心包积液。

(6) 肿瘤或纵隔淋巴结转移可压迫食管，引起吞咽困难。

(7) 晚期肺癌患者，引起胸痛和肺部感染，引起食欲缺乏、呼吸短促、发热、精神不振、体重下降等，并可呈现消瘦和恶病质。若转移到脑、肝、骨，则出现相应的局部转移症状。

3. 副癌综合征：未分化小细胞癌、支气管类癌和部分大细胞癌属神经内分泌肿瘤，由于肿瘤细胞产生的内分泌物质，包括分泌异位促肾上腺皮质激素，可引起 Cushing 综合征，血浆促肾上腺皮质激素和尿 17–羟皮质类固醇增高，抗利尿激素分泌过多，可导致血钠增高、血氯降低，临床上出现体内水分增多、食欲缺乏、恶心、呕吐和乏力、意识障碍、昏迷等症状。神经内分泌肿瘤并可分泌 5–羟色胺、儿茶酚胺、羟色氨酸、缓激肽等血管活性物质，引起面部阵发性皮肤潮红或水肿、肠蠕动增强、腹泻、恶心、肠鸣、皮肤瘙痒、感觉异常、心率加速、血压降低等症状。

少数鳞状上皮细胞癌可分泌甲状旁腺样激素，引起甲状旁腺功能亢进、鳞状上皮细胞癌可分泌异位类似胰岛素样物质，产生低血糖。未分化细胞癌可分泌异位促性腺激素，引起男性患者乳腺增大女性化，常伴有肺源性肥大性骨关节病和杵状指（趾）。

神经肌肉病变症状，神经肌肉症状在各种副癌综合征中最为常见，可高达 15%。其中约有半数病例为小细胞未分化癌。临床表现有精神失常、神志抑郁或痴呆。小脑退化变性者则呈现共济失调，步履困难。感觉神经受累则出现周围神经感觉异常、腱反射消失、失聪。运动神经受累则呈现肢体近端肌群无力，进行性肌炎和肌肉萎缩等。

肺癌在早期没有特殊的体征，肿瘤长大导致支气管阻塞后可呈现相应的征象，出现哮鸣音或湿啰音等呼吸音改变。肿瘤侵及肺外组织时，可有胸膜腔积液、心包腔积液、膈肌升高、胸壁压痛、上腔静脉受压迫、声带麻痹等体征。发生胸外远处转移可涉及身体各个部位，呈现出相应的体征。

【诊断】

中年以上久咳不愈或出现血痰，以及肺部 X 线检查发现性质未明的块影或炎症的病例，应提高警惕，高度怀疑肺癌的可能性，及时进行详细检查。

1. X 线检查　X 线检查是诊断肺癌最常用的重要手段。通过胸部 X 线检查可以了解肿瘤的部位和大小。早期肺癌病例 X 线检查虽尚未能显现肿块，但可见到由于支气管阻塞引起的局部肺气肿、肺不张或病灶邻近部位的浸润性病变或肺部炎症改变。中央型肺癌常显示靠近肺门区边缘不整齐或分叶状肿块和纵隔淋巴结肿大肺门增大影像。

2. CT 扫描　能显示薄层横断面三维结构图像，避免病变与正常组织的影像互相重叠，对早期发现一般 X 线检查隐蔽区域（如肺尖、膈上、脊柱旁、靠近胸壁胸膜、心脏后方、纵隔等处）的肺癌病变，明确纵隔淋巴结是否增大等。

3. MRI 检查　MRI 检查主要用于肿瘤是否侵及大血管或心脏，评估手术是否能切除肿瘤有较大价值，以及放疗后肿瘤与纤维化的区别。

4. 细胞学检查　原发性肺癌起源于支气管黏膜上皮，肿瘤细胞可脱落到支气管腔内，随痰液排出体外。因此，原发性肺癌患者痰液中可找到脱落癌细胞，还可以判断癌细胞的组织学类型。起床后用清水漱口，从肺深部咳出的新鲜痰液，或经支气管镜冲洗吸出的支气管内分泌物，均可作为检查标本。

5. 支气管镜检查　支气管镜检查是诊断肺癌的一个重要方法。通过支气管镜或纤维支气管镜可直接观察声带、气管、隆突以及支气管的位置、形态、活动度和通畅度，支气管内膜和管腔的病理变化情况。取病理检查的标本，经纤维支气管镜窥见肿瘤或癌性浸润，可采取组织供病理切片检查，以明确诊断。如坏死水肿病灶，可冲洗和利用细胞刷作涂片提高阳性率。

6. 经皮穿刺肺活组织检查　靠近胸壁的肿块或浸润性病变疑似周围型肺癌或弥漫型细支气管肺泡癌，应用其他检查方法未能明确病变性质，患者的身体状况又不适宜做剖胸探查手术的病例，可采用经皮穿刺肺活组织检查。在 CT 引导下定位穿刺经皮肤、皮下、肋间肌到胸膜腔时，嘱患者屏气时将穿刺针刺入病灶中央部位，拔出针芯，连接 10 ～ 20ml 注射器，在用力做负压吸引的同时转动穿刺针，移去负压，然后迅速拔出穿刺针，将采集到的标本涂片送病理检查。经皮肺穿刺术后应密切注意有无并发气胸、血胸和肺癌出血症状。

7. 肿瘤标志物　常见肿瘤肺癌标志物很多，其中有蛋白质、内分泌物质、酶、肽类和各种抗原物质，应用相关抗原如 CEA 及可溶性膜抗原如 CA90，CA125，CA199。某些酶，如神经烯醇酶（NSE）、抗胰蛋白酶（AAT）、胎盘碱性磷酸酶（PAKP）、淀粉酶芳香烃羟化酶（AHH）、唾液酸、磷酸己糖异构酶（PHI）、乳酸胱氢酶的同工酶（LDH-5，LDH-3）及谷胱甘肽 S 转移酶等，这些标记物都缺乏特异性，应结合临床参考。

【分期】

肺癌的临床分期对估计病情、选择治疗方案、判断预后有重要意义。

目前国际通用是 1997 年的肺癌分期，为了实用将小细胞肺癌分为两期：局限期和广泛期，局限期是指小细胞肺癌局限于胸腔同侧，纵隔锁骨上；广泛期是指超过上述范围。

肺癌的 TNM 临床分期（1997）如下。

T：原发肿瘤。

T_X：原发肿瘤的大小无法估计，即在支气管分泌物中找到癌细胞，但在影像学或支气管镜检查未发现癌灶。

T_0：无原发性癌的征象。

T_{is}：原位癌。

T_1：癌肿最大直径在 3cm 或以内，周围为肺组织或脏层胸膜。在支气管镜下未见有叶支气管近端侵犯（即病变不在主支气管）[a]。

T_2：癌肿的大小或范围具备下列中任何一项。①最大直径在 3cm 以上；②侵犯主支气管，但距隆突 2cm 或以上；③侵犯脏层胸膜；④癌肿向肺门区扩展，伴有关联的肺不张或阻塞性肺炎，其范围未达全肺。

T_3：癌肿任何大小并直接侵犯了下列部位中的任何一个：胸壁（包括肺上沟肿瘤）、膈肌、纵隔胸膜、壁层心包（未累及心脏）；或主支气管肿瘤距隆突不到2cm，但未侵犯隆突；或与癌肿关联的肺不张或阻塞性肺炎，其范围达全肺。

T_4：任何大小的肿瘤侵犯下列器官中的任何一个：纵隔、心脏、大血管、气管、食管、椎体、隆突；或伴有恶性胸腔积液 [b]。

N：区域淋巴结。

N_X：无法估价区域性淋巴结的转移情况。

N_0：未发现有区域淋巴结的转移。

N_1：有同侧支气管周围和（或）同侧肺门淋巴结转移，包括原发癌肿的直接侵犯。

N_2：有同侧纵隔和（或）隆突下淋巴结转移。

N_3：对侧纵隔、对侧肺门、同侧或对侧前斜角肌或锁骨上淋巴结转移。

M：远处转移。

M_0：未发现远处转移。

M_1：有远处转移，可注明转移器官名称。

注：[a] 少见的表面播散性肿瘤，不管任何大小，受侵部位限于支气管壁，也可以扩展到主支气管近端亦属于 T_1。[b] 多数癌性胸腔积液癌细胞阳性，但也有少数患者多次胸腔积液细胞病理学检查癌细胞阴性，这种积液为非血性，也不是渗出液。这时如临床上也不符合是肿瘤直接引起的，可分为 T_1、T_2 或 T_3。

1. 肺癌的临床分期

隐性癌：	T_X	N_0	M_0
0 期：	T_{is}	N_0	M_0
Ⅰ 期：	T_1	N_0	M_0
	T_2	N_0	M_0
Ⅱ 期：	T_1	N_1	M_0
	T_2	N_1	M_0
Ⅲ A 期：	T_1	N_2	M_0
	T_2	N_2	M_0
	T_3	N_0, N_1, N_2	M_0
Ⅲ B 期：	任何 T	N_3	M_0
	T_4	N_0, N_1, N_2	M_0
Ⅳ 期：	任何 T	任何 N	M_1

近年来，通过手术切除和放疗的远期观察，中国学者认为如下。

(1) T 中应分出 ≥ 2cm 或 ≤ 2cm 者，因后者预后优于前者。

(2) $T_2N_0M_0$ 应移入 Ⅰ b 期，因其预后低于 $T_1N_0M_0$。

(3) $T_1N_1M_0$ 应列入 Ⅱ 期，这样病例 5 年生存率只有 30% 左右。

(4) 同侧锁骨上淋巴结转移及前斜角肌脂肪垫转移不应列入 M，可作 N，这样的病例并不意味不能治愈。

2. 分期的必要检查　为了准确地分期，以制定合适的治疗方案，应进行必要的检查，除一般检查外尚需包括颅、肝、腹膜后（特别肾上腺）骨髓及骨是否受到侵犯的检查。

肺癌的普查，可在高发区人群开展，能发现一些"亚临床"肺癌和隐性肺癌，患者得到及早治疗，提高 5 年生存率。

国际抗癌联盟根据 TNM 分期在不同的情况下归纳为：CTNM（临床分期）、STNM（手术后分期）、PTNM（病理检查后分期）、ATNM（尸检分期）。

【治疗】

80% 左右肺癌患者在发现或确诊时已失去了手术机会，为了提高肺癌的疗效，关键在于早期诊断及时治疗。近年来根据不同的病理类型的肺癌，分别采取手术、放疗、化疗等综合治疗取得较大的进展，如对小细胞肺癌的综合治疗效果较好。

1. 以化疗为主的综合治疗 对不能手术者多主张综合治疗，多种方法同时或交替进行综合治疗，对术后患者也常辅以其他治疗，如放射治疗、化学药物及中药治疗，生物疗法等综合治疗。按细胞学或病理学诊断分为两组，即小细胞肺癌和非小细胞肺癌（鳞癌、腺癌、大细胞未分化癌和混合型肺癌）。

对于小细胞肺癌，原则上一般不首选手术治疗，以化疗和放疗为主。治疗期间视情况可配合活血化瘀中药以提高肿瘤细胞对化疗、放疗敏感性，休息期间配合扶正中药以促进免疫功能的恢复。争取在肿瘤控制后将原发病灶切除。在达到完全缓解（CR）后，至少再做 2 个疗程巩固化疗。对首次治疗未达 CR 的患者应努力加强治疗，采取必要的手段（如提高放疗量、更换化疗方案和可能时手术）争取达到 CR。

肺癌常用化疗药物紫杉醇（Paclitaxel，PTX）、紫衫特尔（Taxotere，TXT）、吉西他滨（Gemcitabine，GEM）、喜树碱衍生物（GPH-11，Irinotecan）、长春瑞滨（Navelbine，NVB）、奥沙利铂（Oxaliplatin，L-OHP）等，可做一线、二线治疗药物，单一药物疗效不如联合化疗效果好。

(1) SCLC 的联合化疗方案：目前对 SCLC 有效的化疗方案一般有效率在 50% 以上。目前化疗的标准方案包括顺铂 +VP-16（PE）、卡铂 +VP-16（CE）、环磷酰胺 + 多柔比星 +VP-16（CAE）和 CE 或 PE 与环磷酰胺 + 阿霉素 + 长春新碱（CAV）交替，均为 4 ～ 6 个周期。应用含有铂类衍生物结果似乎优于其他方案，尤其是 LD 期与胸腔放疗合用。多主张序贯应用，互不交叉耐药的 2 ～ 3 种方案，以减少发生耐药的机会。

在适当的情况下应当注意应用 能够透过血 - 脑脊液屏障的药物，以减少颅内转移的机会。另一重要的策略是尽早进行放射治疗或手术，以减少复发转移的机会。不可忽视要重视和促进患者免疫功能的恢复。

SCLC 常用的联合化疗方案如下。

一线方案

① CE 方案

| CBP | 500mg/m^2 | 静脉注射 | 第 1 日 |
| VP-16 | 100mg/ 次 | 静脉注射 | 第 1 ～ 5 日 |

3 周为 1 个周期，共 2 ～ 3 个周期

② CAP 方案

| CTX | > 500mg/m^2 | 静脉注射 | 第 1、8 日 |
| ADM | 40mg/m^2 | 静脉注射 | 第 1 日 |

| DDP | 80mg/m^2 | 静脉注射 | 第 1 ~ 3 日（正规水化、利尿、止吐） |

3 ~ 4 周为 1 个周期，共 2 ~ 3 个周期

③ CAO 方案

CTX	500mg/m^2	静脉注射	第 1、8 日
ADM	40mg/m^2	静脉注射	第 1 日
VCR	每次 1 ~ 2mg	静脉注射	第 1、8 日

3 周为 1 个周期，共 2 ~ 3 个周期

二线方案

① VIP 方案

| VP-16 | 75mg/m^2 | 静脉滴注 | 第 1 ~ 4 日 |
| IFO | 1.2g/m^2 | 静脉滴注 | 第 1 ~ 4 日 |

配合 Mesna 和水化

| DDP | 20mg/m^2 | 静脉滴注 | 第 1 ~ 4 日 |

3 周为 1 个周期，共 2 ~ 3 个周期

② IME 方案

| IFO | 1.2g/m^2 | 静脉滴注 | 第 1 ~ 4 日 |

配合 Mesna 和水化

| MTX | 10mg/m^2 | 静脉滴注 | 第 1 ~ 4 日 |
| VP-16 | 75mg/m^2 | 静脉滴注 | 第 1 ~ 4 日 |

3 周为 1 个周期，共 2 ~ 3 个周期

SCLC 的 CE-CAP 交替方案有效率可达 80%。

(2) NSCLC 的联合化疗方案：对于 NSCLC 有效的药物主要是铂类和近年来出现的新药，Ⅰ ~ Ⅲ NSCLC 的治疗以手术为主。化疗一般作为术后辅助应用，在 Ⅲ A 期可作为术前治疗，Ⅳ 期则以化疗为主，可以适当放疗，虽然对于 NSCLC 的有效方案很多，但总疗效不如 SCLC，有效率一般在 20% ~ 40%，有的报道可在 50% 左右，但大都需要应用造血刺激因子。NSCLC 化疗能达到 CR 的患者较少。

NSCLC 常用的联合化疗方案如下。

一线方案

① NP 方案

| NVB | 25mg/m^2 | 静脉滴注 | 第 1、8 日 |

（注意保护静脉，快速滴注后用生理盐水冲洗静脉）

| DDP | 30mg/m^2 | 静脉滴注 | 第 1、3 日（适当水化、利尿、止吐） |

3 周为 1 个周期，3 个周期为 1 个疗程

② MVP 方案

MMC	10mg/ 次	静脉注射	第 1 日
VDS	3mg/m²	静脉注射	第 1、8 日
DDP	30mg/m²	静脉滴注	第 2、3 日（适当水化、利尿、止吐）

3 周为 1 个周期，3 个周期为 1 个疗程

二线方案

① PP 方案

PTX	135 ～ 175mg/m²	静脉滴注 3h（并预处理及观察）	第 1 日
DDP	60mg/m²	静脉滴注（配合止呕药和水化）	第 1 日

3 周为 1 个周期，3 个周期为 1 个疗程

② PC 方案

PTX	135mg/m²	静脉滴注 3h（并预处理及观察）	第 1 日
CBP	AUC6	静脉滴注	第 2 日

4 周为 1 个周期，3 个周期为 1 个疗程

③ TP 方案

TXT	60mg/m²	静脉滴注 1h（并预处理及观察）	第 1 日
DDP	30mg/m²	静脉滴注（适当水化、利尿、止吐）	第 1 ～ 3 日

3 周为 1 个周期，3 个周期为 1 个疗程

解救方案（在其他方案耐药时应用）

① GP 或 GT 方案

GEM	800 ～ 1000mg/m²	静脉滴注	第 1、8、15 日
PTX	60 ～ 90mg/m²	静脉滴注	第 1、8、15 日

（或 TXT30 ～ 40mg/m²）

4 周为 1 个周期，3 ～ 4 个周期为 1 个疗程

② MNP 方案

MMC	8mg/m²	静脉注射	第 1 日
NVB	25mg/m²	静脉注射	第 1、8 日
DDP	80mg/m²	静脉注射	第 1 日（正规水化、利尿、止吐）

3 周为 1 个周期，3 个周期为 1 个疗程

2. 肺癌的放疗

(1) 非小细胞肺癌的放疗：NSCLC 包括鳞癌、腺癌、大细胞癌、腺鳞癌等。对其进行的放疗多与手术治疗综合应用。放疗是中晚期 NSCLC 的主要治疗手段。然而，70% ～ 80% 的患者在放疗后 1 ～ 2 年死于远处转移或伴有局部肿瘤未控制。

① 手术综合治疗的指征

a. 中央型肺癌病灶易侵犯纵隔内器官，手术不能切除。

b. 单纯放射治疗后原发灶残留或复发的机会很高。

c. 肺门及纵隔淋巴结转移率高，手术难以切除。

d. 病变容易侵犯血管，单纯手术时术中容易促进转移。

e. 术野内有肿瘤种植。

② 手术综合治疗的方法

a. 术前放疗：放疗能使原发性肿瘤体积缩小，使肿瘤与周围组织结构如血管和重要器官癌性粘连程度减小，提高了手术切除率；其次由于肿瘤在放疗后缩小，有可能使手术范围缩小；此外，放疗后肿瘤血管闭塞、癌性粘连为纤维粘连从而使术中出血减少，手术难度降低。缺点是定位不易准确，放射野大，往往伤及健肺损害肺功能，而且放疗可以使肺部粘连增加，目前采用术前放疗方法有，一为低剂量短间隔，手术前照射 10 ～ 20Gy，分 1 ～ 10 次完成，照射后间隔 1 ～ 7d 做手术治疗。二为中等剂量中等间隔，适用于治疗肺上沟癌，用前后对空照射 30 ～ 35Gy，分 10 ～ 15 次照射，间隔 4 周手术切除。三为高剂量及间隔 6 周后手术，小野给高剂量达 55Gy、5.5 周，可大大提高切除率，对不能切除的病例可使 5 年生存率提高 15%，但剂量超过 60Gy、5.5 ～ 6 周，间隔时间超过 8 周后再行手术，会增加并发症。

b. 术后放疗：对手术未能清除全部肿瘤组织而未发现远处转移者，可行术后放疗。放射野应准确包括肿瘤区，面积不必过大。放疗在术后一般情况恢复后即可开始，剂量可低于一般根治量，如 45 ～ 50Gy、5.5 ～ 6 周。

c. 术中放疗：术中放疗的优点是，即可在直视下直接照射手术后残余病灶、亚临床灶，而不发生骨髓放疗后并发症。胸部手术均采用侧卧位，术中照射包括肺和邻近器官一部分在内。术中放射剂量，肺和气管耐受量为 30 ～ 50Gy。一般认为术中放疗 30 ～ 40Gy 相当于分割放疗的 60 ～ 70Gy。根据上述生物效应推算一次剂量宜给 15 ～ 25Gy。

d. 根治性放疗：临床就诊的患者中 70% ～ 80% 因病灶不适于手术或患者有手术禁忌证而无法接受手术治疗。这些患者中只要一般情况尚可（Karnofsk 评分 ≥ 60 分），都可接受放疗。根治性放疗可给予无远处转移、肿瘤局限于胸腔（即病期早于 Ⅲ a 期）且预计放疗范围小于 150cm^2 者，放疗后 1、3、5 年的生存率分别为 30% ～ 50%、10%、5%。大部分患者均在治疗后 1 年内死于局部未控制或远处转移。肺功能严重损害或已有转移的患者可给予姑息放疗，旨在抑制肿瘤生长、缩小肿瘤体积、减轻症状、延长生存期。

(2) 小细胞肺癌的放疗：X 线多表现为中心型并有肺门淋巴结转移，临床治疗上对放疗、化疗敏感。由于小细胞肺癌对化疗、放疗的敏感性与其他类型不同，通常以全身化疗为主。目前多数学者主张在小细胞肺癌化疗中辅助以胸腔原发灶的放疗，以提高胸内肿瘤的局部控制率。一般认为对肿瘤剂量为 50 ～ 55Gy，对亚临床灶为 35 ～ 40Gy，每次 1.8 ～ 2.0Gy，每周 5 次。

和非小细胞肺癌一样，大野照射后提倡缩野技术，缩野的目的是尽量减少脊髓和肺的受量。当化疗和放疗间隔使用时，放疗置于前后两个化疗疗程的休息期内进行。

3. 介入治疗　随着介入放射学技术的发展，选择性支气管动脉灌注化学药物治疗中、晚期肺癌是近年来肺癌治疗的新途径。目前临床上以 DDP 60mg，MMC 60mg 为基本药物，如为肺腺癌则加用多柔比星 20 ～ 30mg 或环磷酰胺 60mg，将上述药物分别用生理盐水 100ml 稀释并以 5 ～ 10mg/min 的速度从导管注入，每次间隔 4 周，治疗 2 ～ 3 次后全部或部分缓解率达 50% 左右。

4. 生物治疗　通过生物反应调节剂提高患者的免疫功能达到治疗的目的，已经有很多应用，但疗效不尽人意。在放疗或化疗后应用白细胞介素 -2 治疗非小细胞肺癌有一定疗效。在化疗 / 放疗同时应用香菇多糖或中药治疗，3 ～ 5 年治愈率较对照组有一定提高。

肺癌引起的癌性胸腔积液，注射白细胞介素 -2 疗效较好，目前在很多医院已经成为首选的方法，但疗效不尽人意。其机制可能是通过激活 T 淋巴细胞，起到 TIL 的作用。

基因治疗，目前肺癌的基因治疗刚刚在开始。如前所述，和肺癌发生发展有关的基因很多，但从治疗来看，进入临床的只有抗癌基因 p53。p53 和等位基因的变异在人类肿瘤发生中是最常见的基因突变，在肺癌患者中存在 p53 基因突变的占 50% 左右，并且已有资料说明和 NSCIC 患者的预后有关。1994 年美国 RAC（重组 DNA 咨询委员会批准 Roth 等进行临床试验，1997 年初步结果报告他们以重组腺病毒介导的野生型（AdP53）p53 与通过气管镜或在 CT 引导下局部注射 18 例晚期 NSCLC 的初部结果，9 例患者单独接受基因治疗，剂量 104 ～ 108 单位 4 例中，3 例稳定，在和顺铂联合治疗 6 例中，1 例部分缓解，5 例稳定，基因治疗基本无明显毒性，患者耐受良好。Takayama 等应用野生型 p53 和基因 cDNA 转染的腺病毒在体外与肺癌细胞共同培养，能抑制肿瘤生长。

近年来临床应用于细胞生物治疗在我国许多医院开展，用免疫细胞（DC）和肿瘤杀伤细胞（CIK）治疗肺癌，有一定疗效。可作为手术，靶向坏死疗法治疗、放疗、化疗后辅助治疗，改善临床症状，提高生活质量，延长生存期，有较好效果。

肺癌还有一些治疗方法如热疗，射频治疗，微波治疗，冷冻治疗等。

5. 中医治疗　中医学认为肺癌发病的病因病机是正气内虚、痰凝毒聚和脏腑阴阳失调，引起该病的根本原因则为"气虚"。肺癌的根本病理病机为"阳气虚"，故温阳益气之法宜贯穿于肺癌治疗的始终。

基本方（肺癌主方）为：人参（或西洋参）10g，黄芪 30g，麦冬 15g，五味子 9g，桂枝 20g，制附子（先煎）20g，菟丝子 15g，女贞子 15g，仙灵脾 15g，沙参 15g，鸦胆子 10g，猪苓 15g，丹参 20g，七叶一枝花 10g，白花蛇舌草 20g。

中药治疗能提高机体免疫功能，增强患者抗肿瘤能力，减轻放疗、化疗毒性反应，增强治疗效果。

(1) 化疗期间以养血、活血为主，佐以健脾和胃。方药如下。

当归 9g，赤白芍 9g，川芎 9g，生地黄 9g，鸡血藤 15g，天花粉 9g，女贞子 15g，党参 9g，焦白术 9g，生薏苡仁 15g，生黄芪 30g，大枣 5g。

(2) 放疗期间以养血、活血为主,佐以养阴和胃。方药如下。

当归 9g,赤芍 9g,川芎 9g,生地黄 9g,白扁豆 9g,黄芩 6g,白茅根 15g,瓜蒌 15g,麦冬 9g,陈皮 9g,花粉 9g。

(3) 化疗、放疗中间的休息期以扶正中药为主。方药如下。

① 通用方:扶正冲剂或参芪扶正冲剂。

② 肺阴虚型:元参 9g,白茅根 15g,麦冬 9g,百部 9g,茯苓 9g,杏仁 9g,陈皮 9g,焦三仙各 30g,鱼腥草 30g,白花蛇舌草 30g。

③ 气阴两虚型:黄芪 30g,白术 9g,生地黄 9g,麦冬 9g,陈皮 6g,半枝莲 30g,白花蛇舌草 30g,龙葵 15g,板蓝根 15g。

④ 热毒痰湿型:芦根 12g,桃仁 9g,冬瓜仁 9g,桑白皮 9g,知母 9g,鱼腥草 12g,青皮 10g,板蓝根 10g,白花蛇舌草 20g,金瓜蒌 30g,大青叶 15g,甘草 6g。

为便于掌握用药,可参考以下常用药物选择加减使用。咳嗽痰黏,瓜蒌、桔梗、杏仁、前胡、紫菀、葶苈子等;痰带有血,藕节、白茅根、仙鹤草、墨旱莲、白及、三七等;痰多难吐,海蛤粉、皂角刺;气虚自汗,人参、冬虫夏草、五味子、浮小麦、生黄芪、煅龙骨、煅牡蛎等;口干舌燥,天花粉、生地黄、玄参、知母、沙参等;胸背疼痛,延胡索、三七、乳香、没药、乌头、云南白药;胸腔积液,葶苈子、车前子、猪苓、芫花等;软坚散结,夏枯草、贝母、牡蛎、穿山甲、水蛭、僵蚕、山慈菇等;抗癌抑瘤,白花蛇舌草、龙葵、蚤休、蛇莓、半枝莲、山豆根、蒲公英、前胡、鱼腥草、夏枯草、黄芩、南星、半夏、蟾蜍、斑蝥、冬虫夏草、守宫、紫草、石见穿、黄药子等。

6. 靶向坏死疗法治疗肺癌

(1) 适应证

① 周围型肺癌,肿瘤发生在支气管以下肺癌,癌灶 > 5cm。

② 弥漫型肺癌,肿瘤发生肺周围呈局限性肿块,癌灶 ≤ 8cm 者。

③ 中央型肺癌,肿瘤发生在支气管,距肺门大血管 2cm 以上,癌灶 < 5cm 者。

④ 肿瘤发生在细支气管癌灶,有胸膜转移者。

⑤ 肿瘤发生胸腔转移,形成血性胸腔积液者。

⑥ 肿瘤侵犯胸壁、膈肌、壁层心包,距支气管隆突 > 2cm 者。

(2) 治疗方法

① 根据 CT 或 MRI 影像资料、化验及病理检查结果了解肿瘤在肺部位置、大小,与周围组织关系,制定治疗计划,选择进针路径。

② 患者取合适体位(仰卧或侧卧或俯卧位),先 CT 扫描病灶在胸腔位置,估计大概穿刺位置,在胸壁皮肤相应位置粘贴穿刺栅栏定位器,再次 CT 扫描确定皮肤穿刺点精确位置,病灶距离皮肤穿刺点长度,移去栅栏定位器,用 2% 甲紫在皮肤上标记好穿刺点位置。

③ 穿刺点局部消毒,1% 利多卡因浸润麻醉,穿刺针经穿刺点垂直穿刺入皮肤、皮下、肋间肌、嘱患者闭气再进入胸膜腔到肺部,再次 CT 扫描,探查针尖的位置,距离病灶多少

距离，针垂直方向有无偏离病灶中心位置，关闭 CT，术者再次进针到病灶处，再次 CT 扫描，见针尖强影在病灶中心，关闭 CT。

④ 术者拔出穿刺针芯，接注射器注射肿瘤灵Ⅱ号药液，注射完毕拔出针后，针孔用消毒纱布压迫数分钟，并用胶布固定纱布。

⑤ 患者平卧 4h，观察有无气胸、血胸、肺部出血（咯血）并发症发生。如有并发症发生应作相对应处理。

3～5d 后做第 2 次治疗，一般 2～3 次为 1 个疗程。注射肿瘤灵药液量是肿瘤体积 1/4～1/5 药量有超过癌灶边缘 1cm。术后用抗生素预防感染，用止咳药等对症处理。

(3) 注意事项

① 治疗前训练患者呼吸，要求治疗过程中患者浅呼吸，呼吸幅度小，病灶移位减小。

② 穿刺针道要壁开大血管、气管、肺大疱、心包。

③ 穿刺针尽量选择细针，避免或减少气胸、血胸、肺部出血，并发症发生。

④ 穿刺治疗后，可再作 CT 扫描检查，可观察到有无气胸、血胸并发症发生，也可看到治疗病灶影像改变，有时可见 < 5cm 以下病灶发生破碎影像改变。

(4) 肺癌转移血胸的治疗

① 通过 CT 影像了解血胸范围，血胸量多少，选择穿刺路径、穿刺点。

② 患者取坐位、穿刺点局部消毒，2% 利多卡因穿刺点局部浸润麻醉，在肋缘上穿刺，经皮肤、皮下肋间肌、穿刺到胸膜腔内（到达胸膜腔内有突空感），拔出针芯，接注射器，抽出胸腔内血性液体，并记录量，应抽尽胸腔内血性液体。

③ 换注射器，注射肿瘤灵药液 10～20ml，注射完毕，拔出穿刺针，针孔用消毒纱布压迫数分钟，并用胶布固定纱布。

3d 后再作 CT 检查观察胸腔有无液体，如有液体再做穿刺注药治疗。

【预后】

肺癌的预后与确诊早晚、临床分期、有无转移、组织学类型、治疗是否及时等因素有关系。大多数患者在 1 年内死亡，5 年生存率小于 5%。

二、肺部转移癌

肺是全身血流的必经器官，肺丰富的血管床乃是全身血流的滤过器，因此肺也是恶性肿瘤转移的"靶"器官，据统计恶性肿瘤的肺转移率高达 40%～50%；结肠癌有 50% 转移到肺，转移性肺癌约占整个肺癌住院患者的 10% 左右，因此肺转移癌在肿瘤临床治疗过程中有重要意义。

【概述】

转移性肺癌是指身体其他部位的肿瘤经淋巴、血路等转移到肺的恶性肿瘤。统计资料表明，原发性恶性肿瘤发生肺转移者以消化系统肿瘤及女性生殖系统的肿瘤为最多，各占肺转移癌的 25% ～ 30%，其次是呼吸系统的肿瘤，占肺转移癌肿的 15% ～ 20%；骨关节及软组织癌肿占肺转移的 10% ～ 15%；内分泌系统肿瘤占肺转移癌肿的 5% ～ 10%；男性生殖系统及泌尿系统的癌肿占肺转移癌肿的 3% ～ 5%。化学感受器、间皮组织等最少，约占肺转移癌肿的 1% ～ 3%。

【发展过程】

肺转移癌的发生是恶性肿瘤细胞先短暂地停留在肺的小动脉或毛细血管的分叉处，黏附在毛细血管内皮上，为纤维素等形成的凝块所包裹，然后穿过血管壁进入血管外的结缔组织内，开始细胞增殖及新生血管形成，逐渐发展成为微小癌病灶，即形成肺转移癌灶。肺内转移癌灶一旦形成，因原发癌倍增时间各不相同，生长速度亦有明显差异。据文献报道，绒癌最短为 12d、肉瘤类为 10 ～ 30d、精原细胞癌 46d、鳞癌 50 ～ 60d、乳腺癌 75d、腮腺癌 93d，倍增时间最长的为甲状腺癌肺转移，常在数年以上。因此，肺转移癌的自然发展过程主要取决于原发性癌瘤的生物学特性，倍增时间越短的癌瘤，其自然发展的速度就越快，相反，倍增时间越长的癌瘤，其自然发展速度就越慢。

【局部表现】

转移性肺癌最常见的部位是在中下肺野，在 X 线片或 CT 片上呈多发结节性或孤立性病变，直径 1 ～ 4cm，边缘较光滑，随着病灶的增大和增多，可相互融合成片状或巨块状。绒毛膜癌转移至肺呈棉花团状的球形阴影，来自消化道的肺转移癌可呈弥漫性散在性大小不等，直径 1 ～ 3cm 病灶或粟粒样或网状阴影，转移性鳞癌偶可形成不典型的癌性空洞，甲状腺癌肺转移癌灶多呈弥漫性粟粒样微小病灶。少数生长较慢的转移性肺癌，可形成弥漫性肺纤维化样改变。

【病变部位】

肺部转移性癌的病变部位，根据临床观察可能与原发癌肿的病理组织学类型及转移方式有关，一般说来，转移性肺癌病灶一般在肺组织内，但也有在支气管内者，经血行播散到肺转移癌分布在中下叶者多于上叶，右肺多于左肺，尤其是孤立性肺转移癌大多数发生在下叶或中叶。X 线片、CT 片上表现为边缘光滑、境界清楚，这两点与原发性癌不同。转移肺癌空洞多发生于上叶，经淋巴管播散的转移性肺癌，表现为肺门阴影增大，向肺野做放射性播散，呈典型的弥漫性网状结节性改变，并有条索状阴影自肺门向周边放射。

【扩散与转移】

原发性癌瘤转移至肺的途径可分为血行转移、淋巴性转移和直接蔓延三大类，其中以血行转移为最常见，有时可以兼有两种类型的转移方式。

1. 血行转移　有四种方式，①癌细胞经体静脉流到肺。②癌细胞经门静脉循环到肝，再经下腔静脉及右心入肺。③癌细胞首先从淋巴道转移到胸导管，进入锁骨下静脉后再随血循环入肺。④肺部原发性恶性肿瘤，侵犯肺静脉，再经左心及体动脉随血循环入支气管动脉而播散到肺。

2. 淋巴道转移　全身的恶性肿瘤都可能通过淋巴道转移到肺，其转移方式有二：①肿瘤先转移到纵隔淋巴结，再沿淋巴管逆行转移到肺门淋巴结、肺内淋巴结和肺间质。②瘤栓转移到肺血管内，引起闭塞性动脉内膜炎，然后穿过血管壁进入血管周围淋巴结和肺间质内，继之达到肺门淋巴结，再播散到肺。

3. 直接浸润或蔓延　多数是从原发于胸壁、胸膜、纵隔及膈下的恶性肿瘤直接蔓延到肺，或肺内一个区域呼吸道向其他部位及支气管的管腔内种植。

【病理及临床类型】

1. 病理类型　转移性肺癌的病理组织学类型一般按原发性肿瘤分类，根据国内外尸体解剖的统计资料，在转移性肺癌中，癌占大多数为 80% ~ 85%，肉瘤占 15% ~ 20%。

2. 临床类型　根据转移性肺癌的 X 线片及 CT 表现临床上分为以下类型，各型与病理组织学特点有一定关系。

(1) 结节型：常为多发性结节，占大多数，10% ~ 20% 为孤立性病变，直径 1 ~ 3cm，其原发癌以结肠癌、骨肉瘤、肾癌等肺转移者为多见。甲状腺癌肺转移多为弥漫性粟粒样病灶。

(2) 大片阴影型：在结节性病变的基础上，随病灶的增大和增多，可互相融合成大片或大块状，X 线片、CT 表现为肺内大片状模糊阴影及整个肺叶呈致密阴影，原发灶多见于乳腺癌、骨肉瘤肺转移。

(3) 粟粒型：为血源性转移的特征型，两肺中下野或全部肺野布满粟粒状或斑点状阴影，多见于血管丰富的原发肿瘤，如肾癌、肝癌、甲状腺癌、骨肉瘤等。

(4) 肺门阴影增大型：为淋巴道转移癌的普遍表现，一般先出现肺门阴影增大，而后向肺野作放射性扩散，呈网状或条索状阴影，原发灶多见于乳腺癌、胃癌、鼻咽癌、胰腺癌等。

(5) 球形阴影型：为恶性肿瘤经血行转移到肺的典型表现，约 3/4 肺转移病灶为多发性，如结肠癌肺转移，边缘整齐，界限清楚球形灶。1/4 为单发。绒毛膜癌转移至肺多呈棉花团状球形病灶。

(6) 空洞型：约有 4% 的肺转移癌可出现各种形态的空洞，空洞的大小及数量不等，原发癌灶多见于头颈部癌及女性生殖器癌。

【治疗及预后】

过去一般认为，原发性癌肿一旦出现肺转移则是癌肿的晚期表现，治疗无望。但近年来大量的临床资料和研究表明，对早期肺转移癌积极开展外科手术，靶向坏死疗法治疗等综合治疗，再辅以化疗和放射治疗等措施，可使其预后大为改观。孤立性肺转移癌，若原发病灶已获控制且无其他脏器转移，全身情况良好者，术后 5 年生存率可达 30% ~ 40%。

1. 化学药物治疗　化学药物治疗是目前治疗转移性肺癌的有效方法之一，主要适用于转移性肺癌手术切除后化疗作为综合治疗的一部分。对于多发性或粟粒弥漫性肺转移已无法切除或不能耐受肺切除的患者，化学药物治疗可作为主要治疗手段，对化学药物有明显疗效的转移性肺癌有绒癌、睾丸癌、肉瘤等。肺转移癌可根据原发肿瘤的性质选用不同的化学药物，治疗方案则以不同作用机制的抗癌药物的联合化疗。绒癌肺转移的化疗以放线菌素 D（ACTD）和甲氨蝶呤（MTX）作为强化治疗，不少患者可达到治愈的目的。睾丸癌肺转移可以用 PVB 方案，即顺铂（DDP）、长春碱、博来霉素；骨肉瘤肺转移的化疗主张以大剂量的多柔比星（ADR）和环磷酰胺（CTX）治疗。

其他对化疗有一定疗效的转移性肺癌有卵巢癌，其化疗方案为 CAP，即环磷酰胺（CTX）、多柔比星（ADR）、顺铂（DDP）；乳腺癌肺转移时常用 ACF 方案，多柔比星（ADR）、环磷酰胺（CTX）、氟尿嘧啶/替加氟片或 ACFM 方案 [上述方案 + 甲氨蝶呤（MTX）]。其他如子宫癌、直肠癌、肾癌等的转移化疗也有一定疗效。据报道，转移性肺癌化疗的总有效率约为 40%。

2. 放射治疗　放射治疗是转移肺癌综合治疗的一部分，常作为手术前术前放疗、手术后辅助放疗或配合化疗。对放射线高度敏感的肺转移癌效果好，如肉瘤及睾丸精原细胞瘤肺转移癌对放疗高度敏感，其他如乳腺癌和头颈部癌肺转移对放疗也有低度至中度敏感。

照射方法和剂量，一般分为小照射野（小于 $50cm^2$），剂量每 $3\sim6$ 周 $36\sim48Gy/6\sim12$ 次，大照射野（$50\sim100cm^2$），剂量每 $6\sim7$ 周 $60Gy/30\sim34$ 次；全照射（大于 $100cm^2$），剂量每 $2\sim4$ 周 $15\sim20Gy/10\sim20$ 次。疗效与肿块的大小有关，直径小于 4cm 的局部控制率为 83%，2cm 以下的局部控制率为 90%，不良反应与照射的面积有关，照射野大于 $100cm^2$）时其死亡率增加。

3. 靶向坏死疗法治疗　该法将药物注射到肿瘤内，直接杀死肿瘤组织细胞，可达到手术治疗效果，还能保留大部分肺组织呼吸功能，配合综合治疗，能提高肿瘤治疗效果，靶向坏死疗法对放疗、化疗有增敏作用，可提高放疗、化疗疗效。

(1) 适应证

① 原发肿瘤灶得到控制，无其他远处转移。

② 肺转移癌灶单发或多发，局限于一侧或两侧肺。多发灶转移，手术无法切除者，身体其他部分无转移者。

③ 全身情况差，不能接受手术者或年龄大、体弱，伴心肺等脏器功能不全者。

④ 两肺转移多发癌灶数目小于 10 个，全身情况良好，无其他全身转移灶者。

(2) 治疗方法

① 根据病史原发癌灶治疗情况，CT 或 MRI 影像资料，实验室及病理检查情况，了解肺部转移灶位置、大小、数目与周围邻近组织之间关系，设计治疗方案，选择穿刺路径。

② 患者取合适体位，先 CT 扫描病灶在肺部位置，估计大概穿刺点，在胸壁皮肤大概穿刺点位置，粘贴穿刺栅栏定位器，再次用 CT 扫描病灶在肺部位置，选择精确穿刺点位置，并测量病灶与皮肤穿刺点之间距离，移去栅栏定位器，用 2% 甲紫在皮肤上标记好穿刺点。

③ 穿刺点局部消毒，用 1% 利多卡因局部浸润麻醉，术者戴消毒手套，嘱患者屏气，用 7 号穿刺长针经穿刺点于肋缘上垂直穿刺皮肤、皮下、肋间肌、穿刺到胸膜腔内，到肺部，再次 CT 扫描，探查针尖在肺部的位置，针尖距病灶距离有无偏离灶位置，是否需要调整穿刺针方向，关闭 CT，术者再次进针，达到预计的深度，再一次启动 CT 扫描，见针尖强影在病灶中心，关闭 CT。

④ 拔出针芯，接注射器，注射肿瘤灵Ⅱ号药液，注射完毕，拔出针后针孔用消毒纱布压迫数分钟，并用胶带固定。

⑤ 患者平卧4h，有无气胸、血胸、肺部出血并发症发生，如有并发症发生应立即做相应处理。

(3) 用药量：肿瘤灵Ⅱ号用药量，是肿瘤体积的 1/5 ～ 1/4。

(4) 注意事项

① 必须用带针芯细长针（7号针），减少气胸并发症。

② 药物注射到肿瘤量范围应超过肿瘤边缘 0.5 ～ 1cm。

③ 治疗后用抗生素预防感染。

④ 肿瘤发生无菌性炎性坏死，引起胸痛、咳嗽、发热等症状，可对症处理。

⑤ 如发生气胸，一般多不严重，保守治疗，数日后可缓解。

4. 免疫疗法 免疫疗法配合手术或化疗，综合治疗，常用的治疗如下。

(1) 转移因子（TF）：据报道，转移因子对于恶性肿瘤及手术后有残余小瘤灶的患者有延长生存期的作用。

(2) 干扰素：干扰素对癌细胞有毒性作用，或能抑制肿瘤 RNA 及蛋白合成，能增强巨噬细胞功能，从而临床用于治疗恶性肿瘤。

(3) 卡介苗（BCG）：通过菌苗接种，刺激网状内皮系统以增强机体的免疫反应。

(4) 干细胞生物疗法：用人体免疫细胞（DC）和肿瘤杀伤细胞（CLK），在体外培养扩增后输入人体治疗晚期肿瘤，有改善症状提高生活质量，提高生存期作用。

5. 特异性药物治疗 根据转移性肺癌的原发癌肿的生物学特性的不同，临床采用不同的特异性药物进行治疗，如甲状腺癌肺转移时，由于 ^{131}I 同样可以在转移灶内浓聚，故可用于治疗甲状腺癌。肾癌肺转移时，黄体酮、睾丸素类药物可以抑制肿瘤生长。乳腺癌肺转移时，可以用内分泌疗法，有报道三苯氧胺（TAM）和 FT207 治疗总有效率为 81%。

6. 影响预后的因素 同样是转移性肺癌，其预后有很大差别，影响预后的主要因素有以下几个方面。

(1) 原发肿瘤组织学类型：Muomack 手术治疗一组肺转移癌中，癌的5年生存率为31.5%，肉瘤为24%。一般认为转移性肺癌依据其原发灶手术效果较好的依次为绒癌、睾丸癌，其次为肾癌、大肠癌和子宫癌等，较差的是恶性黑色素瘤、乳腺癌等。

(2) 原发癌治疗和肺转移灶出现的相距时间：相距时间越长，预后越好，少于1年者预后很差，大于5年者平均5年生存率达50%。

(3) 肺转移癌灶的数目、大小：有报道孤立性肺转移瘤切除后的5年生存率为44%，而多发性者仅9%，肺转移瘤直径在4cm以上者比4cm以下者预后差。

三、胸腺瘤

胸腺位于前纵隔，系由第 3、第 4 对咽囊上皮细胞演变而来。胸腺呈锥形，由不对称两叶组成。出生后胸腺继续生长、发育，一直到青春期以后，胸腺逐渐萎缩并退化。胸腺由皮质和髓质所组成。内部为髓质，由上皮样细胞和少量淋巴细胞组成。外部为皮质，充满淋巴细胞。胸腺肿瘤可以发生在胸腺任何部位。典型的胸腺瘤（Thymoma）是指发源于正常胸腺的上皮样细胞，并不是取决于淋巴细胞成分的多少。生殖细胞瘤、类癌、恶性淋巴瘤也可以发生在胸腺，但不是胸腺瘤。胸腺瘤发病率占纵隔肿瘤的 10% ～ 20%，是纵隔部位最常见的三种肿瘤之一。40—50 岁为好发年龄，中位数 45 岁。男女发病率相似。

【病理分类】

胸腺瘤多位于前纵隔，前上纵隔，亦可位于中纵隔或后纵隔。肿瘤大小不一，由 1 ～ 20cm 不等之实质性、结节状肿块构成。中位数 5 ～ 10cm。近年来由于冠状动脉手术的广泛开展，术中发现不少无症状的微小胸腺瘤。几乎所有的胸腺瘤都是由肿瘤性上皮和非肿瘤性淋巴细胞混合组成。这两种细胞成分的比例，各个肿瘤都不一样，甚至在一个肿瘤的不同小叶内也有差异。有时可见角化的上皮细胞形成胸腺小体结构，有诊断意义。根据瘤体中的细胞成分和比例，可将胸腺瘤分成三型，①上皮细胞型，最常见，肿瘤构成以上皮细胞为主，淋巴细胞不多。②淋巴细胞型，肿瘤主要由淋巴细胞构成，上皮样细胞不多。③混合型，上皮细胞和淋巴细胞呈弥漫性或混合性增生。其间有较多结缔组织间质明显增生。

1. 分级　①良性，包膜完整；②恶性 I 型，浸润型；③恶性 II 型，胸腺癌。

2. 电镜观察　肿瘤上皮细胞内可见分支状张力原纤维、桥粒、长细胞突起和基板，这与前上纵隔的其他肿瘤如恶性淋巴瘤、类癌、生殖细胞瘤、纤维性间皮瘤的鉴别是十分有用的。

3. 免疫组化　肿瘤上皮示 Keratin 阳性，也表达 Leu-7 和 CEA；还显示胸腺素（Thymulin 和 Thymosin）α_1 激素阳性，这些是胸腺瘤更特异的标记。

目前被广泛接受的是把胸腺瘤分成浸润型和非浸润型两大类。

胸腺瘤的扩散以局部浸润及淋巴结转移为主，但肺转移并不少见。局部侵犯纵隔重要脏器是本病致死的重要原因。肝、脑、骨等远处转移不多见。

【诊断要点】

1. 临床表现　胸腺瘤常见于成年人，婴幼儿及儿童罕见。30% ～ 50% 病例无任何临床症状，一般在常规胸部 X 线，胸部 CT 检查时发现。肿瘤较大压迫肺或支气管时，引起咳嗽、低热、胸痛、消瘦、纳差、气急以及声嘶等症状，往往提示肿瘤外侵症状，表示预后不良。晚期患者可出现颈淋巴结肿大、上腔静脉压迫及胸腔积液。15% ～ 50% 胸腺瘤病例伴有重症肌无力，是一种获得性自身免疫性疾病，是由神经肌肉间传递功能的异常所引起。主要表现为活动后某些横纹肌异常容易疲劳，休息或使用抗胆碱酯酶类药物后，症状可以减轻或消失。绝大多数累及眼肌，导致眼睑下垂，眼球活动受限，甚至眼球固定。其他可累及面肌、咽肌及近端肢体肌肉，引起说话含糊不清、吞咽困难、四肢无力等症状，但无肌萎缩现象。当累及呼吸肌时可引起呼吸肌麻痹，进展迅速，是导致死亡的主要原因。肌无力患者中50%～70%有胸腺不正常，其中15%～50%是胸腺瘤。它可以出现在胸腺瘤治疗前、中或后。治疗后1/2～2/3病例症状可以缓解或消失。1/3病例可能无效。重症肌无力与胸腺异常之间存在着明确的内在联系，但之间联系关系不明确，少数患者伴发有杵状指，库欣（Cushing）综合征。可合并红细胞发育不全（erythroid hypoplasia）（5%～10%）、低丙种球蛋白血症（hypogammaglobinemia）（12%）、红斑性狼疮及某些胶原性血管疾病等。

2. 诊断方法

(1) X线：胸腺瘤为圆形或椭圆形边界清晰的影块，位于前纵隔，前上纵隔内，密度均匀，边缘光滑，有时可一侧边缘模糊，一侧边缘清楚。侧位片常呈典型的上宽下窄之舌状肿块阴影。多向一侧胸腔突出，亦有两侧突出之病例。10%～15%肿瘤壁可见点状、线样或不规则状的钙化阴影。

(2) CT和MRI检查：CT扫描和核磁检查对胸腺瘤的诊断有重要价值。位于前纵隔、前上纵隔的肿瘤呈圆形、卵圆形或分叶状肿块，边缘清楚，多向一侧胸腔突出。注射造影剂后，CT片上可见中度或均匀增强的肿块阴影。肿瘤呈囊性变时，25%可见钙化灶。当肿瘤内出现液化坏死时，可表现为不规则的高低MRI信号区。

(3) 针吸活检：CT引导下经皮肤针吸活检可获得细胞学乃至组织学诊断。对鉴别胸腺瘤的良恶性，制定合理的治疗方案有重要价值。

【分期】

1. 临床病理分期

Ⅰ期：肿瘤包膜完整，镜下无包膜浸润。

Ⅱ期：肉眼见肿瘤侵犯纵隔脂肪组织或胸膜，镜下包膜浸润。

Ⅲ期：肉眼见肿瘤侵犯周围组织，如心包、肺、上腔静脉和主动脉。

Ⅳa期：胸膜或心包扩散。

Ⅳb期：淋巴结或血行扩散。

2. TNM分期

T——原发肿瘤

T_1：肉眼包膜完整，镜检无包膜浸润。

T_2：肉眼肿瘤粘连或侵犯周围脂肪组织或纵隔胸膜，镜检侵犯包膜。

T_3：肿瘤侵犯周围器官，如心包、大血管和肺等。

T_4：胸膜和心包扩散。

N——区域淋巴结

N_0：无区域淋巴结转移。

N_1：前纵隔淋巴结转移。

N_2：除前纵隔淋巴结转移外，还转移至胸内淋巴结。

N_3：锁骨上淋巴结转移。

M——远处转移

M_0：无远处转移。

M_1：远处转移，但胸外淋巴结转移，锁骨上淋巴结转移除外。

临床分期

Ⅰ期：	T_1	N_0	M_0
Ⅱ期：	T_2	N_0	M_0
Ⅲ期：	T_3	N_0	M_0
Ⅳ A期：	T_4	N_0	M_0
Ⅳ B期：	任何T	$N_{1\sim3}$	M_0
	任何T	$N_{1\sim3}$	M_1

3. WHO 组织细胞学分型（1999 年）

(1) 胸腺癌有两种主要类型，肿瘤性上皮细胞和细胞核呈梭形或卵圆形的为 A 型胸腺瘤。成突起状或圆胖状（上皮样的）的为 B 型，肿瘤中这两种上皮细胞都有的，称为 AB 型。

(2) 根据肿瘤性上皮细胞和淋巴细胞的相对数量和肿瘤细胞异型性的出现情况，将 B 型胸腺瘤进一步分为 B_1、B_2、B_3 三种亚型。

(3) 胸腺瘤也可被称为 C 型胸腺瘤。有时，同一肿瘤中可联合发生以上类型的肿瘤，可称为联合性胸腺瘤。

胸腺瘤（C 型胸腺瘤）的 WHO 分型为，肿瘤细胞有明显的特异性，并且细胞结构特征不再是胸腺特异性的，而更类似其他器官的癌。诊断这类肿瘤需要先排除转移癌的可能性。常见的类型有，①上皮样角化型；②上皮样非角化型；③淋巴上皮样癌；④肉瘤样胸腺癌（癌肉瘤）；⑤透明细胞癌；⑥基底细胞样癌；⑦黏液表皮样癌；⑧乳头状癌；⑨未分化癌。

【治疗】

无论是非浸润型或浸润型胸腺瘤，除非已有广泛胸内外转移者，外科手术是首选的治疗方法。对浸润型胸腺瘤，即使认为已"完整"切除，术后仍应给予根治性放疗。非浸润性胸腺瘤根治术后可进行严密观察，不必放疗。一旦复发，争取再次手术加根治性治疗。已有胸内外广泛转移或手术无法切除的胸腺瘤，应采用局部放疗加化疗等综合治疗。

1. 放射治疗 淋巴细胞为主型给予肿瘤量 5000cGy/5W。上皮细胞为主型或混合型给予肿瘤量 6000～7000cGy/6～7W。放射治疗已成为肿瘤姑息切除后主要治疗方法，多用于Ⅲ期和Ⅳ期患者，可以减少或预防肿瘤局部复发。

2. 化学治疗 常用的抗癌药物单药有 DDP、CBP、ADM、CTX、VP-16、VCR、CCNU、HN2、PCZ 和类固醇激素（泼尼松或泼尼松龙）等。单药治疗效果欠佳，缓解期短，联合化疗常可使病情缓解和症状减轻。

(1) 术前化疗：适于大肿块或与周围脏器粘连而难以手术切除的患者。

① 联合化疗：Tanaka 和 Terashims 分别采用 ADOC 方案（ADM+DDP+VCR+CTX）治疗 2 个疗程，结果肿瘤切除，病情缓解。

② 动脉导管化疗：经动脉灌注 DDP 50mg/m²+ADM 20mg/m²，结果有 1 例使 12cm×9cm 肿块缩小 81%，使难以手术的肿瘤得以切除，无并发症。

(2) 联合化疗：适应证为无法手术或术后、放疗后留有残余和复发的进展性晚期胸腺瘤患者，以及手术切除或放疗后有复发危险（高危）的患者。

Fomasiero 等报道一组 37 例Ⅲ～Ⅳ期胸腺瘤患者，其中大部分有手术及放疗的历史。采用 ADOC 方案（DDP 50mg/m²，第 1 日 +ADM 40mg/m²，第 2 日 +VCR 0.6mg/m²，第 3 日 +CTX 700mg/m²，第 4 日）。每 3 周重复 1 次，平均 5 个疗程（3～7 个疗程）。结果有效率达 91.8%，其中 CR43%。无严重不良反应。

欧洲肺癌协作组（ELCCG）6 年来观察 16 例复发或转移的胸腺瘤。化疗方法采用 DDP 60mg/m²，第 1 日 +VP-16 120mg/m²，第 1～3 日。3 周为 1 个周期，平均每例 6 个周期。结果，CR5 例，PR4 例，中位数 3.4 年。无进展生存时间和总存活时间分别为 2.2 年和 4.3 年。作者指出 DDP+VP-16 对晚期胸腺瘤疗效明显，不良反应能耐受，对不能手术的浸润性胸腺瘤提供良好的辅助治疗。

对高危患者，有报道采用类固醇 + 胸腺部位放疗的方法，治疗 20 例伴胸腺肿瘤的重症肌无力患者。胸腺放疗 2～3Gy/d 总量 40～60Gy。地塞米松 10～40mg/d，连续 10～40d，症状改善后改为泼尼松 30～60mg/d。症状明显改善后，以每 1～2 个月减 5mg 的速度递减至 10～20mg/d。维持 1～2 年后酌情试停。经 2～16 年的随访，近期疗效良好者 17 例。10 年生存率 77%。疗效与手术疗法相近，且无严重不良反应。

小儿胸腺瘤，尤其是恶性胸腺瘤和胸腺癌进展迅速，预后差，应以综合治疗为主，能获长期缓解。Niehues 指出，即使在疾病后期，重复应用 DDP+VP-16+IFO 三药联用，还可以延长生存期。

(3) 恶性胸腺瘤的常用联合化疗方案。

① CAVP 方案

CTX 500mg	静脉注射	第 1 日
ADM 20mg	静脉注射	第 1 日
VCR 1～2mg	静脉注射	第 1 日
尿激酶 6000～24 000U	静脉注射	第 1 日
PDN 10mg/d	口服	

1 周为 1 个周期，共 10 个周期。疗效为 80% 部分缓解。

② COPP 方案

CTX 650 mg/m²	静脉注射	第 1、8 日
VCR 2mg	静脉注射	第 1、8 日
PCZ 100 mg/m²	口服	第 1～14 日
PDN 40 mg/m²	口服	第 1～14 日

4 周为 1 个周期，共 1～6 个周期。疗效为 80% 部分缓解。

③ CVCP 方案

CTX 1000 mg/m^2	静脉注射	第 1 日
VCR 1.3 mg/m^2	静脉注射	第 1 日
CCNU 70 mg/m^2	静脉注射	第 1 日
PDN 40 mg/m^2	口服	第 1 ～ 5 日

4 周为 1 个周期，疗效完全缓解为 4 ～ 9 个周期，部分缓解为 1 ～ 9 个周期。

3. 靶向坏死疗法治疗

(1) 适应证

① 非浸润型胸腺瘤患者不愿手术治疗者。

② 浸润型胸腺瘤，已有胸内转移手术不能切除（靶向坏死疗法治疗后使肿瘤减荷后对放疗、化疗有增效作用）。

③ 小儿胸腺瘤，尤其是恶性胸腺瘤，体质差不耐受手术治疗，靶向采用坏死疗法治疗加综合治疗。

(2) 治疗方法

① 根据病史，全身检查情况，CT 或 MRI 影像资料，了解肿瘤位置、大小与邻近组织关系，设计治疗方案选择穿刺路径。

② 患者平卧位，CT 扫描了解肿瘤在纵隔位置大小，深浅距皮肤距离，选择大概穿刺点部位。

③ 穿刺点部位放 CT 栅栏定位器并用胶布固定，再次 CT 扫描，在栅栏间选定精确穿刺点，并测量肿瘤与皮肤距离，移去栅栏定位器，用 2% 甲紫标记好皮肤穿刺点。

④ 穿刺点消毒，用 2% 利多卡因局部浸润麻醉，穿刺针经皮肤穿刺到皮下，肋间肌穿刺到纵隔内（如穿刺针经胸骨必需用电钻在胸骨钻孔），再 CT 扫描，观察针尖强影与肿瘤之间距离并测量其距离，术者再进针，再次用 CT 扫描发现针尖强影在肿瘤中心。

⑤ 拔出针芯，接注射器，注射肿瘤灵 II 号药液，注射完毕，拔出针后，针孔用消毒纱布压迫数分钟，并用胶布固定纱布。

⑥ 术后平卧半天，观察有无并发症发生。

3 ～ 4d 治疗 1 次，2 ～ 3 次为 1 个疗程，药物用量是肿瘤体积的 1/5 ～ 1/4。

(3) 注意事项

① 胸骨旁穿刺路径，避免内乳动脉刺伤引起出血。

② 上腔静脉阻塞，要仔细鉴别胸壁静脉内张，穿刺路径要避免刺伤静脉。

③ 要控制好穿刺路径，防止刺伤纵隔内血管、气管、心脏。

④ 穿刺路径经过胸骨时，要用电钻在胸骨钻孔。

(4) 预后：胸腺瘤的预后受多种因素的影响，最重要的是肿瘤是否具有浸润性。包膜完整的胸腺瘤术后预后良好，复发率低。B 型胸腺瘤比 A 型易复发。浸润性胸腺瘤的预后很大程度取决于初次手术切除是否彻底，也与侵袭程度有关，而表现明显侵袭或种植的预后明显下降，少数伴有远处转移的预后更差。随着肌无力治疗措施的进步，肌无力症状存在与否对判断预后已无多大意义。

胸腺癌的预后很大程度上取决于镜下所分类型，出现角化一般预后较好。非角化癌、淋巴上皮样癌、肉瘤样癌、透明细胞癌和未分化癌有较高的侵袭性，患者通常在 3 年内死亡；鳞癌侵袭性中度，5 年生存率超过 50%；黏液表皮样癌、基底细胞癌的侵袭性较低。此外，核分裂象多，缺乏小叶状结构，呈浸润性生长，包膜不完整者预后均差。

第14章 肝脏肿瘤

肝脏肿瘤大体上分为良性肿瘤、瘤样病变、恶性肿瘤三大类，见表14-1。

表14-1 肝脏肿瘤分类

分类	病变	分类	病变
良性肿瘤			非寄生虫性囊肿
上皮性肿瘤	肝胆管腺瘤	间叶性瘤样病变	假性脂肪瘤
	肝细胞腺瘤		炎性假瘤
	肝胆囊性腺瘤	**恶性肿瘤**	
	肾上腺剩余肿瘤	上皮性肿瘤	肝细胞癌
间叶性肿瘤	海绵状血管瘤		胆管细胞癌
	婴儿血管内皮细胞瘤		混合性癌
	脂肪瘤（包括髓性脂肪瘤）		胆管囊腺癌
	良性间叶瘤	间叶性肿瘤	恶性血管内皮细胞瘤
	纤维瘤		横纹肌肉瘤
上皮和间叶混合性肿瘤	间叶错构瘤		平滑肌肉瘤
	混合性错构瘤		纤维肉瘤
瘤样病变			恶性间叶瘤
上皮性瘤样病变	局灶性结节增生	上皮和间叶混合性肿瘤	肝母细胞瘤
	腺瘤样增生		畸胎瘤

一、肝脏良性肿瘤

（一）肝脏血管瘤

肝脏血管瘤大多数是海绵状血管瘤，是肝脏常见的良性肿瘤。以往认为肝脏血管瘤的发病率较低，但近年来随着 B 超及 CT 等影像学的普及许多肝血管瘤在体检或检查其他疾病时被发现，实际上肝脏血管瘤发病率较高。

肝脏血管瘤尸检发现率为7%左右，临床上B超检查或体检发现肝血管瘤发现率为1%～2%。多发生于30—50岁成年人，女性多于男性，约为5：1。

【病因】

肝海绵状血管瘤的病因还不明确，可能是先天性血管发育异常引起。肝动脉造影、门静脉造影和肝海绵状血管瘤切除标本血管铸型的观察，均证实肝海绵状血管瘤是肝动脉末梢的先天性血管畸形，其血供完全来自肝动脉。有人提出雌激素与肝血管瘤发生有关，由于妇女在妊娠期肝血管瘤的增长速度明显加快，说明雌激素很有可能有促进该病发展的作用。

【病理】

肝海绵状血管瘤多为单发，少数（10%）为多发，可发生在肝脏的任何部位。统计资料表明肝右叶尤其是右后叶多见，病变大小不一，肿瘤大多数小于 4cm，也有大于 15cm 直径的大血管瘤。

瘤体表面呈现红色或紫红色隆起斑块，表面光滑，内有大量的血管，质软或兼有硬斑区，切面呈海绵状，肝组织相对较少，并有大量暗红色静脉血，部分血管瘤内有血凝块血栓形成或瘢痕组织，偶尔可见钙化灶。海绵状血管瘤可出现退行性变，严重的病变可形成似纤维瘢痕的"硬化性血管瘤"。

镜下，肝海绵状血管瘤由衬以扁平内皮细胞的由纤维外膜分隔开大小不等的血管腔隙构成。血管腔内可见新鲜的或已被机化的血栓，少数血栓有成纤维细胞长入，瘤体外常有一层纤维包膜与正常肝组织分界明显。

【症状与诊断】

肝海绵状血管瘤发展缓慢，病程可长达数年至数十年之久。肿瘤小时无任何症状，有时肿瘤体积很大也无症状，常在 B 超体检时被发现，肿瘤直径大多小于 4cm。随着肿瘤逐渐增大，约有 40% 可出现症状，常见的症状是上腹部不适、腹痛、餐后饱胀、恶心、呕吐，带蒂的血管瘤扭转时发生急性腹痛，自发性破裂发生腹腔出血休克等症状。巨大肝海绵状血管瘤出现面色苍白、皮肤发黄、消瘦、气急、心慌、心身乏力等贫血症状，可并发血小板减少或低纤维蛋白原症而出现消耗性凝血疾病，引起皮下出血、鼻出血等症状。

临床上可将肝海绵状血管瘤归纳为以下 4 种类型。

① 无症状型：肿瘤小于或等于 4cm，B 超、CT 检查或剖腹探查被发现。

② 腹块型：肿瘤增长至一定大小，患者无意中发现腹部肿块。

③ 肿瘤压迫型：占 50% ～ 60%，肿瘤生长至相当程度，压迫邻近器官及组织，出现上腹胀满、疼痛，有时纳差、恶心、乏力等。值得注意的是疼痛往往并非因肝血管瘤直接引起，Tait 等报道 61 例肝海绵状血管瘤患者，其中 41 例是由于腹痛或不适进行体检时发现，其中只有 4 例腹痛与肝海绵状血管瘤有关，其余患者系由胆石症、胃肠功能紊乱、消化性溃疡等引起。

④ 内出血型：瘤体发生破裂，腹腔内出血、心悸、出汗、头昏、低血压、休克等，Hobbs 报道其发生率为 5%，多由于肝穿刺活检造成的。

体检时多扪及肿大的肝脏，表面光滑，触及肿块柔软有囊性感，质地软或中等硬度，肿块有压缩感，有时轻度压痛，偶尔在肿瘤处可闻及血管杂音。

【实验室及其他检查】

1. 实验室检查　肝功能大多正常，血常规检查巨大肝海绵状血管瘤患者可出现贫血，白细胞和血小板计数减少或纤维蛋白原减少。

2. 影像学检查

(1) B超检查

① 直径小于4cm的肝小血管瘤可表现为：①高回声型，是最常见的类型，约占80%，以密集高回声结节出现，呈圆形或椭圆形，边界外周包绕稍高回声带，采用高频探头或放大图像仔细辨认微细结构。病变常含有细小管状及圆点无回声区，类似筛状图像。②低回声型，此型较少，占11%左右，肿瘤的轮廓往往不很明确，边界尚能勉强辨认。③混合型，约占9%，其内部为高和低回声不规则的混合，光点较粗糙，有明确的边界，后壁回声可能增强。

② 直径大于4cm的中等大的血管瘤倾向于混合型回声，无明确边界，其间有多个网眼状或蜂窝状低密度透声区。

③ 巨大的肝海绵状血管瘤则表现为混合性回声，实质性不均匀的强回声条索和斑片，形态不规则和大小不等液性区混杂存在，仅从图像上难以和肝癌鉴别。Mirk等认为大海绵状血管瘤的图像有变化快的特征，可能与瘤体血管血窦的破裂出血、血栓形成、血栓纤维化反复发生、血窦被纤维组织分离，其间又有小血管和小胆管形成有关。强回声是瘤体纤维增生，低回声多含不凝固暗红色血液、大小不等扩张的血窦，有囊性多房改变，在低回声中呈现散在的光点，透声好，后方增强。

(2) CT扫描：CT平扫图像上呈现密度均匀一致的低密度区，边界清楚，也可在低密度区出现更低密度区，是由于血管瘤内血栓形成，有的血栓机化形成纤维样结构。快速注射造影剂做增强显像时则出现由瘤体周边和中心逐渐增高密度图像。可形成"环形""斑片状"或"半杯状高密度区"。这些高密度区逐步弥散、扩大、融合，延迟扫描可见肿瘤完全充填。

(3) MRI检查：据统计MRI对肝脏良、恶性占位病变的鉴别诊断正确率大于90%。可直接显示肿瘤部位、数目、大小和形态，可以根据信号强度，提示病变性质，通常在T_1加权成像时小的肝血管瘤为低信号、等信号，稍大的肝血管瘤信号可为不均匀混杂信号或强信号；T_2加权成像时全部是强度非常高的信号，边界清楚，并随回波延长其信号强度明显增加。这种信号强度均匀，一般比肝癌高信号强度更明显。肝癌在T_1加权图像上信号中等偏低，而在T_2加权图像上则呈中等偏高，特别是在T_2加权第2个回波图像上，信号强度又明显降低。与少数严重纤维化的肝血管瘤与囊性转移癌难以鉴别。

肝海绵状血管瘤体积小，位于周边时，占位效应相对较小，表现为肝内血管受压，血管呈弧形移位，而一般并无附近血管的侵蚀。当T_2加权图像为均匀的高信号区，称"灯泡征"，边界锐利，占位效应轻，不伴有肝硬化征象，而在T_1加权图像上信号呈等信号强度时，大多数为肝海绵状血管瘤特征。

(4) 核素扫描：无论采用γ照相机或者SPECT（单光子发射断层扫描），在常规使用放射性胶体肝显像时肝区出现缺损，则明确为肝内占位性变。为了进一步鉴别其性质，可给患

者快速注射 ^{99m}Tc（锝）标记红细胞740MBq（20mCi），立即以每2秒一帧的速度进行连续采集。正常时在腹主动脉、脾和肾动脉血管床显影时（称动脉相），肝显影尚不明显，待8s左右，大量显影剂由门静脉到达肝脏才显影（即肝门静脉灌注相）。待注入的 ^{99m}Tc 标记红细胞在全身血液循环中达到平衡后（1～2h），再进行多体位平面显像或断层显像，即肝血池显像。血池显像的高低直接反映该部位血容量多少，故肝海绵状血管瘤在肝血池显像图上呈放射性明显高于周围正常肝组织现象，称之为"过度充盈"。原发性肝癌多有丰富的肝动脉供血，其病变处放射性与周围正常肝组织相同或稍低，称作"充填或部分充填"。大部分继发性肝癌的血供不如原发性肝癌丰富，因此动脉相无明显阳性表现，延迟血池显像也多低于肝组织。

（5）血管造影：由于肝海绵状血管瘤是肝动脉末梢血管的畸形，其结构由"海绵状"血窦组成，其中无正常血管、胆管及正常肝组织、无动静脉瘘的特点，促使造影剂进入血管瘤肿块弥散慢，排出时间延长。血管造影时出现瘤体显影早而消失慢，即所谓"早出晚归"征。在大于10cm直径的肝血管瘤常表现为"爆米花状"，由于肿瘤中心血流缓慢而呈"C"或"环状"巨大血管瘤，供血动脉常增粗，动脉期表现为"雪树枝"或"蜡梅花"状，实质期呈"血片状"，大结节呈"米花团状"。

【鉴别诊断】

肝脏海绵状血管瘤主要与肝癌及肝脏的其他良性病变相鉴别。临床上将肝海绵状血管瘤误诊为肝癌，特别是小肝癌与肝血管瘤，鉴别有时困难，应引起医师重视。

1. 原发性或转移性肝癌　原发性肝癌往往发生在慢性乙型肝炎和肝硬化的基础上，有肝功能早期异常和甲胎蛋白（AFP）增高。转移性肝癌一般有原发灶，如骨癌、胃癌、直肠癌等病。对AFP阴性的原发性肝癌则借助详细询问病史，仔细体格检查及超声、CT、MRI、核素肝扫描、血管造影等检查鉴别。必要时采取超声导向穿刺抽出血液，放置后凝固有助于肝血管瘤诊断。

2. 肝包虫病　肝包虫病在肝内形成浸润性肿块，无被膜，状如海绵，韧如橡皮，临床上应与肝海绵状血管瘤和肝癌鉴别。但前者的特点有，①患者曾生活在肝包囊虫病流行区。②有羊、犬接触史，特别有与牧区运来处理不严格的皮毛接触史。③肝包囊虫皮内试验（Casoni试验）阳性。④嗜酸性细胞计数增多，约占1/3的病例。

【治疗】

肝海绵状血管瘤过去临床上认为是少见疾病，但现经B超检查可常发现肝脏中有小血管瘤，成为肝脏常见的良性肿瘤。临床上，明确诊断为较小（直径＜4cm）肝海绵状血管瘤或多发性肝血管瘤，无临床症状者，可暂时观察，不需要治疗，超声定期检查。

对存在以下情况时应考虑治疗（包括手术治疗和靶向坏死法治疗），①不能排除恶性病变者。②有明显症状者。③肿瘤速度增长较快者。

1. 肝叶切除治疗　单发性血管瘤或病变局限在肝的一叶血管瘤，可施行局部肝切除，肝叶、肝段或半肝切除。

2. 肝动脉结扎术及肝动脉栓塞术　适用于血管瘤病变范围广泛，已累及大部分肝组织或侵犯邻近的大血管，或血管瘤已侵犯破坏肝组织达肝被膜附近有破裂出血危险，或血管瘤已破裂出血病情危重，不适合做肝叶切除等复杂手术，可通过结扎患侧肝动脉支或血肝动脉远支端末梢注入栓塞剂。减少进入血管瘤内血液，使瘤体栓塞后形成 血栓，血栓机化后纤维瘢痕化，达到控制血管瘤增长的作用。

3. 微波固化治疗　适用于不能做肝叶切除的较大肝海绵状血管瘤。方法是将微波天线插入血管瘤体内，接上频率为 2450MHz、输出最大功率为 180W 的微波治疗机，然后加温凝固，经微波固化后肿瘤即刻明显缩小，如肿瘤较大则需要做数个加温凝固点。固化效应使血管瘤内血液凝固以后纤维化，达到治愈目的。

以上几种治疗方法均需外科剖腹后手术治疗或在肝血管瘤病变施行热疗，对于机体创伤都很大。除手术治疗效果比较可靠外，其他治疗方法都不够理想或疗效不佳。

4. 靶向坏死疗法　笔者采用靶向坏死疗法治疗肝海绵状血管瘤，通过超声导向或 CT 引导穿刺到次瘤灶内将肿瘤灵药液直接注射到血管瘤内，使血管瘤组织发生无菌性炎性坏死，达到治愈目的。其优点是非手术，无创伤或微创伤，对正常肝组织无损伤，疗效肯定、安全，可以达到或超过手术肝叶切除治疗效果。特别是范围广泛，血管瘤邻近大血管，多发性肝血管瘤等手术禁忌患者，均可采用靶向坏死疗法治疗。

肝海绵状血管瘤的靶向坏死疗法治疗，必须通过超声导向或 CT 引导将穿刺针穿刺到肝血管瘤内，注射肿瘤灵药物，使血管瘤体坏死达到治愈目的。

(1) 肝血管瘤超声导向治疗：超声显像能够显示肝脏血管瘤位置、大小、单发或多发性病变，但对一些病变不能做出定性诊断，超声显像诊断结合超声导向经皮肝穿刺活检提供迅速安全的病理学诊断，对肝良、恶性肿瘤鉴别诊断及肿瘤的治疗有重要帮助。

① 适应证

A. 超声显示有肝脏局限病灶，不能确定是肝小海绵状血管瘤或小肝癌者。

B. 肝脏多发性海绵状血管瘤者，直径大于 4cm。

C. 肝脏广泛性较大的海绵状血管瘤，或血管瘤靠近大血管及肝门者。

D. 肝脏多发性血管瘤不适宜手术治疗或者手术禁忌证者。

E. 肝巨大海绵状血管瘤手术中无法切除者，可术中采用直接注射肿瘤灵 II 号药液于瘤体内，将血管瘤组织细胞杀死。

② 禁忌证

A. 有严重出血倾向者。

B. 合并有其他心、肝、肺、肾脏器严重疾病、中等量以上腹水、精神高度紧张不合作者。

C. 穿刺不易达到的较小或较深的小血管瘤，或可能损伤胆囊和肝内外大血管者。

③ 术前准备

A. 常规血液检查，血小板和出凝血时间，必要时测定凝血酶原时间。

B. 常规检查肝功能和甲胎蛋白。

C. 禁食 8 ～ 12h。

D. 腹胀者，应事先用消导药或清洁灌肠。

④ B 超引导穿刺操作技术：一般采用 21 ～ 23G（相当于 6 ～ 8 号针）带针芯细针。

A. 根据病史检查和影像学资料，了解血管病的位置、大小与邻近肝管血管之间关系。

B. 患者取仰卧位或侧卧位，先用普通探头检查肝脏病变，选择穿刺目标，初步确定穿刺部位及穿刺径路，穿刺点，用 2% 甲紫在皮肤上标记穿刺点。穿刺点前用 1% 利多卡因溶液浸润麻醉。

C. 常规消毒穿刺部位，铺消毒巾，术者戴消毒手套，换用消毒带穿刺架探头探查肝脏，显示穿刺病灶，启动穿刺引导键，再次确定适宜的穿刺点和进针方向及深度。

D. 测量穿刺深度，并依此深度在穿刺针上做停止深度标志，以保证准确的穿刺深度。

E. 当穿刺引导线经过病灶中心时，固定穿刺探头，病灶显示清晰时，即引导线在病灶中心处压紧探头，遂将穿刺针沿探头的穿刺引导槽进针，进入皮肤、皮下、腹肌、腹膜至腹腔时，即令患者屏气或浅呼吸，继续穿刺进针。在监视屏上，严密监视穿刺针的针尖强回声影前进方向，直至进入肝脏血管瘤内抽有回血即表明已到达病变区。若在进针过程中针尖显示不清，可适当调整探头角度，一般即能显示针尖位置。在穿刺进针过程中应注意针尖进入病灶后有松软感或阻力减轻感觉（如肝癌有一种坚实感或阻力增加感），这将有助于术者确定针尖是否已进入穿刺目标内。

F. 见针尖强回声影在病灶内，拔出针芯接注射器抽有回血，嘱患者浅呼吸或平静呼吸，接装有肿瘤灵Ⅱ号药液注射器，缓慢注药，高浓度药注射到血管瘤内显示屏上见药液回声增强影在血管瘤内由中心扩散到边缘，药物注射完毕后，取下注射器接装有 1% 利多卡因肾上腺素药液 2ml（1% 利多卡因溶液 2ml 加 2 滴肾上腺素液），边退针，边注药，在退到肝表面时将药注完，迅速拔出穿刺针，针孔用消毒纱布压迫数分钟。

患者平卧 4h，观察生命体征，有无并发症发生。

肿瘤灵Ⅱ号用药量是血管瘤体积的 1/6 ～ 1/4。1 周后做第 2 次治疗，2 ～ 3 次为 1 个疗程。

(2) CT 引导穿刺操作技术

① 根据病史，检查及影像资料，了解血管瘤在肝脏内位置、大小，与周围肝、胆管、血管及邻近组织之间关系。

② 摆好适当体位、病灶区扫描 CT，选择进针路径和穿刺点大概位置，在皮肤表面放栅栏定位器，并用胶带粘贴好定位器，CT 扫描，选择精确的穿刺点，当 CT 扫描与病灶垂点处皮肤即是进针穿刺点，并测量好距离，移去栅格定位器，并用 2% 甲紫标记皮肤上穿刺点。

③ 穿刺点局部消毒，用 1% 利多卡因局部浸润麻醉，穿刺针经皮肤肋缘上穿刺，进入皮肤、皮下、肋间肌或腹壁肌内进入腹腔肝脏，再次启动 CT 扫描，观察针尖与病灶位置距离，关闭 CT 术者再次进针，估计针尖到达病灶时，启动 CT 扫描，见针尖强影在病灶中心关闭 CT。

④ 拔出穿刺针芯，接注射器，抽有回血，注射肿瘤灵Ⅱ号药液，注射完毕后拔出针前接含有 1% 利多卡因肾上素药液边退针边注射，退到肝表面时注射完毕再拔针，针孔用消毒纱布压迫数分钟。

⑤ 患者平卧 4h 观察生命体征，有无并发症发生，如有并发症发生，应及时做相应处理。

(3) 注意事项

① 穿刺点和穿刺径路的选择应离穿刺病灶距离最近，而且又经过一段正常肝组织，并以避开周围脏器和大血管及胆管为原则。

② 穿刺抽吸过程中应随时摄片或录像记录。

③ 一周后可做第二次治疗，2～3 次为 1 个疗程，若病变范围广泛应分次治疗。

④ 穿刺后患者应静卧大于 4h，注意观察血压、脉搏，呼吸和腹部情况，若无异常，可下床活动，3d 内禁止剧烈运动。

(4) 并发症：经皮肤细针穿刺注药治疗肝海绵状血管瘤，由于是细针穿刺，对肝组织损伤轻微，安全性好，并发症少，但是仍可发生以下并发症。

① 出血和血肿：细针穿刺引起出血和血肿少见，由穿刺针孔引起腹腔大出血极少。如穿刺针未经过一段正常肝组织，可引起出血。笔者采用穿刺治疗后退针时注射 1% 利多卡因肾上腺素药液于针道内，可减少肝穿刺点出血和肝被膜下血肿。

② 腹膜炎：感染可由操作过程中消毒不严格引起。腹膜炎可由穿刺针孔外渗肿瘤灵药液引起局限性暂时性无菌性腹膜炎，大多数小时后疼痛缓解。一般不需处理，如腹痛严重可应用抗生素预防感染和对症处理。

③ 气胸：极少见，可因术者的技术和经验不足或患者不合作等原因，穿刺误入肺引起，由于是细针穿刺一般气胸多不严重。胸腔内的空气可自行吸收。

【预后】

肝海绵状血管瘤发展缓慢，且无恶变倾向，故一般预后良好，但由于某种原因如妊娠或剧烈运动等可促使瘤体迅速增大，或遇到外伤可致血管瘤破裂，威胁患者生命。个别患者可发生血小板减少，纤维蛋白原减少而导致凝血功能障碍，引起出血性疾病而死亡。

（二）肝细胞腺瘤

肝细胞腺瘤是一种较少见的肝细胞良性增生，通常发生于正常的肝脏内。在开展口服避孕药之前本病较为罕见，在类固醇激素避孕药问世以后，文献报道本病越来越多。

【病因】

目前对本病确切的发病机制尚不清楚，但多数学者认为其与口服避孕药有密切关系。据研究，避孕药含有雌激素可能诱发本病。妊娠期或妊娠期后本病发生亦较多。动物实验观察到雌激素可促使雌性大鼠的肝再生。孕酮类激素可增加某些化合物的致癌性，其结构与同化类固醇雌激素颇相似，后者可诱发肝细胞癌，也偶尔并发肝细胞腺瘤。临床观察显示肝细胞腺瘤可以因停服避孕药而缩小、消退，也可因妊娠促使肿瘤增大。

【病理】

肝细胞腺瘤一般为单发结节，偶尔为多发病灶。病变多呈球形或卵圆形，直径大小不一，自 0.5～20cm。腺瘤往往在肝表面隆起，少数带蒂。其色泽由脂肪变性的淡黄色至胆汁淤积稍带绿色及棕色。具备不完全的包膜或无包膜和分叶。切面显示与周围的肝脏分界清楚。约

1/3 的瘤体内有坏死和出血，有时可见到不规则的纤维瘢痕组织。

镜下，肿瘤由外观正常的肝细胞组成，细胞内含糖原，排列成片状或条索状，或呈泡状。腺瘤细胞比正常肝细胞略大或等大，无核分裂象、无汇管区、无毛细胆管和肝细胞胆管。

【临床表现】

本病患者常无症状，5%～10% 的患者是 B 超体检或 CT 片时偶然发现；25%～35% 的患者发现腹块；20%～25% 的患者诉慢性或轻微性腹痛；30%～40% 的患者因瘤内出血或腹腔出血引起急腹症。腹腔出血往往在月经来潮期间发生，20% 的患者因内出血导致失血性休克，甚至死亡。

【治疗】

较小的肝细胞腺瘤可停服避孕药进行观察，有一部分肿瘤可以缩小甚至消失。较大的肝细胞腺瘤，特别是生长在肝脏表面的腺瘤发生破裂出血机会较多，应及早手术切除，也可采用靶向坏死疗法治疗。治疗方法同肝癌靶向坏死疗法治疗。

【预后】

本病的预后一般良好，但一旦发生破裂出血并引起休克后死亡率可高达 90%。少数肝细胞腺瘤可转化为肝细胞癌故主张预防性切除。

（三）肝脏非寄生虫性囊肿

肝囊肿有寄生虫性与非寄生虫性两大类，后者又称为真性囊肿，以往被认为是比较少见的疾病。近年，由于 B 超 CT 在检查中广泛应用，临床上非寄生虫性肝囊肿的发生率明显增加。

【分类】

由于本病的病因尚不完全清楚，分类亦未统一，多以形态学或病因学分类。

1. 按形态学分类如下　①孤立性囊肿（单纯性、潴留性囊肿）；②多发性囊肿（多囊病）；③囊腺瘤（增生性）；④假性囊肿（退行性）；⑤畸胎瘤（皮样囊肿）；⑥淋巴囊肿（淋巴管瘤）；⑦内皮性囊肿（纤毛上皮囊肿）。

2. 按发病原因分类如下　①先天性的有单房性囊肿和弥漫性多囊病；②外伤性肝囊肿；③炎症性囊肿（特异性与非特异性）；④肿瘤性囊肿（囊腺瘤、皮样囊肿、囊性畸胎瘤）。

【发病率】

肝囊肿的真正发生率尚不详，但近年随着 B 超或 CT 广泛用于体检，肝囊肿发现率增多。

肝囊肿中，以孤立性肝囊肿及多囊肝较为多见。孤立性肝囊肿的尸检检出率为 0.16%～0.19%。有症状和无症状病例的比例为 1:2，男女发生率之比为 1:4。发生部位以肝右叶居多，约为左叶的 2 倍。

多发性肝囊肿又称多囊肝，比孤立性囊肿多见。其尸检检出率为 0.15%～0.53%，约有半数以上（51.6%）合并多囊肾。而多囊肾的病例同时合并多囊肝者有 19%～34.3%。多囊肝伴有胰、脾、卵巢、肺、脑等部位囊肿者占 5%，故有多囊病之称。有 19% 的多囊肝病例同时存在肝血管瘤。多囊肝多见于女性，男女患病的比例为 1:4～5，平均年龄为 52 岁。

多囊肝常侵犯整个肝脏，少数多发性肝囊肿仅局限在肝脏的一叶或半肝范围。

【病因】

在多囊肝合并有多脏器囊肿的患者中，同时有其他先天发育异常（如裂腭、脊柱裂、脐膨出、脑膜膨出、心脏畸形、肠不全扭转等）者亦不少，从而提示本病的病因与先天发育异常有关。一般认为肝脏囊肿可能因肝内胆管和淋巴管在胚胎期发育障碍，或囊肿系起源于肝内迷走的胆管。也有人认为可能因胎儿患胆管炎，致使肝内小胆管闭塞，远端小胆管逐渐呈囊性扩大；或肝内胆管变性后，局部胆管增生阻塞所致。

【病理】

孤立性囊肿好发于肝的右叶近膈面，囊肿大小由数毫米至 30cm 直径不等。含液量常在 500ml 以上，最多可达 17 000ml。囊肿可以占据整个肝叶，外表平滑，呈乳白色或蓝灰色，囊壁菲薄处透明，囊肿的内容物多为清晰、透明草黄色液体，呈中性反应或碱性反应。内含白蛋白、黏蛋白、胆固醇、血细胞、酪氨酸、颗粒碎屑。囊肿多为单房性，也有多房性，囊腔内压大多不高。有完整的包膜，其切面显示囊壁厚度有 0.5 ～ 5mm。

镜下：囊壁可分三层，内层为疏松结缔组织，含细胞成分，往往衬以柱状或立方形上皮；中层为致密结缔组织，细胞较少；外层为中等致密的结缔组织，含大量血管、胆管和肝细胞。

多发性肝囊肿多数累及整个肝脏，肝组织被无数大小不等的囊肿占据，肝大变形，各囊肿均包绕以纤维组织被膜，切面颇似蜂房状。囊肿内含有澄清透明的液体，多数不含胆汁。

镜下：囊肿上皮细胞分化程度不一，较大的囊肿上皮可能变性、扁平或缺如；中等大小的囊肿上皮常为立方形；小囊肿多为柱状上皮，外层为胶原样组织，囊壁之间可见较多的小胆管和肝细胞。

【症状与诊断】

无论是孤立性肝囊肿还是多囊肝生长均较缓慢，由于囊腔内压低，症状多不明显。在超声检查、CT 等影像检查发明前很少能在手术前得到明确诊断。病变持续进展，上腹或右上腹可出现无痛性肿块，出现症状则多因囊肿压迫邻近脏器所致，可有恶心、腹胀、腹痛等。带蒂囊肿扭转、囊内出血或破裂可发生急性腹痛。

体检：可能触及有张力、带囊性感质地柔软的腹块。腹块多在右上腹或上腹，随呼吸移动与肝脏不能分开，合并多囊肾的病例可能有 1/2 在体检时触及肿大的肾脏。

【实验室及其他检查】

1. 实验室检查　肝功能一般均在正常范围，有严重多囊肝患者其肝功能受到影响。合并严重多囊肾的患者其肾功能会受到影响。

2. 超声检查　是发现肝囊肿最有效的方法，肝内有圆形或椭圆形无回声液性暗区，壁较光滑，包膜完整，液性暗区内一般无组织碎片反射波，或有质点移动，或胶冻样液流动感，于加压时观察更为明显，后壁及远端组织回声增强。多囊肝则可出现多个大小不等的液性蜂窝状暗区布满全肝。

3. CT检查　可明确肝囊肿的大小、位置、形态和数目，表现为边缘光滑的圆形或卵圆形、密度均匀的减低区，其 CT 值吸收系数接近于水，增强扫描则显示得更为清楚。囊肿腔内无增强表现，仍是密度均匀的减低区，而肝细胞增强，密度对比更加明显。CT 检查一旦看到肝囊肿，尤其是多囊肝病变，扫描即应包括肾脏和胰腺，以期发现这些脏器是否有多囊性病变。

4. 放射性核素肝扫描　可检查出放射性缺损区，缺损区边缘完整。

【鉴别诊断】

非寄生虫性肝囊肿首先需要与肝包虫囊肿相鉴别。后者多是来自牧区的患者，有羊、犬或不洁皮毛接触等接触史，囊肿张力较大，触之较韧，叩之可能有震颤，皮内试验（Casoni 试验）阳性。B 型超声检查的符合率可高达 97.4%。超声结合手术所见将肝包虫病分为五型，①单囊型，液性区均匀一致。②多囊型，多个暗区，壁厚。③子囊、孙囊型，圆形液性暗区中有大小不等的光环。可见大腔套小囊现象。④囊壁不整型，液性区边界凹凸不平，壁厚有散在光点。⑤囊壁增厚型，壁厚 8 ～ 20mm，有不规则光点光团。

其次应与胰腺囊肿作鉴别：囊肿位于胃后深部，有压痛，常有胰腺炎病史，胃被推向前下方，B 超、CT 均可以鉴别。

肝海绵状血管瘤如果瘤体巨大，超声图像可表现为形态不规则的大小不等液性暗区，应与肝囊肿作鉴别。SPECT（单光子发射断层扫描）肝血池扫描显像，血管瘤呈过度充盈现象。

【治疗】

全部切除囊肿是最理想的治疗，但能手术切除的囊肝患者并不多。多囊肝通常应采取非手术治疗，由于其病变累及全肝范围，除非采用肝移植方法，否则不能治愈本病。

可采用肝囊肿靶向坏死疗法治疗，超声显像能够显示肝囊肿大小、位置、数目，但对一些病变不能做出定性诊断，随着实时超声显像诊断结合超声导向经皮肝穿刺活检，为许多病例提供病理学诊断及治疗，已成为诊断和治疗肝脏疾病的一种重要手段，尤其是对肝良、恶性占位性病变鉴别诊断及一些肿瘤的治疗具有很重要的价值。

1. 适应证

(1) 超声显示有肝脏囊肿或肿瘤直径大于 4cm。

(2) 肝脏多发性囊肿或肿瘤数目在 5 个以下。

(3) 肝脏囊肿较大或囊肿靠近大血管及肝门者。

(4) 肝囊肿伴有心、肺、肝、肾等疾病或年龄大不能耐受手术者。

(5) 术中发现肝囊肿无法切除者，在术中用针穿刺到囊肿腔内，抽尽囊液，注射肿瘤灵Ⅱ号药液，使囊肿壁细胞发生无菌性炎性坏死。

2. 禁忌证

(1) 有严重出血倾向者。

(2) 合并有其他严重疾病，中等量以上腹水者，精神高度紧张不合作者。

(3) 穿刺不易达到的较小、较深的肝囊肿，或可能损伤胆囊和肝内外大血管者。

3. 术前准备

(1) 常规血液检查、血小板和出凝血时间，必要时测定凝血酶原时间。

(2) 常规检查肝功能和甲胎蛋白。

(3) 禁食 8 ～ 12h。

(4) 腹胀者，应事先用消导药或清洁灌肠。

(5) 肝 CT 检查，明确囊肿位置、大小、数目。

4. B 超引导穿刺操作技术　一般采用 22 ～ 24G（相当于 7 ～ 9 号针）带针芯细针。

(1) 患者取仰卧位或侧卧位，先用普通探头检查肝脏病变、大小、数目、位置与邻近肝胆管、血管关系，选择穿刺点及穿刺径路。

(2) 常规消毒穿刺部位皮肤，术者戴消毒手套，铺消毒巾，换带穿刺架消毒探头，探查病灶，启动穿刺引导键，再次确定适宜的穿刺点的方向及深度。

(3) 当穿刺引导线经过病灶中心时，测量穿刺深度，并依此深度在穿刺针上做停止深度标志，以保证准确的穿刺深度。

(4) 用 0.5% 利多卡因溶液浸润麻醉穿刺点，皮肤及皮下组织至腹膜外。B 超扫描，启动穿刺引导键，当穿刺引导线经过病灶中心时，固定穿刺探头，病灶显示清晰时，遂将穿刺针沿探头的穿刺引导针槽进针，穿刺针依次经皮肤、皮下、腹肌、腹膜进入腹腔，即令患者屏气或浅呼吸，继续穿刺进针。在监视屏上，严密监视穿刺针的针尖强回声影的前进方向，直至进入肝脏囊肿内，针进入囊肿内有突空感，抽有液体即表明已到达病变区。若在进针过程中针尖强回声影显示不清，可适当调整探头角度，一般即能显示针尖强回声影位置。在穿刺进针过程中应注意针尖强回声影进入病灶后有突空感或阻力减轻感觉（如肝癌有一种坚实感或阻力增加感），这将有助于术者确定针尖是否已进入穿刺目标内。属平静呼吸将液体抽尽，标本送病理检查，并记录量，在显示屏上液性暗区消失，接装有肿瘤灵Ⅱ号药液注射器，缓慢注药，高浓度药液注射到病灶内回声增强，药物注射完毕后，取下注射器接装有 1% 利多卡因肾上腺素药液 2ml（1% 利多卡因溶液 2ml 加 2 滴肾上腺素溶液），边退针，边注药，在退到肝表面时将药注完。迅速拔出穿刺针，针孔用消毒纱布压迫数分钟。

(5) 患者平卧 4h，观察有无并发症发生。

肿瘤灵Ⅱ号用药量是肝囊肿体积的 1/6 ～ 1/4。1 周后做第 2 次治疗，2 ～ 3 次为 1 个疗程。

5. CT 引导穿刺　操作技术同肝脏血管瘤操作。

6. 注意事项

(1) 穿刺点和穿刺径路的选择应离穿刺病灶距离最近，而且又经过一段正常肝组织，并能避开周围脏器、大血管及胆管为原则。

(2) 穿刺抽吸过程中应随时摄片或录像记录。

(3) 隔 7 天做第 2 次治疗，2 ～ 3 次为 1 个疗程。若病变是多发囊肿应分次每个囊肿逐个穿刺治疗。

(4) 穿刺治疗后患者应静卧 4h，注意观察血压、脉搏、呼吸和腹部情况，若无异常，可下床活动，3d 内禁止剧烈活动。

7. 并发症　经皮肤细针穿刺注药治疗肝囊肿，由于是细针，对肝组织损伤轻微，安全性高，并发症少，但是仍可发生以下并发症。

(1) 出血和血肿：细针穿刺引起出血和血肿少见，由穿刺针孔引起腹腔大出血极少，笔者采用细针穿刺治疗后退针时注射 1% 利多卡因肾上腺素药液于针道内，可减少出血和肝被膜下血肿及腹痛发生。

(2) 腹膜炎：感染可由操作过程中消毒不严格引起。腹膜炎也可由穿刺针孔外渗肿瘤灵药液引起局限性、暂时性无菌性腹膜炎，大多在数小时后疼痛缓解，一般不需处理。如腹痛严重疑有感染可应用抗生素预防感染和对症处理。

(3) 气胸：极少见，可因术者的技术和经验不足或患者不合作等原因，穿刺误入胸腔引起，由于是细针穿刺，一般多不严重，胸腔内少量气体，可自行吸收。

【预后】

肝囊肿的预后一般良好。孤立性囊肿经手术切除或开窗术后或靶向坏死疗法后，可以痊愈。多囊肝经过穿刺抽液或开窗减压之后，多可缓解症状。但病变广泛的晚期患者，由于肝组织破坏严重，肝功能损害，可出现腹水、黄疸、门脉高压等并发症，死亡率很高。合并有多囊肾的患者，多数影响肾功能，并可能死于肾衰。少数多囊肝伴局部囊肿恶变者，预后较差。

二、原发性肝癌

原发性肝癌（简称肝癌）是最常见的恶性肿瘤之一，我国肝癌死亡率仅次于肺癌、胃癌和食管癌，占各种恶性肿瘤的第四位，欧美发病率较低，亚洲、非洲发病率较高。

【发病率】

原发性肝癌，发病率在世界各地有所不同，发病率高发地区年发病率 ≥ 20/10 万（男性）国家和地区，有中国、东南亚、西南非等，年发病率在 6/10 万～ 19/10 万（男性）有日本、保加利亚、波兰等。年发病率在 < 5/10 万有英国、美国、加拿大等。中国为 3.1/ 万人，新加坡为 5.5/ 万人，中国香港为 7.0/ 万人，中国台湾为 5.5/ 万人。我国沿海地区高于内地，东南和东北地区高于西北、华北、西南地区。其发病特点是湿润地区高发。

原发性肝癌的发病年龄，自新生儿到老年均可发病。国外发病率仍以 40 岁以后最高。美国学者报道原发性肝癌患者平均发病年龄为，黑人 53 岁，白人 61 岁。我国以 40—49 岁年龄组为最高。世界各地报道原发性肝癌发病者男性比女性高，中国男女之比例为 3 ： 1。

近年来我国原发性肝癌的发病率、死亡率有上升趋势，其中以农民患者死亡率为最高。

【病因】

原发性肝癌的确切发病原因尚不清楚，以下几种因素可能与原发性肝癌发生有关。

1. 病毒性肝炎及肝炎后肝硬化　肝炎、肝硬化与原发性肝癌的关系早为人们所重视，我国学者在肝癌普查中发现，有肝炎和肝硬化者其原发性肝癌检出率为 350/10 万人口，而自然人口中检出率仅仅为 38/10 万人口，说明肝炎、肝硬化患者发生原发性肝癌的相对危险性较自然人口高出近 10 倍。有人在 500 例原发性肝癌尸检中发现其和肝硬化的并存率为 84.6%。流行病学调查资料证明乙型肝炎后肝硬化和原发性肝癌的发生呈现明显正相关。据世界各地区的多数报道，原发性肝癌同时存在肝硬化者均在 60% 以上，我国最高达 98%，而肝硬化并发原发性肝癌者国内为 9.7%～16.6%，欧美为 10%，日本为 30%，非洲黑人为 50%。

我国原发性肝癌与乙型肝炎后肝硬化关系最密切，资料证明，我国原发性肝癌患者乙型肝炎表面抗原（HBsAg）阳性率明显高于对照人群，前者 HBsAg 阳性率可达 90% 以上，后者仅在 15% 左右，原发性肝癌家族中 HBsAg 阳性率明显高于无原发性肝癌家族。电镜、免疫荧光、免疫组化技术检查原发性肝癌患者，可于癌细胞及癌旁组织细胞内发现有与乙型肝炎患者肝细胞内相似的病毒样颗粒。

乙型肝炎病毒及甲、丙型肝炎病毒感染后引起的病毒性肝炎，特别是感染的持久存在或反复，会加重肝脏慢性炎症，可引起肝细胞坏死、退行性变、进一步演变成肝硬化，同时伴有肝细胞增生，过度的肝细胞增生即可能导致原发性肝癌的发生。日本学者有资料指出，HBsAg 阳性的肝硬化患者在 5 年之内大约有 1/4 可发生肝癌。

2. 水土因素　我国江苏是肝癌的高发区，就江苏而言，饮用宅沟（死水塘）和泯沟（灌溉渠）水者肝癌发病率、死亡率最高，饮用河水者次之，而饮用井水，特别是深井水者极少或不发生肝癌。据统计饮用沟、塘水者原发性肝癌发病率为 60/10 万～101/10 万人口，而饮用井水者仅为 0～14/10 万人口。但有人认为水中钴、镍、铝、汞等四种元素的含量与原发性肝癌发病呈正相关。

3. 化学致癌物质　大量动物实验证明，某些化学物质，如偶氮化合物——二甲基氨基偶氮苯（奶油黄）、α－氨基 –5– 偶氮甲苯，可使实验动物 50%～75% 发生肝癌。用奶油黄喂大白鼠可产生肝损伤、纤维化，最终引起肝癌。故用奶油黄作为食品的着色染料，被认为是极有害的致原发性肝癌的物质。

亚硝胺化合物：是一类强烈的化学致癌物质，早在 1956 年就有人用二甲基亚硝胺诱发小鼠肝癌成功。有人给实验动物用亚硝胺后，可使其 80%～95% 发生肝癌，亚硝胺化合物共分两类，一是二烷基亚硝胺，二是烷基亚硝酰胺。前者研究最多的是二甲基亚硝胺和二乙基亚硝胺，它可以在多种动物身上诱发肝癌。江苏启东的研究人员将当地居民食用的咸菜中提取的亚硝胺喂饲大鼠，在短期内可使喂饲的大鼠 85% 诱发肝癌。实验研究还证明，虽然自然界中亚硝胺的分布很少，但其前身亚硝酸盐和二级胺在自然界中广泛存在，且食物发霉后其二级胺、亚硝酸盐及硝酸盐的含量增高，江苏启东即是如此。另外还有一些化学致癌物质，如在江苏启东原发性肝癌高发区中，主要是产棉区，历年来所用农药量较大，污染水源严重。近年来的调查发现其水土、食粮、蔬菜、瓜果以及当地居民血液、组织中，均普遍测得有机氯农药残留物，而有机氯农药中的 223、666 等诱发动物肝癌试验已成功。

4. 黄曲霉毒素　1950 年我国食品营养学研究首先发现，寄生于玉米的霉菌有毒，主要引起肝肾损伤，动物实验能引起急性重型肝炎、肝硬化和肝癌等病变。黄曲霉毒素有多种不同的分子结构衍生物，现已报道的有 B_1、B_2、C_1、C_2、M_1、M_2 等 10 多种，其中以 B_1 致癌作用最强。动物实验证明，黄曲霉毒素致癌强度比奶油黄大 900 倍，比二甲基亚硝胺大 75 倍。

奶油黄致大白鼠肝癌的有效剂量为每日 9000μg，二甲基亚硝胺致大白鼠肝癌有效剂量为每日 750μg，而黄曲霉毒素致肝癌剂量每日只需 10μg。特别值得注意的是如果毒素剂量较大时，只需短期一次摄入，也有肝癌发生。

根据我国流行病学调查，广西扶绥县、江苏启东市均为肝癌高发区，这两个县的玉米黄曲霉毒素污染率正好与原发性肝癌高发率成正相关。其污染率分别为 66.8% 及 31.11%，而在肝癌低发区的东北三省，粮食中黄曲霉毒素的污染率仅为 0.09%。

Newberne 又研究了黄曲霉毒素诱癌过程中肝脏损害的连续发展过程及癌前病变，发现在形态学上有一系列表现，第一期出现水样性病灶；第二期出现增生的嗜碱细胞，可独立存在，或与水样病变并存；第三期有实质细胞的结节性增生；第四期出现转变细胞；第五期形成肝癌细胞。组织化学证明，在嗜碱细胞灶中有各种酶的缺乏，包括葡萄糖 −6−6 磷酸酶、碱性磷酸酶、琥珀酸脱氢酶和三磷腺苷酶等，此种改变与另一些化学致肝癌物质引起的结果相似。在分子水平上研究黄曲霉毒素致癌的机制中，Wogan、Fonn 等用 AFB1 处理过的动物的细胞膜，在体外测定 RNA 的合成，发现大部分（60%～80%）受到抑制。除黄曲霉毒素外，能引起肝癌的霉菌毒素还有黄米霉毒素、乌青霉毒素和杂色曲霉毒素等。

5. 遗传因素　在肝癌高发区，同一家族出现 2～3 例肝癌的现象普遍存在。我国启东、扶绥地区被调查的肝癌患者，有肝癌家族史者占 35%～40%。国外文献报道原发性肝癌患者中，有色人种发生率较高，这些都说明遗传因素对原发性肝癌的发生有着一定作用。

6. 寄生虫感染　侯氏于 7 年内对香港 200 例原发性肝癌进行尸检发现，46 例合并华支睾吸虫感染，其中 30 例于病理切片中可见胆管上皮细胞增生与逐渐形成癌变的各个阶段，而无肝硬化，因此认为这些原发性肝癌是在肝吸虫的物理、化学刺激下产生的。另有报道指出，肝吸虫合并原发性肝癌的频度为 0.35%，明显高于无肝吸虫感染的 0.05% 的频度。血吸虫患者及血吸虫病流行区肝癌发病率明显高于非流行区，也说明寄生虫致癌作用。

7. 酒精中毒　不少文献报道，饮酒是肝癌发生的主要因素之一。肝癌患者有饮酒史者约占 40%，且近年来有增加趋势，酒精中除含有亚硝胺外，尚含有苯并芘，主要是 3，4 苯并芘。（BP），而动物实验已证明 3、4 苯并芘是一种强的致癌物质。长期大量饮酒可引起慢性胃炎、肠炎、胰腺炎以致影响消化吸收功能而导致营养不良。酒精进入体内可导致胆碱的缺乏，促进脂肪肝形成。酒精本身对肝细胞有毒性作用，直接引起肝细胞坏死。酒精最终使一部分人发展成肝硬化，进而引起原发性肝癌。

8. 营养失调　营养失调也可能为肝癌发生提供条件。动物实验证明，蛋白质和复合维生素 B 缺乏可引起肝细胞坏死、脂肪变、纤维化，最后形成原发性肝癌。

【病理】

1. 形态类型　肝癌的病理分类甚多，1901 年 Fggel 的经典分类（巨块型、结节型、弥漫型）曾广泛被采用并沿用至今，国内肝癌协作组提出以下分类。

(1) 弥漫型（diffuse type）：癌结节较小，弥漫地分布于整个肝脏，与肝硬化不易区别。

(2) 块状型（massive type）：癌块的直径在 5cm 以上，超过 10cm 者为巨块型，可分为，

①单块状型，单个肿块边界清楚或不规则，常有完整或不完整的包膜，有的无包膜，肿块边缘常见小的卫星癌结节。②融合块状型，以癌块为中心向周围呈浸润生长，并与邻近之大小癌结节融合，形成直径超过5cm之癌块，此种癌块边界不规则，周围的肝组织中有散在的癌结节。③多块状型，2个以上的单块或融合块谓之多块状型。

(3) 结节型（nodular type）：癌结节最大直径不超过5cm者谓之结节型。①单结节型，单个癌结节直径不超过5cm，边界清楚，常有包膜，有时在结节旁还有细小的癌结节。②融合结节型，数个大小不等的癌结节融合在一起形成融合结节，最大直径不超过5cm，结节之边缘不规则，周围并有散在的细小癌结节。

(4) 小肝癌型（smal liver cancer type）：单结节肿瘤直径3 cm以下，或相邻两个小癌结节直径之和在5cm以下者，也有主张肿瘤直径在5cm以下，患者无临床症状，但血清AFP为阳性，肿瘤切除后人AFP降至正常。

2. 组织病理学　原发性肝癌按组织学分型可分为肝细胞癌、胆管细胞癌和混合型三类。

(1) 肝细胞癌：显微镜下可见癌细胞排列成索条状与小梁状，分布于血管纤维基质中，癌细胞有嗜酸性胞质，细胞核大，颇似肝细胞。根据其恶性程度不同，组织结构也有不同，分化较好的腺癌细胞更近似正常肝细胞，细胞膜很薄，多呈单层排列，有时呈腺管状排列，可有胆汁存在腔内，并为肝窦所包围。有的类似库普弗细胞的肝窦细胞，但多数为分化不良的腺癌细胞。肝细胞癌的癌细胞可失去嗜酸性，细胞较小，而核相对较大，深染，核分裂多见，完全丧失肝细胞外形，并常有异形巨细胞形成，为原发性肝细胞癌之特点，而在转移性肝癌时则见不到这些表现。肝癌细胞可侵入基质中的血管，细胞索增厚，有多层细胞堆积，形成癌细胞巢，排列混乱，无假小叶，本型最多见，约占原发性肝癌的82.5%。

(2) 胆管细胞癌：来源于肝内胆管，癌细胞呈立方形或柱状，颇似胆管上皮细胞，为嗜酸染色，核较小，呈腺管排列，常有黏液存在其中，但无胆汁。腺管上皮可折叠成乳头突入管腔，基质为数量不等的纤维组织，其中也可有黏液，血管可受侵犯。镜下可看到多数腺管，组织结构较均匀一致，基质中纤维组织更丰富。本型较少见，占原发性肝癌的9.5%。

(3) 混合性肝癌：在组织学上兼有肝细胞和胆管细胞两种腺癌结构，较少见，占原发性肝癌的2.1%。此型癌组织有三种排列情况，一是互相分离的癌组织块，有的仅有肝细胞成分构成，有的仅有胆管细胞构成；二是两类癌组织在同一结节中互相靠近，彼此交错生长，但仍各自独立；三是两种癌细胞结节完全生长在一起，无法分开。

另外，Ebera通过B超检查来估计原发性肝癌的大小和其生长时间的关系，认为自1cm直径的癌灶增至2cm大小所需要时间为3个月。Sheu等则认为癌肿生长时间和个体差异有关，他认为，癌肿增至2cm时有些人需要2.9个月，而有些人则需要3.3年，癌肿增长至10cm时有人需9.8个月，而有人需10.9年。

【转移】

1. 肝内直接扩散　癌细胞通过肝窦或窦旁间隙，直接扩散到肝内其他部位，转移灶呈卫星状分布，也可远离原发癌，此种方式转移最早，也最常见。此外可侵犯门静脉并形成瘤栓，如瘤栓脱落在肝内，则引起多发性转移灶；门静脉主干瘤栓阻塞，可引起门静脉高压和顽固性腹水。

2. 肝外扩散　肝癌生长到肝以外，可直接侵犯邻近组织，如横膈、胆囊、胃、十二指肠、胰腺、横结肠、下腔静脉。

3. 种植转移　癌可自肝脏表面脱落，种植于腹腔，引起腹膜转移癌，出现腹水，女性患者可有巨大卵巢转移癌。

4. 血行转移　通过侵入门静脉的癌细胞，逆行转移至门静脉主干，形成癌栓而波及内脏。如癌细胞侵犯肝静脉小支，则发生全身性转移，最多见于肺，其次为骨骼，也可转移到肾、脑、皮肤等处。

5. 淋巴转移　通过淋巴管主要转移至邻近的淋巴结，如肝门及肝静脉周围淋巴结，也可以转移到主动脉旁、锁骨上、胰、脾等处的淋巴结。

【临床症状】

原发性肝癌起病隐匿，特别是早期小肝癌（或称亚临床肝癌），多无临床表现。即使是中、晚期肝癌，有少数人也始终不出现症状，只是在手术探查或尸检中才能发现。许多原发性肝癌是在肝硬化的基础上发生的，因而在发生肝癌的早期，常表现为一般肝硬化的症状。晚期出现典型原发性肝癌的症状和体征，则病情进展迅速，很快出现恶病质，此时其自然病程多在数月至半年。

中晚期肝癌，如出现明显的肝区痛，进行性肝大，且肝脏硬，表面不平滑，有触痛、发热、黄疸、消瘦、腹水等，均说明肝癌已进入晚期，此时往往失去手术切除机会，如不采取治疗，患者可迅速死亡。

【实验室及其他检查】

1. 甲胎蛋白（AFP）　1956 年 Bergstrant 和 Czar 在胎儿血清中发现甲种胎儿蛋白（alphafetoprotin，简称甲胎蛋白或 AFP），以后 1964 年 Tatarinov 在肝细胞癌中也发现 AFP，是目前诊断原发性肝癌常用重要的指标。AFP 诊断肝癌的标准，国内学者认为，AFP > 500μg/L 持续 4 周者，或 AFP 在 200 ～ 500μg/L 持续 8 周者，在排除其他引起 AFP 增高的因素，如妊娠、胚胎性肿瘤等，并结合影像定位检查，即可做出肝癌诊断。

尽管 AFP 是目前诊断肝癌最特异的标志，其在诊断、判断疗效、估计预后、预报复发等方面的意义均较肯定。但 AFP 诊断肝细胞癌有假阴性和假阳性，有 10% ～ 30% 肝细胞患者的血清 AFP 含量 < 20μg/L，其原因可能是，①肝细胞癌有不同的细胞株，有的能合成 AFP，另一些只能合成白蛋白，血清 AFP 可不升高。②在瘤体直径小于 3cm 的小肝癌患者中，AFP 可正常或轻度升高。③原发性肝癌中纤维板层癌或胆管细胞癌 AFP 不增高。

原发性肝癌，胚胎细胞瘤和良性活动性肝病均可能合成 AFP，但 AFP 的糖链结构各不相同，肝细胞癌患者血清中的岩藻糖苷酶活性明显增高，但其 AFP 的糖链经历岩藻糖基化过程，在与植物凝集素反应时表现出不同的亲和性，从而可分出不同的 AFP 异质体。常用的植物凝集素有扁豆凝集素（LCA）和刀豆凝集素 A（Con A），前者比后者更能反映肝组织处于再生、癌变时 AFP 分子糖基化的异常。采用亲和电泳或亲和层析技术能将人血清 AFP 分为 LCA（或 Con A）结合型和非结合型。检测 AFP 异质体有以下意义，①鉴别良恶性肝瘤，肝癌患者其 AFP 所占有的结合型 AFP 比值明显高于良性肝病。前者 LCA 结合型 AFP 比值占 45% ～ 52.3%，而后者均低于 25%。②有助于早期诊断，AFP < 400μg/L 的肝癌及瘤体直径小于 5cm 的小肝癌中，AFP 异质体的诊断阳性率可达 71.4% 和 79.5%。

2. 其他标记检测　5′- 核苷酸磷酸二酯同工酶 V（5′-NPDV）、α_1 抗胰蛋白酶（α_1-AT）、γ -GT 同工酶、醛缩酶 -A（ALDA）、血清铁蛋白（SF）、血清脂质结合唾液酸（LSA）、乳酸脱氢酶同工酶（LDHS）等肿瘤标志物大多为胚胎期产物，而在肝癌时也增高。

3. 肝功能检查　包括胆红素、白 / 球蛋白、谷氨酸转移酶（ALT、GPT）、γ - 谷氨酰转肽酶（GGT）、凝血酶原时间等。胆红素过高表示肝病活动或肝病晚期，ALT 异常表示肝功能异常，肝细胞大量坏死，GGT 升高表示肝癌巨大或门静脉有癌栓。A/G 比倒置，肝功能失代偿。

4. 影像学检查

(1) B 超：B 超和 AFP 联合应用已成为常规检查肝癌高危人群的手段。一般认为，B 超对门静脉癌栓检出率高于 CT，而 B 超遗漏肝膈面病灶问题，可由 CT 弥补。

B 超的肝癌图像特征有直接和间接征象，依据超声回声强度，可将肝癌病灶的回声分为，①增强（相对增强）型，肝组织中出现一较大光团反射区，边缘模糊但可辨认。形态不规则，其内部光点既亮又粗，且分布不均，与周围肝组织之间差别明显，在光团下方的肝组织较其他部位正常肝组织明显降低，系癌组织对入射超声的衰减所致，称之为后方变减效应。通常巨块型肝癌多此表现。②低回声（相对低回声）型，病变区反射较周围肝组织明显降低，形态规则，边缘较清楚，其内部回声细小，分布较均匀，主要集中于病灶中心，而周围环绕以数毫米宽的无回声的光带称为"声晕"。此型可见于结节型肝癌或继发性肝癌。③等回声型，病变区或回声水平及分布密度与周围肝组织相似，仅有极微弱的增强，轮廓不规则，无边界可辨认，有些则呈不规则的块状分布，有高低不整的现象，病变范围较大时常易遗漏。

超声检查肝癌的间接征象是指肿瘤引起周围肝组织结构的继发性改变，其中包括，①肝脏形态异常，肝脏增大或局限性增大，包膜高低不平，呈小波浪样。②肝内管道改变，门静脉和肝静脉失去正常解剖走行。肿瘤较大时，血管受压移位，狭窄扭曲，纹理紊乱或关闭。如肿瘤位于肝门区，则可压迫胆管，使肝内胆管扩张，内径可达 0.5 ～ 0.8cm，肝内并且出现"双管征"。③门静脉内癌栓，于门静脉主干或分支内可见单个或多个中等回声强度的絮状结节回声，甚至使整个门静脉呈实质性结构，其内径明显增宽，各段增宽程度不一，最明显处可达 2cm 以上直径。④小肝癌的超声表现，基本图像多数为低回声（约占 77.4%）、强回声（约占 16.1%）和等回声（6.4%）的孤立性结节，边界清楚，内部均匀。大部分有声晕及后壁增强效应。小肝癌在发展过程中，超声图像可由低回声转成相对等回声，再转变为强回声。少数始终呈低回声，病理分级多为高分化癌，另有少数开始即表现为强回声，是由于肿瘤内纤维化脂肪变及组织出血坏死的复合改变。

(2) CT：原发性肝癌 CT 表现大多为低密度病变，等密度则较少见，肿瘤完全以高密度出现者则极少见，即使出现高密度可能由于瘤组织坏死、钙化或出血引起。巨块型肝癌中心易发生坏死、液化，表现为更低密度区。浸润性生长者，边界不清，周围常有子瘤，内部可见分隔。具有假性包膜的肿瘤，其边界清楚，多呈圆形或类圆形，可有一低密度环绕。结节型肝癌表现为大小不等的结节状影，可单发或多发，亦可融合。多数为低密度或混杂密度，常伴肝硬化。弥漫型肝癌多数极为细小的病灶呈弥漫性分布，CT 平扫较难显示。直径在3cm 以下的小肝癌多为边界清楚的圆形低密度病变，具有包膜，常合并有肝硬化。

肝癌 CT 检查在平扫之后，一般需增强检查，否则会遗漏病变，用滴注法强化病变，虽范围、大小和边界较平扫清楚，但病灶仍为低密度区，用团注法动态扫描，因肿瘤大部分由动脉供血，在动脉期病变明显强化，肿瘤血管床可显影，一般在注药后 20s 内强化最明显，其形态、密度取决于肿瘤血供供应和有无坏死区。增强后，常见的形态呈混杂密度，肿瘤部分强化，可见不完整的强化和间隔的强化，与不强化的低密度区混杂存在，多见于巨块型肝癌。结节型肝癌增强后呈高密度环状强化，中间仍为低密度区。融合后的癌结节，其结节之间仍可看到低密度。弥漫型肝癌则在增强后可见弥漫于全肝的细结节病灶，多呈细小点状的高密度分布于低密度之间。增强后的门脉区、肿瘤内造影剂迅速廓清，肝实质内的密度增高，与低密度肿瘤之间的密度差缩小，部分病灶可呈等密度，这种现象多发生在注药 40s 以后。随后，造影剂进入细胞间隙，为实质期，病灶又恢复为低密度，整个变化过程 2～3min。有包膜的肝癌，动脉期包膜不强化，为低密度，门脉期时则包膜强化，出现边缘性密度增高的环状影。

门静脉癌栓在 CT 检查时可以表现为 4 种形态，①巨大的门静脉癌栓使主支阻塞，所属肝的大部分或一部分由于造影剂减少而强化不明显，密度与平扫比较无显著的密度增高。②横断面的血管图像表现为圆形高密度中出现低密度，这多见于门静脉主干。③门静脉显示在冠状位时密度增高的血管内出现低密度条状影，边径不规则或呈"双轨征"。④呈树枝状分支的门静脉突然中断，表示完全阻塞，但需要与不在同一平面上未能显示的分支相鉴别。

(3) 核素肝扫描：核素肝扫描是利用肝窦状隙壁上的库普弗细胞具有吞噬作用，能有效清除血流中的胶体颗粒物质。库普弗细胞虽仅占肝实质细胞的 15%，但却是机体 90% 以上的网状内皮系统。当小剂量胶体（小于 10^9～10^{13} 颗粒 /kg）由静脉注入机体后，肝脏清除率可达 94%。常用的核素肝脏显像剂如 ^{99m} 锝硫胶体和 ^{99m} 锝植酸盐颗粒直径约为 300nm，有较高的脾肝摄取比值。用它们作肝显像时脾脏也同时显影。

肝占位性病变包括原发性肝癌、继发性肝癌、肝海绵状血管瘤、肝脓肿、肝囊肿等，其表现均为病变所在部位出现放射性减低或缺损。各种病因所致的肝占位性病变在放射性胶体肝显像上的表现无明显差异，即无特征性。

在使用放射性胶体肝显像时，如出现缺损，为鉴别其性质，可以采用以下检查步骤，①肝血流 - 血池显像：经患者快速静脉注射 ^{99m} 锝标记红细胞 740MBq（20mCi），并立即每

2 秒一帧的速度进行连续摄像。肝恶性病变主要由肝动脉供血，在动脉期即可见到病变局部有放射性充盈，称动脉灌注阳性。待注入的 ^{99m} 锝标记红细胞在全身血循环中达到平衡之后（1 ～ 2h），再做多体位平面显像或断层显像，即称之为肝血池显像。肝血管瘤时，在肝血池影像上病变处放射性明显高于周围正常肝细胞，称"过度充盈"。原发性肝癌多有丰富的肝动脉供血，其病变处放射性与周围正常肝组织相同或稍低，称作"充填"，或"部分充填"。大部分继发性肝癌的血供不如原发性肝癌丰富，因此动脉相常无明显阳性表现，延迟血池显像也多低于正常肝组织。② ^{67} 镓显像与 ^{99m} 锝标记胶体显像减影：^{67} 镓是一种亲肿瘤核素，离子状态的镓可为某些瘤细胞所摄取，浓集于溶酶体内。肝癌、淋巴瘤等各种恶性肿瘤都具有这种能力，正常肝细胞也能聚集较多量的 ^{67} 镓，故肝脏得以显示。用 ^{67} 镓作肝癌鉴别显像时，必须在肝脏"热"区内寻找"热"点。但肝癌病变对 ^{67} 镓的摄取量并不高于正常肝组织，这就需要与同部位的放射性胶体肝显像相比，当放射性胶体肝显像出现放射性缺损，而在 ^{67} 镓显像时缺损充填，即表明病变有集聚 ^{67} 镓的能力，可以判为" ^{67} 镓阳性"，而且 ^{67} 镓阳性，且 ^{67} 镓除亲肿瘤外，还能为炎性病变所摄取，故不能鉴别肝脓肿或肝癌，是其缺点。③放射免疫显像（RII）与减影技术。放射免疫显像是一种新近发展起来的特异性显像技术，它利用肿瘤特异性抗原或肿瘤分泌的抗原（如甲胎蛋白、铁蛋白等），制备成特异性抗体，并将这类抗体用放射性核素标记，注入体内，借抗原 – 抗体的特异结合，而实施肿瘤定位诊断，有关 RII 诊断原发性肝癌已有报道，Deland 用多克隆及克隆 AFP 抗体检测 50 例肝细胞癌和睾丸胚胎瘤患者，其阳性率为 96%，假阳性率为 8%。

(4) 磁共振成像（MRI）：在 T_1 加权图像上，多数肝癌为低信号区，或中等偏低信号，但也可为等信号或高信号区。分化较好的肝细胞癌倾向于呈较高信号强度，癌灶的信号强度不均，在坏死、液化区信号强度更低，如伴有出血或脂肪变性局部呈高信号区。钙化为点状低信号，在 T_2 加权图像上，信号仅轻度增高，借以与肝良性肿瘤相区别，其鉴别诊断率超过 90%。

(5) 细针肝活检（fine needle aspiration biopsy, FNAB）：近年在超声、CT、核素、腹腔镜等技术引导下肝穿活检提供病理诊断。用细针穿刺活检后符合细胞学诊断的灵敏度为 87% ～ 95.6%，特异性为 100%。鉴别原发性和继发性肝癌的诊断率为 91%，近来有介绍细针经肝素处理能提高诊断率。

【鉴别诊断】

近年来由于采用 AFP 检测来诊断原发性肝癌，从而大大提高了诊断正确率。但约占 20% 左右的肝癌为 AFP 低滴度阳性或 AFP 阴性，有少数消化道肿瘤或生殖系统肿瘤亦为 AFP 阳性，因而临床上肝癌误诊率约占 10%。本病尤其容易与以下几种疾病相混淆。

1. 继发性肝癌　肝脏是消化道肿瘤和其他部位（如肺、乳房）肿瘤最常转移的器官。一般而言，患者除有肝脏病变的症状表现外，多有原发癌灶的病史（含手术史）和症状。多数无肝硬化的表现，且肝脏症状相对也较轻。肝脏转移性癌常为散在分布的多发性癌结节，质地较硬，中心凹陷，癌结节大小基本一致。倘若 AFP 为阴性，而 CEA 检测超过正常，应考虑原发灶可能在消化道，特别需要排除结肠或胰腺癌。

2. 慢性肝炎和结节性肝硬化　慢性乙型肝炎作 HBV 标记检测常为阳性，肝功往往呈现损害，特别有血清转氨酶的升高，AFP 虽可能呈阳性，但多数为低滴度增高，浓度在 31 ~ 100μg/L。若能观察 AFP 动态改变常有助于鉴别，即血清转氨酶恢复正常时往往伴随 AFP 浓度的下降，此种现象多见于活动期的肝炎或肝硬化。倘能将 AFP 升高情况与 AFP 异常检测对比，结合 B 超肝内有无占位性病变，则更有帮助。

由于肝硬化患者患肝癌机会较多，原发性肝癌又大多合并肝硬化，故肝癌与肝硬化的鉴别常有困难，特别肝硬化与弥漫型或结节型或小肝癌合并有肝硬化时，相互鉴别更难。通常肝硬化多有肝炎史，HBsAg 多为阳性，B 超、CT、血管造影检查肝内有广泛分布的较小的结节，大小不及 0.5cm，肝内管道结构无受压、移位、中断现象，门静脉或肝静脉内无癌栓，均为肝硬化结节的特征。结合病史、体征、实验室检查有助于鉴别。

3. 肝脏良性肿瘤及瘤样病变　常见有海绵状血管瘤、腺瘤和先天性肝囊肿。这些疾病通常发展缓慢，病程长，患者全身情况好，不伴肝硬化。海绵状血管瘤质地软，表面光滑，有压缩性，以女性较多。小的血管瘤在 B 型超声检查下多为高回声呈圆形或椭圆形的病变，边界清楚，大的血管瘤则为混合型回声，其间有多个网眼状或蜂窝状低密度透声区。CT 增强和延迟扫描和 ECT 肝血池扫描均有助于诊断。肝囊肿在 B 型超声检查时显示典型的肝内圆形或椭圆形液性暗区，壁光滑，包膜完整。

4. 肝脓肿　肝脓肿有时需要与肝癌作鉴别。但前者往往有细菌感染或阿米巴感染史，脓肿在 B 超检查时早期呈不均匀的低回声，液化后为无回声液性区，脓腔内有坏死组织呈杂乱、强弱不等的回声。CT 平扫图像上早期肝脓肿的密度不均匀，完全液化后密度均匀一致，但固体物质聚集常沉积在脓腔最底部。静脉注射造影剂使周围肝组织增强有助于更精确地显示肝脓肿特点，即脓腔内的密度不增高，而脓腔周围可能有密度高的增强环。反之，在肝瘤液化坏死、囊性腺瘤和腺瘤、血肿等空腔周围的肝组织密度均较低可以鉴别。若鉴别诊断存在困难时，可在 B 超引导下行肝穿刺帮助诊断。

5. 肝包虫病　患者往往有牧区生活史和羊、犬接触史，病程一般较长。其中细粒棘球蚴引起的包虫囊肿比较多见，超声检查有典型的液性暗区，其内有大小不等的光环，提示囊肿内存在子囊、孙囊。Casoni 皮内试验及补体结合试验阳性，均有助于诊断。但在泡状棘球蚴引起的肝包虫病有时与 AFP 阴性肝癌不易区别，由于这种包虫病的肿块呈实质性，浸润性生长，甚至在直视下也难辨别，唯有依靠病理检查来确诊。若能注意早期出现胆管梗阻症状和 Casoni 试验阳性，有助于鉴别。

【分期】

1. TNM 分期（UICC，1997）

T——原发肿瘤

T_X：原发肿瘤不能确定。

T_0：未发现原发肿瘤。

T_1：单发肿瘤的最大直径 ≤ 2cm，无血管侵犯。

T_2：单发肿瘤的最大直径 ≤ 2cm，有血管侵犯；或单发肿瘤直径 > 2cm，无血管侵犯；或多发肿瘤限于一叶，最大直径 ≤ 2cm，无血管侵犯。

T_3：①单发肿瘤的最大直径 > 2cm，有血管侵犯。②多发肿瘤限于一叶，直径 ≤ 2cm，有血管侵犯。③多发肿瘤限于一叶，最大直径 > 2cm，有或无血管侵犯。

T_4：多发肿瘤分布超过一叶或肿瘤侵犯门静脉或肝静脉分支，或肿瘤直接侵及邻近器官，胆囊除外，或肿瘤穿透内脏腹膜。

N——区域淋巴结（指肝十二指肠韧带淋巴结）

N_x：区域淋巴结转移不能确定。

N_0：无区域淋巴结转移。

N_1：有区域淋巴结转移。

M——远处转移

M_0：无远处转移。

M_1：有远处转移。

2. 临床分期

I 期：	T_1	N_0	M_0
II 期：	T_2	N_0	M_0
III a 期：	T_3	N_0	M_0
III b 期：	$T_{1\sim3}$	N_1	M_0
IV a 期：	T_4	任何 N	M_0
IV b 期	任何 T	任何 N	M_1

3. 国内分期

I 期（早期）：无明确的肝癌症状和体征者。

II 期（中期）：介于 I 期和 III 期之间者。

III 期（晚期）：有明确的黄疸、腹水、恶病质或肝外转移者。

【治疗】

原发性肝癌目前仍以外科切除为首选治疗方法。通过手术切除化疗、放疗、免疫治疗、中西医结合等综合治疗改善症状，提高生存率和生活质量。由于肝癌的生物学特性易于早期转移，我国肝癌患者多合并有肝硬化，故手术切除受到很大限制，大部分的肝癌在确诊后已不能手术切除，采用综合治疗。

1. 不能切除的肝癌以肝动脉栓塞为主综合治疗　外科手术肝动脉阻断术（HAO）治疗肝癌的方法有以下几种。

(1) 肝动脉结扎术（HAL）：是最早采用方法，肝癌 90% 供血来自肝动脉（而正常肝组织只有 5% 血供来自肝动脉）结扎肝动脉可导致肝癌细胞坏死，若病变只限于一侧半肝范围，即可做患侧肝动脉支结扎，如果两侧肝叶均有肿瘤，则需做肝固有动脉结扎。倘若显露肝十二指肠韧带内的肝固有动脉有困难时，也可将胃十二指肠动脉和肝总动脉同时结扎。

(2) 间歇性肝动脉阻断术：肝动脉结扎，若用于伴有重度肝硬化的肝癌患者上有导致肝衰的危险，因而对于不能切除的肝癌患者，估计肝硬化较严重不能耐受肝动脉结扎或栓塞治疗者，可以采用间歇阻断肝动脉的方法，以免肝组织大片坏死，大都于剖腹后向肝动脉插入带气囊的导管，术后间歇性充盈气囊，达到阻断肝动脉血流的目的。有一种肝动脉阻断装置是由带水囊的硅胶袖套、皮下注射装置和连接两者的硅胶导管三部分组成。剖腹后充分游离肝固有动脉，将硅胶袖套环绕肝固有动脉并缝合固定。术后需要阻断肝动脉血流，则经皮肤穿刺至皮下注射装置的硅胶膜注射孔，注入 1.5ml 左右生理盐水，使环绕肝动脉袖套内的水囊膨胀，压迫肝动脉使动脉血流阻断，一般每次阻断 1h，每天视情况可阻断 2 次。本操作要求结扎肝十二指肠韧带内的所有侧支循环，游离出的肝固有动脉至少有 2cm 长度，袖套包绕固定在动脉周围后，连接的皮下注射装置埋于切口的一侧皮下，注入水囊的生理盐水量根据术中检查能阻断动脉远端搏动为准，注入生理盐水量为 0.75 ～ 1.5ml。

(3) 术中肝动脉栓塞术（OHAE）：是通过手术将导管选择性插至患侧肝动脉支，然后注入栓塞药和抗癌药。栓塞药可用明胶海绵碎块或 40% 碘化油。插管途径可通过，①先结扎左侧或右侧肝动脉支的近端，经远端动脉切口插入导管，尽量接近肿瘤部位。此法适合病变局限于一侧半肝，肝门能充分显露者，方法安全、确切，效果好，较少产生肝功能衰竭，故列为首选方法。②经胃十二指肠动脉插管至肝动脉主干或分支。同时作或不作 HAL，此法适合肿瘤已波及两侧肝叶或肝门显露不良者。③经胃网膜右动脉插管，通过胃十二指肠动脉抵达肝动脉主干或分支，多数不能作 HAL，此法用于肿瘤靠近第一肝门，游离肝动脉有困难时。

(4) 肝动脉化疗栓塞术（chemoembolization）和药物输注装置（drug delivery system, DDS）的应用：经肝动脉局部化疗有以下优点，①提高肿瘤区药物浓度：因肝癌主要依赖肝动脉供血，与静脉给药相比，经肝动脉注入氟尿嘧啶可提高浓度 5 ～ 10 倍，丝裂霉素则提高 6 ～ 8 倍，顺铂提高 4 ～ 7 倍。②降低全身不良反应，药物经过肝细胞中和、解毒，从而降低全身的毒性反应。③使药物直接与肿瘤细胞接触，发挥更大的抗肿瘤作用。④提高疗效，经末梢静脉给药治疗肝癌的有效率较低（0% ～ 21%），而经肝动脉化疗的有效率明显提高 40% ～ 70%。

1981 年 Kato 首先应用乙基纤维素作为基质做成的丝裂霉素微球（microsphere）治疗原发性肝癌，将药物微球经肝动脉注入瘤区，从而发挥栓塞作用和缓慢释放抗癌药双重作用，使药物长时间能保持瘤组织内的高浓度（较其他器官高 13 ～ 15 倍），受到抗癌药物作用后的癌细胞缺血、缺氧的敏感性增强，更易发生坏死，起到化疗栓塞相互促进增强的作用。

国外常用导管留置连续灌注法和皮下埋藏式药泵持续滴注法。

1989 年长海医院肝胆外科研究所研制成功国产全埋入式药物输注装置，克服以往肝动脉插管需引至体外的种种弊端，国产全埋入式 DDS 由优质硅橡胶制成，由于符合生物医学的要求，与机体组织和血液的相容性较好，可在体内长期埋藏。该装置分药液注射囊

（简称药囊）和导管两部分，经过环氧乙烷消毒后，剖腹术中通过胃十二指肠动脉或胃网膜右动脉，将导管尖部插到肝固有动脉内固定之。见图 14-1 常用化疗药单次剂量，5-FU 1000 ～ 2000mg(F)，MMC 10 ～ 20mg(M)，ADM 40 ～ 60mg(H)，EP 260 ～ 100mg(E)，DDP 50 ～ 100mg(P) 等，现多采用联合用药，如 FAM、MFP、AFP、MF 方案，4 周左右重复 1 次，一般 3 次为 1 个疗程，单纯灌注化疗有效率为 30% ～ 60%。

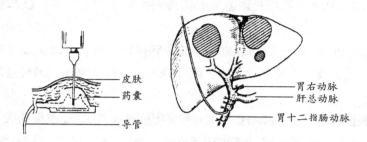

图 14-1　全埋入式药物输注装置作肝动脉灌注

2. *局部高温疗法*　自 1866 年 Busch 证实丹毒发作可使皮肤癌消失后，高温治疗恶性肿瘤已引起医学界关注。近年陆续有射频感应加热器和局部高温固化器等进入临床，治疗不能切除的肝癌，临床应用可减少痛苦，延长生存期。近年来开展高温射频和微波高温治疗小肝癌，适用于肝癌直径小于 4cm，早期肝癌在超声导向引导下经皮穿刺到肝癌中进行射频或微波治疗，其疗效相当手术治疗效果，特别适合年龄大，伴有心、肺等脏器疾病不能耐受手术早期肝癌患者。

3. *冷冻疗法*　冷冻术可以使癌细胞产生不可逆的凝固性坏死，以液氮冷冻术治疗体表肿瘤已积累了较多的经验，近年已应用于临床治疗不能切除的肝癌，有一定的姑息疗效，方法是剖腹显露肝癌病变，如符合冷冻条件，根据肿瘤大小选用冷冻头，置于病变表面并紧密接触，开动液氮冷冻机，单次冷冻一般为 15 ～ 20min，待组织冰晶融化后重复冷冻 1 次。对较大癌块可分区重复冷冻，冷冻过程中需妥善保护周围组织。

4. *选择性肝动脉栓塞化疗*　由于肝癌的血供主要依赖肝动脉，故经肝动脉灌注化学抗癌药治疗肝癌较全身化疗有很大的优越性。随着动脉造影技术的进步发展，根据堵塞肝动脉部位的不同，可将其分为近端（或称中央性）肝动脉栓塞和末梢端（或称周边性）肝动脉栓塞。通常经末梢动脉采用 Seldinger 操作法，即从股动脉或肱动脉穿刺插入导管，在 C 臂 X 线荧屏监视下将导管送至相应肝动脉支，注入造影剂，了解肝癌的部位、范围后，再将栓塞剂直接注入肿瘤血管，故又称之为不动手术的肝动脉结扎手术。自从 1976 年 Goldstein 首次用于肝肿瘤治疗后，1979 年 Wheeler 为 2 例原发性肝癌患者用明胶海绵做栓塞治疗，使其 AFP 血内浓度明显降低，肝癌均有不同程度缩小。近年来应用 TAE（经导管动脉栓塞）治疗肝癌的报道增多，有 77.8% ～ 82.8% 的肝癌患者治后症状得到缓解，46.3% ～ 75.9% 的患者肿大的肝脏缩小，而 AFP 降低占 66.7% ～ 90%，但大多于 3 ～ 4 周后再度回升。

(1) 适应证

① 可作一期切除的肝癌手术前准备，以缩小肿瘤，便于切除。

② 不能切除或切除不彻底的肝癌，以便缓解症状，延长生命，等肿瘤缩小后争取二期切除。

③ 肝癌术后复发，不适合再切除者。

④ 肝癌疼痛严重，肝癌破裂引起腹腔出血不适宜手术止血者。

(2) 禁忌证：门静脉主干有癌栓阻塞或有高度黄疸和肝功能差者，以及有明显门脉高压症者。

(3) 方法：按 Seldinger 法经股动脉或肱动脉穿刺插管，做腹腔动脉或肝动脉造影后，将导管选择性插到供应肿瘤的主要肝动脉支，灌注单一或多种抗癌药，剂量通常较静脉用药大 2～3 倍。

目前多用三种抗癌药并用，如 AFC 方案（多柔比星或表柔比星，氟尿嘧啶，顺铂或卡铂）、MFC 方案（丝裂霉素，氟尿嘧啶，顺铂或卡铂）。常用氟尿嘧啶，每次 500～1000mg，ADM 每次 20～50mg，MMC 每次 10～20mg，DDP 每次 20～40mg。常见的栓塞剂为明胶海绵碎块和 40% 碘化油，后者每次注入 10～20ml。

(4) 并发症

① 有造影剂过敏、动脉内膜剥离、穿刺动脉附近血肿或肝内血肿形成，以及局部感染等。

② 栓塞剂及化学抗癌药逆流至正常脏器血管，可引起正常脏器的急性化学性炎症和缺血坏死。常见者如急性胃十二指肠溃疡或黏膜糜烂出血，急性胰腺炎，胆囊炎或胆囊坏死。

③ 抗癌药不良反应：可分局部、全身和脏器反应三大类，早期主要为胃肠道反应，如恶心、呕吐、腹痛和腹泻等，亦可见胃十二指肠炎和溃疡。骨髓抑制表现为白细胞和血小板减小。

④ 栓塞术后综合征：约 60% 的栓塞病后肿瘤坏死患者出现发热、腹痛和胃肠道症状，一般约数天或 1 周左右自行缓解。

全身化疗效果不满意，据报道多柔比星、氟尿嘧啶、顺铂和塞替派等对肝癌有一定的缓解作用，但全身应用效果差，且有不良反应。目前多主张抗癌药物区域性灌注，手术中肝动脉插管化疗药物灌注等可增加肝脏药物的浓度，相对减少不良反应，提高治疗效果。而在放射 C 臂 X 光引导下用导管经股动脉插至肝固有动脉，然后将选择好的化疗药物一次注入肝固有动脉，最后达到癌肿局部，并辅以肝动脉栓塞，同样可以使肿块缩小，肝区疼痛减轻，黄疸、腹水减轻或消失。如治疗方法得当，其 5 年生存率也可达 50% 左右，而且也可以为 Ⅱ 期肝癌切除手术创造条件。这种方法可在不开腹的情况下进行，简便、安全，现已成为中晚期肝癌局部化疗的首选方法。

(5) 应注意几个问题

① 要根据细胞增殖动力学的原则选用化疗药物。癌瘤组织有两种细胞群，一是增殖细胞，处于细胞分裂周期，即 G_1 期，为 DNA 合成前期；S 期，为 DNA 合成期；G_2 期，为 DNA 合成后期；M 期，为细胞有丝分裂期。另一群细胞为非增殖细胞，又可分为 0 期细胞及无增

殖能力细胞。G_0 期细胞对化疗药物和放射线的抵抗力较增殖细胞大，当增殖细胞被杀灭后，G_0 期细胞即由非增殖期进入增殖期分裂期，结果短期内又可生长至原来大小或更大的癌块，故 G_0 期细胞是增殖细胞的后备细胞。根据上述原理，原发性肝癌的化疗药物可分三类：第一类为细胞周期非特异性药物，对增殖细胞各个时相都有杀伤作用，甚至对非增殖细胞也有影响，由于其专一性不强，故对机体正常细胞的毒性作用也大，如环磷酰胺、塞替派及丝裂霉素；第二类作用于增殖期的某些时相，如作用于 G_1 期的甲氨蝶呤，作用于 S 期的阿糖胞苷，作用于 M 期的长春新碱；第三类作用于增殖细胞的多个时相，而对非增殖期细胞没有作用或作用很小，如氟尿嘧啶、巯嘌呤、多柔比星。根据这一原理，为增强抗癌药物疗效，最理想的方案是细胞周期非特异性药物（第一类）与细胞周期特异性药物（第二类、第三类）联用，如以 5- 氟尿嘧啶与长春新碱为基础，配以塞替派、环磷酰胺或丝裂霉素联合用药，既杀伤处于增殖期的细胞，又消灭非增殖期的 G_0 期细胞，以减少癌的复发。另外，两种毒性不同的化疗药物联合应用，有可能在不增加毒性反应的基础上提高疗效。

② 化疗药物中的绝大多数在抑制和杀伤肿瘤细胞的同时，对机体更新型组织的干细胞同样有毒性作用。抗癌化疗的毒性反应可分为以下几类。

a. 立即毒性反应或称灌注综合征，表现为局部刺激、恶心、呕吐、发热、过敏。

b. 近期毒性反应，表现为骨髓抑制、脱发、口炎、腹泻、脏器功能损伤。

c. 远期毒性反应，可诱发癌、免疫功能抑制、不孕症等。

5. 靶向坏死疗法 通过超声导向用针穿刺到肿瘤内，将肿瘤灵 II 号药液直接注射到肝癌内，将癌组织细胞杀死，达到治愈目的。

(1) 适应证

① 肝癌不适合行手术肝叶切除，肝动脉化疗栓塞和局部放射治疗，或经治疗无效者。

② 复发性肝癌不适合其他方法治疗，或治疗无效者。

③ 直径大于 3cm，小于 6cm 的肝癌，肿瘤数不超过 3 个，作为根治性治疗。

④ 转移性肝癌。

⑤ 晚期肝癌可作姑息性减少瘤荷治疗。

(2) 禁忌证

① 穿刺点有皮肤感染者。

② 有严重心血管和呼吸系统疾病者。

③ 明显严重恶病质者。

④ 有凝血机制障碍者。

⑤ 肝功能严重损害和大量腹水者。

(3) 术前准备

① 治疗前向患者和家属说明靶向坏死疗法治疗肿瘤原理、治疗方法疗效及注意事项。

② 血常规、血型、出凝血时间、凝血酶原时间。

③ 术者要求具备超声导向基本知识及识别肿瘤图像能力。

④ 术前排空大便，排出肠道气体和大便有助于超声导向治疗。

⑤ 术前 CT 检查，明确肿瘤部位、大小、数目。

(4) B 超定位治疗方法：一般采用 22G（相当于 7 号针）带针芯细长针穿刺。

① 患者取仰卧位或侧卧位，先用普通 B 超探头检查肝脏病变，了解肿瘤大小、数目、位置，选择穿刺部位及穿刺路径。

② 常规消毒穿刺部位，铺消毒巾、戴消毒手套，换带穿刺架 B 超消毒探头，启动穿刺引导线，探查肝癌，确定穿刺点和方向及深度。用 2% 甲紫标记穿刺点皮肤，穿刺点用 1% 利多卡因溶液局部皮肤至腹膜外浸润麻醉。

③ 启动穿刺引导线键，当探头显示穿刺引导线在肿瘤中心时，固定穿刺探头，随即将穿刺针沿探头的穿刺引导槽进针，针进入皮肤、皮下、腹壁肌或肋间肌至腹膜时在显示屏上可见针尖强回声影，继续进针，进入腹腔时有突空感，令患者屏气或浅呼吸，再进针穿刺到肝脏肿瘤内（进入肿瘤有韧性感），看显示屏肿瘤中心见有强回声针影，拔出针芯接注射器缓慢注射肿瘤 II 号药液，高浓度药液注入肿瘤内，在显示屏上可见肿瘤内回声增强影向肿瘤边缘扩散，当增强影扩散到肿瘤边缘以后，停止注射。

④ 取下注射器接装有 1% 利多卡因肾上腺素药液 2ml（1% 利多卡因溶液 2ml 加 2 滴肾上腺素溶液），边退针，边注药，在退到肝表面时将药注射完（在显示屏上可监视针尖在肝肿瘤及肝内深度和位置），拔出穿刺针，针孔用消毒纱布压迫数分钟。

⑤ 患者平卧 4h，观察有无并发症发生。

肿瘤灵 II 号用药量是肿瘤体积的 1/5 ～ 1/4，计算肿瘤体积时应增加肿瘤直径 0.5 ～ 1cm 使药液超过肿瘤边缘 1cm。1 周后做第 2 次治疗，2 ～ 3 次为 1 个疗程。

(5) CT 定位治疗方法

① 根据病史，检查及影像学资料，了解肿瘤在肝脏内的位置、大小、与周围血管、胆管、门静脉之间及邻近器官之间的关系，制定治疗方案，选择进针路径和穿刺点。

② 患者选合适体位（仰卧位或侧卧位），CT 扫描病灶位置，选择穿刺路径、穿刺点、皮肤表面放 CT 栅栏定位器、用胶布固定皮肤上再启动 CT 扫描选择准确进针路径，确定穿刺点，测量好皮肤与病灶之间距离，移去栅栏定位器，用 2% 甲紫标记好准确穿刺点。

③ 穿刺点常规消毒，用 1% 利多卡因穿刺点浸润麻醉，穿刺针垂直刺入皮肤，依次进入皮肤、皮下、腹壁肌肉或肋间肌、腹膜、腹腔，CT 再次扫描，穿刺针尖与病灶距离，关闭 CT，术者再次进针，进入肝癌病灶处，再次 CT 扫描，见回声增强影针尖影在病灶中心内。

④ 拔出针芯接注射器，注射肿瘤灵 II 号药液，注射完毕，换注射器注射 1% 利多卡因肾上腺素等药液 2ml，边退针，边注射药液，退到肝表面时将药液注射完。

⑤ 患者平卧 4h，观察有无并发症发生。

(6) 注意事项

① 穿刺点和穿刺路径的选择应离穿刺病灶最近，并能避开胆囊、胆管和大血管，而且又要经过一段正常肝组织为原则。

② 穿刺到肿瘤内如需做穿刺针吸细胞学检查，将针筒抽成负压，在肿瘤内来回不同方向穿刺 2 ～ 3 次，移去负压后拔出穿刺针，将穿刺物推至玻片上涂匀，送病理细胞学检查，再行超声导向或 CT 导向定位穿刺到肿瘤内注射肿瘤灵药液。

③ 注射药物时应缓慢给药，防止注射过快引起腹痛，并注意显示屏上高浓度药物扩散回声增强影至肿瘤边缘后停止注药。

④ 若肿瘤为转移性肝癌一次可治疗 2 ～ 3 个病灶。

⑤ 肿瘤灵Ⅱ号一次用药量不超过 20ml，如肿瘤过大，分段治疗，第 2 天可再治疗另一部分病灶。

⑥ 穿刺后患者用腹带，静卧 4h，注意观察血压、脉搏，呼吸及腹部情况，若无异常可下床活动，3d 内禁止剧烈活动，用抗生素 3d，预防肿瘤坏死后发生继发感染。

(7) 反应及并发症

① 治疗后由于肿瘤坏死有一过性 38 ～ 39℃发热，一般 2 ～ 3d 消退，可用退热药治疗。

② 少数患者治疗后可出现腹痛、恶心、呕吐，对症处理。

③ 穿刺肝肿瘤发生腹腔出血不超过 1%，治疗后应观察有无腹腔出血症状及体征，发现有腹腔内出血应及时处理。

④ 治疗后肝癌坏死可出现肝功能受损及 SGPT 增高，应保肝治疗。

⑤ 穿刺后发生气胸极少见，多不严重。

6. 放射治疗 适用不能手术切除姑息性治疗，放射治疗占各种疗法 10% 左右，治疗后 1 年生存率为 19.0%，Ⅱ期患者疗效好，仅次于手术。

(1) 原发性肝癌放疗适应证

① 肿瘤局限又不能手术者。

② 肝功能良好，无黄疸，无腹水者。

③ 无肝外转移灶。

④ 一般情况好，估计能耐受放疗者。

(2) 常用的方法：深部 X 线，^{60}Co 及其他高能射线。照射的范围视肿瘤大小及患者的情况而定，有局部、半肝或全肝或照射。可采用小剂量长疗程分段照射，以达到患者能耐受的较大剂量。疗效与剂量呈正相关关系。据国内资料报道，剂量为 0.516 ～ 1.032C/kg 时，治疗后 1 年生存率为 13.8%，大于 1.032C/kg 时，疗效可提高到 29.2%，但剂量过大可使正常肝组织、邻近器官受损伤。也有人认为 1 个疗程剂量可用 40 ～ 60Gy。近年来有人使用 90Sr 放射性树脂微粒及胶态 32 磷微粒做动脉插管灌注实行内照射，可经脾动脉及股动脉插管灌注，对肝、脑、肾和四肢正常组织无损害，可改善症状，提高生活质量，延长生存期。

7. 免疫疗法 由于目前尚未分离出特异性抗原，致使肝癌的免疫治疗仍处于临床试用阶段，目前免疫治疗就是通过补充或刺激体内天然生物反应调节物质（细胞或分子）以调整机体免疫功能。

(1) 适应证：免疫治疗的目的在于调动机体内在免疫能力以抵抗肿瘤，所以免疫疗法目前已成为肝癌综合治疗不可缺少的部分，对手术、放疗、化疗起辅助治疗作用。

(2) 方法

①非特异性主动免疫：国内外有关非特异性主动免疫治疗肝癌有较多报道。大体可分以下四类。

a. 微生物及其制剂：卡介苗、短小棒状杆菌等。

b. 细胞因子：干扰素、肿瘤坏死因子、胸腺素、白介素等。

c. 化学制剂：Azimexone 等。

d. 干细胞生物治疗：近年来应用尚不成熟的免疫干细胞在体外培养扩增，再输入人体增强免疫功能常用 DC、LAK、TIL 细胞来杀肿瘤。

② 非特异性过继免疫：目前认为肿瘤治疗采用非特异性过继免疫方法，其中已用于临床上的有白细胞介素（简称白介素），淋巴因子激活杀伤细胞（LAK）、肿瘤浸润淋巴细胞（TIL）等。

③ 白介素（IL）：已发现有多种，其中 IL-2 是常用的，它有发动、促进和调节免疫系统功能的作用，不仅表现在细胞免疫方面，也表现在体液免疫反应的调节，肿瘤明显缩小。其不良反应有恶心、呕吐、腹泻、高血压、液体潴留、肺水肿、精神错乱和少数患者有心律失常等，但停药后数小时多能消失。

LAK 疗法：将恶性肿瘤患者淋巴细胞体外培养扩散再输回给患者的方法。1986 年 Rosenberg 等首先报道用 LAK 治疗其他方法处理无效的 41 例晚期癌症，14 例肿瘤缩小、消退。Takashi 等对 1 例原发性肝细胞癌给予自体 LAK 加 IL-2 治疗后，肿瘤明显缩小，门静脉癌栓消退，方法是通过肝动脉输注。

④ TIL 疗法：淋巴毒细胞渗入肿瘤组织内部是体内免疫系统对肿瘤的抵抗现象。实验研究表明，TIL 疗效比 LAK 大 100 倍，LAK 主要激活自然杀伤（NK）细胞，而 TIL 是激活细胞毒 T 细胞，因而对其靶细胞具有更高的特异性。TIL 细胞是从肝癌手术切除标本中获得的，在体外培养、增扩，再回输给患者本人。

8. 中医治疗　基本要点为扶正祛邪，辨病选方药须全面考虑。具体应用疏肝健脾、养阴益气、清热解毒、化痰软坚、理气活血等治则，能使部分肝癌患者症状改善，病情稳定，病灶缩小，同时还延长了生存期。

基本方法：党参 20g，黄芪 20g，阿胶 10g，丹参 20g，桂枝 10g，柴胡 10g，黄芩 10g，大黄 10g，鳖甲 10g，蜂房 10g，莪术 15g，川芎 10g，牡丹皮 10g，生地黄 15g，半夏 10g，瞿麦 10g，厚朴 10g，木香 10g，中医中药在治疗肝癌中作为辅助治疗能改症状，提高生存率，多采用攻补两法。攻法中常用活血化瘀（当归、丹参、郁金、三棱、莪术、王不留行、凌霄花、桃仁、红花、乳没、全蝎、五灵脂、蒲黄、水红花子等），破瘕散痞（水蛭、虻虫、全蝎、蜂房、蟾酥、土鳖虫、斑蝥等），清热解毒（双花、连翘、板蓝根、夏枯草、野菊花、紫草、半枝莲、白花蛇舌草、七叶一枝花、石见穿、石打穿、平地木、徐长卿、肿节风等）；补法中用于补脾、养肝益肾、补气益血（党参、黄芪、白术、薏苡仁、山药、麦冬、鳖甲、玄参、女贞子、肉桂、锁阳、仙茅、菟丝子、黄精）等扶正固本法。

肝区疼痛加川楝子、延胡索、郁金；恶心呕吐者加陈皮、竹茹、半夏；黄疸加深加茵陈、栀子、郁金；腹胀加厚朴、大黄、大腹皮；便血或黑粪加血余炭、茜草、仙鹤草、三七等。

笔者以肝癌基本方为主，分型论治，治疗原发性肝癌，取得了较好的疗效，如辅以参麦注射液或参附注射液，疗效更加明显。

临床实践表明，偏用清热解毒、破气破血与泻下之品，易诱发出血及肝昏迷。

健脾理气中药应用于脾虚小鼠肝癌模型可提高免疫水平、保护肝功能，改善体内代谢水平，对肝癌细胞也有一定影响，与放疗、化疗同用可增效，并有助于阻断癌变过程。这些实验结果均与临床结果相仿。从实验角度证实了肝癌根本病机为脾虚或阳虚，并宜用健脾药物治疗，不能应用清热解毒药物治疗。

【预后】

原发性肝癌是一种进展比较快，发病较为隐蔽的恶性肿瘤，一般症状出现至死亡时间平均为3～6个月，少数病例在出现症状后不到3个月死亡，也有个别生存1年以上。其预后与合并疾病和病理类型有关系，即有明显肝硬化者预后较差；肝功能有严重损害者，预后也差；癌细胞分化程度好的预后较好；单结节、小肝癌、包膜完整、无癌栓或癌周大量淋巴细胞浸润者预后较好。总之，决定肝癌预后的主要因素是肿瘤的生物学特性和宿主的抗病能力，从提高远期疗效、改善肝癌的预后角度出发，首先应做到早期发现，早期诊断和早期治疗（三早），对于不能切除的大肝癌通过肝动脉栓塞化疗或靶向坏死治疗，使肿瘤缩小后能二期切除；肝癌切除后采用中西医结合综合治疗能提高疗效，延长生存期，提高生活质量。

三、转移性肝癌

肝脏是很多恶性肿瘤常见的转移处，手术或尸检证实消化道或盆腔的肿瘤肝转移者较多。肝脏的转移性癌来自胰腺癌转移的有25%～75%，支气管癌25%～74%，乳癌56%～65%，类癌约50%，结直肠癌约50%，胃癌16%～51%，恶性黑色素瘤约20%，霍奇金病小于10%，卵巢癌约52%，肾癌约27%。国外转移性肝癌较多见，肝转移性癌与原发性肝癌之比为（13～65）：1，肝脏的转移癌在西方国家相当多见。我国转移性肝癌的发病率较西方国家为低，约为原发性肝癌的1.2倍。其中消化系统癌发生肝转移远较其他系统为多，为35%～50%。结直肠癌在初次手术时就有20%左右发生肝转移，50%左右以后又发生肝转移。

【转移途径】

人体各部位的癌瘤转移至肝脏主要通过以下4条途径。

1. 经门静脉转移　血液汇入门静脉系统的脏器，如食管下端、胃、小肠、结肠、直肠、胰腺及胆囊等处的恶性肿瘤，均可循门静脉转移至肝脏。其他如子宫、卵巢、前列腺、膀胱和腹膜后的肿瘤，也可通过体静脉门静脉的吻合支转移至肝。

2. 经肝动脉转移　血行播散的肿瘤如肺、肾、乳腺、肾上腺、甲状腺、皮肤等部位恶性肿瘤的癌栓，均可经肝动脉转移至肝脏。

3. 淋巴路转移　盆腔或腹膜肿瘤可经淋巴管至主动脉旁和腹膜后淋巴结，然后倒流至肝脏。消化道肿瘤亦可经肝门淋巴结循淋巴管逆行转移到肝脏。

4. 直接蔓延　肝周邻近脏器如胃、横结肠、胆囊、胰腺肿瘤均可直接浸润、蔓延至肝脏。右肾及肾上腺肿瘤也可直接侵犯肝脏。

【病理】

肝脏的转移性癌结节大小不一，数目不等。少数呈孤立的 1～2 个结节，多数为弥漫性多发的结节，散布于肝的一叶或全肝。癌结节外观多呈灰白色，质地较硬，与周围肝组织界限分明。结节的中央常因坏死而呈肚脐样凹陷。肝脏转移癌的病理组织形态与其原发癌相似。

肝脏转移癌较少合并肝硬化，可能由于硬化的肝脏血循环障碍和结缔组织增生变化，限制了癌细胞转移和发展。

【临床表现】

肝脏转移性癌的症状和体征与原发性肝癌很相似。有时以原发癌所引起的症状和体征为主要表现，在体检或剖腹手术时才发现肿瘤已转移至肝。因此，有肝脏以外肿瘤病史，并出现肝脏有肿瘤的临床表现，则为转移性肝癌。

【实验室及其他检查】

1. 实验室检查　肝功能检查多属正常范围。重者可有血清胆红素、碱性磷酸酶、乳酸脱氢酶及 γ-谷氨酰转肽酶等升高，甲胎蛋白检测呈阴性，血清癌胚抗原（CEA）浓度测定对诊断结直肠癌肝转移有相当价值。

2. B超检查　肝转移癌达到 3cm 大小时，B超检查可显示低回声或无回声光团在肝区；或均匀强回声病变，其边缘回声弱（靶状损害）或低；均匀强回声灶，中心为低回声（牛眼征）；不均匀复合光团；病变局部钙化伴声影等多种表现影像。

3. CT检查显示　①转移灶多个大小不等病变；②病变自周围至中央密度减低；③造影剂输注后病灶周围有环形增强带；④病灶周边为不规则结节状；⑤可有弥漫性点状或无定影钙化。

4. 其他　MRI 对肝转移癌的准确率在 64%～100%，能发现小于 1cm 的病变，且软组织对比度高，没有 CT 人工造成的伪影现象。

【治疗】

转移性肝癌的治疗必须与原发病灶的治疗结合进行。对原发病能切除或已切除的患者情况较好。肝转移癌属于孤立结节或局限一叶、一段者，应积极采用根治性肝切除治疗。对于不能切除者，可采用靶向坏死疗法治疗、经皮肤高温射频治疗或微波治疗、栓塞进行肝动脉阻断和局部化疗、放疗等姑息性治疗措施。

1. 靶向坏死疗法治疗　转移性肝癌绝大多数肝内为多发性癌灶，因此手术切除率比较低，再加上多属于癌症晚期患者全身情况差，能耐受手术治疗患者不多。

笔者认为靶向采用坏死疗法治疗转移性肝癌应作为首选治疗方案。其对患者无创伤或微创伤，在超声导向引导下或在 CT 引导下直接将肿瘤灵 Ⅱ 号注射到癌灶内，将肿瘤杀死，可以达到手术切除肿瘤疗效，而没有手术对患者的创伤和风险，配合中药、放疗、化疗等综合治疗，可延长生存期，提高生活质量。

笔者观察 25 例原发性结直肠癌手术后肝转移的患者，采用靶向坏死疗法加化疗综合治疗有效率达 92%，其中 CR15 例，PR8 例。本组病例经 2 次坏死疗法治疗后 3 个月进行 B 超或 CT 复查，肝癌灶消失或有 2cm 左右纤维组织瘢痕阴影 15 例，肝癌灶缩小 60% 以上 8 例，肝癌灶无明显缩小 2 例。随访 1～3 年，生存 1 年 23 例，2 年 17 例，3 年 13 例。

适应证及治疗方法同肝细胞癌。多发转移肝癌灶要逐靶向坏死治疗、一次只能治疗两个癌灶。

2. 肝动脉阻断术和局部插管化疗　用肝动脉结扎术治疗不能切除的肝转移癌已有 30 多年历史，因可使肿瘤缺血坏死、缩小，使患者症状改善，收到良好的姑息性治疗效果。但鉴于结扎肝动脉近端，转移瘤的血供阻断不完全，而侧支循环则迅速恢复，致使疗效短暂。

由于全身全用化疗对转移性肝癌的缓解低（不超过 30%），而全身不良反应重，故较少采用。肝动脉结扎和肝动脉或门静脉插管灌注化疗联合使用，则有较好的疗效。近年，有全埋入式药往返输注装置做肝动脉或门静脉插管化疗，明显提高患者的生活质量，可避免导管引至腹腔外的各种并发症。其中行肝动脉插管栓塞化疗的效果较门静脉插管化疗更为明显，提示转移性肝癌在生长过程，门静脉不再提供其血供。

3．其他疗法　对于不能手术切除又无法做肝动脉阻断及肝动脉插管化疗者，可采用靶向坏死疗法治疗，并配合中药、免疫、放疗等姑息性综合治疗措施可改善症状，提高生活质量，延长生存期。

第15章　胰腺肿瘤

一、胰腺囊性肿瘤

胰腺囊性肿瘤分五类。

（一）先天性囊肿

先天性囊肿分为真性囊肿和假性囊肿两种，真性囊肿多为先天性。

1. 单个真性囊肿　多见于婴幼儿，有时也见于成人，多为单发和单房性，大小不一，偶为多房性，可发生在胰腺任何部位。囊壁由立方形柱状或复层鳞状上皮组成，有时混杂有胰腺细胞，囊内液体为透明或浑浊的黄色液体。淀粉酶含量高，较大囊肿可产生压迫症状导致患者就医。治疗方法以手术摘除为主。

2. 胰腺多囊性疾病　多见于胰腺的头、体部。直径为 0.5 ～ 3cm 大小不等的囊肿，囊壁有扁平或立方形上皮，囊壁组织中可发现腺泡。

(1) 胰腺囊性纤维化并发囊肿：胰腺为纤维组织所替代，腺泡呈微囊状，患者有胰腺外分泌功能障碍和糖尿病，胰腺组织中可发现直径 1 ～ 5cm 的囊肿。

(2) 胰腺多囊性疾病伴小脑肿瘤和视网膜血管瘤（Hippel-Lindau 病）：本病为染色体显性的家庭性遗传性疾病。患者的肾、肝和胰腺有多个囊肿，小脑囊肿或血管网状细胞瘤，以及视网膜血管瘤病。

(3) 胰腺囊肿伴多囊肾（Osathanondh-Potter 病，Ⅰ 或 Ⅱ 型）：Osathanondh-Potter 报道 Ⅰ 型为婴儿双侧多囊肾伴肝内胆管囊性增生和肺或胰腺多发囊肿。Ⅱ 型为一侧多囊肾伴胰腺多发囊肿。Ⅲ 型为双侧（偶尔为一侧）多囊肾，不伴胰腺或肾囊肿，偶尔伴肝内胆管囊肿。Ⅳ 型伴有尿道阻塞。治疗方法以手术摘除囊肿为主要治疗手段或部分胰腺切除。

（二）血管瘤样囊肿

血管瘤样囊肿极少见，直径 2 ～ 4cm，位于胰腺表面，囊内含有棕色液体。部分囊壁呈海绵样，并含有血液，囊壁由内皮细胞所组成，手术摘除囊肿可以治愈。

（三）增生性囊肿

增生性囊肿可分为两种类型，一种为多发性呈蜂窝状的小囊肿或较大的多房性囊肿，囊肿壁由扁平或立方形上皮细胞所组成，囊内液体透明而含有糖原，多不含有黏液，因而称为浆液性囊腺瘤。这种囊腺瘤是良性肿瘤。另一种囊肿其中含有黏液，囊壁由高柱状上皮细胞所组成，有时瘤细胞呈乳头状生长，有时细胞堆积隆起不与基底膜接触呈肿瘤样生长。这类黏液性囊肿可以是良性，但可以转化为恶性，若在多处囊壁采取标本做切片检查可发现一处呈良性病变，而另一处呈恶性病变。不论是浆液性囊肿还是黏液性囊肿，前者的囊壁有 40% 没有上皮细胞覆盖，后者有 70% 没有上皮细胞覆盖，若切取没有上皮细胞覆盖的囊壁切片病理检查易误诊为假性囊肿，而使外科医师施行错误的手术治疗方式。

1. 浆液性囊腺瘤　　发病年龄较高，大多在 60 岁以上，而很少在 30 岁以下发病。患者常无显著症状。囊肿增大时可产生压迫症状，上腹部不适，上腹部可以扪及肿块。肿块位于胰头者可压迫胆管而引起黄疸。

腹部 X 线片或 CT 扫描可发现 10% 的囊肿中央呈阳光四射钙化灶（sun burst calcification），此种钙化灶可视为浆液性囊腺瘤的特征。CT、B 超扫描可发现位于胰腺的囊性肿块，有时可发现囊肿呈分叶状并有实质性分部。选择性腹腔动脉造影发现囊肿区血管增多，较大的血管有被肿块推移的征象（较大的胰岛细胞瘤也有类似的征象），而导管癌或假性囊肿的肿块区则血管稀疏，此点可作为浆液性囊腺瘤与黏液性囊腺瘤或癌的区别。浆液性囊腺瘤可发生在胰腺的任何部位，但多见于胰头部。肿块由许多蜂窝状或分叶状的大小不等的小囊所组成，肉眼观察颇难将分叶状的浆液囊肿与黏液囊肿相鉴别。囊壁由立方形上皮组成，其中含有糖原而不含黏液，这点具有重要的鉴别意义。

治疗：因为浆液性囊腺瘤为良性，肿块经手术切除后可以治愈，也可采用靶向坏死疗法治疗，效果满意。

2. 黏液性囊性肿瘤和囊腺癌　　黏液性囊性肿瘤以往称黏液囊腺瘤，由于本病在囊壁的某些部分为良性腺瘤而另外一些部分又为腺癌而未被检出，或原本就为腺瘤由于时间的推移而转化为腺癌，故现在将本病称为黏液性囊性肿瘤。本病好发于 40—60 岁的女性，男性患者的发病年龄较高，囊腺癌患者的平均年龄高于良性囊腺瘤。患者的一般情况较好，主要症状为上腹闷胀不适，有时出现可推动的肿块。本病好发在胰腺的体尾部，偶见于胰头部。

B 超或 CT 扫描可检出囊内呈复杂的高回声和高密度，并有实质性部分，3% 的囊壁有局限性的钙化灶。血清和囊液中 CEA 或 CA19-9 增高则为黏液性囊腺癌。

黏液性囊性肿瘤和囊腺癌的直径为 2～19cm，大体呈不规则圆形或分叶状，有明显的包膜，表面常有扩张迂曲的血管。囊壁上可附有小囊腔，其中有分隔，囊腔中含有似蛋清样较黏稠而浑浊的黏液，有的囊液呈棕色或血性。切片染色可见细胞内外均有黏液而不含糖原。囊壁由高柱状上皮组成，有的呈乳头状排列。若有不典型上皮细胞、核分裂细胞或癌细胞则可确诊为黏液性囊胰癌，然而囊壁的 70% 可为没有上皮细胞的裸区。因此，要在多处切除囊壁做病理检查，甚至将切下的整个标本做切片检查才能确诊。有的黏液性囊腺癌发展比较缓慢，恶性程度较低，到晚期才发生转移，这种囊腺癌手术切除率高，肿瘤切除后患者可治愈。而另一种黏液性囊腺癌则发展迅速，患者就诊时已有局部、腹膜或远处转移，预后较差。

治疗：胰腺黏液性囊性肿瘤和黏液性囊腺癌的治疗是将含有肿瘤的胰腺组织完全彻底地切除（胰十二指肠、胰体尾部或全胰切除）。

（四）潴留性囊肿

潴留性囊肿是由于胰腺慢性炎症，胰腺结石或肿瘤压迫等原因，引起胰腺导管梗阻，胰腺分泌液排泄不畅或受阻，胰腺导管扩张膨大形成囊肿。囊壁为扩张的胰腺导管，囊肿腔内充满胰腺分泌液体。

一般多发生在胰腺体部和尾部，随着囊肿增大引起腹胀、腹痛、腹部包块，由于胰腺分泌液进入肠道减少，可引起食欲缺乏、腹胀、腹泻等消化不良症状。

B 超或 CT 检查，可了解胰腺囊肿大小、位置、数目与邻近器官关系。B 超显示椭圆形无回声液性暗区，边缘整齐，CT 扫描可见椭圆形边缘整齐低密度区、增强扫描囊腔内不强化。

治疗：有胰尾部可做胰尾切除，在胰体部可做内引流手术。囊肿在胰尾部采用靶向坏死疗法治疗效果较好。

（五）假囊肿

假囊肿多因急性胰腺炎或腹部外伤处引起胰液外渗或外漏，致周围纤维组织增生包裹而形成囊肿，囊壁内无上皮细胞覆盖故称假囊肿，假囊肿的部分壁与胰腺相连，囊壁其他部分可与胰腺周围器官相连，如胃、横结肠，有关韧带及系膜相连。囊腔含有蛋白质、炎性细胞、纤维素，含淀粉酶量高。

患者多有急性胰腺炎或外伤史，潜伏期十几日致数月不等，上腹部疼痛，由间歇性疼痛转为持续性疼痛，并放射左肩及背部疼痛，出现腹部肿块，肿块进行性增大，中上腹部可扪及包块，包块呈圆形或卵圆形，有腹肌紧张感，囊肿出现感染时腹痛加重，发热等症状，约有 10% 病例可出现黄疸，系胆总管受压引起梗阻性黄疸。

1. B 超 CT 检查　可了解囊肿大小、位置与周围邻近组织之间的关系。B 超显示椭圆形，无回声液性暗区，边界清楚。CT 扫描显示低密度影，强化扫描囊肿内不增强。

2. 治疗　假囊肿手术完全切除很困难，多作内引流手术治疗。采用靶向坏死疗法治疗效果满意。

(1) 靶向坏死疗法治疗的适应证

① 先天性胰腺囊肿。

② 浆液性胰腺囊肿。

③ 假囊肿。

④ 黏液性囊肿或囊腺癌患者不愿手术治疗或不能耐受手术者。

⑤ 患者伴有心、肝、肺、肾等脏器严重疾病不能手术者或有手术禁忌证者。

⑥ 囊肿直径在 5cm 以上者。

⑦ 单发性囊肿或囊肿数目不超过 3 个者。

(2) 术前准备

① 常规血液检查，血小板和出凝血时间，必要时测定凝血酶原时间。

② 常规肝功能检查，CEA、CA19-9。

③ 胰腺 CT 检查，明确囊肿位置、大小、数目。

④ 术前禁食 8 ～ 12h。

⑤ 腹胀者，先用消导药或清洁灌肠。

⑥ 术前禁食 12 ～ 24h。

(3) B 超引导穿刺方法

① 患者取仰卧位，B 超探查腹腔，了解胰腺囊肿大小、位置及与周围邻近器官关系，启动穿刺引导键，穿刺引导线最好不要经过其他脏器（如不能避开胃或肠管，也可用细针穿刺可以经过胃或肠管），确定穿刺点后皮肤用 2% 甲紫做标记。

② 局部常规消毒，铺消毒巾，戴消毒手套，穿刺点用 0.5% 利多卡因溶液局部在皮肤、皮下浸润麻醉至腹膜外。

③ 换带穿刺架消毒探头，再次探查腹腔胰腺囊肿位置，当穿刺引导线穿过囊肿中心时，测量囊肿与皮肤距离，并固定压紧探头，术者用细长 7 号针经穿刺引导槽穿刺到皮肤、皮下、腹壁肌肉、腹膜至腹腔内（有突空感），再穿刺到囊肿内，全程实时观察进针针尖显示，在 B 超显示屏上见囊肿液性暗区内有强回声针尖影，拔出针芯见有液体流出，接注射器抽尽囊腔内液体，并记录量，送病理化验检验，显示屏上见囊肿内液性暗区消失，注射肿瘤灵 II 号药液于囊腔内，显示屏上见囊腔内注射高浓度药物后，回声增强影。

④ 注射完毕拔出针后针孔用消毒棉球压迫数分钟。

⑤ 患者平卧 4h，观察有无并发症发生。

(4) CT 引导穿刺方法

① 根据病史检查影像资料，了解囊肿大小、部位，在胰腺内或在胰腺外与周围邻近组织之间的关系，制定治疗计划，选择穿刺路径、穿刺点。

② 患者取仰卧体位，腰部垫枕，CT 扫描了解病灶大小、位置与周围邻近组织之间关系，选择进针点和穿刺路径，穿刺点附近放栅栏定位器，用胶布固定在皮肤上，CT 扫描确定穿刺路径，确定穿刺点，并测量穿刺点与病灶之间距离，移去栅栏定位器，在穿刺点用 2% 甲紫做好标记。

③ 局部消毒，穿刺点用 1% 利多卡因局部浸润麻醉，穿刺点进针，垂直经皮肤、皮下、腹壁肌层，进入腹腔，再经过肠道到达胰腺病灶处，CT 扫描见针尖强影在病灶中心。注意：CT 扫描针尖与病灶之间距离及位置有无偏移到达病灶中心。

④ 拔出穿刺针芯，接注射器抽出囊肿内液体，并记抽出液体量（留送化验）液体抽尽后，换注射器注射肿瘤灵 II 号药液，注射完毕后拔出针，针孔用消毒纱布压迫数分钟，并用胶布固定纱布。

⑤ 患者平卧 6h，禁食 24h，观察有无并发症发生。

(5) 注意事项

① 胰腺是后腹膜脏器，经腹部进针路线很难避开胃肠道，因此术前必须禁食 24h，清洁灌肠。

② 穿刺要避开大血管如腹主动脉，肠系膜动脉等重要血管。

③ 因穿刺针要经过肠管避免引起术后肠漏，一定选择用细针穿刺，针粗不能超过 9 号穿刺针。

④ 术后用抗生素和抑制胰腺分泌药物 3 ～ 5d。

用药量：肿瘤灵 Ⅱ 号用药量是囊肿体积的 1/6 ～ 1/5。1 ～ 2 周后可作第 2 次治疗，一般 2 ～ 3 次为 1 个疗程。

（6）术后处理

① 由于肿瘤灵药液作用机制是引起囊肿壁无菌性炎性坏死，当囊肿壁无菌性炎性坏死后，囊肿壁渗透性增高，少量肿瘤灵药液外渗会刺激囊壁周围胰腺组织引起胰腺无菌性炎症，因此术后用阿托品 0.5mg，每日 3 ～ 4 次，肌内注射，抑制胰腺分泌。地塞米松 1.5mg，每日 2 ～ 3 次，口服或静脉滴注氢化可的松，减少无菌性炎症反应。

② 术后用抗生素 3d 预防感染。

③ 术后禁食 1d 观察腹痛情况，防止细针穿刺路径中经过胃肠道，使胃肠道休息有利针孔闭合，防止针孔漏出消化液于腹腔中引起腹膜炎。

④ 穿刺路径的选择应离穿刺灶最近，并经过一段正常胰腺组织，并能避开大血管。

二、胰腺癌

胰腺癌是指发生于胰腺外分泌系统的恶性肿瘤。在胰腺恶性肿瘤中，还有胰腺肉瘤。胰腺癌是全身消化系统恶性肿瘤中较常见的一种，多数资料报道其占消化道恶性肿瘤的 8% ～ 10%，占全身恶性肿瘤的 1% ～ 2%，近年来胰腺癌发病率有增加的趋势。在欧美多数国家中，胰腺癌的发病率每年为 9 ～ 10/10 万人口，据美国 1988 年统计胰腺瘤占恶性肿瘤死亡第四位，发病率逐年增加。在我国上海市、天津市统计胰腺癌 15 年前胰腺瘤死亡占癌症死亡第十位，近年来上升到第五位。发病率中有逐年上升的趋势。有人认为胰腺癌发病率增加的速度仅次于肺癌，其增加速度约为每 10 年增加 15%。胰腺癌多见于男性，男女发病之比为 1.6 ∶ 1，胰腺癌的发病与年龄有一定关系，40 岁以下者少见，60 岁以上为发病高峰，75 岁以上男性胰腺癌发病率较一般人群高 8 ～ 10 倍。胰腺癌特点是病程短，进展快，死亡率高，中位生存期 6 个月左右。

【病因】

胰腺癌的病因不明了，但认为某些危险因素可能与胰腺癌发生有关。

1. 慢性胰腺炎　慢性胰腺炎常和胰腺癌同时存在，1950 年 Mikal 报道 100 例胰腺癌尸体解剖中，49% 在显微镜下有慢性胰腺炎表现，84% 有胰腺间质纤维化。有人认为伴有陈旧性钙化的慢性胰腺炎，其钙化灶可能有致癌作用。由于胰腺炎的存在可激发胰腺组织的增生，进而演变成胰腺癌。

2. 糖尿病　有文献报道，糖尿病患胰腺癌者比一般人群多 2 倍。认为对中年患者、无糖尿病家族病史、新近发生糖尿病，或原有糖尿病已被控制而突然表现病情不稳定者，要提高对胰腺癌的警惕性。胰腺癌患者中 5%～20% 伴有糖尿病，可能糖尿病是胰腺癌的诱发因素。1954 年 Sommer 报道，有 28% 的糖尿病患者有胰管增生，而对照组只有 9% 有胰管增生，他设想是在胰管增生的基础上发生癌变的。

3. 胆汁中的致癌因素　多年来有人认为胆汁中含有致癌因素。因胆汁可以流入胰腺管，而胰腺组织较胆管对致癌因素更为敏感，所以胰腺癌远较胆管癌多见。在胰腺癌中，接触胆汁更多的胰头部分，癌发生率更高，而胰腺癌又多起源于导管而非腺泡，也说明胆汁中的致癌因素与胰腺癌发生有关。

4. 其他因素　日本研究认为，在日本胰腺发病率的增加与食用西方化饮食有联系，高脂肪、高动物蛋白饮食需要大量胰腺消化酶来消化高脂肪、高蛋白，增加胰腺负担，促进腺液分泌，可促使胰腺慢性增生，并伴有细胞更新的增加，以致对致癌物质的敏感性增加，最终导致一部分人发生胰腺癌。一些报道认为吸烟者胰腺癌的发病率较不吸烟者高 2 倍，而且患胰腺癌的危险性与吸烟数量成正比。

【病理】

胰腺癌浸润性强，并通过胰腺淋巴管扩散至胰腺内胆总管下端，神经组织、静脉、淋巴结和邻近脏器。胰腺癌中的 65%～75% 好发于胰头和钩突部，其次位于体、尾部。患者就诊时，胰头癌的大小平均已达 5cm 直径，体尾癌达 10cm 直径。其中仅 14% 的癌肿尚局限于胰腺内，21% 已有相关淋巴结转移，65% 的病变侵犯邻近脏器或已发生远处（肝和腹膜）转移。

【组织学分类】

一般来说，胰腺癌分为来源于导管上皮的腺癌和来源于腺泡的腺癌两种组织学类型，前者约占 90%，后者约占 10%。

Frantz 于 1959 年将发生于导管上皮的腺癌分为小导管型和大导管型，同时进一步把小导管型腺癌分为分化差的腺癌和黏液癌两种。小导管型腺癌常为硬癌，大导管型腺癌分为乳头状腺癌、黏液上皮样腺癌、鳞状细胞癌及囊腺癌等 4 种组织类型。

1. 光镜下各型胰腺癌的形态学特点

(1) 导管腺癌：癌细胞多为柱状或立方形，核染色淡而核仁明显，由一层或数层癌细胞排列成不规则的导管或腺样结构，分化较差者仅仅构成癌细胞团块，周围可有多量致密的纤维基质，呈硬癌表现。

(2) 腺泡细胞腺癌：癌细胞较小，多为球状或多面形，核染色深而核仁不明显，胞质淡，细胞内含有酶原颗粒。癌细胞堆积呈不规则腺泡状，细胞巢中有小的腺腔，略呈分叶结构，因纤维基质较少，质地较软。

(3) 鳞状细胞癌：可能是由导管上皮细胞化生而来，特点是部分腺癌癌巢内有鳞状细胞癌的结构，甚至可见角化珠。

2. 转移途径　淋巴转移、直接蔓延、沿神经鞘（腹膜后神经丛）转移、腹膜种植转移。

【症状】

胰腺癌早期多无症状，有人统计，确诊前有症状的时间平均只有 4 个月，而从出现症状到死亡的时间平均为 8.3 个月。胰腺癌出现症状时，常已到晚期，症状在 3 个月以内者，根治手术切除率为 43%。尽管如此，从一些非特异性症状和体征中，认识胰腺癌的细微特点，可能有助于胰腺癌的早期诊断。

1. 腹痛　多数胰腺癌患者常有腹痛。腹痛为首发症状者占 50% ～ 80%，特别是以往认为胰头癌的特点是无痛性黄疸的说法是不符合实际情况的，胰头癌有腹痛者可占 70%，而体尾部癌腹痛者占 80% 以上。有文献指出，在病程中出现腹痛者占 75% ～ 90%，说明胰腺癌患者一旦出现腹痛症状，也可能说明其病情已不是早期。胰腺癌腹痛的特点是中上腹部痛，胰头癌如有腹痛多在右上腹，胰体尾癌腹痛多在左上腹部。疼痛的性质不尽一致，可为钻痛、钝痛及绞痛，难以忍受，多为进行性疼痛。疼痛可向腰背部放射，胰头部癌向后腰背放射者为 15% ～ 60%，而体尾部癌呈放射痛者较多。胰头癌腹痛多在进食后加重，而胰体尾癌之腹痛与进食无关。疼痛在夜间加重，平卧与脊柱伸展时加重，故患者常采取下蹲位或双手抱膝并向前弯腰等体位。腹痛可能与下列因素有关，一是胰胆管内压增高及扩张，以及强烈地蠕动和收缩刺激内脏神经；二是肿块或转移淋巴结压迫腹腔神经丛；三是合并或继发胰腺、胆系的慢性炎症；四是胰头癌的腹痛多在饭后，可能为油腻饮食诱发。

2. 黄疸　是多数胰腺癌患者的主要表现，但作为首发症状者仅占 10% ～ 30%，也有资料报道约 1/3 的患者黄疸为最初症状，在病程中不同时期出现黄疸者占 90%，黄疸出现和癌肿在胰腺中的位置有关，胰头癌出现黄疸者占 70%，胰体尾癌出现黄疸者占 25%；黄疸多在腹痛之后出现，60% ～ 70% 患者的黄疸在其发生腹痛 3 个月以后出现。伴随黄疸的同时患者可出现瘙痒、尿茶红色、大便色浅甚至呈典型的陶土样大便，10% 的患者在疾病早期，其黄疸程度可有自发性波动，这可能与胆管内压的变化及水肿消退、癌组织脱落等有关，但一般黄疸一出现即呈进行性加重。黄疸出现伴有腹痛者较多。

3. 消化道其他症状　胰腺癌常有不同程度的消化道症状，如食欲缺乏、恶心、呕吐、便秘或腹泻、消化道出血、呕血及黑粪等。胆总管下端及胰腺导管被肿瘤阻塞，胆汁、胰液不能进入十二指肠，癌肿引起或同时存在胰腺炎，使胰腺外分泌腺功能不良；肿瘤侵入或压迫十二指肠、胃等，必然引起多数患者食欲缺乏，少数患者恶心、呕吐及腹泻；胰腺癌肿侵及邻近的空腔脏器，如胃、十二指肠，可引起消化道出血；癌瘤栓塞脾动脉及门静脉后，可引起门脉高压症而导致食管、胃底曲张的静脉破裂大出血。

4. 体重减轻　在消化道恶性肿瘤中，胰腺癌造成的体重减轻更为突出，发病后短期内即出现明显消瘦，体重减轻可达 30kg 以上。疾病早期出现进行体重下降，其下降程度的显著和迅速，在所有消化道疾病中占首位。一些患者在其他症状没有出现前，首先表现为进行性消瘦。体重下降的原因与食欲缺乏、进食减少或因腹痛不愿进食及胰腺外分泌功能不良而影响消化吸收有一定的关系。

5．精神症状　恶性肿瘤患者往往有郁闷、急躁、焦虑、失眠、失去信心等精神情绪变化，而胰腺癌的症状较其他恶性肿瘤表现更为明显，且常有自觉身患重病感。

【诊断】

1．实验室检查

(1) 核糖酸胰腺同工酶、胰腺癌敏感性为 79%，特异性为 90%。

(2) 半乳糖转移酶同工酶 – Ⅱ（galactosyl transferase isoenzyme Ⅱ，GT– Ⅱ）：是恶性肿瘤较为特异的酶标记物，消化道恶性肿瘤 GT– Ⅱ的阳性率较其他部位恶性肿瘤更高。对胰腺癌的敏感性为 67.2%，特异性为 98.2%。

(3) 血清胆红素：黄疸患者的血清胆红素约为 256.5μmol/L（正常为 25mg/dl），高于慢性胰腺炎、胆石症所致的胆管梗阻，后两者大多在 68.4 ～ 85.5μmol/L（10mg/dl）。血清胆红素 > 256.5μmol/L 时应考虑为患癌症所致的梗阻。

(4) 碱性磷酸酶：血中含量往往大于正常值的 5 ～ 7 倍或更高。

(5) 血糖：部分患者空腹血糖升高，大于 7.2μmol/L，糖耐量试验呈糖尿病曲线。

(6) 淀粉酶：早期胰腺癌在胰管开始梗阻阶段，血、尿淀粉酶可有一过性增高，甚至发生急性胰腺炎。后期因胰管长期梗阻致胰腺组织萎缩，血、尿淀粉酶多不升高。

(7) 胰腺癌标记物

① CA19-9：是一种胰腺癌的主要标记物，胃癌及其他癌也可呈阳性反应，血清值的上限为 37U/ml。它区分胰腺癌和慢性胰腺炎的敏感性和特异性分别为 85% 和 90%。患者胰液中的含量也升高，胰腺癌的平均值为（1676.3 ± 3877.6）U/ml。慢性胰腺炎则为（22 ± 36.4）U/ml。胰腺癌切除后，血清中含量也随之降低，复发时再度升高。

② 癌胚抗原（CEA）：30% 的胰腺癌患者血中 CEA 含量超过 10ng/ml，肿瘤增大或扩散，CEA 含量随之升高，肿瘤切除后可降至正常，肿瘤复发时可再度升高。在对照组、胰腺炎和胰腺癌三组胰液中 CEA 含量的均值分别为 8.1ng/ml、18.6ng/ml 和 309ng/ml。胰腺癌患者胰液中 CEA 含量均不低于 30ng/ml。

③ 胰癌胚胎抗原（pancreatic oncofetal antigen, POA）：POA 的特异性不高。肺癌、胃癌、结肠癌、胰腺癌、胰腺炎甚至正常人血中的 POA 含量都可升高，若与 CEA、AFP 共同检测，可增加诊断的准确性。POA 含量与胰癌的范围和大小相关，也可用来监测胰腺癌的治疗效果。POA > 1500U 时，胰腺癌的阳性率可达 81%。

④ CA125：是卵巢癌相关糖蛋白抗原，也可见于胰腺癌，阳性率为 75%。

⑤ PCAA：胰腺癌相关抗原、胰腺癌阳性率为 67%，分化高胰腺癌阳性率高于低分化胰腺癌。

⑥ TPA：组织多肽抗原，主要反映肿瘤增殖而非肿瘤负荷。

⑦ CH242：是一种肿瘤相关糖链抗原，胰腺癌时阳性率约为 70%。

⑧ CH50：是肿瘤相关糖类抗原，多见于胰腺癌和大肠癌细胞内。

2. 影像诊断

(1) B 超扫描：是胰腺疾病的首选检查方法。正常胰头部的前后径不超过 3cm，胰体尾部不超过 2cm。若发现腺体增大，外形不规则，胰管扩张同时又见肝内、外胆管扩张、胆囊肿大，应怀疑患有壶腹周围肿瘤。其敏感性为 55% ～ 94%，特异性为 78% ～ 96%。主要的缺点是易受肥胖和胃肠道内气体等因素的干扰。

(2) CT 扫描：是显示胰腺组织有无异常并具有高度可靠性的检查方法。经内镜逆行胰胆管造影（ERCP）将造影剂注入胰管后 CT 扫描，或经静脉注射对比剂后专门对胰腺区域行体层小距离的动态扫描。可发现直径为 1cm 的小肿瘤，CT 影像表现为胰腺增大、轮廓不规则、缺损、病变区密度不均匀，常为低密度，也可表现为高密度。胰头癌能发现胰腺管、胆管扩张、胆囊肿大，体尾部癌往往有脾肿大，并可发现门静脉、下腔静脉、肠系膜上动脉被压、推移、浸润，以及肝内转移和淋巴结转移、胰周围脂肪浸润等征象。有的胰腺肿块不易与慢性胰腺炎区别。

(3) 内镜逆行胰胆管造影（ERCP）：胰腺癌的主胰管造影表现为狭窄、管壁僵硬、扩张、中断、移位、不显影或造影剂排空延迟等。经内镜可直接观察至十二指肠乳头区、进行活检，并能收集胰液进行细胞学、生化和酶学检查。ERCP 诊断胰腺癌的准确率较高，其敏感性接近 95%，特异性为 85%，但有时难以与慢性胰腺炎相区别，假阳性可达 21%。

(4) 血管造影检查：经股动脉选择肠系膜上动脉、腹腔动脉造影，或选择性动脉造影可以判断胰腺肿瘤的部位、大小、浸润范围及肝内有无转移灶等征象，从而确定手术切除的可能性和手术方式。动脉期肿块局限于胰腺内者手术多能切除，若有动脉狭窄、受压、移位、变细、阻断，说明癌肿已向胰外浸润。由于胰腺癌是缺血性肿瘤，毛细血管期的表现是在肿块区出现与之相一致的缺血区。静脉期的表现主要是门 – 肠系膜上静脉、脾静脉受压、移位、狭窄、阻断等。较大血管有明确的癌侵犯征象，说明胰腺癌已失去了手术切除的机会。

(5) 细胞学检查：① 经内镜插入胰管，静脉注射胰腺泌素后采集胰液，离心、沉淀、涂片做细胞学检查，查见胰癌细胞的阳性率为 86%。② 细针穿刺抽吸做细胞学检查，用 0.7 ～ 0.9mm 直径的带芯细穿刺针在 B 超指引下定位，穿刺点局麻，经皮、腹腔垂直刺入肿块内，抽掉针芯，接上注射器，在肿块内用负压上下旋转穿刺抽吸 3 ～ 4 次，解除负压，拔针将抽吸物涂片染色，病理细胞学检查，阳性率达 87% ～ 100%，是一项简便易行、快速安全的方法。

【分期】

国际抗癌联盟（UICC）1992 年制定临床分期如下。

T_X：原发肿瘤不能确定。

T_0：未发现原发肿瘤。

T_1：肿瘤局限于胰腺。

T_{1a}：肿瘤直径 ≤ 2cm。

T_{1b}：肿瘤直径 > 2cm。

T_2: 肿瘤侵犯十二指肠、胆管或胰腺周围组织。

T_3: 肿瘤侵犯胃、脾结肠或邻近大血管。

N_0: 无区域淋巴结转移。

N_1: 有区域淋巴结转移。

M_0: 肿瘤无远处转移。

M_1: 肿瘤有远处转移。

临床分期

Ⅰ期: T_1 或 T_2, N_0, M_0。

Ⅱ期: T_3, N_0, M_0。

Ⅲ期: 任何 T, N_1, M_0。

Ⅳ期: 任何 T, 任何 N, M_1。

【治疗】

胰腺癌的治疗目前尚无大的进展，主要是手术、化疗、放疗等综合治疗。

1. 靶向坏死疗法治疗 胰腺癌大多数确诊时已是晚期，大部分患者已失去手术治疗机会，由于晚期胰腺癌局部和全身转移，腹部及腰背部疼痛严重，身体情况差，对化疗耐受性差，因此采用靶向坏死疗法治疗能起到减少瘤荷、减轻症状、提高生活质量、延长生存期效果。在术中见胰腺癌组织转移不能切除，可直接注射肿瘤灵Ⅱ号药液将癌组织杀死或通过超声导向或 CT 将肿瘤灵Ⅱ号药液注射到胰腺癌组织内将肿瘤杀死，达到消灭肿瘤或消灭大部分肿瘤细胞，减轻瘤荷、改善机体情况，有利于采用化疗、中药综合治疗。肿瘤灵注射到癌组织内，使癌细胞发生无菌性炎性坏死，大部分癌细胞死亡，残存的癌灶充血水肿变性，对化疗药物敏感性提高，起到对化疗药物、放疗增敏作用。靶向坏死疗法在短时间内使肿瘤细胞大量死亡，激发处于静止期癌细胞增生，代偿性进入分裂周期，有利于化疗药物发挥细胞毒效应杀灭癌细胞。靶向坏死疗法治疗后肿瘤细胞被杀死或大部分肿瘤细胞被杀死，达到消灭肿瘤细胞或减轻瘤荷作用，肿瘤细胞释放免疫抑制因子减少或没有，增强或激发机体免疫反应能力的恢复，同时死亡肿瘤细胞所含有特异性和非特异性抗原成分，能刺激机体免疫系统，产生特异性和非特异性抗体，增强机体抗肿瘤免疫能力，改善患者全身情况，促进患者康复。坏死疗法药物对人体无毒副作用，对造血功能无抑制作用，也没有手术对人体的损伤，所以靶向坏死疗法适合晚期胰腺癌患者姑息治疗。

(1) 适应证

① 术中发现胰腺癌侵犯周围组织及器官，手术无法切除者。

② 胰腺癌术前检查发现局部和全身转移者。

③ 胰腺癌晚期伴有剧烈腹痛和腰痛者。

④ 全身情况差，年龄大或心、肺、肝、肾等疾病脏器不能手术者。

⑤ 胰腺癌患者不愿手术治疗者。

(2) 术前准备

① 常规血液检查，血小板和出凝血时间，必要时测凝血酶原时间。

② 向患者和家属说明靶向坏死疗法治疗肿瘤原理、方法、疗效及注意事项。

③ 术前禁食 12h，排空大便或清洁灌肠，排出肠道气体和粪便，有助于 B 超导向治疗时能看清楚穿刺针尖强回声方向和实时显像穿刺全过程。

④ 术前 CT 检查明确肿瘤大小及周围邻近脏器侵犯受累情况。

⑤ 术前半小时苯巴比妥钠 0.1g 及阿托品 0.5mg 肌内注射。

(3) B 超引导治疗方法：一般采用 22 ～ 23G（7 ～ 8 号针）带针芯细长针穿刺。

① 患者取平卧位，腰部垫枕，先用普通 B 超探头探查腹腔及胰腺癌病变大小范围，与周围组织关系，初步确定穿刺部位及路径，一般穿刺路径最好不要通过脏器和血管，但胰腺在胃的后方，腹部用细针穿刺时可经过胃肠道到达胰腺。

② 常规穿刺部位消毒，铺消毒巾，术者戴消毒手套，换带穿刺架消毒探头，启动穿刺引导键，再次探查胰腺显示穿刺胰腺癌病灶，确定穿刺点，进针路径及深度，用 2% 甲紫在皮肤上做标记，穿刺点局部用 1% 利多卡因溶液浸润麻醉。

③ 启动穿刺引导键，见穿刺引导线在胰腺癌灶中心处，固定好并压紧探头，并测量其深度，遂将穿刺针沿探头引导槽穿进皮肤、皮下、腹壁肌肉，在显示屏上可见到针尖强回声影，继续进针，嘱患者浅呼吸，针进入腹腔后，有突空感，注意在显示屏上观察针尖前进方向，当针尖强回声影在胰腺癌中心处（进入肿瘤组织有坚实感），即拔出针芯，接注射器缓慢注射肿瘤灵Ⅱ号药液，高浓度药液进入癌肿组织内，显示屏上回声增强药液影逐渐由肿瘤中心向周边扩散，当增强回声影扩散到癌组织边缘后，即停止注药，拔出穿刺针，针孔处用消毒纱布压迫数分钟。

④ 平卧 4h，观察有无并发症发生，禁食 24h。

(4) CT 引导治疗方法

① 根据病史，检查影像资料，了解胰腺癌的大小、位置与邻近组织之间关系，制定治疗计划，选择穿刺路径、穿刺点。

② 患者仰卧位，腰部垫枕，CT 扫描了解病灶位置、大小与周围邻近组织之间关系，选择进针点，穿刺路径，在皮肤上放栅格定位器，并用胶布固定，启动 CT 扫描，确定穿刺路径、穿刺点，并测量穿刺点与病灶之间的距离，移去栅格定位器，穿刺点用 2% 甲紫做好标记。

③ 局部消毒，穿刺点局部用 1% 利多卡因浸润麻醉，穿刺针垂直经穿刺点皮肤依次穿刺进入皮肤、皮下、腹壁肌肉层、腹膜进入腹腔，CT 扫描，观察针尖与病灶之间的距离及位置有无偏移，关闭 CT，术者再进针，经过肠管至胰腺病灶处（有坚韧感），启动 CT 扫描见针尖强影在病灶中心。

④ 拔出穿刺针针芯，接注射器，注射肿瘤灵Ⅱ号药液，注射完毕后，拔出穿刺针，针孔用消毒纱布压迫数分钟，并用胶布固定纱布。

⑤ 患者平卧 4h，禁食 24h，观察有无并发症发生。

1 周后做第 2 次治疗，一般 2 ～ 3 次为 1 个疗程。

肿瘤灵 Ⅱ 号用药量是肿瘤体积的 1/5 ～ 1/4（计算恶性肿瘤体积时，应增加肿瘤直径 0.5 ～ 1cm，使药液超过肿瘤边缘 1cm）。

如手术时发现胰腺癌不能切除，即用细针穿刺到肿瘤内，直接将肿瘤灵 Ⅱ 号药液注射到癌组织内，药量适当增加，使肿瘤边缘变灰白色，如胰腺癌体积较大，可多点注射，药液在肿瘤内分布均匀，最好一次达到肿瘤完全坏死目的。

(5) 术后处理

① 术后平卧 4h，观察血压、脉搏、呼吸及腹部情况，术后禁食 24h。

② 胰腺癌治疗后发生无菌性炎性坏死，胰腺充血水肿发生无菌性胰腺炎引起腹痛，用地塞米松 1.5mg，每日 2 ～ 3 次，口服，减少无菌性炎症反应或用止痛药。用阿托品 0.5mg，肌内注射，每日 3 ～ 4 次，抑制胰腺分泌，减少无菌性胰腺炎反应。

③ 术后由于胰腺癌组织坏死伴有 38 ～ 39℃一过性发热，可用退热药及对症支持处理。

④ 术后用抗生素 1 周，预防感染。

(6) 注意事项

① 胰腺位置在后腹膜，胃结肠后方，进针路径很难避开肠管，因此术前必须做好胃肠道准备。

② 穿刺过程中应在 B 超显示屏或 CT 监视针尖进针方向。

③ 进针路径必须避开大血管。如腹主动脉，下腔静脉，肠系膜上动脉等重要血管。

④ 穿刺针要经肠管必须选择用细针穿刺，避免引起肠内容物外渗，引起腹膜炎。

⑤ 穿刺到肿瘤内如需做针吸细胞学检查，将空针抽成负压，在肿瘤内不同方向来回穿刺 3 ～ 4 次，移去负压，拔出穿刺针，将穿刺物推至玻片上涂匀送病理细胞学检查，再行超声或 CT 导向穿刺到肿瘤内注药治疗。

(7) 并发症

① 腹腔出血：很少发生，用细针穿刺出血多不严重，可局部腹部加压促进针孔处血凝达止血目的。

② 胰腺炎：靶向坏死治疗胰腺癌发生无菌性炎症坏死，炎症扩散到邻近胰腺组织激发引起无菌性胰腺炎，一般多不严重，按胰腺炎治疗处理。

③ 腹膜炎：极少发生，细针穿刺经胃或肠到达胰腺癌，因为经胃肠穿刺针孔小，胃肠内容液渗出不多，禁食或胃肠减压保守治疗多能好转。

2. 化疗 胰腺癌的手术切除率低（30% 以下），术后 5 年生存率低（5% ～ 15%），就诊患者多属晚期有全身转移，胰腺癌对放疗不敏感，因此，化学药物治疗是治疗胰腺癌重要方法。化疗后有 30% ～ 50% 的疼痛可以缓解，患者多有恶病质、营养状态欠佳、有黄疸、对化疗的耐受性较差。单用一种药物有较好效果的有氟尿嘧啶，剂量为 15mg/kg，每天静脉注射 1 次，共 5d，每 4 周重复 1 个疗程。术中经胃网膜右动脉插管入胃十二指肠动脉，或术后经股动脉插管入腹腔动脉，注入抗癌药物行区域性化疗。多柔比星 20mg 或甲氨蝶呤 10 ～ 100mg，含血管紧张素 Ⅱ 注药可获得一定疗效。

鉴于胰癌组织中血管较正常组织中稀疏，每分钟血流量平均为（22.9±17.4）ml/100g；正常组织每分钟则为（66.1±30.6）ml/100g；为癌组织的 3 倍（氢气廓清法）。胰癌组织中血管含平滑肌和肾上腺素能神经纤维少于正常组织。Ohigashi 发现化疗药液中加入血管紧张素Ⅱ，可减少正常组织中的药液灌注，从而增大胰腺癌中化疗药物的灌注量，这样便解决了胰癌中化疗药物较正常组织中含量少的问题。

Miura 认为选动脉插管化疗能使癌灶变性坏死、癌标记物含量下降、疼痛有所缓解，近年来化疗加上胰腺区域性微波热疗，能增加化疗敏感性和疗效，显著地改善症状。

联合化疗如下。

（1）SMF 方案：STT 1.0/m²，静脉滴注第 1、8、29、36 日＋MMC 10mg/m² 静脉滴注，第 1、8、29、36 日每 8 周为 1 个疗程，近期疗效在 45%，其后重复使用疗效在 30%～35%。

（2）FAMMe 方案 5-FU 300～750mg/m²，静脉滴注，第 1、8、29、36 日＋ADM 15～37.5mg/m²，静脉滴注，第 1、29 日＋MMC 5～10mg/m²，静脉滴注第 1 日＋Me-CCUN 50～125mg/m² 口服，第 1 日，每 8 周重复。

（3）DDP/GEM 方案：连续静脉滴注每周方案治疗晚期或转移性胰腺癌，DDP 25mg/m²，静脉滴注 1h 第 1～8 日＋GEM 1000mg/m² 静脉滴注 30min，第 1、8 日，21d 为 1 个周期，有效率 20%。

（4）GEM 合并放疗方案治疗晚期或复发性胰腺癌，诱导化疗 GEM1000mg/m² 第 18 日、28d 为 1 个周期，×2 个周期放疗 1.8Gy/ 日 ×5 日 / 周，总量 45～55.8Gy，+5 放疗同时给 GEM 500mg/m²，静脉滴注，每周 1 次 ×5～6 周放疗结束后再给 GEM 2 个周期，有效 35.7%，中位生存期 17.3 个月，12 个月生存期 60%，2 年生存期 25%。

3. 中医治疗　胰腺癌大多数就诊时已是晚期，失去手术治疗最佳机会，同时由于患者全身情况差，因此，不适宜做化疗、放疗，然而中药治疗对缓解症状，提高生活质量，延长生存期有帮助，还能减轻放疗、化疗的不良反应。中药治疗原则为补益气血，行气止痛，活血化瘀，软坚散结。

（1）基本方：党参 20g，丹参 20g，川芎 15g，薏苡仁 30g，延胡索 20g，川贝 10g，川芎 15g，大黄 10g，黄芩 10g，莪术 15g，猪苓苓 15g，白花蛇舌草 20g，郁金 10g，当归 10g，黄芪 20g，白术 10g，生地黄 20g，甘草 5g。

（2）专治验方

① 柴胡龙胆汤治疗胰腺癌：柴胡 12g，龙胆草 6g，栀子 9g，黄芩 9g，黄连 3g，茵陈 15g，生地黄 15g，丹参 12g，大黄 9g，蒲公英 15g，白花舌蛇草 30g，土茯苓 30g，薏苡仁 30g，茯苓 12g，郁金 12g 组成，具有清热解毒、活血化瘀的作用。上海嘉定杨丙奎用该方法治疗中、晚期胰腺癌 42 例，临床症状均有不同程度的改善、好转或消失，黄疸消退，一年生存率达 95%。

② 铁树牡蛎汤治疗晚期胰腺癌：煅牡蛎 30g，夏枯草 15g，海藻 15g，海带 15g，漏芦 12g，白花舌蛇草 30g，铁树叶 30g，当归 2g，赤芍 12g，丹参 18g，郁金 9g，党参 15g，白

术 12g，茯苓 15g，川楝子 9g。上海曙光医院雷永仲用此方治疗 17 例胰腺癌，存活 2 年以上 4 例，占 23.53%；存活 3 年以上 2 例，占 11.76%。

4. 放射治疗　晚期胰腺癌放疗可能有效，但不良反应大，对生存期及生活质量是否改善尚难确定，多数学者认为胰腺癌一般不做放疗。

但也有一些人认为，多数胰腺癌在确诊时已是晚期，无法手术治疗，采用照射肿瘤能对某些病例起到缓解症状，延长生存期的作用。最近应用直线加速器可对体内深部肿瘤胰腺癌，发出高能量射线进行照射，而对周围健康组织的损害较轻。在一组胰腺癌患者中于 4 周内照射 44 ～ 50Gy 后，有 1/4 患者疼痛减轻或缓解。症状缓解与否与照射的剂量成正比。剂量为 35Gy 时，症状无明显改善，剂量达 50Gy 时，有 1/3 的患者疼痛得以缓解，但并不能延长生存期，中数生存期仅 6 个月。当剂量达 60Gy 时，有 67% 患者的症状得到改善，中数生存期增加到 8 个月。照射剂量的安排是在 2 周内照射 20Gy，休息 2 周。在 10 周内共照射 60Gy，其中 10% 的患者发生急性放疗反应而不得不终止治疗。

5. 免疫治疗　肿瘤发生、发展都伴有免疫功能低下，可采用免疫治疗，常用干扰素、白介素 –2、肿瘤坏死因子、转移因子、胸腺肽素等治疗。

临床受益率（clinical benefit response，CBR）的疗效评定标准如下。

(1) 镇痛药用量减少 ≥ 50% 者，需每日记录。

(2) 疼痛强度减轻 ≥ 50% 者，需每日评定，采用疼痛记忆评定卡（memorial pain assessment card，MPAC）评定（计分为 0 ～ 100），每周总结。

(3) 体力状况改善 ≥ 20% 者，每周评定采用卡氏评分法评定。

(4) 患者体重增加 ≥ 7%，每日称量，而非体液潴留者，具有一项指标改善，持续 4 周以上，且无一项指标恶化，均可评为临床受益病例。

【预后】

胰腺癌预后一般较差，能切除胰头癌患者，5 年生存率为 5.7% ～ 18.2%。姑息性手术预后更差，化疗、放射治疗平均生存期为 13 ～ 14 个月。

第16章 肾 肿 瘤

一、肾囊性肿瘤

肾脏囊性病变包括多种疾病，因病因、病理不同，分类方法也各异。

（一）单纯性肾囊肿

单纯性肾囊肿是临床上较为常见的一种疾病，可分为孤立性或多发性肾囊肿，多为单侧性，也可为双侧性肾囊肿。

【病理】

单纯性肾囊肿多见于中年以后或老年人，年龄多为50—70岁。其发生与先天性发育障碍及炎症性改变有关。肾小管梗阻与血管梗阻是形成肾囊肿的两个基本因素。

单纯性肾囊肿多发生于肾实质近表面处，在肾包膜下逐渐长大。囊肿多不与肾盏肾盂相交通。囊肿的大小不一，囊液为透明浆液，成分与尿不同，比重为 1.002 ～ 1.010，除大部分为水分外，仅含有少量蛋白、氯、尿素、胆固醇、上皮细胞及白细胞等。

单纯性肾囊肿多为孤立性单房性囊肿，多发生在单侧。囊壁厚 1 ～ 2mm，衬以单层扁平细胞，多局限于肾的一极。见于肾下极者约占 50%，上极者约占 30%，中部者约为 20%。

【临床表现】

发病初期多无症状，体检时偶可发现腹部肿物。囊肿逐渐增大时，可出现患侧腰部胀痛。

近年来使用 B 超和 CT 检查，单纯性肾囊肿发现率明显增加。大多数无症状者，多在 B 超检查或 CT 检查时被发现，囊肿大多数直径较小，1 ～ 2cm，少数囊肿直径较大，可达 10cm 以上。

单纯性肾囊肿发生破裂者极为少见，一旦破裂液体进入后腹膜及腹腔即可表现为急腹症，腰部肿胀疼痛，若破入肾盏、肾盂者可见血尿。

体征：单纯性肾囊肿的早期，因无明显症状，一般很难发现，多在 B 超检查身体时被查出。囊肿较大者，尤其是囊肿位于肾下极时，以腹部肿块或腰部肿块就诊，检查时可在腹部触及囊性包块。

【影像学检查】

1. B 超检查 可了解囊肿的部位、大小、囊壁及囊内液体情况，可见边缘整齐圆形或椭圆形无回声液性暗区。

2.腹部平片、静脉肾盂造影　主要了解有无肾脏其他疾病，囊肿对肾实质和集合系统的压迫、推移、挤压以及对肾功能影响等情况。

3.CT 肾扫描　更能详细地了解肾囊肿的位置、大小、数目、囊内液体与邻近器官之间的关系等。

4.囊肿穿刺液细胞学检查　对于囊壁不光滑、囊肿内液体浑浊、出血者，必须进行细胞学检查。

【鉴别诊断】

单纯性肾囊肿主要与囊性癌鉴别。囊肿并发癌肿的发生率在 1% 左右。如果囊肿液体为血性，癌的并存率可达 25% ～ 30%。囊肿与囊性癌的鉴别，见表 16-1。

表 16-1　囊肿与囊性癌的鉴别

	血尿	疼痛	发热	贫血、体重↓	穿刺液	肾影	肿物密度	肾盂造影	转移
囊性癌	60%	25%	20%	+	血性液	一致性增大	密度大，边界不规则	肾盏消失	可有
囊肿	极少	少	少	—	清亮	肾影正常，与囊肿有分界	密度淡，边界光滑	肾盏受压、牵拉畸形	无

注：单纯囊肿与癌性肿主要依靠症状、体征、各项检查资料综合分析，在术前 90% 以上可得到诊断。如诊断有困难时，可行囊肿穿刺抽液进行病理细胞学检查

【治疗】

应根据囊肿大小、位置、对肾实质的危害情况以及患者的身体状况，采取不同的处理方法。

1.若囊肿位于肾两极，对肾实质损害较小，直径在 4cm 以下，无明显症状，可暂不予处理，定期复查。

2.若囊肿直径在 4cm 以上，对肾实质可造成损害及有明显症状时，予以治疗。

(1)囊肿位于肾下极或中下极，以及囊肿位于肾脏的后、外侧者，可行囊肿穿刺抽液并向囊内注入无水乙醇，使囊肿壁形成无菌性炎症粘连。

单纯性肾囊肿穿刺治疗的适应证如下。

① 出现症状和体征者：如腰痛、腰胀、血尿、腰部包块等。

② 有并发症出现：如有囊肿压迫引起肾积水或有血尿者。

③ 囊肿较大，直径超过 4cm 者。

穿刺治疗具体方法：患者取俯卧，腹下垫软枕使肾固定。在 B 超下确定囊肿穿刺部位，穿刺点宜选在第 12 肋中段外上缘，以免损伤胸膜。肾上极囊肿或矮胖患者也可选第 12 肋前上缘或上缘穿刺。穿刺点局麻后用 18G 细长穿刺针或用外套有软管的套针经皮肤穿刺到肾周围脂肪囊。让患者屏气 10 ～ 20s，迅速将针刺入囊肿内，拔出针芯，抽有囊液时，可将穿刺针逐渐拔出，同时将软外套管向里推，只留下套管在囊肿内，抽吸净囊液，并记量，留送病理检查，向囊内注入乙醇（98% 浓度），注入乙醇量为抽出囊液量的 1/4，但最多不超过 50ml，保留 5min 后抽出全部乙醇，为白色浑浊液。拔除套管，针眼可用消毒纱布敷料压迫

数分钟。术后平卧 4h，注意观察体温、脉搏、血压及尿色变化。

术后 3 个月、6 个月进行 B 超复查，观察肾囊肿是否缩小或消失。

穿刺中注意点：当囊液没有抽净，但又抽不出时，绝不能向囊内注入乙醇，以免抽吸液体使囊肿缩小后针头露于囊壁外，乙醇注不到囊内而注到囊外。

单纯性肾囊肿囊液呈琥珀色或草黄色透明，镜检，红、白细胞少，蛋白（＋＋＋）、葡萄糖（＋），细菌培养阴性。

(2) 若囊肿位于肾上极、肾内侧或近肾门处时，穿刺时可能伤及其他脏器或血管者可行手术治疗。手术方法为囊壁部分切除（蝶形手术），囊内壁检查确与肾盏或肾盂不相通时，囊肿开窗残留内壁用 10% 福尔马林液或 2% 碘酒、75% 乙醇擦涂，再用生理盐水涂擦，囊腔内肾周脂肪囊于部分剩余囊壁与脂肪形成粘连。

(3) 若囊肿巨大，患侧肾功能严重受损，对侧肾脏正常者，可行患侧肾切除术。

(4) 若术中见囊液为血性，冰冻切片为癌肿者，应行根治性肾切除术。

3. 靶向坏死疗法

(1) 适应证

① 肾囊肿直径在 4cm 以上。

② 肾囊肿较大伴有临床症状者。

③ 肾囊肿伴有心、肺、肝、肾等脏器疾病，不能耐受手术者或有手术禁忌证者。

④ 肾囊肿手术后复发者。

(2) 术前准备

① 常规血液检查、血小板、出凝血时间、必要时测定凝血酶原时间。

② 常规肝肾功能检查。

③ 肺部胸透或摄片检查。

④ 术前禁食 8 ～ 12h。

⑤ 腹胀者，先用消导药或清洁灌肠。

(3) B 超引导治疗方法

① 患者取俯卧位，下腹垫软枕使肾固定，用 B 超探查腰部，了解肾囊肿位置、大小、数目与邻近器官之间的关系，选择进针路线，启动穿刺引导键，选择进针最近路径，确定穿刺点后，在皮肤上用 2% 甲紫做标记。

② 腰部常规消毒，铺消毒巾、戴消毒手套，穿刺点用 0.5% 利多卡因溶液局部、皮下浸润麻醉。

③ 换带穿刺架消毒 B 超探头，再次探查肾囊肿位置，当穿刺引导线经过肾囊肿中心处，测定囊肿与皮肤距离，固定 B 超探头，术者用细长针（7 ～ 9 号）经穿刺架引导槽穿刺到皮肤、皮下、腰部肌肉、肾周围囊，再穿刺到肾囊肿内（有突空感），在显示屏上见囊肿液性暗区内有强回声针尖影，拔出针芯，见有液体从针芯溢出，用注射器抽出囊肿内液体，并记录量，送病理细胞学检查。

④ 抽尽囊内液体，在 B 超显示屏上见囊肿液性暗区消失，注射肿瘤灵Ⅱ号药液。高浓度药液注射到囊肿内，在显示屏上见药液回声增强影。药液注射完毕，停留数分钟后拔出穿刺针，针孔用消毒棉球压迫数分钟。

⑤ 手术后患者平卧 4h，观察有无并发症发生。

(4) 用药量：肿瘤灵Ⅱ号用药量是囊肿体积的 1/6 ～ 1/5，一周后可作第 2 次治疗，1 ～ 2 次为 1 个疗程。

(5) 术后处理

① 术后患者平卧 4h，观察血压、脉搏、呼吸及腹痛情况。

② 术后局部疼痛多不重，患者能忍受，如疼痛较重可服地塞米松 1.5mg，每日 3 次，2 ～ 3d 后疼痛缓解停药。

③ 术后用抗生素 3d，预防感染。

(6) CT 引导治疗方法：同肾癌 CT 引导治疗方法。

（二）先天性肾多发性囊肿

【病因病理】

病因尚不清楚，部分有遗传史，从胚胎学观点来看，是由于输尿管芽在分叉分支阶段，因某种因素使其局部发育异常和停止发育，与后肾胚质不被连接而成。但从囊肿的细胞病理学看，可认为是一种瘤性生长。由于此种囊肿的组织结构复杂而多样，既能看到肾母细胞，又能看到肉瘤样组织灶，故应视为是一种新生物。Helpler 认为这种多房性囊肿是肾脏发育过程中无血供及发生梗阻造成的。

整个肾脏由黄豆至鸡蛋大小的众多囊肿组成，像一串葡萄一样，看不出正常肾实质，输尿管发育不全，罕见与肾盂相通。有些病例输尿管和肾蒂缺失，肾动脉多不存在，因此血液供应难于确定。肾盂常消失，囊液为低比重透明液体，成分同单纯性囊肿。

显微镜下见囊肿壁薄，由内衬单层扁平或立方上皮的纤维组织构成。囊肿间偶见菲薄的固体团块，可见发育不全的肾小球、肾小管结构，间隔中有胚胎性肾组织残余。囊肿壁可有钙质沉积，包膜由胶原纤维形成，囊肿的基质结构很不一致，以梭形细胞为主，像卵巢基质，有胶原质，在小儿可见局灶性肾母细胞瘤，成人则像肉瘤，可浸润至肾实质，但无上皮，无癌变。

【临床表现】

多发生于婴幼儿，以腹部肿物为主要症状，成人则以腹痛及腹部肿物多见，病程长，发展慢，无家族遗传关系。多为一侧，双侧极少见，腹块较柔软，呈囊性，无压痛，年龄较大者有钝痛，上腹部不适，因囊肿与泌尿道不相通，尿液正常。

【诊断】

1. 根据临床症状和辅助检查可以做出以下诊断

(1) 腹部平片、CT 片：见肾区软组织肿物，钙化多在中心，边缘环形钙化影亦可见到。

(2) 泌尿系统肾盂造影：显示一侧正常，一侧无功能肾，肾内占位性病变，并发梗阻及积水，肾影局部缺陷。囊肿可向肾盂内疝入是其特征，呈现光滑圆形充盈缺损影像，肾盏受压移位，边缘清楚。

(3) B 超显像及 CT 检查：可扫描出包膜完整的多房囊肿。

(4) 囊肿穿刺只抽出少量液体，无癌细胞，囊腔造影只部分囊肿显影。

2. 诊断本症的条件如下

(1) 囊肿必须单侧。

(2) 囊肿必须孤立而多房。

(3) 囊肿与肾盂肾盏不相交通。

(4) 囊肿相互不交通。

(5) 囊壁上有上皮覆盖。

【治疗】

本病一经确诊，如果对侧肾脏正常，应手术切除患肾。本病为良性囊性病变，预后良好。

（三）成人型先天性多囊肾

成人型先天性多囊肾是一种较为常见的疾病，每 250 ～ 300 例尸检中发现 1 例。国外的临床发病率为 1/1000，该病占终末期肾衰竭 10%，是成人肾衰竭的第三种常见原因。

【病因】

多囊肾有明显的遗传特征，已得到大多数学者的承认。其他如胚胎发育缺陷、梗阻、化学物质和体内代谢产物影响等学说，尚有争论。

成人型先天性多囊肾病，为染色体显性遗传，是由基因突变造成，具有 Mendelian 遗传特征，即子代中有 1/2 的发病概率。运用重组 DNA 技术，确定其有关病变基因及序列关系。达到了解基因突变与囊肿异常之间的关系。

笔者曾收治过两家爷、父、孙三代人都患成人型先天性多囊肾患者 9 人。

【临床表现】

发病年龄大多在 30 岁后，主要表现为腰痛、腹部肿物、无痛性血尿及肾功能损害。约有 2/3 患者发现高血压及眼底改变。成人型多囊肾是一种多系统损害性疾病，可伴有肝、胰、脾囊肿，其中肝囊肿发生率为 46%。另外还有二尖瓣脱垂，关闭不全等。

【诊断】

根据临床症状及辅助检查可以做出诊断。

1. B 超检查　可了解囊肿大小、位置、数量，多个囊腔在肾内可见到无回声液性暗区。

2. CT 肾扫描　可了解囊肿位置、大小、数目，诊断准确率在 90% 以上。

3. 肾功能检查　患者出现症状时大多数肾功能有损害，血尿素氮、肌酐升高，现在用分子生物学技术可在早期（儿童期或妊娠期）能获得诊断。国内李俊悦等报道，应用 3′-HVR 探针，通过 DNA 分子杂交，成功地对中国汉族人一个多囊肾家系中 3 名 7 岁以下儿童进行了症状前诊断。本法如用妊娠早期胎儿的绒毛细胞 DNA 为材料，同样可以进行产前诊断，这对于优生很重要。

【治疗】

1. 囊肿减压术 Rovsing1911 年首次报道运用囊肿去顶减压术缓解症状以后，曾被广泛采用。保尚志等 1980 年报道了 52 例此种手术观察 2 年以上的结果，他们将患者按不同病期分为三组，第一期，尿素氮 3.0mmol/L（17mg/dl），血压 18.7/12kPa（140/90mmHg）以下；第二期，尿素氮 5.7mmol/L(30mg/dl) 以下，伴持续性高血压；第三期，肾功能显著减退并伴重度高血压。结果一期患者手术后症状缓解，高血压常能较显著地下降，90% 患者肾功能不同程度地暂时减退，但远期结果表明肾功能仍维持在原水平，对三期者应列为手术禁忌。

另一种减压方法，在 B 超指导下穿刺减压术，使肾区疼痛缓解 18 个月者占 33%±17%，而去顶减压法术后缓解可达 81%±12%。

2. 透析和肾移植 对多囊肾晚期患者有效的治疗就是血液透析和肾移植。

3. 靶向坏死疗法治疗多囊肾囊肿减压术

(1) 适应证

① 多囊肾的囊肿集中于肾的上极或下极。

② 出现腰痛、腹部肿块、血尿症状。

③ 肾功能已有轻度受损。

④ 肾囊肿减压术后残余囊肿增大复发者。

(2) 术前准备：同单纯性肾囊肿靶向坏死疗法治疗术前准备。

(3) 治疗

① 患者取俯卧位，下腹垫软枕使肾固定，用 B 超探查腰部，了解多囊肾在肾的位置，囊肿大小、囊肿数量与周围邻近器官的关系，选择肾脏囊肿较大、较密集的肾区做囊肿减压术，启动穿刺导向引导键，选择进针路径，确定穿刺点后，在皮肤表面用 2% 甲紫做标记。

② 腰部常规消毒，铺消毒巾，术者戴消毒手套，穿刺点用 0.5% 利多卡因溶液局部皮肤、皮下浸润麻醉。

③ 换带穿刺架消毒 B 超探头，再次探查肾区囊肿较大、较密集部位，当穿刺引导线经过该囊肿密集区时测定囊肿与皮肤距离，固定 B 超探头，术者用长细针（7～9 号）经穿刺架引导槽穿刺到皮肤、皮下、腰部肌肉层、肾周围囊，再穿刺到多发囊肿密集区中心，显示屏上见囊肿密集区有强回声针影，拔出针芯，可抽出液体，稍移动针尖的位置，尽量多抽出一些小囊肿内液体。

④ 再注射肿瘤灵 Ⅱ 号药液，见显示屏上高浓度药液注射到多囊肿内，密度增高回声增强影扩散到肾区肾包膜及囊肿边缘时，停止注射药，拔出穿刺针，针孔用消毒棉球压迫数分钟。

⑤ 患者平卧 4h，观察有无并发症发生。

(4) CT 引导穿刺治疗方法

① 根据病史、检查、影像资料，了解肾囊肿位置、数量、大小与邻近组织关系，制定治疗方案，选择穿刺路径和穿刺点。

② 一般取俯卧位，腹部垫枕头，CT 扫描选择穿刺路径，在皮肤上放栅栏定位器并用胶布固定在皮肤上，启动 CT 扫描，确定穿刺点，测量穿刺点与病灶之间距离，移去栅栏定位器，在穿刺点上用 2% 甲紫做好标记。

③ 穿刺点局部常规消毒，用 1% 利多卡因，在穿刺点局部做浸润麻醉，从穿刺点垂直进针，依次进入皮肤、皮下组织、腰部肌肉或肋间肌，进入肾周围囊，启动 CT 扫描，观察针尖与病灶的距离及针尖和病灶的位置是否相对应。关闭 CT，术者再次进针穿刺到肾囊肿中，再次启动 CT 扫描，观察针尖强影在病灶内。

④ 拔出针芯，接注射器，抽出囊内液体，并记录量，送化验和病理细胞学检查，换注射器，注射肿瘤灵 Ⅱ 号药液。

⑤ 注射完毕，拔出穿刺针，针孔用消毒纱布压迫数分钟，并用胶布固定纱布。

⑥ 患者平卧 4h，观察有无并发症发生。

(5) 注意事项

① 做好术前准备，复习影像资料和检查资料，了解病灶情况与周围关系，原则上选择穿刺点在肾外下部，避开肾门血管。

② 术后用抗生素 3d，预防感染。

③ 手术常采用俯卧位，腹部垫一枕头，固定腹部胃肠，减少肾脏向腹腔移动性。

(6) 术后处理

① 术后患者平卧 4h，观察血压、脉搏、呼吸及腹痛情况。

② 术后局部疼痛一般不重，如疼痛较重可用地塞米松口服 1.5mg，每日 3 次，3～4d 停药。

③ 术后用抗生素 3d，预防感染。

预后比较良好，病情发展比较缓慢，当在成年期出现症状后可生存 5 年者占 50%，生存 10 年约占 25%，生存 20 年者亦可达到 9%。

（四）婴儿型先天性多囊肾

婴儿型多囊肾主要见于婴儿，但极少数亦可见于较大儿童甚至成人，其病因、病理、遗传方式和临床表现等与成人型多囊肾完全不同，本症属染色体隐性遗传，可同时见于兄弟姐妹中，而父母无表现，可无家族史。

临床至少分为两类，一类见于新生儿期，另一类则多发生在较大儿童。

【病理】

婴儿型多囊肾均为双侧性，双肾明显肿大，可达 300g，为正常新生儿肾脏的十多倍，但其外表尚正常，内有许许多多呈放射状排列的大小比较一致的梭状囊肿，直径约为 1mm。囊肿主要由集合管扩张而形成，有时囊肿亦见于肾小管和肾小球中，肾盏和肾盂被压迫而狭窄变小。

【临床表现】

出生时即有双侧肾脏肿大，以致腹部明显膨隆，有时甚至造成孕母的难产。但在出生后几日内即有肌酐、尿素氮进行性增高，少尿或无尿。患儿多伴有 Patter 面容，即异常耳朵、小尖下巴以及鼻子和面部异常，是羊水过少产生的综合征。

婴儿多囊肾大多数同时有肝胆病变，如胆囊扩张、胆管增殖、门静脉高压等。增殖的胆管围绕着门脉区，胆管与胆管之间相互沟通，故临床上没有黄疸。

【检查】

静脉尿路造影，由于造影剂在囊性病变及扩张的肾曲管内滞留，而呈现出不规则斑点状及放线状影像。有时造影剂可在局部滞留数日之久。

B 超检查及 CT 扫描了解肾肿大程度，许多密集小囊肿密度减低区，有助于诊断。

【治疗】

婴儿型多囊肾无有效治疗方法，更无法治愈，须注意呼吸道护理，矫治肾功能不全、高血压及充血性心力衰竭。

严重弥漫性多囊性肾病可导致肾功能衰竭，本病同时多伴有肺发育不良，患儿出生后不久，多由于尿毒症或急性呼吸功能紊乱而死亡。

二、肾癌

肾癌是起源于肾小管上皮常见恶性肿瘤，约占成人恶性肿瘤的 3%，肾肿瘤大多数为恶性肿瘤，在肾原发性肿瘤中，肾癌占 85%，欧美国家发病率明显高于亚洲国家，肾肿瘤平均世界标准化发病率分别男性发病率为 3.66/10 万人，死亡率为 1.83/10 人，女性发病率为 1.56/10 万人，死亡率为 0.75/10 万人。在泌尿系统肿瘤中，仅次于膀胱癌，男性多于女性，男女比例为（2～3）：1，发病年龄多为 40—60 岁，年龄越大发病率越高。

【病因】

肾癌的病因至今尚不清楚，可能有很多因素引起肾癌的发生，遗传因素可能是其中之一，一些动物的致癌物质并未为人类所证实。如仓鼠（hamster）服用己烯雌酚可引起双侧肾癌，但成人很少发生双侧肾癌。用雪茄、烟斗吸烟者肾癌的发病率高于不吸烟者，男性吸烟者并暴露于镉工业环境发生肾癌的概率高于其他人群。也有报道饮用咖啡可增加女性肾癌危险性。

【病理】

肾癌呈圆形，大小不一，直径从几厘米到几十厘米。一般没有真正的包膜，但有由压迫肾实质的纤维组织组成的假包膜。浅黄色或棕色的肿瘤组织和纤维组织、出血斑、坏死区交错相间，少数可见多发生囊性区，可能是节段性坏死和吸收的结果。一般说白色是生长活跃区，含脂质丰富区呈黄色，颗粒细胞，未分化细胞呈灰白色。部分肿瘤可发生钙化，呈点状或斑片状。

近年来研究已证实肾细胞癌起源于近曲小管细胞。根据构成肿瘤各类细胞比例及细胞分化程度，Riches 将肾细胞癌分为以下四型，①透明细胞型，主要由透明细胞组成，边缘清晰，核小而深染，胞质透明。这是由于胞质内含有多量脂质、胆固醇等脂溶性物质。在常规组织脱水过程中，其胞质中的脂性物被脂溶剂（酒精、二甲苯等）所溶解，因而石蜡切片中癌细胞胞质显现空淡透明，称为透明细胞。②颗粒细胞型，主要由颗粒细胞构成，胞质内有密集明显的嗜酸性颗粒，称颗粒细胞或暗细胞。③混合细胞型，由上述两型细胞混合构成。④未分化细胞型，由分化差的细胞构成，细胞呈圆形、梭形及巨形，有时类似肉瘤，细胞核较大，核分裂象较多，该型恶性程度大。

不同类型的肿瘤细胞与预后相关。一般说，肿瘤细胞核相似于正常细胞者，恶性度较低。透明细胞癌患者的存活率比颗粒细胞癌高，未分化细胞癌恶性程度高，预后差。

肾癌转移可向外穿出肾被膜达到肾周围组织，或侵入肾静脉，延及下腔静脉。肾癌侵入下腔静脉的发病率约9%，其中，约有14%可继续延伸达右心房。肾静脉一旦闭塞，能看到肾静脉怒张和肾静脉瘤。向内侵犯肾盂的肾癌病例，可发生无痛血尿的症状。

肾癌远处的转移，可以沿主动脉周围的淋巴系统转移到肺、肝和骨，很少发现转移到脑和肾上腺者，一般不沿输尿管向膀胱蔓延，这点与肾盂乳头状癌不同。此外，肾癌还可转移到精索、附睾、子宫阔韧带、阴道和阴唇，这是癌栓由肾静脉逆行延伸到精索内静脉（蔓状丛）或卵巢丛及阴道静脉所致，此种情况多见于左侧。

【症状与诊断】

肾癌的症状和体征常常在局部侵犯和远处转移时出现。典型三联征——疼痛、血尿、肿块。但只有少数患者发生，出现三联征一般已表示晚期。其中以疼痛和血尿最多见，只有1/4患者可触及腹部肿块。其他症状有体重下降、发热、高血压和高钙血症。男性可发生症状性精索静脉曲张，提示肾静脉癌栓存在，影响左精索静脉血的回流，高血压的发生是由于节段性肾动脉梗阻或肾素（或肾素样物质）释放所致。

少数患者合并有各种各样的瘤旁综合征（paraneoplastic syndrome），其表现有血沉增快、高血压、贫血、恶病质、发热、肝功能异常、碱性磷酸酶升高，高钙血症、红细胞增多症、神经肌肉病等。

红细胞增多症作为肾癌的体征表现，约3%患者红细胞计数升高，这被认为和血红素类物质分泌引起红细胞增多有关，白细胞和血小板正常。高钙血症和肿瘤产生甲状旁腺激素有关，若癌肿发生广泛溶骨性转移，也可引起血钙升高。

肾癌最常见的瘤旁综合征是肝功能异常。约20%没有肝转移的肾癌患者有此异常，表现是肝脾肿大、凝血酶原时间延长、血清碱性磷酸酶升高，有时血清结合球蛋白升高。随着原发灶切除，肝功能可恢复正常，但肿瘤复发时肝功能又可发生异常。

肾癌患者可有周围血肾素升高，肾切除后血浆肾素可恢复正常。

【影像学检查】

1. X线　X线造影是诊断肾癌的重要方法。腹部平片可见患侧肾影增大，边缘不整齐，呈结节状，肾区有钙化灶。应注意和肾结核、肾畸胎瘤、肾包囊虫病、肾动脉瘤的钙化相区别。肾盂造影、排泄性或逆行尿路造影术，显示肾盏受压迫变形，呈扁平、细长的弧形、新月状或蜘蛛腿状。肿瘤侵入肾盏、肾盂时则有充盈缺损，很难与肾盂癌相鉴别。

2. B 超　在超声图像上显示低回声的阴影。很多无症状的肾癌首先在 B 超体检时发现。通过超声导向 B 超引导穿刺，鉴别肾实质肿瘤和囊肿。囊肿内恶性肿瘤有恶性细胞，囊内血性液体必须高度怀疑恶性可能，穿刺抽出液体做病理细胞检查。

3. 肾动脉造影检查　肾动脉造影对肾癌诊断有意义，还可显示出癌肿侵犯邻近器官的范围，以及区域淋巴结是否有转移，对临床分期有意义。

肾癌的典型肾动脉造影图像是新生肿瘤血管、动静脉瘘、造影剂池（血管池）和包膜血管增多。大的肾癌有肾动脉造影时可同时进行动脉栓塞术治疗，以减少手术中出血或栓塞化疗。

4. CT　CT 诊断肾癌的准确性优于肾动脉造影。CT 诊断肾静脉癌栓的准确率达 91%、下腔静脉癌栓 97%、肾周围扩散 78%、淋巴结转移 87%、邻近脏器受累 96%。但 CT 也有局限性，肾周扩散和淋巴结转移有假阳性，不能提供血情况。

【分期】

1. TNM 分期（UICC，1997 年）

T——原发肿瘤

T_X：原发肿瘤不能确定。

T_0：未发现原发肿瘤。

T_1：肿瘤局限于肾，最大直径不超过 7.0cm。

T_2：肿瘤局限于肾，最大直径大于 7.0cm。

T_3：肿瘤侵犯大静脉或肾上腺、肾周围组织，但未超过 Gerora 膜。

T_{3a}：肿瘤侵犯肾上腺或肾周围组织，未超过 Gerora 膜。

T_{3b}：肿瘤侵犯肾静脉或横膈以下腔静脉。

T_{3c}：肿瘤侵犯横膈以上腔静脉。

T_4：肿瘤超过 Gerora 膜。

N——区域淋巴结

N_X：区域淋巴结转移不能确定。

N_0：无区域淋巴结转移。

N_1：单个区域淋巴结转移。

N_2：多个区域淋巴结转移。

M——远处转移

M_X：远处转移不能确定。

M_0：无远处转移。

M_1：有远处转移。

临床分期如下。

| Ⅰ期 | T_1 | N_0 | M_0 |
| Ⅱ期 | T_2 | N_0 | M_0 |

Ⅲ期	T_1	N_1	M_0
	T_2	N_1	M_0
	T_3	N_1	M_0
Ⅳ期	T_4	N_0N_1	M_1
	任何 T	N_2	M_0
	任何 T	任何 N	M_1

2. Robson 分期

Ⅰ期：肿瘤位于肾包膜内。

Ⅱ期：肿瘤侵入肾周脂肪，但仍局限于肾周围筋膜内。

Ⅲa期：肿瘤侵犯肾静脉或下腔静脉。

Ⅲb期：区域淋巴结转移。

Ⅳa期：肿瘤侵犯肾上腺以外的邻近器官。

Ⅳb期：肿瘤远处转移。

【治疗】

肾癌治疗以手术切除为首选治疗方法。

1. 放疗　目前对肾癌的放射治疗存在争论，较多的文献认为，肾癌手术前后配合放射治疗，对 5 年生存率并无明显提高。而另外一种意见认为由于肾癌生长特征以及邻近脏器的解剖关系，常使根治术的手术达不到根治目的。故手术后可辅助以放射治疗，可能对将来发生转移，或手术时残余的肿瘤组织起到抑制作用，从而防止术后局部复发。

2. 化疗　晚期肾癌化疗主要用细胞毒性药物，虽然其他肿瘤化疗有很大进展，但肾癌对细胞毒性药物仍不敏感。

据 Bloom 综合文献上 354 例应用各种药物治疗结果，只有 7.6% 病例有暂时的客观效果，比较有治疗价值的药物有环磷酰胺、巯嘌呤、长春碱及羟基脲。

3. 肾动脉栓塞疗法　1971 年 Lang 首先报道肾癌患者采用栓塞疗法取得成功，使 20 例肾癌缩小。栓塞疗法对于肾肿瘤的治疗，有以下优点，①可以作为肾肿瘤切除前的一项治疗措施，减少术中出血。②由于栓塞后肿瘤缩小而使原来不能被切除的肿瘤或不适宜手术的肿瘤变得可能被切除。③对继发性肿瘤，可减少患者的疼痛和停止血尿。④宿主的免疫机制将由肿瘤梗死坏死而刺激和激活免疫系统功能。⑤在全身情况过差，不能耐受手术的情况下，栓塞疗法可抑制肿瘤生长，从而起到姑息性治疗作用，改善症状，提高生活质量，延长患者生存期。

栓塞疗法一般均采用 Seldinger 法，进行股动脉插管到肾动脉，栓塞前后均应做动脉造影，了解血管解剖，病变情况及栓塞结果。根据情况可选用不同的栓塞剂，术前栓塞可用明胶海绵，姑息性治疗可用肿瘤灵或不锈钢圈。①明胶海绵栓塞法：是将明胶海绵剪成 1 ～ 2mm 的碎条并混合造影剂 2 ～ 5ml 一起注入。②肿瘤灵栓塞法：先做肾动脉造影，明确导管在肾门内缓慢注射肿瘤灵药液 5ml，使肾动脉发生血栓，引起肾脏及肿瘤缺血性坏死。③不锈钢圈栓塞法：用内径与不锈钢圈型号相同的端孔导管，先选择性插管到肾动脉，栓塞时先将装有不同锈钢圈的筒插入导管的尾端，然后用导引钢丝的头端将不锈钢圈推入导管内一段距离，然后退出导引钢丝，改用导引钢丝软头一端，将不锈钢圈推出导管头端进入肾动脉内。若1枚钢圈不够用，可酌情增加。

4. 免疫治疗　免疫治疗是通过特异性和非特异性的，主动和被动的免疫方法来增强机体免疫反应。由于肾癌对化疗的反应差，因此，近年来免疫疗法在治疗中深受重视。

(1) 主动免疫治疗：在主动性免疫疗法中，卡介苗（BCG）是最普遍采用的方法。卡介苗它可单独使用，或与瘤苗混合使用，一般在手术后应用，具有防止肿瘤复发，延长患者存活期的作用。有报道认为在瘤内或瘤周围注射，效果更佳。另外，还有短小棒状杆菌菌苗（CP）等也用于主动性免疫治疗。

(2) 过继性免疫治疗（AIT）：实际是一种被动免疫治疗，它是将激活的细胞移至肿瘤宿主体内，直接或间接地介导肿瘤效应，过继性免疫治疗对肿瘤具有高度特异性，无免疫抑制作用，目前临床常用的如下。

① 白细胞介素 -2（IL-2）：从免疫角度说，IL-2 在免疫应答和免疫调节过程中具有重要功能，当T、B 淋巴细胞活化时，IL-2 与细胞膜上 IL-2 受体结合，促进淋巴细胞的 DNA 合成，加速其分裂和增殖。活化 NK 细胞、LAK 细胞，促进产生抗体，诱发产生干扰素等淋巴因子，调节巨噬细胞，T 细胞和 B 细胞之间的相互作用，从而产生抗肿瘤作用。

② LAK 细胞：LAK 细胞是利用淋巴细胞与 IL-2 产生的。制备过程是先用较大剂量的 IL-2 数日，停用 2d 后，抽外周血并分离出单核淋巴细胞，放至含 IL-2 的细胞培养基中扩增 3～4d，其后将制备的 LAK 细胞回输，同时应用 IL-2 1～10 万 U/kg，静脉注射，每周 3 次或每日 1 次。

③ 干扰素：其中有 α、β 两种干扰素，以 α-IFN 临床应用最多，5～10MU，皮下或肌内注射，每周 3 次，有效可连用 8 周以上。

④ IL-2 加 α-IFN 联合应用，IL-2 每日 $2MU/m^2$ 静脉注射，第 1～4 日；IFN 6MU/m^2，皮下或肌内注射第 1～4 日。

⑤ 还可用肿瘤坏死因子（TNF）肿瘤浸润淋巴细胞（TIL）等应用。

5. 靶向坏死疗法治疗　肾癌患者明确诊断时肿瘤已经长得很大，约 1/3 的患者已扩散，侵犯邻近的组织和器官，常侵犯后腹壁神经、肌肉、结肠、十二指肠、胰腺等，已失去手术机会，扩大根治已不可能，即使勉强手术，也不能提高生存期和改善生活质量，而肾癌患者对放疗、化疗均不敏感，而采用靶向坏死疗法治疗能收到一定效果，通过超声导向或 CT 引导直接将抗肿瘤药物肿瘤灵 Ⅱ 号药液注射到肾癌内，将肿瘤细胞直接杀死，达到消灭肿瘤细胞或灭活大部分肿瘤细胞目的。由于癌细胞发生无菌性炎性坏死，大部分癌细胞又被杀死，残存的癌灶充血水肿，增加放疗或化疗的敏感性，使残存的癌细胞易被放疗或化疗药物杀死。坏死疗法在短时间内使肿瘤细胞大量死亡，激发处于静止期癌细胞增殖代偿性进入分裂周期，有利化疗药物发挥细胞毒效应及放射治疗杀死分裂周期癌细胞。坏死疗法药物肿瘤灵对人体无不良反应，癌细胞灭活后，其坏死癌细胞含有的特殊抗原成分能刺激机体免疫系统，产生特异性和非特异性抗体，增强机体抗肿瘤能力，促进患者康复。

(1) 适应证

① 肾癌已发生邻近组织转移手术不能切除者。

② 患者全身情况差、年龄大，或有心、肺、肝等脏器疾病不能耐受手术者。

③ 患者血小板低及凝血机制障碍，手术有禁忌证者。

④ 肾癌患者不愿手术治疗者。

(2) B超引导治疗方法：一般采用24～22G（相当于7～9针）细长针。

① 患者取侧卧位或俯卧位（下腹垫软枕使肾固定），先用普通探头检查肿瘤大小、位置、肾癌侵犯范围与邻近组织关系，选择穿刺点和穿刺路径。

② 常规消毒穿刺部位，铺消毒巾，术者戴消毒手套，换带穿刺架消毒探头，探查肿瘤位置，确定穿刺点穿刺途径，用2%甲紫标记穿刺点，穿刺点周围皮肤皮下用1%利多卡因溶液局部浸润麻醉。

③ 启动穿刺引导键，带穿刺架探头显示穿刺引导线在肿瘤中心处时，固定穿刺探头，测定深度，遂将穿刺针沿探头穿刺架引导槽进针，刺入皮肤、皮下、腰部肌肉、肾周围囊，在显示屏上可见针尖强回声影，继续进针穿刺到肾肿瘤内，见强回声针尖影在肿瘤中心，抽出针芯，接注射器缓慢性注射肿瘤灵Ⅱ号药液，高浓度药液注射到肿瘤内，在显示屏上可见肿瘤内回声增强药液影由肿瘤中心向边缘扩散，当增强回声影扩散到肿瘤边缘以后，停止注射药液，拔出穿刺针，针孔用消毒棉球压迫数分钟。

④ 患者平卧4h，观察有无并发症发生。

(3) CT引导治疗方法

① 根据病史检查、影像资料、了解肾癌大小、位置、侵犯周围的范围与周围邻近组织之间关系，设计治疗计划，选择进针路径、穿刺点。

② 一般取俯卧位、腹部垫枕头，CT扫描了解肾癌病灶范围、大小与邻近组织关系，选择穿刺路径，在皮肤上放栅栏定位器，并用胶布固定在皮肤上，启动CT扫描，确定穿刺路径、穿刺点、并测量穿刺点与病灶之间距离，移去栅栏定位器，在穿刺点处用2%甲紫做标记。

③ 穿刺点局部常规消毒，用1%利多卡因局部浸润麻醉，从穿刺点垂直进针，依次进入皮肤、皮下组织、腰部肌肉或肋间肌，进入肾周围囊，启动CT扫描，观察针尖与病灶之间距离和针尖与病灶位置是否相对应。关闭CT，再次进针，穿刺到肾癌内（有韧性感），再次启动CT扫描，观察针尖强回声影在癌灶中心。

④ 拔出穿刺针针芯，接注射器，注射肿瘤灵Ⅱ号药液。

⑤ 注射完毕拔出穿刺针，针孔用消毒纱布压迫数分钟。

⑥ 患者平卧4h，观察有无并发症发生。肿瘤灵Ⅱ号药量是肿瘤体积的1/4～1/5（计算恶性肿瘤体积时，应增加肿瘤直径0.5～1cm，使药液超过肿瘤边缘1cm），1周后做第2次治疗，2～3次为1个疗程。

（4）注意事项

① 穿刺到肿瘤内如需做针吸细胞学检查，将空针抽成负压，在肿瘤内来回不同方向穿刺 3～4 次，移去负压，拔出穿刺针，将穿刺物推玻片上涂匀送病理细胞学检查，再行超声导向穿刺到肿瘤内，注射肿瘤灵Ⅱ号药液。

② 如肿瘤过大，可先治肿瘤一部分，第 2 天再治疗肿瘤另一部分，一次肿瘤灵Ⅱ号用药量不大于 20ml。

③ 穿刺治疗后患者平卧 4h，注意血压、脉搏、呼吸情况及腹痛，若无异常，可下床活动。

④ 术后用抗生素 3d，预防肿瘤无菌性坏死后继发感染。

⑤ 术后患者可有一过性 38～39℃发热，是肿瘤坏死后反应，一般 2～3d 缓解，局部可有疼痛，一般不严重，可对症处理或地塞米松 1.5mg，每日 3 次口服，至症状缓解。

6. 中医治疗　中医没有肾癌专门记载，但肾癌有血尿、腰痛、积水等症状，可参照症状进行辨证治疗。肾癌大多是以本虚标实为主，本虚是肾虚、脾虚、阴阳两虚，标实为湿热毒邪、痰浊血瘀。治则是健脾益肾，养阴清热，活血化瘀，理气散结。

基本方：党参、黄芪、白术、当归、陈皮、薏苡仁、女贞子、茯苓、瞿麦、泽泻、白英、龙葵、白花蛇舌草、甘草、大黄、莪术、川芎、丹参、附片。

【预后】

晚期肾癌有肾静脉癌栓、局部淋巴结转移、肾周筋膜受累以及邻近器官侵犯和远处转移预后不良。近来强调术前证实肾静脉受累情况和肾静脉主干切除，预后有明显改善，但是显微镜下静脉内癌栓不影响预后。淋巴结转移者预后不良，5 年生存率低于 30%。侵入肾周脂肪和筋膜如能行根治性肾切除，5 年生存率可达 45%，侵及邻近器官者罕有 5 年生存率。

三、前列腺癌

前列腺癌（prostatic carcinoma）是男性泌尿系统常见恶性肿瘤。Parkin 等总结了 1980 年全世界 24 个地区 16 种常见肿瘤的新发病数，前列腺癌占男性恶性肿瘤的第 5 位。在欧美各国发病率很高，而亚非各国发病率低。在美国占男性癌症发病率的第 1 位（58/10 万白人男性，95/10 万黑人男性）、男性癌症死亡率的第 2 位，男性恶性肿瘤的 21% 为前列腺癌。我国北京市 1984—1987 年男性发病率为 2.41/10 万，死亡率 1.19/10 万。国外和我国的发病率均有逐年上升的趋势。前列腺癌患者中有一部分属无症状的"潜伏癌"，尸检时才能发现；国外有人常规尸检发现 50—60 岁年龄组潜伏性前列腺癌为 10%，而 70—79 岁年龄组为 30%，也有尸检资料报道前列腺微小癌发病率高达 49%。

【病因】

前列腺癌病因迄今尚不明确，一般认为有如下因素。

1. 性激素　雄激素与雌激素平衡紊乱，特别是雄激素的变化。青春期切除睾丸则不发生前列腺癌。

2. 性活力　有研究发现在性活力高的人群中，此病发病率高。

3. 年龄　随年龄增长，发病率随之增加。

4. 饮食　与高脂肪饮食、过量饮用咖啡和酒类有一定关系。

5. 其他　与性激素受体和癌基因、种族遗传和地理因素、环境污染、暴露于放射线、过多接触镉等也有一定关系。

【诊断要点】

1. 临床表现　前列腺癌早期可无症状，随肿瘤增长和病情发展可出现下述症状。

(1) 尿频、尿急、尿失禁，尿流缓慢、排尿困难、尿潴留或血尿。

(2) 肿瘤压迫或淋巴结转移压迫可出现下肢水肿。

(3) 骨转移可出现疼痛，病理性骨折和神经压迫症状。

2. 直肠指检　是诊断和筛选前列腺癌的主要方法，80% 的病例可获得诊断。前列腺癌指检表现为腺体增大、坚硬结节、表面高低不平、中央沟消失、腺体固定或侵犯肠壁等。

3. 前列腺酸性磷酸酶（PAP）　又称前列腺血清酸性磷酸酶（PSAP），可由正常或癌变的前列腺上皮细胞溶酶体产生，是较特异的肿瘤标志物。用敏感性和特异性的放射免疫测定法或免疫电泳法（CIEP）检测，总阳性率在 70% 左右，晚期患者可达 80% ～ 90%。

4. 前列腺特异性抗原（PSA）　是由正常或癌变的前列腺上皮细胞内质网产生，分子量为 3400 的大分子糖蛋白，是目前前列腺癌敏感性强、特异性高的肿瘤标志物。总阳性率为 70% 以上，晚期患者 90% 以上为阳性。正常值 < 4ng/ml，可疑值 4 ～ 10ng/ml，> 10ng/ml 应高度怀疑前列腺癌，> 20ng/ml 则可能有转移灶。前列腺增生 PSA 亦可高于正常，应注意鉴别。

5. 前列腺 B 型超声　经直肠或腹部 B 超可发现前列腺内低回声占位病变；并可根据其向被膜外浸润的程度做分级诊断。根据图像有助于和前列腺增生相鉴别。

6. 细胞学或病理诊断

(1) 尿液或前列腺液涂片细胞学检查：由于前列腺患者前列腺液中可能有癌细胞，因而可在尿液或前列腺液的涂片检查中发现。前列腺液可用导管法抽取。

(2) 经直肠或会阴部前列腺穿刺活检：经直肠前列腺穿刺活检的准确率可达 80% ～ 90%。用 B 超导引穿刺可显著提高准确率。

7. 其他检查　CT 和 MRI 可了解肿瘤大小和周围组织、器官的关系及淋巴结转移的情况。骨扫描和 X 线片检查有助于骨转移的诊断。雄激素及雌激素受体测定有助于诊断和治疗。

前列腺癌需与前列腺增生、前列腺炎、前列腺肉芽肿、前列腺结核、前列腺纤维化、囊肿、结石等鉴别。

【病理分类】

前列腺癌绝大多数为腺癌，极少数为鳞癌或移行上皮癌。病理分为四级。

Ⅰ级：腺体大或中等，细胞大小正常，有核仁而不清楚。

Ⅱ级：腺体较小或中等，细胞多型性，核仁小而明显。

Ⅲ级：腺体小而不规则，呈筛状或硬癌样，腺泡形成差。细胞明显多型性，核仁大、嗜酸性。

Ⅳ级：无腺泡形成，呈硬块或膨胀的癌细胞团块，或为弥散浸润的小细胞癌块；细胞大小不等，核有丝分裂明显。

前列腺癌多发生于后叶，占 75%；前叶和侧叶分别占 15% 和 10%；其中 10% 为多发。临床分为 3 种类型。

(1) 潜伏型：小而无症状，无转移，常见于尸检。

(2) 临床型：有局部症状，侵犯明显，转移较晚。

(3) 隐蔽型：原发灶小而难于发现，常早期广泛转移。

【临床分期】

临床分期方法很多，目前尚不统一，多采用 Jewett 分期法；TNM 分期比较繁杂，未被广泛采用。

1. Jewett 分期法

A 期：潜伏型，临床上不能检出，肛诊不能触及肿物。

A_1：局灶性且分化好。

A_2：弥漫性或分化差。

B 期：肛诊能触及肿瘤，肿瘤限于前列腺内。

B_1：结节 ≤ 1.5cm，局限于一叶。

B_2：结节 > 1.5cm 或侵犯一叶以上。

C 期：肿瘤穿破前列腺包膜。

C_1：包膜外小肿瘤。

C_2：侵犯精囊，膀胱颈或盆腔其他器官。

D 期：临床和病理均有转移。

D_1：盆腔淋巴结转移，未超过主动脉分叉以上。

D_2：主动脉分叉以上淋巴结转移，骨、器官和软组织转移。

D_3：内分泌治疗无反应。

2. TNM 国际分期（UICC，1992）

T——原发肿瘤

T_X：原发肿瘤不能确定。

T_0：未发现原发肿瘤。

T_1：针吸活检或切除组织中有肿瘤，但临床未扪及或影像学未能显示。

T_2：肿瘤局限于前列腺。

T_{2a}：肿瘤侵犯一叶的 ≤ 1/2。

T_{2b}：肿瘤侵犯一叶的 > 1/2。

T_{2c}：肿瘤侵犯两叶。

T_3：肿瘤已超出前列腺包膜。

T_{3a}：肿瘤侵出单侧包膜外。

T_{3b}：肿瘤侵出双侧包膜外。

T_{3c}：肿瘤侵犯精囊。

T_4：肿瘤固定或侵犯精囊以外的邻近组织。

T_{4a}：肿瘤侵犯下列部位之一，膀胱颈、外括约肌或直径。

T_{4b}：肿瘤侵犯肛提肌或与盆壁固定。

N——区域淋巴结

N_X：区域淋巴结转移不能确定。

N_0：无区域淋巴结转移。

N_1：有区域淋巴结转移，单个淋巴结最大直径≤2cm。

N_2：有区域淋巴结转移，单个淋巴结最大直径＞2cm，但不超过5cm，或多个淋巴结，最大直径均不超过5cm。

N_3：有区域淋巴结转移，一个淋巴结最大直径＞5cm。

M——远处转移

M_X：远处转移不能确定。

M_0：无远处转移。

M_1：有远处转移。

M_{1a}：只有骨转移。

M_{1b}：有其他部位的远处转移。

临床分期如下。

0 期	T_{is}	N_0	M_0
Ⅰ期	T_1	N_0	M_0
Ⅱ期	T_2	N_0	M_0
Ⅲ期	T_3	N_0	M_0
Ⅳ期	T_4	N_0	M_0
	任何 T	$N_{1、2、3}$	M_0
	任何 T	任何 N	M_1

【治疗】

前列腺癌的治疗方法有手术治疗、放射治疗、内分泌治疗、化学治疗、免疫治疗，具体治疗方案应根据患者的年龄、全身状况及肿瘤分期而定。

根据前列腺癌分期程度选择治疗方案。

A_1 期：老年人可不处理，发生转移约8%，治疗与否对生存率并不产生影响，5～10年内死于癌症人数为2%。

B 期、B_1 期：①根治性前列腺切除术；②睾丸切除术；③内分泌治疗。

B_2 期：①根治性前列腺切除术＋盆腔淋巴结清扫术；②睾丸切除术；③内分泌治疗；④放射治疗；⑤组织内放疗。

C 期：处理尚无统一意见，有下列几种方案可供选择：①年老体弱、全身情况较差者，适用扩大范围的体外放疗。②全身情况较好者行组织内放疗＋体外放疗。③内分泌治疗（包括双侧睾丸切除）＋扩大范围体外放疗＋根治性前列腺切除术。

D 期：① D_0 期，凡 PAP 持续升高，但淋巴结或骨骼未发生转移者为 D_0 期患者。Whitesel 等 1984 年报道 D_0 期肿瘤患者 2 年内有 71% 出现淋巴结转移或骨转移。因此这期患者应作为 D_1 期肿瘤处理。年轻而全身情况良好者可先施行盆腔淋巴结清扫术，如无淋巴结转移或转移轻微，可再做前列腺癌根治术。② D_1 期：一般采用以下措施，小部分（15%～25%）仅有轻微淋巴结转移者（1～3 个），做扩大范围盆腔淋巴结清扫术及前列腺根治性切除术后，有希望长期存活且无肿瘤复发。扩大范围的放疗对部分 D_1 期患者可延迟远处转移的发生。早期应用内分泌治疗会延长无肿瘤复发的存活时间。③ D_2 期，可酌用内分泌治疗、化疗、冷冻治疗或免疫治疗。

1. 放射治疗

(1) 外照射：用 ^{60}Co 或直线加速器，每 6～8 周 65～70Gy。

(2) 内照射：用 ^{198}Au、^{222}Ra、^{125}I 或 ^{192}Ir 等。

(3) 骨转移同位素治疗：用 ^{32}P 或 ^{89}Sr 对缓解骨转移局部疼痛及病变发展有一定作用。

(4) 结果：A 期 5 年、10 年无瘤生存率分别为 83%、67%。B 期 5 年、10 年无瘤生存率分别为 70%、51%。^{125}I 植入前列腺组织内照射，B 期 5 年、10 年无瘤生存率分别为 73%、44%。C 期 5 年、10 年无瘤生存率分别为 38%、20%。

并发症有便血、黏液分泌、里急后重、腹泻、大便失禁或肠梗阻等消化道症状。泌尿系并发症有尿频、排尿困难、血尿、尿道狭窄及阳萎。并发症在剂量 > 50Gy 时易出现，放疗结束后 6 个月内大多数能恢复。

2. 内分泌治疗　1941 年 Huggins 及其同事开始对晚期前列腺癌进行内分泌治疗（双侧睾丸切除和雌激素治疗）研究，并取得较好效果。60 余年来，内分泌治疗一直是晚期前列腺癌的主要治疗手段。

睾丸切除及其他内分泌治疗用于晚期患者，40% 消退、40% 稳定、20% 进展，转移癌者多数生存 2 年，80% 患者 5 年内死亡。

按 EORTC 评价标准，前列腺癌患者经内分泌治疗后 5%～10% 达 CR，20%～35% 达 PR，客观缓解 30%～45%；40%～50% 的患者可稳定一段时间。前列腺癌的激素依赖性是显而易见的。

已知前列腺癌的生长调节受下列因素影响：①类固醇激素（雄激素、雌激素）；②肽类激素（GnRH A，促性腺释放激素激动剂）；③生长因子；④营养因子；⑤某些糖蛋白；而①和②是最重要的因素，故而前列腺癌的内分泌治疗主要针对上述两个环节。

初次内分泌治疗称之为一线内分泌治疗（表 16-2）。一线内分泌治疗失败，再次内分泌治疗称之为二线内分泌治疗。一般来说，除双侧睾丸切除术和雌激素外，表 16-2 所列的其他方法均可作为二线内分泌治疗的方法。下面简述内分泌治疗的方法。

表 16-2　一线内分泌治疗

雄激素撤退	雄激素阻断
手术去势	抗雄激素类
双侧睾丸切除术	醋酸环丙氯地孕酮（CPA），300mg/d
阴囊下睾丸切除术	氟硝基丁酰胺（Flutamide），750mg/d
药物去势	尼鲁米特（Nilutamide），300mg/d
雌激素类	Casodex，100mg/d
己烯雌酚（DES），1～3mg/d	联合治疗
聚磷酸雌二醇，im，160mg/d	最大限度雄激素阻断（MAB）
雌莫司汀（ETM），560mg/d	LHRH A+ 抗雄激素药
LHRH A（促黄体生成素类似物）	去势 + 抗雄激素药

(1) 双侧睾丸切除术：可使多数前列腺癌消退或稳定，手术简便、疗效好。但患者心理上不易接受，不良反应有阳痿、阵发性发热、出汗等症状，短期应用环丙氯地孕酮（CPA）或己烯雌酚可改善症状。

睾丸切除术在近期内一般可取得显著疗效，甚至椎体骨转移所致截瘫也有可能恢复，多数患者病情缓解可持续 1～2 年。治疗失败往往是由于非雄激素依赖肿瘤细胞的增殖，故远期疗效取决于肿瘤对雄激素的依赖性。一些研究表明，睾丸切除术加用雌激素不能提高疗效和生存率，但雌激素对骨转移患者有姑息性治疗作用。

(2) 雌激素类药物：雌激素可抑制垂体前叶释放促黄体激素（LH），进而抑制睾丸产生雄激素，消除雄激素对前列腺的刺激。并且可直接抑制睾酮产生。常用药物如下。

① 己烯雌酚（Diethylstibestrol，DES，乙蔗酚）：为雌激素类的代表药物。用量，口服每日 3～5mg，7～21d 后血睾酮可达去势水平，维持量每日 1～3mg。可有恶心、呕吐、水肿、血栓性静脉炎等出现。

② 聚磷酸雌二醇（Polyestradiol Phosphate）：为长效制剂，用量，肌内注射每次 80～160mg，每月 1 次，不良反应较 DES 少。

③ 炔雌醇（Ethinylestradiol，乙炔雌二醇）：为人工修饰的雌激素，口服易吸收，在体内不易被代谢破坏。用量，口服每次 0.05～0.5mg，每日 3～6 次。不良反应有头晕、恶心、呕吐等。

(3) 抗雄激素类药物：抗雄激素药物通过与内源性雄激素竞争性结合胞质双氢睾酮受体，抑制双氢睾酮进入细胞核，从而阻断雄激素对前列腺细胞的作用。分类固醇和非类固醇两类。

① 类固醇抗雄激素：为孕激素类药物。

a. 醋酸环丙氯地孕酮（Cyproterone acetate，CPA 环丙孕酮，环丙甲地孕酮，醋酸色普龙）：具有孕激素的双相作用，可与双氢睾酮竞争受体，抑制双氢睾酮进入细胞核，并可抑制垂体 LH 的释放。用量，口服每次 100mg，每日 2 次。肌内注射每次 300mg，每周 1 次。不良反应为男子乳房发育。此药为类固醇抗雄激素的代表药物。

b. 醋酸氯羟甲烯孕酮（Cytroterone acetate）：用量，口服每日 250mg。

c. 醋酸甲地孕酮（Megestrol Acetate，甲地孕酮）：与天然孕激素相同，具有中枢和外周抗雄激素作用，通过抑制 LH 的释放而抑制血睾酮浓度，抑制 5α- 还原酶而降低前列腺双氢睾酮的浓度，并可与双氢睾酮竞争受体。用量，口服每次 40mg，每日 2 ～ 4 次。或每次 160mg，每日 1 次。3 个月后改用维持量，每次 40mg，每日 2 次。

② 非类固醇类抗雄激素药物

a. 氟他胺（Flutamide，氟他米特）：为非类固醇类抗雄激素药物，通过与睾酮和二氢睾酮竞争性结合雄激素受体而抑制雄激素进入靶细胞，并可阻止雄激素和靶细胞核结合。还可阻断睾酮对促性腺激素分泌的抑制作用。因此，用药后血清促黄体生成素和睾酮水平增加，因而可使大多数患者保存生殖能力和性功能。用量，250 ～ 500mg，每日 3 次，继之 1 日 750 ～ 1500mg。一般与促性腺激素激动药（GnRHA）联合应用。亦可单用或与 5α- 还原酶抑制药 Finasteride 合用，不良反应为腹泻、面部发热和男子乳房发育。

b. 尼鲁米特（Nilutamide，Anandron）：结构与氟他米特有些类似，作用机制亦类似。半衰期约 40h。用量，口服每次 300mg，每日 1 次。

c. 康士得（Casodex）：一种合成的抗雄激素药物，作用机制与氟他胺类似，半衰期 5 ～ 6d，用量，每日 50mg 口服。不良反应为乳房触痛或轻度男性乳房发育。胃肠道反应轻于上述两药，性功能一般不受影响。

(4) 促性腺释放激素激动药（gonadotropin releasing hormone agonist analogus，GnRHA，LHRH A，又称促性腺释放激素类似物或促黄体生成素释放激素类似物）。

天然 GnRH（促性腺释放激素）为下丘脑分泌的肽类激素，脉冲式作用于垂体前叶，使之分泌 LH 和 FSH，LH 作用于睾丸间质细胞，使之分泌睾酮；FSH 作用于睾丸支持细胞，使之产生雄激素结合蛋白。自 1971 年 Schally 等确定 GnRH 结构后，已合成了约 2000 余种 GnRH A。GnRH A 与垂体亲和力强，LH 释放量可比正常情况增加 15 ～ 20 倍，大剂量长期给 GnRH A 可造成垂体促性腺激素耗竭，使 GnRH 受体调节功能降低，最后使血清睾酮降至去势水平；其作用可维持长达 3 年之久。临床应用的药物如下。

① 醋酸亮丙瑞林（Leuprorelin Acetate，Lepron，Lupron，利普安）：LHRH 的第 6 位甘氨酸被 D- 亮氨酸取代，第 10 位甘氨酸以乙酸基连接于第 9 位的脯氨酸的羧基上，即为本药，于 1984 年在德国上市。应用此药后血清睾酮常暂时上升，使少数患者病情在短期内恶化，4 周后又恢复至原有水平。然后睾酮水平逐渐下降至去势水平（< 1.72nmol/L），并始终保持低水平。因此，在病情严重的患者，开始治疗时最好与抗雄激素药氟硝基丁酰胺合用。用量，皮下注射每日 1mg。不良反应小，为性欲减退、面部潮红及荨麻疹。

② 布舍瑞林（Buserelin）：在 LHRH 的第 6 位甘氨酸由 D- 丝氨酸取代即为 Buserelin。用量，皮下注射 0.5mg，每 8 小时 1 次，连用 7d，以后改为每日 0.2mg。或者用 Buserelin 滴鼻剂滴鼻：0.4mg 每次每鼻孔各 0.2mg，每日 3 次。

(5) 抗肾上腺药物

① 氨鲁米特（Aminoglutethimide，AG，氨苯哌酮，氨基苯乙派啶酮）：抑制由胆固醇转

化为孕烯醇酮的酶促过程，故抑制肾上腺皮质合成雄激素、雌激素、糖皮质激素及醛固酮。类似于肾上腺皮质切除术。但因 ACTH 代偿性分泌增加可影响其作用，所以应加用皮质激素以抑制 ACTH 的分泌。本药适用于治疗睾丸切除无效，雌激素治疗无效或复发的患者。如与 DES 合用，疗效可提高，用量，250mg，每日 3～4 次，加服氢化可的松每日 20～40mg，以补充糖皮质激素之不足和抑制 ACTH 的分泌。不良反应有低血压、胃肠道反应和皮疹。

② 螺内酯：原为利尿药。主要通过抑制肾上腺和睾丸微粒体细胞色素 P_{450} 及 17- 羟化酶而抑制雄激素的形成。用药后能使血浆雄激素水平显著下降。适用于睾丸切除的转移性前列腺癌患者。用量，口服，每次 100mg，每日 1 次。

(6) 咪唑类药物

① 酮康唑：一种咪唑衍生物，为抗真菌药物。它的内分泌治疗作用可能是咪唑环上的 N 原子和细胞色素 P_{450} 上的铁原子结合，影响其功能，从而抑制 17α，20α-二羟孕酮转化为雄烯二酮和睾酮，干扰雄激素的合成。小剂量不引起雄激素变化，大剂量时可抑制睾丸和肾上腺睾酮的合成。用量，每日 600～1200mg，分 3 次口服，24～48h 雄激素可降至去势水平。常用于须快速抑制睾酮至去势水平的情况，如缓解脊柱转移所致的脊髓压迫症。缺点是停药后激素水平很快恢复至治疗前水平。不良反应有恶心、乏力、皮肤黏膜干燥，肝毒性大而使其不宜长期应用。

② Liarozole：另一种咪唑衍生物。作用机制可能不同于酮康唑，用药后血中肾上腺分泌的雄激素及糖皮质激素水平无变化（用于去势治疗复发患者）。用量，口服每次 300mg，每 2 日 1 次，持续 4 周。不良反应较酮康唑轻。主要用于前列腺癌的第二线内分泌治疗。

由于 LHRH A 及 Flutamide 类药物使用方便、安全且不良反应少，而应用渐趋广泛。

3. 靶向坏死疗法治疗　前列腺癌早期无症状，随着肿瘤发展出现症状，当肿瘤出现症状来就诊时，大多数是中晚期，许多患者都失去手术治疗最佳时期，可采用靶向坏死疗法治疗，直接将肿瘤组织细胞杀死，早中期可以达到手术灭活肿瘤治疗效果，中晚期可以达到肿瘤减荷，配合综合治疗，可以改善症状，提高生活质量，带瘤生存，延长生存期。

(1) 适应证

① 肛门指征能触及到的肿瘤限于前列腺内，肿瘤直径在 1.5～3cm。

② 肿瘤扩散穿破前列腺包膜，侵犯到膀胱颈部或周围组织，不能手术者。

③ 年龄大，伴有心、肺、肝、肾功能不全患者，不能耐受手术者。

④ 肿瘤患者不愿意接受手术治疗。

(2) 治疗方法

① 根据病史、检查，影像资料，了解病灶大小、在前列腺内位置、侵犯周围组织程度、与周围邻近组织之间关系，特别注意与尿道距离，有无压迫或侵犯尿道引起排尿困难，制定治疗计划，选择穿刺路径。

② 患者取膀胱截石位用 B 超先扫描会阴部，了解病灶位置、大小、距肛门附近皮肤距离，选择穿刺点，并用 2% 甲紫在皮肤上做标记。

③ 肛门周围常规消毒，尿道插导尿管，用 1% 利多卡因穿刺点局部浸润麻醉，用直肠 B 超高频探头，插入肛门直肠下端扫描、观察病灶位置、大小与邻近组织之间关系，确定皮肤穿刺路径及穿刺点，距离肛门边缘 1 ~ 2cm 处穿刺点进针，经过皮肤皮下组织，肛门周围肌层，进入病灶内，整个过程在 B 超实时监控下穿刺针进针方向，针尖位置，见针尖强回声影在病灶内。

④ 拔出穿刺针针芯，接注射器注射肿瘤灵 II 号药液，见高浓度药液回声增强影从病灶中心向周边扩散，回声增强影扩散到病灶边缘时停止注药。

⑤ 注射完毕拔出针芯，用消毒纱布压迫针孔数分钟，患者平卧 4h，观察有无并发症发生。

(3) 术后处理

① 术后用抗生素 3d 预防感染。

② 保留导尿 3d，防止排尿困难。

③ 治疗后会阴部感到肿胀、疼痛不适或有低热，可用地塞米松 5mg 加 0.9% 氯化钠溶液 250ml 静脉滴注，减低无菌性炎症肿胀、疼痛反应。

(4) 注意事项

① 选择穿刺点进针路径要避开膀胱、尿道，以免膀胱、尿道损伤。

② 病灶大压迫尿道，病灶距离尿道近注射药液时，在显示屏监视下，药液扩散到距尿道 0.5cm 时应停止注射，以免尿道损伤。

③ 坏死疗法治疗后，对化疗有增敏作用，应尽早配合化疗。

④ 前列腺癌采用靶向坏死疗法治疗大多数中晚期失去手术治疗机会的患者，应配合综合治疗。

第17章　妇科肿瘤

一、子宫肌瘤

子宫肌瘤（myoma uteri）是妇女常见的良性肿瘤，肿瘤主要是由平滑肌纤维组织和结缔纤维组织组成，所以称子宫纤维肌瘤（fibromyoma uteri），但子宫肌瘤中特殊成分为平滑肌，结缔组织纤维是一种支持组织，因此严格意义上应该称为子宫平滑肌瘤。

【病因】

子宫肌瘤病因目前尚不明了，一般认为与内分泌、遗传因素有关。

1. 子宫肌瘤与卵巢激素过度有关

(1) 子宫肌瘤多数发生在性成熟期，中年妇女多见。绝经期后，原有肌瘤即停止生长，并能逐渐萎缩。

(2) 子宫肌瘤常和子宫内膜增生同时存在，而子宫内膜增生已明确可受雌激素过度刺激所致。

(3) 在无卵巢妇女中，注射雌激素后，可使已萎缩的子宫恢复正常大小，并有可能发生子宫肌瘤。

2. 子宫肌瘤发生与雌激素、孕激素及雌激素受体、孕激素受体相关　子宫肌瘤的实验研究证实，子宫肌瘤的发生与雌激素关系密切。Nelson对切除卵巢的豚鼠埋入雌二醇丸，32只豚鼠有6只发生多发性浆膜下子宫肌瘤，主要由纤维组织组成，含有少量平滑肌组织。动物实验所诱发的肌瘤，在组织学上与人类子宫肌瘤并不相同。

组织保留雌激素的多少，取决于其细胞内与雌激素特异结合的蛋白质的含量，即雌激素受体蛋白的多少。这种受体在组织内的浓度决定该组织对激素的敏感性。

一些研究表明，子宫肌瘤并非在大量雌激素下生长，也非缺乏孕酮的影响而发展，同一激素水平下，激素在靶组织中产生生物学效应的强弱，取决于靶细胞内受体的含量，由于肌瘤内受体含量高，因而激素在肌瘤内的生物学效应比在正常子宫平滑肌内大，促进肌瘤增长。此外，根据测定 EcR 与 PcR 的含量在增殖期高于分泌期，分泌期含量降低与血内孕酮含量增高有关。这提示子宫肌瘤的生长主要发生于月经周期前半期，尤其在排卵前期。同时认为，由于血内孕酮含量升高可抑制两种受体，提示持续应用外源性孕激素制剂可抑制子宫肌瘤生长。

近年来研究发现孕激素在子宫肌瘤发生、发展过程中可能起协同作用。吴际和程云英（1995 年）对 39 例子宫肌瘤患者进行子宫组织的雌激素受体（ER）、孕激素受体（PR）、细胞增殖相关抗原（Ki-67）的含量定量分析，并对其中 22 例测定血浆雌二醇（E_2）、孕酮（P）、促黄体素（CH）及促卵泡素（FSH）的含量。结果 ER、PR 含量在子宫内膜组织最高，肌瘤组织次之，平滑肌组织最低。Ki-67 阳性细胞含量在肌瘤组织明显高于平滑肌组织。在子宫内膜增殖期 ER、PR 较分泌期显著增高，而 Ki-67 含量则在分泌期显著高于增生期。认为血浆 E_2 及 P 在正常妇女与肌瘤患者含量相同情况下，肌瘤组织内 ER 及 PR 含量却显著高于肌层组织，说明子宫肌瘤并不是在外周血循环高水平激素作用下发生、发展，而是局部肌瘤组织持续性高雌、孕激素水平刺激的结果。同时 Ki-67 阳性细胞率明显高于正常肌层组织，且肌瘤组织与肌层组织在分泌期 Ki-67 阳性细胞率明显高于增生期，说明肌瘤组织比正常平滑肌组织有更多的细胞进入细胞周期，因而使肌瘤细胞增生更快，增生期进入细胞周期量少，分泌这种进入增殖细胞显著增多，提示子宫肌瘤组织细胞在分泌期增长较快，即子宫肌瘤组织增长可能是在高孕激素环境下进行的，因而可以认为孕激素在子宫肌瘤发生、发展中起协同作用。近年来孕激素拮抗药米非司酮（Ru486）治疗子宫肌瘤可使肌瘤体积明显缩小，可进一步说明孕激素在子宫肌瘤发病中起重要作用。

3. 子宫肌瘤与生长激素及胎盘催乳素 根据文献报道，除雌激素对子宫肌瘤生长发展有关外，提出生长激素及胎盘催乳素可能亦有一定关系。Grattarola 等证实生长激素协同雌二醇可增加切除了垂体 – 卵巢大鼠的子宫重量。虽然妊娠期血清生长激素水平降低，然而与生长激素结构与活性相似的人胎盘催乳素血清浓度却超过其他任何激素，因此可以推测妊娠期子宫肌瘤增长快，可能为雌二醇与人胎盘催乳素的协同作用，而非雌二醇单独作用。

4. 子宫肌瘤与遗传关系 子宫肌瘤的发病有一定的种族差异，有人认为黑人妇女子宫肌瘤发病率高，但这种族差异，是否有遗传倾向，尚未能证实。以往认为良性肿瘤无细胞遗传学异常，近年来，国内外对子宫肌瘤的研究表明，子宫肌瘤也存在染色体异常。许争峰等（1993 年）对 30 例子宫肌瘤进行细胞遗传学分析，结果发现 9 例存在克隆性细胞遗传学异常，异常发现率为 30%，分别为 12、14、7、1、9、10、22 号染色体异常，其中断裂点位于 12q13 ～ 15 为 7 例，14q24 为 6 例，7q31 为 3 例，认为 7（12；14）（q13 ～ 15；q24）及 7q31 ～ 32 染色体重排，在子宫肌瘤的发生发展中可能起着重要作用。

关于子宫肌瘤明确病因，目前尚不明了，然而在影响肌瘤生长发展方面，比以前有进一步了解。

(1) 根据研究，人类子宫肌瘤的发生可能来自未分化间叶细胞向平滑肌细胞的分化过程。这种未分化的间叶细胞是肌瘤原始细胞，是胚胎期具有多分化功能的细胞。

(2) 有人认为肌瘤细胞是由未成熟的子宫壁平滑肌细胞增生所产生，也有人认为是发生于子宫腔血管壁的平滑肌细胞增生所产生。还有人认为是由肌瘤母细胞及其子细胞增长所引起，但肌瘤母细胞及子细胞增长是受细胞环境中各种因素的影响。

(3) 目前研究提示至少有两个因素致使子宫肌瘤增长，一是卵巢内分泌激素，包括雌激素与孕激素。其依赖雌激素增殖，靠孕酮分化肥大。主要是肌瘤局部雌激素受体，孕激素受体含量增高，造成局部的高雌激素、孕激素环境，形成较多的雌激素受体、孕激素受体结合，而增强激素的生物学效应，细胞增殖、分化、肥大过程长期反复进行，形成肌瘤，促使肌瘤增长。二是生长激素或胎盘催乳素，认为两者可能与雌激素、孕激素起协同作用。

【发病率】

近年来由于影像学 B 超检查普遍开展，子宫肌瘤发现率逐渐增高，报道育龄妇女子宫肌瘤发病率在 10% 以上。

据尸体解剖的资料，30 岁以上的妇女，约 20% 有大小不等的子宫肌瘤存在。

子宫肌瘤多发生在中年妇女，多在 40—50 岁，约占 50%；其次是在 31—40 岁，约占 28%，表明发生于卵巢功能旺盛时期。子宫肌瘤在绝经期后大多数会缩小，如果绝经期后子宫肌瘤继续增大应高度重视，此种情况常表示继发性病变存在。

【病理生理】

子宫是由副中肾管（米勒管）发育发展而成，子宫的平滑肌来自副中肾管周围的中胚叶组织，副中肾管的各个部位均有可能发生肌瘤的可能性，而肌瘤最常发生于平滑肌组织丰富的子宫体，其次是子宫颈，极个别在输卵管、子宫的韧带及阴道也可发生肌瘤。

迄今为止，对于子宫肌瘤组织的发生还没有统一意见，目前主要有两种意见，子宫肌瘤开始发生于子宫平滑肌细胞，即肌瘤来源于子宫肌瘤组织未成熟的平滑肌细胞的增生；另一种意见是肌瘤来源于子宫肌组织内血管壁的平滑肌细胞。

子宫肌瘤绝大多数为良性，很少恶变。

【发生部位和生长方式】

子宫肌瘤发生于子宫的肌层，大多数肌瘤生长在肌组织丰富的子宫体部。

子宫体部肌瘤多发生于子宫底部，其次是子宫的后壁，发生在子宫前壁比后壁约少一半，而发生在子宫侧壁则较少。子宫体部肌瘤常为多发性见图 17-1。

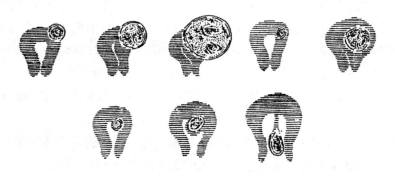

图 17-1 肌瘤生长发展的模式

子宫肌瘤一般开始发生于子宫的肌层内，由于肌瘤生长发展具有离心性的特点，可向周围均匀发展，也可以向一个方向发展。这个发展在很大程度上取决于周围组织阻力的大小，一般肌瘤是向阻力较小的方向发展。根据肌瘤生长与子宫壁形成的关系，可分为 4 种类型，壁间肌瘤、黏膜下肌瘤、浆膜下肌瘤及阔韧带肌瘤。阔韧带肌瘤系由位于子宫侧壁的肌瘤向外突出至韧带内而形成，实际是位于浆膜下子宫肌瘤的一种类型（图 17-2）。

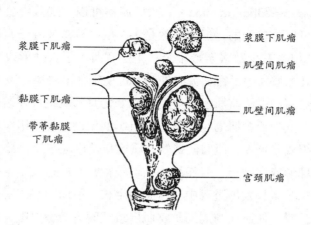

图 17-2　子宫肌瘤生长部位

1. 壁间子宫肌瘤　壁间子宫肌瘤为最常见的一种类型，是指肌瘤发生与发展始终位于子宫肌层内。如果肌瘤较小，子宫的形状可保持正常；若肌瘤较大，子宫则往往变形。壁间肌瘤使子宫体增大，子宫内膜的面积也因之扩大。由于子宫内膜面积增大，因肌瘤存在使子宫收缩能力降低及血液循环出现障碍，所以患者常出现月经量增多与经期延长等临床表现。

2. 黏膜下肌瘤　在子宫肌瘤发展过程中，肌瘤位于肌壁内侧，宫腔方向阻力则较小，肌瘤可逐渐向宫腔内突出，最后其表现仅覆盖一层很薄的子宫内膜，即称黏膜下子宫肌瘤。有时整个肌瘤突出于宫腔内，仅以一蒂与子宫相连。有蒂肌瘤在宫腔内犹如宫腔内的异物，引起子宫收缩，逐渐使根蒂变长变细，最后可通过子宫颈管突出宫颈口外。

黏膜下子宫肌瘤引起比较明显的出血症状，肌瘤表面的黏膜血供差，容易发生坏死出血与感染症状。

3. 浆膜下肌瘤　靠外侧的肌瘤在发展过程中，子宫外侧阻力较小，肌瘤向子宫浆膜生长突出，其表面仅覆一层浆膜，即浆膜下子宫肌瘤。继续生长发展突出子宫表面形成有蒂浆膜下肌瘤。一般没有明显症状，有蒂浆膜下肌瘤在腹腔内可发生扭转，多为慢性扭转，如急性扭转，可引起急性腹痛。

4. 阔韧带肌瘤　生长于子宫侧壁的肌瘤可向阔韧带突出而伸到腹膜后，一侧的肌瘤可将子宫推向对侧，增大的阔韧带肌瘤可充满骨盆腔，压迫邻近器官，影响排尿及排便功能，盆腔血管及输尿管可能受压或其位置发生改变，给诊断和治疗增加困难。

子宫肌瘤可以是单个存在，但在子宫体上的肌瘤，大多数可为多发，在一个子宫体上可存在两种或两种以上不同类型的肌瘤。

子宫肌瘤 90% 以上发生子宫体部，发生在子宫颈部不到 10%。各类子宫肌瘤中，以壁间子宫肌瘤最常见，占总数 60% ～ 70%，浆膜下肌瘤次之，占 20% ～ 30%，黏膜下子宫肌瘤较少，占 10% 左右。

【解剖与病理变化】

1. 子宫肌瘤大体解剖　子宫肌瘤有的小如粟粒，甚至在显微镜下才能见到，这种小的肌瘤结节也称为种子肌瘤（seedling myoma）。大的肌瘤可以大到数十公斤，甚至充满腹腔，也称巨大肌瘤。肌瘤可以是单个的，但大多数是多个的，称多发性子宫肌瘤。多发性子宫肌瘤一般不超过 10 个，但也有少数多至数十个。小子宫肌瘤子宫外形改变不大，增大时并向宫腔突出，有时很像妊娠增大的子宫，突向外侧的可使子宫不对称。

一般质地较正常子宫硬，子宫肌瘤发生退行性变化时，质地可较柔软。未发生退行性变时的肌瘤其硬度取决于其中所含肌瘤组织与纤维组织的比例，纤维组织越多，肌瘤就越硬，颜色也较苍白；肌组织成分越多，肌瘤就越软，质地和颜色也接近正常子宫平滑肌组织。

子宫肌瘤一般为球形或卵圆形，肌瘤组织结构较紧密，质地较正常平滑肌硬，虽然肌瘤没有明显的包膜，但在其生长发展过程中呈膨胀性生长，使周围组织受压而萎缩，形成一层菲薄疏松蜂窝状的假包膜，使肌瘤与周围子宫肌层组织间有清楚界限，因此肌瘤也容易在手术中剥离出来。

2. 子宫肌瘤组织学　镜下肌瘤是由平滑肌组织构成，平滑肌细胞束向各方向不规则排列而构成纺织的束状或旋涡状，失去正常子宫肌层的结构层次。肌纤维纵切面可见细胞呈梭形，大小不一致，核染色较深，呈梭形或两端钝圆的长杆状，染色质细小，分布均匀，有小的核仁。肌纤维的横切面，可见细胞呈圆形或多角形，嗜酸性红染的胞质和位于中央核呈圆形或卵圆形，一般在肌纤维束之间有或多或少的纤维组织。

长有肌瘤（除很小的肌瘤）的子宫，其血供均有明显改变（动脉及静脉），血管数目增多，管腔扩大，血管的行径与方向随肌瘤的所在部位、大小与数目而有所不同，淋巴管亦有扩张与增生等改变。虽然子宫血管有明显的改变，但肌瘤本身没有丰富血管，小肌瘤内甚至无明显的血管，而仅有毛细血管。肌瘤血管来自邻近的正常子宫平滑肌组织，往往只有一根或数根小动脉从不同方向穿过假包膜进入肌瘤，然后分支进入肌瘤中心。因此，较大的肌瘤常常因血液不充足而发生退行性变。肌瘤的静脉主要位于假包膜，肌瘤中心处静脉非常稀少。

3. 病理变化　子宫肌瘤本身的供应血管不丰富，因此肌瘤在生长发展过程中，血液供应量发生障碍，而造成肌瘤发生退行性病理改变。退行性变分以下几种类型。

(1) 萎缩：妇女绝经期后，由于卵巢功能衰退，子宫肌瘤一般停止发展，其中大部分瘤体缩小，镜下见平滑肌细胞萎缩，数目逐渐减少，而间质内纤维组织增加。

(2) 透明变性（hyaline degeneration）：亦称玻璃样变，是最常见的退行性变，这种退行性变常由于肌瘤缺血使肌瘤逐渐萎缩，代之以纤维组织，并随之发生透明变性，其过程是逐渐缓慢进行的，肌瘤愈大，退变愈广泛和明显。

肌瘤切面，可见透明变性区失去肌瘤特有的旋涡状纹理，而表现灰白色均质性外观，质地较软，透明变性可呈散在的斑块，亦可融合呈大片。镜下（HE 染色）观察，变性区呈均匀的粉红色结构，几乎无细胞结构或仅有散在的肌瘤细胞与未变性组织区分明显。

(3) 黏液变性：亦称黏液样变（mucoid degeneration），较少见。肌瘤组织由于缺血而发生液化，形成一些腔隙。切面可见变性区较苍白，有一些透亮的黏液聚集。

（4）囊性变：比较少见，往往是透明变性进一步发展，偶尔可继坏死以后发生，但亦可独自发展而成。一般是在大片透明变性区内出现大小不等的囊腔，囊腔内充满草黄色透明液体或血性液体，小囊腔可融合形成大囊，致使肌瘤变软呈囊性。囊肿壁由纤维组织构成，无上皮覆盖。

（5）坏死：子宫肌瘤由于血液供应不足或供血障碍或继发感染后可以发生坏死。轻者形成散在性小坏死区，坏死的肌纤维可溶解液化出现小的裂隙，重者可发生成片的坏死。常见于有蒂的浆膜下肌瘤扭转或黏膜下肌瘤嵌顿于宫颈管口或宫颈口外，常伴发继发感染性坏痖。

（6）红色变性：少见，红色变性是子宫肌瘤一种特殊类型的坏死。多发生于妊娠期及产褥期，亦可发生于有蒂肌瘤的扭转或嵌顿。肌瘤发生了红色变性时，可产生急性腹痛，伴有发热。恶心呕吐、肌瘤局部张力增加、触痛。发生于妊娠期及产褥期者，其症状较非孕时严重。

1899 年 Gebhard 报道此种变性，Fatilkner 报道在红色变性初期，壁薄的血管充血、扩张，继之许多血管发生破裂，红细胞渗入肌瘤细胞肌纤维之间，肌瘤组织发生水肿。还发现在红色变性发生前，有时已存在透明变性，因此认为红色变性是由透明变性发生出血性梗死所致。目前大多数学者认为其发生机制是在妊娠期等情况下，由于肌瘤生长迅速，压迫假包膜内的静脉或由于其他原因静脉回流受阻，肌瘤发生淤血、水肿，血管通渗性增加，进一步发展至渗血，最后导致壁薄的小动脉破裂出血及红细胞破裂溶解。

红色变性时，肌瘤切面呈暗红色或肉红色、无光泽、质软、似半生半熟的牛肉。镜下的形态，主要改变是高度水肿，血管明显充血扩张、广泛性出血，红细胞溶解，肌瘤组织可呈凝固性不死，细胞核常溶解消失，胞质淡染、细胞的轮廓仅隐约可见，还可见到静脉血栓形成。此外，还可见到灶性透明变性。

（7）钙化：较少见，钙化往往发生于绝经后、继肌瘤萎缩后发生。此外，子宫肌瘤透明变生，或坏死后也可发生钙化。由于肌瘤血量减少，致使磷酸钙或碳酸钙等钙盐沉着。如钙化严重，可见肌瘤次全部钙化或全部钙化的肌瘤，以往称为"子宫石"（womb stone），十分罕见。

【子宫内膜、卵巢及输卵管的变化】

1. 子宫内膜的改变　一般认为子宫肌瘤的内膜改变与患者的年龄有一定关系。子宫肌瘤患者发病年龄在 41—50 岁最多，占 50% 左右，此年龄组中相当一部分患者处于更年期，此时卵巢功能已开始衰退，子宫内膜呈萎缩或增生过度改变的比例变化。

2. 卵巢的改变　一般认为，子宫肌瘤存在时盆腔血液循环量增加，卵巢可能比正常增大，Witherspoon 曾报道，子宫肌瘤患者的卵巢与正常妇女卵巢有明显差异，大多存在大小不等的卵泡，而缺乏黄体。然而 Brewer 却认为肌瘤患者的卵巢改变与正常妇女卵巢改变无明显差别。据一般文献报道，卵巢上卵泡囊肿发生率为 20% 左右，认为子宫肌瘤患者的卵巢并不存在特殊改变。

3. 输卵管的改变　子宫肌瘤时，往往合并输卵管炎，主要原因可能是患者长期月经过多失血，引起贫血、体质衰弱、抵抗力下降，宫颈口因经期过长而长时期张开，阴道细菌易逆行感染所致。

【症状】

1. 子宫出血　子宫出血为子宫肌瘤的主要症状，大约1/3患者可出现出血症状，以周期性出血（月经量过多，月经期延长或月经期缩短）为多见，非周期性出血（不规则出血或持续性出血）较少见。

月经量过多，严重者每次月经来潮最初几天，血流如注，常顺腿流，并有血块排出，短期内因大量失血引起贫血。非周期性出血中，可表现持续性出血或不规则出血，出血时间不定，出血量多少不定，出血时间隔不等，有时出血可持续长达一个月以上，量时多时少。

肌瘤出血原因主要有下几种。

(1) 子宫内膜面积增大：子宫肌瘤使子宫增大，宫腔也随之增大，月经时内膜剥离面增大，修复所需时间亦相应较长，以致出血量增多，出血时间延长。笔者认为出血严重程度与肌瘤类型有关，如黏膜下肌瘤宫腔内膜面积增加不明显，但出血程度严重，而且经期延长。

(2) 子宫收缩能力降低：子宫收缩对控制子宫出血的作用是重要的，一般认为子宫肌瘤引起月经过多是由于肌瘤干扰了正常的子宫收缩。使子宫的收缩能力降低。

(3) 卵巢内分泌影响：有些学者认为子宫肌瘤并不是引起子宫出血的直接原因，出血的真正原因是卵巢内分泌的影响。子宫肌瘤合并存在卵巢无排卵，可能与月经过多及不规则子宫出血有关。无排卵常导致子宫内膜增生过度，而发生与功能性子宫出血类似的子宫出血。

(4) 子宫内膜静脉扩张：Farrer Brown 采用放射线造影检查研究子宫肌瘤的供血，证实子宫出血是由于肌瘤邻近的子宫肌层与内膜的静脉丛受压回流障碍所致。

子宫肌壁的静脉或穿过浆膜下及壁间肌层的弓状静脉及放射状静脉，由于肌瘤的存在，静脉可受到压迫，致使子宫内膜的静脉回流障碍引起静脉丛充血扩张，发生子宫异常出血增多（图17-3）。

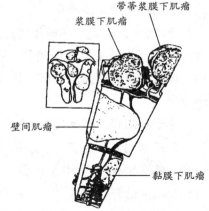

图17-3　子宫肌瘤时子宫肌层及内膜的血液循环示意

2. 腹部肿块　子宫体的壁间肌瘤与浆膜下肌瘤逐渐增大，于耻骨联合上触及硬块，当肌瘤增大到相当于4～5个月妊娠子宫大小时，患者比较容易发现腹部长包块。子宫肌瘤肿块一般位于下腹正中或偏向一侧，质硬，表面呈弧形，多发性子宫肌瘤多为不规则高低不平的硬块。

3. 压迫症状　子宫肌瘤增大时，往往出现压迫症状，位于子宫体下段或宫颈前壁肌瘤，由于占据膀胱正常位置压迫膀胱，影响膀胱充盈，使患者感到小腹不适，有时发生尿频、尿急。如果肌瘤增大充满骨盆前部，紧紧压迫尿道和膀胱，有时可导致膀胱三角升高，引起膀胱位置自然移位升高，尿道被拉长，发生排尿困难，导致尿潴留及充盈性尿失禁（图17-4）。

位于子宫下段或宫颈后壁肌瘤，由于挤占了直肠位置，压迫直肠引起便秘，排便困难（图

17-5）。

子宫肌瘤增大嵌顿于盆腔内，不仅压迫膀胱，而且也同时压迫直肠，使患者排便及排尿均发生困难（图 17-6）。

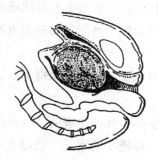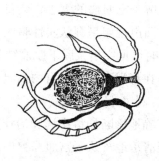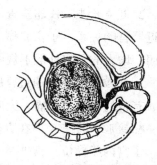

图 17-4　子宫下段、宫颈前壁肌瘤

图示肌瘤向前压迫膀胱并使膀胱升高，尿道拉长

图 17-5　子宫下段、宫颈后壁肌瘤

图示肌瘤对直肠的压迫

图 17-6　子宫下段或宫颈肌瘤嵌顿于盆腔内

图示肌瘤对膀胱及直肠的压迫

4. 疼痛　子宫肌瘤患者大约有 1/4 伴有疼痛症状，一般常表现为下坠感、沉重感，有时放射到下肢。肌瘤增大对盆腔脏器压迫或合并子宫附件炎症时亦可出现下腹部隐痛及不适。

浆膜下肌瘤根蒂扭转或子宫本身扭转发生剧烈疼痛，肌瘤发生红色变性时或肌瘤退变坏死发生感染时腹痛较剧，并伴有发热。子宫肌瘤出现痛经者，往往合并子宫腺肌症或子宫内膜异位症。

5. 不孕　子宫肌瘤不孕症的发生率为 20% ～ 30%。子宫肌瘤引起不孕与许多因素有关。

(1) 肌瘤生长部位、大小、数目对受孕产生影响。如肌瘤位于子宫角和子宫颈，可以影响宫颈管及输卵管入口的通畅；黏膜下肌瘤表面内膜供血不足、感染、溃疡、内膜萎缩等，影响孕卵正常着床；较大肌瘤或多发性肌瘤使宫腔变形，可能影响精子的运行与孕卵正常着床。

(2) 子宫肌瘤伴发无排卵是肌瘤引起不孕症的主要原因。

(3) 子宫肌瘤引起出血，招致感染机会增多，使输卵管发炎阻塞，造成不孕。

6. 贫血　子宫肌瘤患者有部分伴有月经过多及子宫不规则出血，因而产生继发性贫血。

【诊断】

子宫肌瘤最常发生于生育期年龄的后半期，30—50 岁年龄段发病率占 80% 左右，这个年龄段妇女出现月经过多，不规则子宫出血，自觉腹部有包块、贫血、不孕等症状时应怀疑患子宫肌瘤。

大的子宫肌瘤腹部检查时，可触及下腹部肿块，质硬、表面隆起，多数包块形状不规则，但亦有形状如妊娠子宫增大，质地比妊娠子宫硬。小的子宫肌瘤在腹部阴道双合诊时才可被发现。浆膜下肌瘤和壁间肌瘤双合诊时可扪及子宫增大，子宫有不规则的隆起、质硬，如浆膜下多发性肌瘤，肌瘤结节向浆膜表面突出高低不平，黏膜下肌瘤如已脱出宫腔口或阴道内，用窥阴器检查较容易发现红色似带蒂息肉样肿物。

【辅助检查】

1. X线检查　宫腔输卵管碘油造影，对小的黏膜下肌瘤诊断有一定价值，表现为宫腔内充盈缺损，还可了解输卵管是否通畅，对不孕患者有帮助。

2. 超声检查　B超检查可以了解子宫肌瘤的大小、数目、生长部位，肌瘤变性及肌瘤与邻近器官的关系，子宫肌瘤显示低回声区域呈圆状实性暗区，有假包膜，其间有稀疏光点或光团，增大的子宫外形不规则，有时可见突出浆膜下肌瘤结节。

3. 宫腔镜检查　通过宫腔镜可在直视下观察子宫内情况，可见肌瘤呈弧型或球形突向宫腔，有蒂的黏膜下肌瘤，突向宫腔，表面呈粉红色。

4. 腹腔镜检查　可在直视下正确地诊断妇科疾病和治疗妇科疾病，如卵巢囊肿、炎性肿块、子宫内膜异位、宫外孕等，能清楚地辨认子宫肌瘤突向腹腔，即使小的浆膜下肌瘤也可被发现。

【治疗】

对于接近绝经期或已经绝经的患者一些无症状的子宫肌瘤（肌瘤直径小于5cm）。可以观察并定期检查，暂时可不予治疗。

（一）药物治疗

1. 药物治疗子宫肌瘤适应证

(1)子宫肌瘤直径＜5cm，肌瘤位于子宫体部浆膜下或壁间肌层内，诊断明确，无明显症状。

(2) 近绝经期，或用药物治疗能减少出血量者。

(3) 全身健康状况不好或长期出血导致严重贫血，暂时不能耐受手术者。

药物治疗包括对子宫肌瘤有一定作用的药物如雄激素、促性腺激素释放激素类似物（Gn-Rha）、米非司酮、中药及一些以对症治疗药物（如止血药等）。

2. 雄激素治疗　适用于近绝经期患者，月经紊乱或月经过多，子宫内膜病理检查排除恶性病变，可以考虑用雄激素治疗以对抗雌激素作用，其作用，①使内膜不再继续生长，减少充血，因而可以减少月经量。②较长时间应用可以抑制垂体或下丘脑促性激素分泌，而使卵巢功能降低，缩短了经期过程。③较长时期应用可以抑制肌瘤继续生长，有1/3肌瘤缩小，甚至可使之萎缩、退化。由于雄激素治疗对肌瘤本身无效，只能改善症状，长期应用雄激素可能出现副作用，如男性化改变。

(1) 甲睾酮10mg，每日1次，含化。连用3个月或从月经周期第10天起，每日20mg，2次含化，连用10天。

(2)睾酮，25mg，每周1次，肌内注射或月经期第10天起，每日25mg，每日1次，肌内注射。

不论口服或肌内注射，每月剂量不宜超过250mg，否则用量过大，易出现各种不良反应发生。

3. 促性腺激素释放激素类似物（GnRHa）　近年来，应用GnRHa进行子宫肌瘤治疗可使子宫肌瘤缩小40%～70%。GnRHa包括增效药和抑制药两大类，目前治疗子宫肌瘤多选用以下 6 种增效药，见表 17–1。

表 17-1　6 种 GnRHa 制剂

名称	结构变化	比天然 GnRHa 增放倍数	半衰期	用法及剂量
那法瑞林（Nafarelin）	第 6 位代以 D 萘丙氨酸（D-naphthylalamin）	300	4h	喷鼻，每日 2 次，每次 200μg，月经第 2～4 天开始
布舍瑞林（Buserelin）	第 6 位代以 D- 丝氨酸	15	75min	皮下注射 500μg，每日 3 次，滴鼻 100～200μg，每日 3 次
组氨瑞林（Histrelin）	第 6 位代以 N- 咪唑 - 苯甲组氨酸（N-imidazol-benzyl histioline	100	1 h	同戈舍瑞林
亮丙瑞林（Leuprore）	第 6 位代以 D 亮氨酰（D-leucine），第 10 位代以乙基氨（ethyiamine）	15～100	3h	皮下埋植，每次 1 支（3.75mg）每 4 周 1 次，月经第 5 天开始
戈舍瑞林（Goserelin）洛雷德，Zoladex	[D 丙 6，去甘酰胺 10]GnRH 乙基酰胺	100	2～8h	皮下埋植，埋植入腹壁：每次 1 支（3.6mg）每 28 天 1 次
曲普瑞林（Diphereline；达菲林）	6-D 色氨酸 -GnRH 醋酸盐	100	（7.6±1.6）h	皮下注射，每次 1 支（3.75mg），每 28 天 1 次

(1) 药理特点：下丘脑分泌 GnRH 脉冲式释放可促进垂体分泌促卵泡素（FSH）与黄体生成素（LH），两者能使卵巢上的卵泡发育排卵。无脉冲，持续使用 GnRHa 可降低垂体敏感性，使 LH 与 PSH 分泌减少，导致低雌激素血症。国外使用的戈舍瑞林（诺雷德），药效为天然 GnRHa 的 100 倍，用生物降解聚合基质包裹形成缓释皮下埋藏剂，每 28 天埋于皮下 1 次，药效是均匀缓慢释放，维持有效浓度。

GnRHa 如戈舒瑞林用药后 2～3d 血内雌二醇（E_2）短暂升高 2～4 倍，随之由于垂体敏感性发生降调作用，引起 FSH、LH 水平下降，血内激素随着上述变化，雌、孕激素一过性分泌增高，约 2 周后下降到绝经妇女水平，有人称为去卵巢作用。

GnRHa 经肝降解，肾脏排泄，一般对肝、肾功能影响不大，无体内蓄积作用。

(2) 作用：子宫肌瘤是一种良性卵巢激素依赖性肿瘤，发病原因与雌、孕激素有关。使用 GnRHa 后肌瘤缩小，停药 3～4 个月后肌瘤又回复到用药前的大小，不能根治肌瘤，仅少数近绝经者可促进绝经提前到来，避免手术治疗。

① GnRHa 作为手术前辅助用药：可缩小瘤体有利于手术操作，较大的子宫肌瘤，目前用 GnRHa 治疗 3～6 个月，肌瘤缩小可以提高阴道式子宫切除术及腹部横切口机会，有利于靶向坏死疗法治疗，也可增加腹腔镜手术适应证和可行性。

纠正贫血，子宫肌瘤患者合并贫血，用 GnRHa 能引起闭经，配合补血药物治疗，能很快纠正贫血，改善患者全身情况，以利于手术治疗。

② 作为不孕症辅助治疗措施：子宫肌瘤位于子宫角处造成输卵管阻塞而引起不孕，用 GnRHa 治疗后肌瘤缩小，减少输卵管阻塞，增加生育机会。

③ 促进绝经，避免手术：围绝经期妇女子宫肌瘤患者有症状，用 GnRHa 治疗 3～6 个月后，肌瘤可能缩小、退化，甚至消失或绝经提前到来，使部分患者避免手术。

(3) 不良反应：大量研究资料表明 GnRHa 副作用不严重，主要不良反应是低雌激素水平相关症状（更年期综合征），如潮热、多汗、阴道干涩、性欲下降，情绪不稳定等。由于雌激素水平降低，导致骨钙质丢失增加，患者骨密度降低，骨质疏松。

4. 米非司酮（Mifepristone）

(1) 药理特点：米非司酮是一种新型抗孕激素药物，无孕激素、雌激素、雄激素及抗雌激素活性，对孕酮受体亲和力比天然孕酮强 5 倍，近年来广泛用于终止早孕与中期妊娠引产。30 多年前发现米非司酮有干扰卵巢功能，1993 年 Murphy 首先用米非司酮治疗子宫肌瘤，每日服 50mg，连服 3 个月，患者出现闭经、腹痛消失、肌瘤缩小 42.6%。杨幼林等报道米非司酮不仅能抑制排卵，在无孕激素情况下，使子宫内膜表现弱雌激素影响，将米非司酮量减到每日 10mg，同样达到肌瘤缩小。在治疗子宫肌瘤时可使子宫肌瘤缩小，但停药后可使肌瘤又能回复到用药前的大小。

由于米非司酮能与孕酮受体及糖类皮质激素受体相结合，使用时间过长，超过 3 个月以上或剂量过大有引起抗糖类皮质激素不良反应。米非司酮对肝、肾及肠道损害较轻，通过肝脏灭活，肾脏排泄。

(2) 作用：①改善症状，用米非司酮后往往闭经，从而改善贫血。②术前用药，缩小肌瘤，用米非司酮 12 周左右，子宫肌瘤体可缩小 39%～70%，肌瘤血流减少 40%，作为术前用药减少手术出血量和争取阴道手术机会（经阴道切除子宫，宫腔镜切除黏膜下肌瘤），或有利于采用靶向坏死疗法治疗。③提早绝经时间，近绝经期妇女用米非司酮后可能提前绝经，从而避免手术治疗。

(3) 剂量：米非司酮用量一般每日 10mg，口服，连续服用 3 个月。

(4) 不良反应：米非司酮主要副作用是引起抗糖皮质激素，用药时间过长（超过 3 个月），或剂量过大有此副作用发生，停药后症状消失。

米非司酮胃肠道反应轻微，部分可发生呕吐、腹泻，少数可发生潮热或阴道干涩，停药后症状消失。

（二）中药治疗

在中医书中没有子宫肌瘤病名，根据子宫肌瘤临床症状属中医学"癥瘕"范畴。是指妇女下腹部包块，伴有疼痛，或胀痛，或胀满，月经过多等症。

中医对癥瘕病因病机的认识：外因是风冷寒邪入侵，或湿邪、热邪与气血相搏结，气血运行受阻发生癥瘕。内因是情志过激，气机郁滞，脏腑气血失调，导致"邪气往来，日积月聚，所以成癥"。病机上认为是"瘀血内停，聚积成癥"，是子宫肌瘤的病机关键。

中医对病症的治则，采用"活血化瘀，软坚散结"为主，或用泻下逐瘀、消补结合等方法。由于月经过多发生贫血，导致气血两亏，所以临床上多以祛瘀扶正治则贯彻始终。

笔者自拟肌瘤方以益气养血、温通经脉、活血化瘀为主，临床观察服用后可使肌瘤缩小，出血减少。方药为黄芪、当归、桂枝、丹参、白芍、川芎、生地黄、黄芩、女贞子、益母草、陈皮、茯苓、大黄、桃仁、甘草，方中黄芪、当归益气养血；桂枝、丹参温通经脉，活血化瘀；大黄、桃仁泻下逐瘀；白芍、川芎、甘草理气活血，缓解疼痛；生地黄、女贞子、益母草、黄芩滋补肝肾，凉血养阴，清热止血；陈皮、茯苓祛痰利水。每日 1 剂，30 天为 1 个疗程。一般服 3 个疗程。

目前，国内经批准生产的用于治疗子宫肌瘤准字号中成药有"桂枝茯苓胶囊"及"宫瘤清胶囊"两种。

(1) 桂枝茯苓胶囊：系由古方"桂枝茯苓丸"研制而成，该药适应证有子宫肌瘤、子宫内膜异位症、盆腔炎性包块、功能性子宫出血、痛经等症。治疗子宫肌瘤每次 3 粒，每日 3 次，3 个月为 1 个疗程。

(2) 宫瘤清胶囊：是国内唯一针对子宫肌瘤治疗的中成药，由中国中医研究院中汇制药公司生产，该药具有活血逐瘀，消瘤破积，养阴清热的功效。用法，每次 3 粒，每日 3 次，经期停服，3 个月为 1 个疗程。

（三）靶向坏死疗法治疗

坏死疗法治疗肌瘤是将肿瘤灵药液直接注射到肌瘤组织内，迅速将肌瘤组织细胞杀死，达到消灭肌瘤目的，基本上达到手术治疗效果。

子宫肌瘤靶向坏死疗法适应证如下。

① 肌瘤引起月经过多或不规则出血导致贫血者。

② 肌瘤压迫邻近器官，如膀胱、直肠，引起尿频、尿急、排尿困难、便秘等。

③ 年轻妇女子宫肌瘤，需要生育者，即使无症状，也需采用坏死疗法治疗。

④ 壁间肌瘤、浆膜下肌瘤直径超过 4cm 以上者，黏膜下肌瘤直径超过 1cm 以上者（过小超声导向定位困难）。

⑤ 子宫肌瘤直径不超过 8cm（如超过 8cm 治疗数增多，肌瘤坏死后并发感染机会增多可先服米非司酮 3 个月，子宫肌瘤缩小再治疗）。

⑥ 子宫肌瘤继发严重贫血或伴心肺、肝、肾等脏器疾病不能耐受手术者。

1. 壁间肌瘤治疗　依据壁间肌瘤在子宫的位置、大小，采取不同的治疗方法，治疗时间应在月经干净后 3～5d 进行。

(1) 位于子宫体或子宫底壁间肌瘤治疗

① 患者多饮水使膀胱充盈，取仰卧位，用 B 超探查肌瘤大小，在子宫内的大小、位置、与邻近器官的关系，肌瘤组织有无变性，卵巢大小有无病变，选择腹部穿刺进针路线。

② 启动穿刺导向开关，移动 B 超探头，使穿刺引导线穿过肌瘤中心，要求穿刺引导线不要经过膀胱，一般在子宫底上方或左上或右上方选择进针路线可避免穿刺到膀胱。

③ 患者排空小便，仰卧位，用带有穿刺架消毒 B 超探头，探查子宫肌瘤在子宫内位置、大小、与周围邻近器官的关系，确定腹部穿刺点，一般子宫底部肌瘤选择在肌瘤上方，下腹正中或近正中作穿刺点，选择穿刺进针路线，在膀胱上方可避免穿刺针经过膀胱而损伤膀胱，斜穿刺到肌瘤中。子宫体两侧肌瘤，可选择下腹左上或右上穿刺点，斜穿刺到肌瘤中，确定穿刺点后在腹部皮肤用 2% 甲紫做标记，局部用 1% 利多卡因溶液进行皮肤、皮下组织至腹膜外浸润麻醉，腹部常规消毒，铺消毒巾，术者戴消毒手套 B 超探头消毒。

④ B 超探查确定，穿刺引导线经过肌瘤中心，并测定与皮肤距离，压紧 B 超探头，不能移动，选用细长 7～8 号穿刺针，经过穿刺架引导槽穿刺到皮肤、皮下组织，腹壁肌层直至腹腔内（针进入腹腔有突空感），整个操作过程需在 B 超监视下观察进针路线，针头强回声影方向，见针尖在肌瘤上方或前方再穿刺到子宫肌瘤内（针进入肌瘤有韧性感），在 B 超显示屏上见针尖强回声影在肌瘤中心，拔出针芯，接注射器缓慢注射肿瘤灵 Ⅱ 号药液，注药时显示屏上见高浓度药液注射到肌瘤内回声增强药液影向肌瘤边缘扩散，当密度增强药液影扩散到肌瘤边缘处，即停止注药，插入针芯。

⑤ 注射完毕，拔出针后针孔用消毒棉球压迫数分钟。

⑥ 术后平卧 4h，观察有无并发症发生。

(2) 位于子宫下段壁间肌瘤治疗

① 患者多饮水使膀胱充盈，取仰卧位，用 B 超探查肌瘤大小，在子宫下段位置以及与邻近膀胱、直肠的关系，卵巢大小，有无病变以及与肌瘤关系。

② 移动 B 超探头，在显示屏上观察下段肌瘤是否被膀胱覆盖在下方，启动穿刺导向开关，如下段两侧较大的肌瘤，则在腹部两侧选择穿刺点，如可避开膀胱穿刺引导线穿过肌瘤中心，可在腹部两侧选择穿刺点（一般穿刺操作方法同子宫体肌瘤）。大部分子宫下段前壁和后壁及侧壁较小的肌瘤前面均被膀胱所覆盖，如在腹部选穿刺点，进针路径常经过膀胱，对膀胱有损伤，所以子宫下段肌瘤大多数采用经阴道穹窿路径穿刺点，因阴道穹窿穿刺路线距离子宫下段肌瘤近，穿刺针道不经过邻近器官组织，比较安全。

③ 膀胱继续充盈，患者变换体位为膀胱截石位，会阴、阴道常规消毒，铺消毒巾，术者戴消毒手套，阴道内放扩阴器，B 超仍在腹部探查，了解子宫肌瘤与阴道位置、距离及与邻近器官的关系，选择阴道穿刺点，宫颈及穹窿处用 1% 利多卡因溶液局部浸润麻醉，用宫

颈钳夹住子宫颈前唇，用力将宫颈向上或侧方提牵拉，如肌瘤在下段前后侧，用子宫探针在后穹窿前后左右探查，B 超显示屏上可见探针头强回声影与子宫下段肌瘤位置，距离，选择离肌瘤距离最近处作穿刺点。如果肌瘤在子宫下段两侧，用探针在穹窿两侧探查，从显示屏上可见探针与下段肌瘤位置，选择最近处作穿刺点。

④ 用 12 ～ 14 号长针从后穹窿点穿刺，进入腹腔内有突空感，在 B 超监视下针尖强回声影向内进针穿刺到下段肌瘤内，当进入子宫肌瘤内进针有韧性感，在显示屏上见强回声影的针尖在肌瘤中心，拔出针芯，接注射器，缓慢注射肿瘤灵 Ⅱ 号药液，在 B 超显示屏上见高浓度药液回声增强影在肌瘤内扩散（药物浓度高，回声增强），当药液增强回声影扩散到肌瘤边缘处即停止注药。

⑤ 注射完毕后拔出穿刺针，针孔用消毒棉球压迫数分钟。

⑥ 术后平卧 4h，观察有无并发症发生。

(3) 位于子宫颈处壁间肌瘤治疗

① 患者饮水使膀胱充盈，取仰卧位，用 B 超在腹部探查子宫肌瘤的位置、大小、与邻近膀胱、直肠以及卵巢的关系，宫颈肌瘤与阴道穹窿距离。

② 选择穿刺点时，宫颈肌瘤突向阴道穹窿可在穹窿处选择穿刺点；宫颈肌瘤突向宫颈管，可在宫颈口选择穿刺点；宫颈肌瘤在宫颈正中则在宫颈处选择穿刺点。

③ 膀胱继续充盈，患者变换膀胱截石位，会阴、阴道常规消毒，铺消毒贴，B 超仍在腹部探查，阴道放扩阴器，宫颈及穹窿处用 1% 利多卡因溶液局部浸润麻醉，用宫颈钳夹住子宫颈前唇，用力将宫颈向上或向侧方提牵，用宫腔探针在穹窿探查，B 超显示屏上可见探针头强回声影与宫颈肌瘤位置，选择最近处作穿刺点。或用探针在子宫颈处探查，在 B 超显示屏上可见探针头与宫颈肌瘤位置，选择最近点作穿刺点。

④ 用 12 ～ 14 号长针，经穹窿穿刺点或宫颈穿刺点，穿刺到肌瘤内，显示屏上见针尖强回声影在肌瘤中心，拔出针芯，接注射器，缓慢注射肿瘤灵 Ⅱ 号药液，在 B 超显示屏上见高浓度药液回声增强影在肌瘤内扩散，当药液回声增强影扩散到肌瘤边缘处，即停止注射。

⑤ 注射完毕拔出穿刺针，穿刺针处用消毒棉球压数分钟。

⑥ 术后平卧 4h，观察有无并发症发生。

用药量，一般肿瘤灵 Ⅱ 号用药量是肌瘤体积的 1/6 ～ 1/5。

治疗次数：肌瘤直径不超过 3cm 时 1 次即可，肌瘤直径在 3 ～ 6cm 第 1 次治疗后间隔 1 周进行第 2 次治疗，肌瘤直径在 6 ～ 8cm 需进行 2 ～ 3 次治疗，治疗时间间隔 1 周，在进行第 2 次治疗时穿刺中心应偏肌瘤一侧，第 3 次治疗时穿刺点应偏肌瘤另一侧，总的原则是使药液在肌瘤内均匀分布，达到使肌瘤完全坏死目的。

三个月后 B 超复查，观察肌瘤缩小情况及肌瘤治疗后纤维瘢痕化情况及血供情况（B 超显示肌瘤坏死后纤维化组织密度增高，回声增强，血液供应减少或很少血液供应），以后隔 3 个月再复查一次，观察肌瘤缩小至消失。

2. 浆膜下肌瘤的治疗　根据浆膜下肌瘤在子宫的位置、大小、采取不同治疗方法。

(1) 位于子宫体或子宫底部浆膜下肌瘤治疗：治疗方法同位于子宫体或宫底壁间肌瘤治疗。

(2) 位于子宫下段及宫颈处浆膜下肌瘤：治疗方法同子宫下段壁间肌瘤治疗。

3. 黏膜下肌瘤治疗　黏膜下肌瘤位于宫腔黏膜下层，临床上多有子宫出血过多，或经期延长等症状，患者多需要治疗，一般较大的黏膜下肌瘤（肌瘤直径超过 3cm）由于宫腔被肌瘤占位，宫腔内体积很小，不易被膨宫液膨起，宫腔镜不易观察子宫腔内病变情况，更不能通过宫腔镜向肌瘤内注射药物治疗，一般采用经腹壁穿刺点超声导向穿刺治疗。若是小的黏膜下肌瘤，带蒂黏膜下肌瘤可经阴道宫腔镜注射肿瘤灵药物治疗。

(1) 经腹壁治疗子宫黏膜下肌瘤（黏膜下肌瘤直径大于 3cm）

① 嘱患者多饮水使膀胱充盈，取仰卧位，用 B 超探查黏膜下肌瘤在宫腔内位置、大小、数目，有无蒂及子宫邻近组织有无病变。

② 启动穿刺导向开关，选择穿刺点，一般黏膜下肌瘤可在子宫上方，左上、右上或两侧选择穿刺点，直穿刺或斜穿刺路径到达肌瘤，避免穿刺针经过膀胱。

③ 排空膀胱后仰卧位，腹部常规消毒，用带有穿刺架消毒 B 超探头，探查黏膜下肌瘤在宫腔内位置、大小，选择腹部穿刺点，穿刺点皮肤、皮下组织至腹膜用 1% 利多卡因溶液局部浸润麻醉。再常规消毒，铺消毒巾，术者戴消毒手套，换消毒带穿刺架 B 超探头，B 超探头查宫腔内黏膜下肌瘤，启动穿刺引导键，当穿刺引导线经过肌瘤中心，测定肌瘤距腹壁距离，压紧固定好探头，不能移动。

④ 用 7～8 号细长针经穿刺架引导槽穿刺到皮肤，皮下组织、腹壁肌肉至腹腔内（进入腹腔有突空感），整个操作过程在 B 超监察下进行，显示屏上见针尖强回声穿入宫腔在黏膜下肌瘤边缘再穿刺到肌瘤内（针进入子宫壁及黏膜下肌瘤有韧性感），见针尖强回声影在肌瘤中央，拔出针芯，接注射器缓慢注射肿瘤灵 Ⅱ 号药液，在 B 超显示屏上见高浓度药液注射到肌瘤内密度增高，回声增强影向肌瘤外周扩散，回声增强影扩散到肌瘤边缘处，即停止注射药液。

⑤ 拔出穿刺针，腹部针孔用消毒棉球压迫数分钟。

⑥ 术后患者平卧 4h，观察有无并发症发生。

(2) 经阴道宫腔镜治疗黏膜下肌瘤

① 麻醉：一般选择骶神经根麻醉或局部麻醉。

② 患者多饮水使膀胱充盈，取膀胱截石位，阴道、会阴常规消毒，铺消毒巾，腹部 B 超探查，了解黏膜下肌瘤在子宫内位置、大小、数目，有无蒂。

③ 置扩阴器窥见宫颈及穹窿，用宫颈钳夹住子宫颈前唇，用 Hegar 扩张器，扩宫颈至适合宫腔镜能进入为宜，以探针探明宫腔深度和方向，在 B 超监视下缓慢置入宫腔镜，摇动手术床使患者头低脚高位以减少膨宫液外流，打开光源灯，自侧孔注入膨宫液，各种不同介质膨宫液所需压力和注入宫腔内速度不同，一般灌流系统有三种装置：a. 自动膨宫泵，一般注入水压为 1.33～13.3kPa（10～100mmHg），流速为 200ml/min，其液体回收器可精确计

算出入水时间差，防止水中毒。b. 使用低黏性膨宫液（如 5% 葡萄糖溶液）时可用输液吊瓶，液面差为 100cm（笔者常用此方法，不需特殊设备，方法简单）。c. 使用高黏膨宫液可用加压装置，将膨宫液注入宫腔。

④宫腔充盈后，视野清楚，转动镜体结合 B 超检查，观察黏膜下肌瘤在宫腔内位置，如宽蒂或无蒂肌瘤，从宫腔镜器械作孔插入穿刺针（一般穿刺针长度为 1cm），穿刺到肌瘤内，在 B 超显示下可见穿刺针尖强声影在肌瘤中心，接注射器缓慢注射肿瘤灵 II 号药液，见高浓度药液注射到肌瘤内密度增高，回声增强影扩散到肌瘤边缘处停止注射，宫腔镜见肌瘤表面黏膜颜色变淡或灰白色。如带蒂黏膜下肌瘤，穿刺针刺入蒂根部，注射肿瘤灵 II 号药液 1 ~ 2ml，使蒂根部变苍白色，之后蒂根部黏膜肌层坏死，蒂自然脱落。

⑤拔出穿刺针后再撤出宫腔镜。

⑥术后患者平卧 4h，观察有无并发症发生。

术后处理：a. 术后为了防止感染，用抗生素 3d。b. 术后由于肌瘤发生无菌性炎性坏死，肌瘤组织肿胀引起下腹疼痛或不适，一般患者多能忍受，1 ~ 2d 后疼痛缓解；若疼痛较重者，可用地塞米松 1.5mg，每日 3 次，3d 后停药，以缓解无菌性炎症反应，使疼痛减轻，也可用镇痛药对症处理。c. 术后当天可有 38℃左右一过性发热，是肌瘤坏死吸收热，一般 1 ~ 2d 体温可恢复正常，如发热较高，可用退热药处理。d. 子宫下段肌瘤术后应观察小便和大便情况，有无异常及腹痛情况，观察有无膀胱、输尿管及直肠损伤，发现问题应及时处理。

注意事项：a. 整个手术操作过程中应严格遵守无菌操作原则，因为肌瘤组织坏死主要病理过程是无菌性炎性坏死，坏死组织本身就是很好的细菌培养基，所以必需严格遵守无菌操作规程，防止医源性感染。b. 选择腹部穿刺时，应在膀胱排空后才能进行穿刺，避免膀胱充盈易损伤膀胱，注意穿刺路径不要经过膀胱和肠管，选择阴道穿刺点时，应注意避免损伤直肠、膀胱、输尿管、髂动脉和髂静脉等邻近器官。c. 整个穿刺到肌瘤操作过程中，都应在 B 超监视下进行，观察针尖强回声影路径。在注射肿瘤灵药液时应严密观察 B 超显示屏上药液扩散回声增强影范围，当药液回声增强影扩散到肌瘤假包膜处，即停止注药，防止用药量过大引起子宫壁坏死，发生子宫穿孔并发症。d. 为了预防坏死疗法治疗后坏死肌瘤继发感染，术前半小时可静脉滴注头孢曲松钠 2g，术后继续用抗生素一周，预防感染。

临床结果观察：一组坏死疗法治疗子宫肌瘤 120 例临床观察。年龄 28—60 岁：28—39 岁 32 例（29%），40—50 岁 59 例（53.6%），51—60 岁 29 例（26.3%）。

肌瘤类型：壁间肌瘤 82 例（74.5%），浆膜下肌瘤 15 例（14.5%），黏膜下肌瘤 12 例（10.9%）。

肌瘤数目：1 ~ 3 个，52 例（47.2%），4 ~ 6 个 41 例（37.2%），6 个以上 17 例（15.4%）。

肌瘤大小：肌瘤直径，3 ~ 4.9cm，45 例（40.9%），5 ~ 7cm，51 例（46.3%），7cm 以上 14 例（12.7%）。

结果：观察指标如下。

a. 治愈：治疗结束后 6 个月 B 超复查，子宫肌瘤肿块消失，或有 2cm 左右直径回声增强纤维组织瘢痕影，无症状，无不适感。

b. 显效：治疗结束后 6 个月 B 超复查，宫肌瘤肿块缩小 60% 以上，肿块中心回声增强，无症状。

c. 有效：治疗结束后 6 个月 B 超复查，子宫肌瘤肿块缩小 30% 以上，下腹有不适或月经增多症状。

d. 无效：治疗结束后 6 个月 B 超复查，子宫肌瘤肿块无明显缩小，症状曾一度好转又复发如治疗前。

观察结果：110 例经坏死疗法治疗后，治愈 78 例（70.9%），显效 15 例（13.6%），有效 10 例（9%），无效 7 例（6.3%），治愈病例中随访 1 ～ 3 年 64 例，随访率 58.2%，复发 8 例，复发率 12.5%，其中有 5 例是多发性子宫肌瘤。

有 6 例在治疗后第 18 ～ 30 天发生坏死肌瘤感染，并发感染率 5.4%。

二、卵巢肿瘤

卵巢是人体器官中肿瘤好发部位，其肿瘤类型之多居全身器官之首。卵巢癌占全部卵巢肿瘤 2% ～ 3%，在女性恶性肿瘤中占 5% ～ 10%。卵巢在胚胎发生方面有其特殊性，其组织结构与成分都很复杂，所以发生肿瘤的种类也很多，因此需要一个全面细致正确的分类，1973 年世界卫生组织（WHO）制定卵巢肿瘤组织学分类法，并逐渐为各国学者共同采用。

（一）分类

世界卫生组织的卵巢肿瘤组织学分类法如下。

◆普通上皮性肿瘤

1. 浆液性肿瘤

(1) 良性：①囊腺瘤和乳头状囊腺瘤；②表面乳头状瘤；③腺纤维瘤和囊性腺纤维瘤。

(2) 交界性（低度潜在恶性）：①囊腺瘤和乳头状囊腺瘤；②表面乳头状瘤；③腺纤维瘤和囊性腺纤维瘤。

(3) 恶性：①腺癌、乳头状腺癌和乳头状囊腺癌；②表面乳头状癌；③恶性腺纤维瘤和囊性腺纤维瘤。

2. 黏液性肿瘤

(1) 良性：①囊腺瘤；②腺纤维瘤和囊性腺纤维瘤。

(2) 交界性（低度潜在恶性）：①囊腺瘤；②腺纤维瘤和囊性腺纤维瘤。

(3) 恶性：①腺癌和囊性癌；②恶性腺纤维瘤和囊性腺纤维瘤。

3. 子宫内膜样肿瘤

(1) 良性：①腺瘤和囊腺瘤；②腺纤维瘤和囊性腺纤维瘤。

(2) 交界性（低度潜在恶性）：①腺瘤和囊腺瘤；②腺纤维瘤和囊性腺纤维瘤。

(3) 恶性：①癌、腺癌、腺棘癌、腺鳞癌、恶性腺纤维瘤和囊性腺纤维瘤；②子宫内膜样间质肉瘤；③中胚叶（苗勒管）混合瘤分为同源的异源的。

4. 透明细胞（中肾样）瘤

(1) 良性：腺纤维瘤。

(2) 交界性：低度潜在恶性。

(3) 恶性：癌和腺癌。

5. 勃勒纳瘤

(1) 良性。

(2) 交界性（增生性）。

(3) 恶性。

6. 混合性上皮性肿瘤

(1) 良性。

(2) 交界性。

(3) 恶性。

7. 其他 未分化癌及未分类的上皮性肿瘤。

◆ 卵巢上皮性肿瘤

卵巢肿瘤以卵巢上皮性肿瘤多见，占全部卵巢肿瘤的 60% ～ 70%。其中占卵巢良性肿瘤 50% 左右，占卵巢原发性恶性肿瘤的 85% ～ 90%。卵巢上皮性肿瘤多见于中老年妇女。

卵巢上皮性肿瘤来自卵巢表面上皮，卵巢上皮与腹腔间皮连续，是一种变异的间皮，卵巢表面上皮与间皮不仅有共同来源于体腔上皮，而且有许多形态上的共同点。卵巢表面上皮发生化生或肿瘤可向米勒管分化，大多数卵巢上皮性肿瘤不完全是从卵巢表面的上皮发生，而更多的是从表面上皮内陷到卵巢内的腺管和囊肿的上皮发生，有时候在这些腺管和囊肿内可见到上皮的不典型增生甚至原位癌，卵巢表面上皮和盆腔腹膜除能分化成米勒管型上皮外，亦可见到其他类型上皮，如化生成移行上皮或含杯状细胞、神经内分泌细胞的肠上皮，由这些化生上皮可产生相应的肿瘤。

1. 分类

(1) 浆液性肿瘤：良性、交界性、恶性。

(2) 黏液性肿瘤：良性、交界性、恶性。

(3) 子宫内膜样肿瘤：良性、交界性、恶性。

(4) 透明细胞肿瘤：良性、交界性、恶性。

(5) 移行细胞肿瘤：良性、交界性、恶性。

(6) 混合型上皮性肿瘤：良性、交界性、恶性。

(7) 未分化癌。

(8) 不能分类和其他上皮性肿瘤。

2. **良性上皮性肿瘤**　常为囊腺瘤、乳头状囊腺瘤、腺纤维瘤、囊性腺纤维瘤。

3. **恶性上皮性肿瘤**　多为囊腺癌、乳头状囊腺癌、表面乳头状癌、腺癌。

卵巢上皮性肿瘤本身无功能性，但肿瘤附近上皮细胞反应性卵巢间质细胞可分泌性激素，而使伴有功能性间质的上皮性肿瘤产生男性激素或雌激素过多的表现。间质形态上表现间质细胞增生和黄素化。黏液性、子宫内膜样、Brenner 肿瘤茂盛间质成分特别易变成功能性，而浆液性和透明细胞肿瘤的纤维间质很少能产生甾类激素功能。

◆ 交界性肿瘤

10% ～ 20% 卵巢上皮性肿瘤它们组织学形态和临床表现介于良恶性之间。1961 年国际妇产科联合会（FIGO）将卵巢上皮性肿瘤分为 3 个类型：①良性囊腺瘤；②囊性瘤伴上皮细胞增生活跃，核有异型性但非浸润性破坏生长；③囊性癌。

WHO 将第二型称为交界性肿瘤。交界性肿瘤的定义是，一个肿瘤有某些恶性的形态指标，如上皮细胞复层化，细胞复层从其起始部位脱落成簇，核分裂数和核异常介于该肿瘤的良性与恶性之间，但无间质浸润。交界性肿瘤完全依据病理组织学检查诊断，其关键是有无间质浸润，并不考虑有无卵巢的种植或淋巴转移，而实际上许多交界性肿瘤确诊时已是临床 Ⅱ ～ Ⅲ 期，交界性肿瘤如限于卵巢内侧预后良好，仅极少数患交界性肿瘤患者 10 年内死于该肿瘤。最常见的交界性肿瘤是浆液性和黏液性的交界瘤。

◆ 卵巢浆液性肿瘤

卵巢浆液性肿瘤是最常见的卵巢上皮性肿瘤，因其上皮分泌含血清蛋白质的浆液而得名。发病率占卵巢肿瘤的 40%，其中 50% ～ 70% 为良性，但具有恶性倾向，恶性浆液性卵巢瘤占卵巢癌的 50%，大多数为单侧卵巢发病，如为双侧约半数为恶性，发病年龄多在 30 — 40 岁中青年妇女。卵巢浆液性肿瘤一般体积较大，其临床症状主要为下腹部包块，一般缺乏特征性表现。

【病理】

浆液性肿瘤的上皮多像卵巢表面上皮或输卵管上皮，CA125 和抗浆液性癌抗体 OM-1 均阳性，并显示和输卵管上皮一样的淀粉酶活性，良性和交界性肿瘤中纤毛细胞较明显，而癌中很难找到纤维细胞。

1. **良性浆液性肿瘤**　根据肿瘤切面大体标本性质分为良性浆液性囊肿和囊腺瘤浆液性囊肿，多为单房性，占 60%，而多房性囊腺瘤占 40%，单房性浆液囊肿壁薄，囊内壁和外壁均光滑，囊内不含有乳头，内含澄清无色或淡黄色液体或黏稠液体，最多见的良性浆液性肿瘤为浆液乳头状癌，少数（10% ～ 20%）有外生性乳头，无包膜，易脱落种植；多房性囊腺瘤，呈圆形或分叶状，一般肿瘤较大，直径多在 10 ～ 20cm，切面为多囊腔大小、形态不一，内含清亮液体，囊内壁有大小不等乳头生长。

镜下：囊内壁和乳头的上皮细胞排列整齐，大小一致，核染色质均匀，无核分裂象，但上皮细胞稍活跃，如核稍大、深染，囊壁内可无乳头。

2. 交界性浆性肿瘤　占浆液性肿瘤 9%～15%，外观与浆液性肿瘤不易区别，一般说交界性肿瘤体积较大，直径 20～30cm，14%～40% 为双侧性，50% 可见外乳头。囊内有或无乳头，也有罕见为实质性的交界性实性腺纤维瘤或囊腺纤维瘤。初次手术可有20%～40% 的卵巢肿瘤扩散，腹膜、网膜、盆腔脏器表面有散在种植灶，如伴有腹水，腹水中可找到脱落的肿瘤细胞或乳头。

镜下：乳头分支复杂稠密，乳头表面上皮为复层或假复层上皮，形成细胞簇，细胞从乳头表面脱落常见，因此乳头间常见游离成簇的瘤细胞，可见核分裂象，但不多，只有 5% 肿瘤核分裂象大于 4/10Hp。瘤细胞呈轻度或中度不典型增生，少数呈重度不典型增生。砂粒体多见，特别是在腹膜种植处，有一种卵巢和腹膜的浆液性砂粒体癌的肿瘤，其形态像浆液性交界瘤，但有间质和（或）血管浸润，这种肿瘤至少有 75% 的乳头或细胞巢内有砂粒体。浆液性砂粒体癌的临床表现像交界性肿瘤，一般预后较好。

3. 浆液性乳头状囊腺癌或乳头状癌　体积大小不一，一般直径 10～15cm，多为单侧，有 30%～50% 为双侧。切面为囊 实性，有多数糟脆的乳头和良性结节。囊内容物为浆液性，少数是黏稠液体，50% 以上可见外生乳头。肿瘤外生性乳头直接从卵巢皮质表面长出，这种表面乳头状癌常为双侧性，而在就诊时已有广泛腹腔扩散，可伴有大量腹水。

镜下：乳头状癌的乳头不仅有繁茂的分支而且互相搭桥，根据癌细胞的分化程度可分为高分化、中分化、低分化。高分化者形态可像交界性肿瘤，但有明显的间质浸润。中分化和低分化有较多的实质性区，癌细胞形成腺泡样结构，实性片块或条索，乳头较少或不明显，间质浸润明显。可用 CA125 或 OM-1 检查进行鉴别。浆液性乳头状囊腺癌中砂粒体较少，仅有 1/3 见到砂粒体，其量亦少。

【临床症状】

早期浆液性肿瘤较小时一般无症状，当肿瘤增大时可出现腹部肿块、腹水、腹痛症状。

1. 腹部肿块　是浆液肿瘤主要症状，可触到包块，包块较软或较硬，当包块增大时可引起腹部隆起。肿块压迫上腹时，有饱胀感等症状。

2. 盆腔内有散在小结节　是浆液性肿瘤腹膜种植引起，多在卵巢肿瘤附近的腹膜上，子宫直肠窝有增厚感。

3. 腹水　是浆液肿瘤腹腔种植引起，腹水中有成簇的瘤细胞，腹水增长速度一般较慢，如腹水增长速度快应考虑是乳头状癌或乳头状囊腺癌。

4. 腹痛　一般不引起腹痛，肿瘤增大时可引起腹胀或下腹部不适，当卵巢浆液性肿瘤发生扭转时，可发生急性腹痛。

【诊断】

超声检查能清楚地显示肿瘤大小、内部结构及与周围邻近组织器官的关系，对多数肿瘤能初步诊断出其良恶性。卵巢单纯性囊肿表现为边界清楚的无回声区，因液体传导性好，肿物后壁回声增强，表现为边界清楚且后壁回声增强的无回声区，若囊肿为多房型，在无回声区内可见房间隔反射出线条状增强回声区，良性多房性囊腺瘤间隔回声一般规则，这一点可与囊腺癌区别。

1. 腹水细胞学检查　由于乳头发生脱落，种植游离到腹腔腹水中或盆腔脏器表面，因此腹水中可找到瘤细胞，获得明确诊断。

2. 卵巢浆液性肿瘤内穿刺细胞学检查　在 B 超引导下，经阴道后穹窿穿刺，将针穿到卵巢肿瘤内抽取液体或负压针穿刺吸取肿瘤组织涂片，送病理细胞学检查，可以确定肿瘤类型与良恶性。

◆ 卵巢黏液性肿瘤

卵巢黏液性肿瘤是卵巢常见上皮性肿瘤，因分泌黏液而得名，占卵巢肿瘤的 15%～25%。黏液性肿瘤中 70%～80% 为良性，交界性肿瘤约 10%，恶性肿瘤 10%～20%。

肿瘤主要由类似宫颈管的高柱状上皮或类似肠管上皮细胞所组成。

【病理】

1. 良性黏液性囊腺瘤　体积一般较大，40% 肿瘤直径超过 20cm，95% 为单侧性，表面光滑或有囊状突出，多呈圆形，呈蓝白色，壁薄，表面血管蜿行。切面常为多房性，房大小不等，囊内有黏稠如胶冻状液体或稀薄液体，内壁光滑，乳头少，很少有外生性乳头。

镜下：囊内壁被覆单层高柱状黏液上皮，细胞分化良好，无核分裂象，大部分像宫颈内膜上皮，少部分像肠上皮，含杯状细胞，嗜铬细胞，以及其他神经内分泌细胞，甚至 Paneth 细胞，在囊内容和瘤组织中可测出胃肠道酶和多肽。

2. 交界性黏液性囊腺瘤　比较少见，在黏液性卵巢肿瘤中占 6%，外形与黏液性囊肿或囊腺癌很难区别，一般来说肿瘤体积较大，大多数为多房性，90% 为单侧性，有的囊壁较厚，囊内有乳头，很少有外生性乳头。

镜下：宫颈内膜上皮或肠上皮，上皮为复层（2～3 层），呈轻度至中度不典型增生，交界性肿瘤有子囊和小腺体形成极短的乳头状折叠，核分裂象较多见，1 个高倍视野小于 1 个，细胞核增大，不规则深染。约 15% 交界性黏液性肿瘤乳头明显，交界性黏液性肿瘤上皮如宫颈内膜上皮可称为米勒管黏液性交界肿瘤，如为肠上皮样则可称肠型黏液性交界性肿瘤。有 20% 米勒管部黏液性交界肿瘤，可发生种植和（或）转移至淋巴结，肠型黏液性交界性肿瘤，腹膜种植常为弥漫分布，形成腹膜假黏液瘤，预后差。

3. 黏液性囊腺癌　又称乳头状黏液性囊腺癌，在卵巢上皮恶性肿瘤中发病率仅次于浆液性囊腺癌，约占 37%，上皮性肿瘤中约占 13%，在黏液性肿瘤中占 10%～22%。

(1) 病理：多为单侧，一般肿瘤直径 10～15cm，圆形或分叶状，大多为多房性，灰白色，切面见囊多而密集，囊内组织脆，可有出血、坏死灶，实质区明显，占肿瘤大部或全部，有血性或褐色胶状黏液。

(2) 镜下：大多数黏液性癌由多数复杂腺体和大小不等的囊形成。瘤上皮细胞三层以上，呈重度不典型增生，呈多样化，分化程度不同，但均有间质浸润，癌性腺管样结构，因分化程度不同，从有规则至不规则排列细胞条束或实性细胞巢，腺管排列紧密时有共壁现象，细胞异形性明显，核分裂象多，胞质内根据分化程度不同而黏液多少也不同，一般认为分化越差，黏液越少，瘤细胞可有灶性黄素化，分泌雌激素，引起月经紊乱。

(3) 电镜下：可见肠型、胃型和宫颈内膜型黏液细胞。由于癌的多房性和排列紧密复杂腺体使间质浸润很难确定，有时与黏液性交界性肿瘤与癌很难区别。

【临床症状】

早期、肿瘤体积较小时，一般多无症状，当肿瘤增大时可出现局部症状，本病多发于中年妇女，表现腹部肿块、腹痛、腹水、阴道流血。

1. 腹部肿块　是黏液性肿瘤常见症状。患者来就诊时下腹膨隆，可触到包块，包块质较软或硬。

2. 腹痛　卵巢黏液性肿瘤，很少有腹痛，当局部黏性肿瘤发生扭转时可产生急性腹痛。

3. 腹水　少数卵巢黏液性癌和交界性黏液性囊腺瘤，可产生腹水，腹部隆起，黏液性肿瘤脱落细胞可漂浮在腹水中。

少数肿瘤细胞间黄素化后分泌雌激素引起月经紊乱，发生阴道不规则流血。

转移症状多见于晚期黏液性囊腺癌，包括腹腔种植转移、附近淋巴结转移、邻近器官子宫、输卵管、阴道转移及远位血行转移。

【诊断】

根据腹痛、腹胀、阴道流血等临床症状，做B超检查，CT检查，基本上可诊断卵巢肿瘤类型是囊性或实质性，肿瘤大小、内部结构以及与周围邻近器官关系。

黏液性囊腺瘤为囊性时B超表现为边界清楚，后壁回声增强的无回声区，如囊肿为多房性，在无回声区内可见到房间隔反射出线条状强回声，良性多房囊肿回声一般规则，而囊腺癌回声不规则。

1. 腹水细胞学检查　卵巢黏液性肿瘤或癌，部分肿瘤可发生种植转移引起腹水，腹水中可找到瘤细胞或癌细胞，可以明确诊断。

2. 卵巢黏液性肿瘤内穿刺细胞学检查　在超声导向引导下，通过阴道后穹窿穿刺，将针穿刺到卵巢肿瘤内，抽取液体或负压针穿刺吸取肿瘤组织涂片，送病理细胞学检查，找到瘤细胞可以明确肿瘤良恶性诊断。

◆ 巧克力囊肿——卵巢子宫内膜异位症

卵巢子宫内膜异位性肿瘤是一种在组织学上类似正常的子宫内膜样肿瘤，近年来多认为本瘤起源于卵巢生发上皮向子宫内膜上皮化生，或来自卵巢内子宫内膜异位症，肿瘤的发病率占所有卵巢肿瘤的 5% 左右，多为良性，交界瘤少见。近年来子宫内膜异位症的发病率不断增高，已成为妇科中常见的卵巢肿瘤。

有关子宫内膜异位症的定义，把子宫内膜长入子宫肌层称子宫肌纤病，把外在性子宫内膜异位症称子宫内膜异位症，一切由于异位内膜形成的肿瘤，称为内膜异位瘤，发生在卵巢内子宫内膜异位囊肿又称巧克力囊肿，多为双侧性。一般认为子宫内膜最容易种植于卵巢，估计原因有两个，①从输卵管逆流的经血溢出伞端后，首先接触卵巢。②卵巢的活跃上皮可能给异位内膜的生长提供适当环境。

【病理】

1. 良性卵巢子宫内膜异位性囊肿　子宫内膜在卵巢激素的作用下，发生周期性增殖、分泌和行经一样变化，这种异位内膜没有自然引流的通路，形成一个内容物为经血的囊性肿物，囊性肿物随着时间延长，积存经血越多，卵巢浆膜呈紫色或深褐色，使卵巢壁组织变脆而缺乏韧性，手术分离易破，肿物破裂后，流出棕红色黏稠的陈旧性经血，外观很像巧克力糖果，习惯上称巧克力囊肿，囊肿随时间增大可以很大，一般直径在 10cm 左右。

镜下：肿瘤上皮类似子宫内膜腺上皮，细胞为立方形或柱状，呈腺腔，乳头或实质性细胞巢排列。

2. 交界性卵巢子宫内膜样肿瘤　较罕见，有 3 种类型。多见于腺纤维样瘤，囊性或囊实性，单侧，偶尔为双侧性。

镜下：①为排列紧密背靠背的腺体或有筛状结构上皮巢，无间质浸润，腺体为复层或假复层上皮，细胞核呈不同程度异形性，从不典型增生（像子宫内膜的不典型增生）到高分化癌。②肿瘤含复杂的相互吻合的乳头，乳头内以纤维结缔组织为核心，被覆乳头的上皮显示轻度至重度不典型增生，乳头较乳头内膜癌的乳头宽，而且上皮层厚，厚度大于 5mm。③分化好的乳头状内膜样肿瘤，乳头突入囊腔（常常是子宫内膜异位囊肿腔）与其他类上皮交界性肿瘤相比，其肿瘤生物学行为更似交界性 Brenner 瘤或交界性黏液性瘤，而不类似交界性浆液性瘤。

3. 卵巢子宫内膜样癌　是指一种组织学和子宫内膜样癌相似的卵巢恶性肿瘤，子宫内膜样癌占卵巢癌的 16% ～ 30%，大体上为囊实性或大部分为实性，约 1/3 为双侧性。大多数直径 10 ～ 20cm。囊内可有乳头状突起，但很少有表面乳头。若囊内含有血性液体，则应仔细检查是否有子宫内膜异位囊肿。

镜下：绝大多数卵巢子宫内膜样癌像高分化腺癌，有管状或分支状腺体，所有的子宫体癌的亚型均能见到，如有乳头形成，1/4 ～ 1/2 肿瘤中可出现鳞化，可形成腺腔内鳞化桑椹球或角化的鳞状上皮巢，偶尔整个癌像鳞癌，有时黏液分泌明显，可见到明显核下空泡或核上空泡的分泌型黏液腺癌灶，约 10% 卵巢子宫内膜样癌中可见到砂粒体。

【临床症状】

子宫内膜异位症除子宫肌层本身异位（称为子宫肌纤病）发病率最高外，子宫以外的病变中，大部分（占 80% 左右）是卵巢子宫内膜异位症（称为巧克力囊肿），异位的子宫内膜可在卵巢激素的作用下，发生周期性变化，但一般不如正常子宫内膜明显，多数停留在早期或中期增殖阶段，而不再继续发展，估计可能和异位子宫内膜相当于基底层腺体对激素不敏感，或异位子宫内膜血液较差有关。

卵巢子宫内膜异位症可发生于月经初潮至绝经前任何年龄，一般以 30—45 岁年龄多见。

(1) 痛经：卵巢子宫内膜异位性肿瘤，可以发生和正常子宫内膜同样的周期性变化，月经后半期子宫内膜高度增厚、充血、肿瘤内压力逐渐增加，行经时经血聚积囊内，使囊壁受压突然增高，可以引起疼痛。这种疼痛特点是从经前期到经期后半期开始持续整个经期，至经后数日逐渐消失。随着时间推移，病程越长，痛经往往呈进行性加重。疼痛部位多在下腹正中，可偏于一侧。

(2) 急腹痛：巧克力囊肿的壁一般脆而缺乏弹性，在经血聚集的过程中，囊肿内压力不断增高，内容物可穿破囊壁的薄弱点，溢入腹腔的经血刺激腹腔引起急性腹痛，如穿破孔小，经血涓涓自囊内流出，可能不引起急性腹痛症状。

检查，卵巢是子宫内膜异位症发病率最高的器官，因此在子宫的两侧或一侧常可触到囊性、表面光滑、壁厚的肿块，由于粘连的结果，肿物或固定于腹腔，或和子宫粘连一起，随子宫一起活动。

【诊断】

卵巢子宫内膜异位性肿瘤，与月经周期相关的典型痛经，腹部检查和双合诊触及下腹部囊性肿块（双侧或单侧），肿块与盆腔或子宫粘连，活动受限，诊断本病一般并不困难。

B 超检查和 CT 检查可以了解卵巢肿瘤大小、形状、内部囊实性结构及与邻近器官的关系。巧克力囊肿 B 超表现为边界清楚且后壁回声增强的无回声区，内有稀疏的弱回声。实质性卵巢子宫内膜异位性肿瘤物内部回声均匀，常为稀疏的弱回声，后壁不能显示或出现声影。

与卵巢恶性肿瘤鉴别：①一般为实性或囊实性；②肿物内回声不规则，强弱不均；③囊壁及间隔厚，粗糙不整齐，有突向囊腔实质区；④如有浸润或肿瘤外生时，肿瘤轮廓不清，边缘不整齐；⑤恶性肿瘤常伴有腹水。

（二）转 移

1. 卵巢恶性肿瘤转移

(1) 直接种植：卵巢上皮性肿瘤种植转移，最常见部位为腹膜，即腹腔、腹壁腹膜及腹腔脏器的浆膜，大多数转移部位是盆腔器官表面，因重力的原因，癌细胞容易在最低部位种植。右侧卵巢癌腹腔广泛散发转移率比左侧高，前者为 30%，后者为 15%，横膈的上下运动所造成的腹腔内正负压的改变，使腹腔内液体经常保持流动。腹腔内肠系膜，即小肠、横结肠、升结肠、乙状结肠系膜将腹腔分成几个部分，使右盆腔的液体可以通畅无阻的流向上腹腔，而左盆腔的液体因横结肠韧带及其他腹膜内折的限制，流向上腹部时受到一定阻力，因而造成左右侧的区域。

(2) 淋巴转移：一般传统认为卵巢的淋巴引流是沿卵巢血管，即右侧在相当于右肾下极水平进入腹主动脉淋巴结，而左侧则引流至肾门区淋巴结。以后又发现从卵巢门引起的淋巴管经两叶阔韧带之间进和闭孔淋巴结，并与髂内及腹主动脉淋巴结之间有交叉吻合支。卵巢癌顺这些引流淋巴管，可转移至腹主动脉淋巴结，盆腔或腹股沟淋巴结。晚期可转移到纵隔淋巴结及锁骨上淋巴结。

(3) 局部漫延扩散：卵巢附近子宫、输卵管、阴道等邻近器官浆膜层常被转移。

(4) 血行转移：卵巢上皮性癌很少发生肝、肺、脑、脑膜等远位脏器血行转移。

2. 卵巢交界性肿瘤的转移

(1) 转移部位及发生率：卵巢交界性肿瘤虽然不是恶性肿瘤，但常有卵巢外扩散，50% 左右局限在卵巢，20% ～ 40% 有上腹腔或远处扩散。常见的扩散部位为盆腔，腹腔腹膜后淋巴结。一般文献报道转移率为 20% ～ 33%。

(2) 转移特点：卵巢交界性肿瘤并非浸润癌，只是低恶性交界性肿瘤或低恶性潜力癌，其发生除腹腔种植转移外，还会有腹膜后淋巴结转移，临床表现为良性，大多数预后良好。

① 转移的组织发生及分型：卵巢浆液性交界性肿瘤种植灶的组织形态多数与卵巢的原发瘤相同，即为交界性，多数为良性，少数为恶性。

a. 良性种植：在形态上为单层管状腺体，与输卵管上皮相似。

b. 非浸润性种植：形态与卵巢浆性交界瘤相仿，即腺体增生，有细胞轻度或中度异性及核分裂，无浸润性生长，并与良性种植同时存在。

c. 浸润性种植：在形态上一般为分化好的腺癌。Gershenson(1990) 分析 72 例腹膜种植转移交界性卵巢肿瘤，其种植转移的组织形态为良性型有 22 例，非浸润性种植 37 例，浸润性种植 13 例。淋巴结转移的组织学形态多数是非浸润性的，与卵巢交界性原发灶相似。

最近 Kadar(1995) 报道一例卵巢浆液性交界性肿瘤临床Ⅲ期，盆腔腹腔内有非浸润性种植，盆腔及腹主动脉淋巴结内有不少良性间叶包涵性腺体及交界性非浸润性瘤，瘤淋巴结内尚可见到从良性间叶包涵性腺体向乳头状浆液性交界瘤的移行过渡，病灶区有结缔组织增生的间质化生，故作者提出此例浆液性交界性肿瘤的淋巴结"转移"可能源自良性间叶包涵性腺体化生，再经过增生而形成淋巴结内的交界瘤，属于化生，而非转移。通过以上资料可以设想卵巢交界性肿瘤的腹膜及淋巴结的病灶很可能在同一种致癌因素刺激下，不但卵巢上发生浆液性肿瘤，而且腹膜和淋巴结内存在同源于体腔上皮的间皮细胞增生，形成多灶性的同类型的瘤灶，并非浸润性癌的恶性转移。

② 各类型转移种植与预后：卵巢浆液性交界性肿瘤大多数预后良好，5 年及 10 年生存率均在 90% 以上，但有少数病例在 10 年后复发，经治疗后预后仍然很好。

a. 非浸润性种植与预后的关系：非浸润性种植的癌变率为 0% ～ 19%。

b. 浸润性种植与预后关系：有浸润性种植灶者，其表现与浆液癌相同，预后都很差，5 年生存率 33%。

（三）治疗

卵巢上皮性肿瘤占全部卵巢肿瘤的 70% 左右。其中卵巢浆液性肿瘤，卵巢黏液性肿瘤，卵巢子宫内膜异位性肿瘤占上皮性肿瘤绝大部分（70% 左右），这些肿瘤中大多数囊性病变，大部分是良性肿瘤，因此鉴别卵巢肿瘤的良恶性对选择治疗方案尤为重要，治疗前必须明确诊断，给选择治疗方案提供依据，目前临床大多采用 B 超检查，CT 检查及辅助检查。

1. 怎样判断卵巢肿瘤良恶

(1) B 超检查在卵巢肿瘤筛查中的作用：由于卵巢肿瘤种类繁多，各种肿瘤之间多没有特异性，因此给临床诊断和治疗带来许多困难，B 超检查对人体无伤害，无痛苦，经济方便，能观察到肿瘤内部结构等优点，B 超在卵巢癌筛查中的价值趋于肯定。

Campbell（1989 年）对 5000 多名 45—60 岁无症状妇女，进行每年 1 次经腹部 B 超检查卵巢肿瘤，每人接受 3 次检查，其中阳性发现 338 例，占普查总次数 2.3%。326 人手术，其中 9 例为恶性，包括 I 期原发癌 5 例，转移癌 4 例，接受检查的妇女中，卵巢癌的发现率为 0.16%。其余大部分为良性卵巢肿瘤。检查假阳性率为 2.3%，特异性为 97.7%。关于卵巢体积的平均值大小各家报道数据不一，妇女绝经后卵巢明显缩小，Higgins（1989 年）应用阴道 B 超对 506 名无症状亦无卵巢癌历史妇女进行检查，得出绝经前卵巢的平均体积是 18cm^3，绝经后为 8cm^3。正常的卵巢声像为均质的低回声，绝经前妇女的卵巢可见囊性卵泡，直径过大的（大于 4cm）囊性病变，可能为良性卵巢囊肿，出现实性区域或复杂的内部结构恶性可能性大。

(2) 体征检查在卵巢肿瘤检查中的作用：早期卵巢肿瘤极少引起症状，早期卵巢肿瘤小，表现盆腔肿块，为了区别生理性囊肿与卵巢肿瘤，一般生理性囊肿直径在 5cm 以下，质较软，囊肿有时可以自行消失，如肿瘤直径虽然在 5cm 以下，而多次盆腔检查发现肿物继续存在或增大应高度重视。但是卵巢浆性癌中，有些病例原发性肿瘤体积很小时即有卵巢外转移。

盆腔内散在小结节多是卵巢癌的转移（但也有是良性肿瘤种植），首先多发生在卵巢肿瘤附近，当转移范围广泛时，体征很典型（卵巢在盆腔较固定，邻近器官有转移子宫直肠凹增厚浸润）。

腹水是有些卵巢癌常见体征，有些卵巢原发肿瘤不大可能产生大量腹水。有时卵巢原发肿瘤合并腹水，会被误诊为结核性腹膜炎、肝硬化腹水，因此必须结合病理检查，以便及早明确诊断。

(3) 卵巢肿瘤辅助检查作用

① 血清肿瘤标志物的检查

a. CA125 的检测：采用放射性免疫或酶标记测定方法对卵巢上皮癌患者进行 CA125 的检测，阳性率可达 82%，而正常对照者阳性率为 0.8%（Bast 1981），其敏感性较高，但特异性不强。

b. 多种肿瘤标志物联合检测：血清 CA125 的水平对检查浆液性上皮细胞癌敏感性高，而对黏液性癌或透明细胞癌检测有时是阴性反应。血清 CEA 水平在黏液性癌明显升高，而在浆液性癌则很少升高。不同的肿瘤生物学特点不同，对血清肿瘤标志物检测结果也不同，因此多个血清肿瘤标志物测定比单一标志物测定更为可靠，如果采用单独一种肿瘤标志物测定，如 CA125、CEA（癌胚抗原）、Ferritin（铁蛋白）、TPA（组织多肽蛋白）检测卵巢癌，其可靠性分别为 85%、60%、78%、77%，联合检测可靠性可提高到 96% 以上（表 17–2）。

表 17-2　CA125 单一标志物检测与多个标志物联合检测的诊断准确率（175 例）

肿瘤标志物	诊断符合率（%）	肿瘤标志物	诊断符合率（%）
CA125	85.1	CA125+Ferritin+TPA	95.6
CA125+TPA	92.1	CA125+CEA+TPA	90.8
CA125+CEA	85.0	CA125+Ferritin+CEA+TPA	96.1
CA125+Ferritin	95.1		

② 腹腔镜检查：对可疑病例，在腹腔镜直视下，可以观察卵巢肿瘤形态、大小、有无转移，同时可以进行活检明确诊断，而且还可以在腹腔镜下进行手术治疗，或靶向坏死疗法治疗。

③ 腹水或腹腔冲洗液的病理细胞学检查：卵巢肿瘤常有早期穿破包膜囊生长或种植转移，或浸润生长，有癌（瘤）细胞脱落到腹腔中，故可获得阳性明确诊断。

2. 卵巢上皮性良性肿瘤治疗　卵巢上皮性肿瘤大多数是良性肿瘤，而且绝大多数是囊性病变，早期肿瘤较小时常无症状，往往在妇科检查或 B 超检查时被发现，一般囊肿直径超过 4cm 时常需要治疗（囊肿直径在 4cm 以下时可能是生理性囊肿，不需治疗可自然消失，需观察，应定期复查，有无增大或恶变）。目前手术是治疗卵巢上皮性肿瘤的主要手段，也可采用靶向坏死疗法治疗。

坏死疗法超声导向或 CT 导向治疗卵巢上皮性肿瘤，将肿瘤灵 II 号药液直接注射到肿瘤内（如果是囊性病变应先抽尽囊液，再注射药物），使肿瘤或囊肿壁发生无菌性炎性坏死，将肿瘤或囊壁细胞杀死，达到消灭肿瘤的目的。

(1) 适应证

① 肿瘤直径超过 4cm，囊性肿瘤直径超过 4cm。

② 肿瘤直径在 10cm 以下，囊肿直径在 20cm 以下。

③ 中青年妇女单侧或双侧巧克力囊肿。

④ 年龄大伴有心、肺、肝、肾等脏器有病变不适宜手术者。

(2) 术前准备：除一般手术前常规检查外，还应包括以下几项。

① 治疗前向患者和家属说明靶向坏死疗法治疗肿瘤原理、方法、疗效、安全性及注意事项，消除患者疑虑，取得患者配合治疗。

② 治疗时间一般在月经干净 3～5d 后进行手术。

③ 患者有阴道、附件炎症者应先进行抗炎治疗，待炎症控制以后再进行治疗。

④ 治疗前大便排空或清洁灌肠，排除肠道内气体及粪便，有助于 B 超导向穿刺治疗时能看清楚穿刺针尖方向。

⑤ 术者要充分了解肿瘤与邻近周围脏器之间的关系，还要具备 B 超的基本知识及识别肿瘤图像能力。

(3) 方法

①　经阴道穿刺方法

a. 患者先饮水使膀胱充盈，取仰卧位，用 B 超探查卵巢肿瘤大小、肿瘤内部结构及与周围子宫附件、膀胱、直肠等邻近器官关系，肿瘤是否被膀胱覆盖，肿瘤与子宫颈阴道距离，选择穿刺点。

b. 患者换膀胱截石位，会阴、阴道常规消毒，铺消毒巾，术者戴消毒手套，阴道内放扩阴器，宫颈及穹窿处用 1% 利多卡因溶液局部浸润麻醉，用宫颈钳夹住子宫颈前唇，用力将宫颈钳向上或侧方牵提，用宫腔探针在穹窿侧方探查，腹部 B 超显示屏上可见探针强回声影与卵巢肿瘤位置、距离，选择距离卵巢肿瘤最近穹窿处作穿刺点。

c. 用 12～14 号长针从穹窿处选择好穿刺点穿刺，针穿刺到盆腔内有空感，在 B 超监视下，针尖为强回声影，再进针穿刺到卵巢肿瘤内，如是囊性病变有突空感，在 B 超显示屏上见针尖在肿瘤中心强回声影，拔出穿刺针芯后见有液体流出，抽出囊肿腔内液体，在 B 超显示屏上见液暗区消失，说明液体已抽完，记录抽出液体量，并送病理细胞学检查，注射肿瘤灵 II 号药液。高浓度药液注入囊肿内，显示屏见回声增强，注射完毕，拔出穿刺针针孔用消毒纱布压迫数分钟。如肿瘤为实质性，穿刺针进入盆腔后再穿到肿瘤内，有韧性感，拔出穿刺针芯接空注射器，将注射器抽成负压，在肿瘤内不同方向来回穿刺 2～3 次，解除注射器负压拔出穿刺针，将针内容物推至玻璃片上涂匀送病理细胞学检查。再用穿刺针经后穹窿穿刺到肿瘤内，在 B 超显示屏上见针尖强回声影在肿瘤中心，即拔出穿刺针芯，接注射器注射肿瘤灵 II 号药液，在显示屏上，见注射高浓度肿瘤灵药液在肿瘤内回声增强，回声增强影从肿瘤中心向肿瘤边缘扩散，当回声增强影扩散到肿瘤边缘时，即停止注药，拔出穿刺针，穿刺针孔用消毒棉球压迫数分钟。

d. 术后患者平卧 4h，观察有无并发症发生。

②　腹部穿刺方法：一般卵巢囊肿或肿瘤直径超过 5cm，可选择腹部穿刺点。

a. 患者多饮水使膀胱充盈，取仰卧位，用 B 超探查卵巢肿瘤大小、内部结构及与周围膀胱、附件、子宫、直肠等邻近器官关系，选择腹部穿刺进针路线。

b. 启动穿刺导向开关，移动 B 超探头，使穿刺引导线穿过卵巢肿瘤中心，要求穿刺引导线不能经过膀胱或肠管，一般在肿瘤上方或前方选择穿刺点。

c. 患者排空小便后再仰卧位，腰部垫枕头，换带有穿刺架消毒 B 超探头，腹部皮肤消毒，探查卵巢肿瘤在盆腔的位置及与邻近器官之间的关系，启动穿刺引导线键，再次选择穿刺点，见穿刺引导线通过肿瘤中心而又不经过其他器官，确定穿刺点后，皮肤用 2% 甲紫作标记，腹部再次消毒，穿刺区局部用 1% 利多卡因溶液在皮肤、皮下组织至腹膜外浸润麻醉，术者戴消毒手套，B 超探查确定穿刺引导线经过卵巢肿瘤中心，并测定深度距离，固定好探头，用细长 7～8 号穿刺针，经穿刺架引导槽穿刺到皮肤、皮下、腹壁肌肉、腹膜至腹腔内（进入腹腔有突空感），整个操作过程在 B 超监视下，观察针尖强回声影进针路线和针尖方向，针尖在卵巢肿瘤附近，再穿刺进入肿瘤内（囊肿病变有突空感），针尖强回声影在囊肿中心，拔出针芯，见有液体从针芯流出，接注射器抽尽囊液，在 B 超显示屏上见强回声区影消失，表明囊液已抽完，并记录量，送病理细胞学检查。换注射器注射肿瘤灵Ⅱ号药液，显示屏上则出现高浓度药物回声增强，药液注射完后，拔出穿刺针，针孔用消毒棉球压迫数分钟。

d. 患者平卧4h，观察有无并发症发生。

e. 用药量：一般肿瘤灵Ⅱ号用药量是肿瘤体积1/6～1/5，囊性病变适当减少，一次最大量不超过20ml。如肿瘤体积大，一次用药量超过20ml，第2天再治疗1次。

③ CT引导穿刺治疗

a. 根据病史检查，影像学资料，了解病灶在卵巢位置、大小、与周围邻近组织之间的关系，设计治疗方案选择穿刺路径、穿刺点。

b. 患者取平卧位、腰部垫枕头、CT扫描，选择穿刺路径、穿刺点大概部位，在皮肤上放CT栅栏定位器并用胶布固定在皮肤上，启动CT扫描，确定穿刺路径、穿刺点、病灶大小、位置，距离皮肤穿刺点深度，确定好穿刺点后，移去栅栏定位器，用2%甲紫在皮肤上做好标记。

c. 穿刺点局部消毒，1%利多卡因穿刺点周围浸润麻醉，从穿刺点垂直进针，依次经过皮肤、皮下组织、腹壁肌层、腹膜进入腹腔（有突空感），启动CT扫描，观察针尖强影与病灶距离、位置有无偏离，关闭CT，术者再次进针，穿刺到病灶内（囊肿有突空感、肿瘤有韧性感），再次启动CT扫描，见针尖强影在病灶中心。

d. 拔出穿刺针针芯，接注射器注射肿瘤灵Ⅱ号药液于病灶内，注射完毕。拔出针、针孔用消毒纱布压迫数分钟。

e. 如是囊性病灶，拔出穿刺针芯后有液体流出。接注射器抽出囊内液体，并记录量（液体送化验或病理细胞学检查），抽尽囊液后，换注射器注射肿瘤灵Ⅱ号药液注射完毕，拔出穿刺针，针孔用消毒纱布压迫数分钟。

f. 患者平卧4h，观察有无并发症发生。

g. 治疗次数：肿瘤直径在4cm左右治疗1次，肿瘤直径在4～6cm治疗1～2次，超过6cm以上治疗次数增加，囊性病变一般治疗1～2次为1疗程。每次治疗时间间隔1～2周。3至6个月复查，B超检查观察肿瘤缩小或消失情况以及缩小肿瘤内密度及结构变化。以后定期3～6个月复查1次，如肿瘤增大则考虑进行再次治疗。

(4) 超声导向或CT导向治疗卵巢肿瘤注意事项

a. 整个手术操作过程中应严格遵守无菌操作原则，因为肿瘤组织坏死病理过程是无菌性炎性坏死，坏死组织本身是很好的细菌培养基，所以必须严格遵守无菌操作规程，防止医源性感染发生。

b. 选择腹部穿刺点时，应在膀胱排空后才能进行穿刺，避免膀胱充盈时损伤膀胱，选择阴道穿刺进路时应注意避免损伤直肠、膀胱、输尿管、髂动脉和髂静脉及邻近器官。

c. 整个穿刺操作过程都应在B超监视下进行，注意穿刺针尖强回声影的位置，在抽吸囊肿液体时应抽尽，注射药物时应严密观察B超显示屏上药液扩散回声增强影的范围，当药液回声增强影扩散到肿瘤边缘时即停止注药。

d. 为了防止靶向坏死疗法治疗后坏死卵巢肿瘤发生继发感染，术前临时可静脉滴注或肌内注射抗生素，术后继续用抗生素 3d。

e. 一般选择月经干净后第 3～5 天进行治疗。

(5) 术后处理

① 一般术后用抗生素 3d，预防感染。

② 术后由于肿瘤发生无菌性炎性坏死，卵巢肿瘤组织肿胀引起下腹疼痛不适，一般疼痛不严重，患者都能忍受，1～2d 疼痛缓解，如腹痛较重可用地塞米松 1.5mg，每日 3 次，3d 后疼痛缓解停用。以缓解无菌性炎性反应，使腹痛减轻，也可用止痛药对症处理。

③ 术后可有 38℃左右一过性发热，是肿瘤坏死后吸收热，一般 1～2d 体温可恢复正常，如发热较高，可用退热药处理。

④ 术后观察腹痛情况，一般肿瘤无菌性炎性坏死腹痛多不严重，1～2d 可自然缓解，如腹痛持续加重或严重，应注意有无膀胱、直肠等邻近器官有无损伤，发现问题应及时处理。

(6) 临床疗效观察：一组坏死疗法超声导向治疗卵巢囊肿 62 例临床观察。

年龄 24—52 岁：24—30 岁 16 例（25.8%），31—40 岁 18 例（29%），41 岁以上 28 例（45.1%）。

① 囊肿类型：巧克力囊肿 42 例（67.7%），其中双侧 35 例，浆液性囊肿 16 例（25.8%）黏液性囊肿 4 例（6.6%）。

② 囊肿大小：囊肿直径 3～6cm 15 例（24.2%），7～9cm 28 例（45.1%），10cm 以上 19 例（30.6%）。

(7) 观察指标

① 治愈：治疗结束后 3 个月 B 超复查卵巢囊肿消失，或卵巢内有 2cm 直径左右回声增强纤维瘢痕影，无症状。

② 有效：治疗结束后 3 个月，B 超复查囊肿缩小 70% 以上，无症状。

③ 无效：治疗结束后 3 个月，B 超复查，囊肿缩小 30% 以内，有临床症状。

(8) 观察结果：62 例卵巢囊肿经坏死疗法治疗后，治愈 59 例（95.1%），有效 3 例（4.8%），治愈病例中随访 1～3 年 51 例（86.4%），无 1 例复发。

3. 卵巢上皮交界性肿瘤及卵巢上皮性癌治疗 根据卵巢恶性肿瘤转移范围进行分期，再选择治疗方案。

卵巢癌 FIGO 分期可参考表 17–3。

卵巢浆液性肿瘤病中，良性浆液性瘤有囊外乳头生长者，有向腔或腹腔种植播散倾向，但大多数局限在盆腔内。交界性浆液性瘤有 35% 有盆腔外转移，恶性浆液性癌盆腔外转移较常见，大多是Ⅲ期以上。

表 17-3　卵巢癌 FIGO 分期

Ⅰ期	病变局限于卵巢
Ⅰa	病变局限于一侧卵巢，包膜完整，表面无肿瘤，无腹水
Ⅰb	病变局限于双侧卵巢，包膜完整，表面无肿瘤，无腹水
Ⅰc[※]	Ⅰa或Ⅰb期病变已穿出卵巢表面；或包膜破裂；或在腹水或腹腔冲洗液中找到恶性细胞
Ⅱ期	病变累及一侧或双侧卵巢，伴盆腔转移
Ⅱa	病变扩展或转移至子宫或输卵管
Ⅱb	病变扩展至其他盆腔组织
Ⅱc[※]	Ⅱa或Ⅱb期病变，肿瘤已穿出卵巢表面；或包膜破裂；或在腹水或腹腔冲洗液中找到恶性细胞
Ⅲ期	病变累及一侧或双侧卵巢，伴盆腔以外种植或腹膜后淋巴结或腹股沟淋巴结转移，肝浅表转移属于Ⅲ期
Ⅲa	病变大体所见局限于盆腔，淋巴结阴性，但腹腔腹膜面有种植
Ⅲb	腹腔腹膜种植瘤直径小于 2cm，淋巴结阴性
Ⅲc	腹腔腹膜种植瘤直径大于 2cm，或伴有腹膜后或腹股沟淋巴结转移
Ⅳ期	远处转移，腹水存在时需找到恶性细胞，肝转移需累及肝实质

注：Ⅰc[※] 及Ⅱc[※] 如癌细胞阳性，应注明是腹水还是腹腔冲洗液；如包膜破裂，应注意是自然破裂或手术操作时破裂

卵巢黏液性肿瘤中，良性及交界性瘤除极少数合并腹膜黏液性瘤以外，很少有卵巢外转移，大多数为临床Ⅰ期，恶性黏液性癌亦以局限卵巢者居多，转到腹腔Ⅲ期及Ⅳ期肿瘤远比卵巢浆液减少。

卵巢子宫内膜样癌 40%～50% 为Ⅰ期，有 50%～60% 转移到腹腔为Ⅲ期，单纯性卵巢子宫内膜样癌，预后较好，多为Ⅰ、Ⅱ期，混合型内膜样癌（混有少量乳头状浆液性癌或未分化癌），多为Ⅲ、Ⅳ期。

(1) 化疗：广泛性肿瘤细胞减灭术和多疗程化疗是卵巢上皮癌化疗的基本原则。原因如下。

① 多数卵巢上皮细胞癌对化疗较敏感，至少有 50% 患者对化疗有良好反应。

② 卵巢上皮细胞癌常在盆腔、腹腔广泛种植转移，特别是细小颗粒状癌灶很难在手术中切除干净，况且还有肉眼看不见的转移。

③ 肿瘤巨大且固定时，术前化疗可使手术肿瘤缩小、松动，便于手术。

④ 患者情况，不能耐受手术治疗，只能用化疗。

采用手术肿瘤细胞减灭术后对化疗有利，原因如下。

① 减少了肿瘤量，通过Ⅰ级动力学，化疗杀伤癌细胞的作用更易得到发挥。

② 随着肿瘤切除，残留瘤灶充血、水肿和坏死，增加对化疗的敏感性。

③ 手术本身减轻瘤荷，暂时阻断肿瘤自然过程，改善患者营养状态及生活质量，提高机体免疫力。

④ 手术将大部分肿瘤切除，使处于静止瘤细胞代偿性地进入分裂期，有利于化疗药物发挥细胞毒效应，提高疗效。

术前化疗时间不宜太长，疗程不宜太多（一般手术前只给 1 ～ 2 个疗程），以免化疗不良反应得不到缓解，延误手术时机。

卵巢癌常用化疗药物，烷化剂通常是第一线药物，可采用单一化疗，而其他类抗癌药物多采用某种联合应用。常用的化疗方案如下。

① 单一药物化疗：a. 美法仑，2mg，每日 2 次，口服，10d 为 1 个疗程，总量 40mg，间隔 3 周。主要用于早期病例，宜较长时间在门诊治疗。b. 塞替派，用法有 2 种，一是 20mg+ 生理盐水 20ml，静脉注射，隔日 1 次，共 8 次，总量 160mg；二是经腹腔灌注，40mg+ 生理盐水 300ml，每周 2 次，总量 200mg，均间隔 4 周。

烷化剂对卵巢癌的疗效，见表 17-4。

表 17-4 烷化剂对卵巢癌的疗效

药物	例数	有效率（%）	药物	例数	有效率（%）
美法仑	541	47	塞替派	337	48
环磷酰胺	335	43	氮芥	99	31
苯丁酸氮芥	388	51			

② 联合药物化疗，多以顺铂为主的联合。

常用联合化疗方案：① Hexa-CAF，这是较早用以与单一烷化剂进行前瞻性研究比较的方案，作者将该方案与美法仑相对照，其完全缓解率分别为 75% 和 54%（Young 1978），见表 17-5。② Chex-up，从表 17-5 中可以再以看到这一方案与 Hexa-UP 非常相似，不同的只是用 DDP 换下 MTX，这一方案首先为美国国立癌症研究所（NCI）所用（Louie 1986）。

表 17-5 Hexa-CAF 与 Hexa-UP 方案

药物及剂量		用药时间（d）															
Hexa-CAF CTX	Hexa-UP CTX	1	2	3	4	5	6	7	8	9	10	11	12	13	15	15	16
（150mg/m², po）HMM	（100mg, bid, po）HMM	0	+	+	+	+	+	+	0	+	+	+	+	+	+	+	+
（150mg/m², po）5FU	（100mg, bid, po）5FU	0	+	+	+	+	+	+	0	+	+	+	+	+	+	+	+
（600mg/m², iv）MTX	（1000mg, iv）DDP	+	0	0	0	0	0	0	+	0	0	0	0	0	0	0	0
（400mg/m², iv）	（40mg, iv）	+	0	0	0	0	0	0	+	0	0	0	0	0	0	0	0

注：+ 用药；0 不用药

③ 交界性肿瘤化疗：交界性肿瘤一般预后较好，随着时间推移，生存率逐渐下降，Piver 等（1990 年）对早期交界性肿瘤化疗的患者长期随访，总结认为 5、10、20 年生存率分别为 95%、85%、78%，Ⅲ～Ⅳ期者有 5%～35% 的高危复发机会，综合一些作者报道的 677 例Ⅰ期卵巢交界性肿瘤化疗结果，术后未化疗者复发率死亡率占 4.19%，化疗组为 11.3%，说明术后未化疗组复发及死亡情况低于化疗组。80 例Ⅱ期病例中，化疗组复发及死亡也高于未化疗组，说明化疗并无必要，而且有死于化疗并发症可能，有过度治疗之疑。对化疗的期望并不在于延长生存期，而在于可以改善盆腹腔状况，为彻底的肿瘤细胞减灭术创造条件。

④ 化疗给药途径：卵巢上皮性肿瘤化疗除口服或静脉外，还有腹腔及动脉等给药方式或特定区域性化疗。

a. 腹腔化疗：卵巢上皮癌的转移以暴露在腹腔内各脏器表面的弥漫性种植为主，很少有远处血行扩散，腹腔内用药是最好的途径。

腹腔内化疗药物中脂溶性小分子吸收快，而水溶性大分子吸收慢，某些药物如具备不易透过生物膜的特点，则可停留在腹腔内，使腹腔内化疗药物在一定时间内保持较高的浓度，对浸没在腹腔化疗药液中的肿瘤组织发挥抗癌作用，特别是某些细胞周期特异性药物，对肿瘤细胞的作用只限在癌细胞某特定周期，腹腔用药停留时间长，不受时间的限制，能很好发挥作用。

腹腔注射用药可使腹腔内药物的高峰浓度是血浆内高峰浓度的 18～664 倍，药液浓度与停留时间的乘积之比是 12～800。

腹腔内药物进入全身血供有 3 个途径：即通过腹膜吸收、淋巴管道、门静脉系统由肝再进入体循环，门静脉吸收是主要途径。腹腔化疗另一优点是可从静脉注射解毒剂，减低了血液内化疗药物的毒副作用，但并不影响腹腔内药物抗癌效果，因为有些拮抗药必须达到一定浓度才能对化疗药物起到中和作用，而静脉注射拮抗药进入腹腔后，则浓度下降不足以拮抗腹腔中高浓度化疗药物。如硫代硫酸钠对顺铂有拮抗作用，但硫代硫酸钠的浓度必须是顺铂的 280～950 倍才起到中和作用。另一方面硫代硫酸钠在肾脏内有趋于浓缩的特性，故可以解除顺铂的肾毒性，因此，可以进一步加大腹腔化疗顺铂用量，提高抗癌疗效。

腹腔化疗也存在一些问题，其作用仅限于浅表组织 0.1～2mm 厚度，因此腹腔化疗一定要在满意的肿瘤细胞减灭术后才能起到较好的效果。其次是腹腔保留导管发生问题：第一，导管末端阻塞发生率为 10%～20%，因此有人主张用腹腔穿刺法比保留导管好。第二，腹腔内粘连使药物不能均匀扩散。影响疗效。第三，腹腔感染发生率为 0.5%～5%。第四，药物对腹膜刺激可引起腹痛、肠粘连。

b. 腹腔注射和静脉注射联合化疗：采用阿糖胞苷、顺铂，氟尿嘧啶，环磷酸胺等药联合应用，见表 17-6。

表 17-6　卵巢癌的静脉与腹腔双途径联合化疗

药物	静脉注（mg/m², 1、2d）	腹腔注射（mg/m², 1、2d）
人工腹水（3000～4000ml 5% 葡萄糖液或生理盐水）	—	于剩下 300ml 时依次注入以下药物
阿糖胞苷	—	300 mg+ 注射用水 5ml
氟尿嘧啶	—	705mg
顺铂	—	100mg+ 生理盐水 50ml
5% 葡萄糖液	500	—
博来霉素	10mg+ 注射用水 5ml，肌内注射	—
环磷酰胺	400mg+ 生理盐水 20ml 静脉注入	—
硫代硫酸钠	16g+5% 葡萄糖液 1000ml/8h	—
甲泼尼龙	60mg+5% 葡萄糖液 500ml	—
甲氧氯普胺	30mg，肌内注射（输液完毕前）	—

注：①腹腔穿刺，滴数＞ 150 滴 / 分钟，说明部位正确；②可先腹腔灌注生理盐水 1000ml+ 亚甲蓝（美蓝，methylene blue）5ml，一方面使腹腔有充分的液体；另一方面观察有无腹泻及蓝便，以防误入肠腔；③腹腔灌注总液体量为 3500ml 左右，静脉输入总液体量为 2000ml

（2）靶向坏死疗法治疗卵巢上皮细胞肿瘤：坏死疗法超声导向或 CT 导向治疗卵巢上皮性交界瘤或上皮癌，是将肿瘤灵Ⅱ号直接注射到肿瘤内（如果是囊性病变应先抽尽囊液再注射药物），使肿瘤细胞或囊肿壁细胞发生无菌性炎性坏死，将肿瘤细胞或囊壁细胞杀死，达到消灭肿瘤的目的。

①坏死疗法治疗卵巢上皮性交界瘤及上皮癌可行性：临床上卵巢上皮性肿瘤（浆液性瘤、黏液性瘤、子宫内膜异位瘤）大部分是良性肿瘤，而且囊性病变居多，或交界性肿瘤较多，采用坏死疗法治疗基本上或完全达到手术疗效。对于恶性上皮癌临床上初次就诊时大多数患者有转移已是晚期，手术很难彻底切净癌瘤组织，而且还有许多肉眼看不见的转移微小癌灶，多采用肿瘤细胞减灭术配合化疗为主的综合治疗。由于卵巢上皮癌多发生在中老年妇女，一些患者伴有心、肺、肝、肾等疾病，不能耐受手术，或手术对机体创伤打击很大，手术风险大，采用超声引下靶向坏死疗法治疗，是一种微创伤或无创伤治疗方法，患者都可接受。

其作用机制如下。

a. 可直接杀死卵巢原发癌灶，药物对人体无毒性，完全可以达到肿瘤细胞减灭术的目的，使肿瘤细胞数量明显降低。

b. 由于肿瘤组织体积减小，化疗药物杀伤癌细胞作用更能发挥。

c. 坏死疗法使肿瘤细胞发生无菌性炎性坏死及残存的癌组织充血水肿、变性、对化疗药物敏感性提高。

d. 坏死疗法治疗后，大部分肿瘤细胞被灭活坏死，坏死的癌细胞尸体抗原成分，可刺激机体免疫系统产生特异性和非特异性抗体，增强机体免疫应答能力，改善机体全身情况，促进患者康复。

e. 坏死疗法在短时间内使肿瘤组织细胞大量死亡，激发处于静止期癌细胞代偿性进入分裂周期，有利于化疗药物发挥细胞毒效应，提高化疗疗效。

f. 坏死疗法没有手术对人体较大的创伤，没有化疗和放疗抑制机体免疫功能，抑制骨髓造血细胞等副作用，方法简单，易掌握，无创伤或微创伤，药物对人体无毒性，给临床医师和患者增加一种治疗肿瘤的新方法可选择。

② 靶向坏死疗法适应证

a. 患者不愿手术治疗要求非手术靶向坏死疗法治疗卵巢肿瘤。

b. 交界性卵巢上皮性肿瘤。

c. 卵巢上皮癌患者年龄大或有心、肺、肝、肾等脏器有疾病不能耐受或有手术禁忌证者。

d. 卵巢囊性肿瘤直径在 4cm 以上，20cm 以下；卵巢实质性肿瘤直径在 3cm 以上，10cm 以下。

③ 坏死疗法治疗术前准备：一般手术前做血液常规检查，还需下列准备。

a. 治疗前向患者和家属说明靶向坏死疗法治疗肿瘤原理、方法、疗效、安全性及注意事项，消除患者疑虑，取得患者配合治疗。

b. 治疗时间一般在月经干净 3 ～ 5d 后进行手术。

c. 患者有阴道、附件炎症者，应先用抗生素治疗炎症，待炎症控制后再进行治疗。

d. 治疗前大便排空或清洁灌肠，排除肠道气体及粪便，有助于 B 超导向治疗时能看清楚穿刺针尖强回声影方向。

e. 术者要充分了解肿瘤与邻近周围脏器之间关系，还要具备 B 超超声导向的基本知识及识别肿瘤图像能力。

④ 治疗方法一般有两种：即经腹部或阴道途径穿刺。

a. 经阴道穿刺法

ⅰ 患者先饮水使膀胱充盈，取仰卧位，用 B 超探查腹腔卵巢肿瘤大小，判断是实质性还是囊性病变、囊壁厚薄、肿瘤内部结构及其与周围邻近器官的关系，特别注意肿瘤与子宫、阴道、膀胱、直肠之间的关系。

ⅱ 患者换成膀胱截石位，会阴、阴道常规消毒，铺消毒巾，术者戴消毒手套，阴道内放扩阴器，宫颈及穹窿用 1% 利多卡因溶液局部浸润麻醉，用宫颈钳夹住子宫颈前唇，将宫颈钳向上或侧方提，用子宫探针在穹窿处探查。腹部 B 超探查显示屏上可见探针头强回声影与卵巢肿瘤位置、距离，选择距离与卵巢肿瘤最近处穹窿部位作穿刺点。

ⅲ 用 12 ～ 14 号长针从穹窿处穿刺，在 B 超监视下，针穿刺到盆腔内，再穿刺到卵巢肿瘤内（囊性病变有突空感，实质性肿瘤有韧性感），在显示屏上见穿刺针尖强回声影在肿瘤内，拔出针芯后囊性病变有液体流出，抽出囊肿内液体，见 B 超显示屏上液性暗区逐渐缩小至消失，液全抽完，记录液体量，送病理细胞学检查。再注射肿瘤灵Ⅱ号药液于囊肿内，高浓度药液在囊腔内使囊腔内回声增强，注射完毕后拔出穿刺针，针孔用消毒棉球压迫数分钟。如是实质性肿瘤，拔出针芯后接 10ml 注射器，抽成负压，在肿瘤内不同方向来回穿刺 2～3 次，移去负压，拔出穿刺针，将穿刺针内标本推玻片上，推成薄片送病理组织学检查。再用穿刺针经穹窿处穿刺到卵巢肿瘤内，注射肿瘤灵Ⅱ号药液，在 B 超显示屏上见注射高浓度的药液在肿瘤内回声增强，B 超显示屏回声增强影从肿瘤中心向肿瘤四周扩散，当回声增强影扩散到肿瘤边缘时，停止注药，注射完毕拔出穿刺针，摄片 1 张，针孔用消毒棉球压迫数分钟。

ⅳ 术后平卧 4h，观察有无并发症发生。

b. 经腹部穿刺法

ⅰ 一般适用于较大的卵巢肿瘤或位置靠近前腹壁卵巢肿瘤，患者多饮水使膀胱充盈，取仰卧位，用 B 超探查腹腔，了解卵巢肿瘤大小，判断是囊性或实质性，肿瘤内部结构，肿瘤与周围邻近器官关系，选择腹壁穿刺点，进针路线。

ⅱ 患者排空小便，再仰卧位，用带有穿刺架探头，探查卵巢肿瘤在盆腔内位置及邻近器官之间关系，启动穿刺引导线键，选择腹部穿刺点，见穿刺引导线通过肿瘤中心，而又不经过其他脏器，确定穿刺点后，用 2% 甲紫在皮肤上作标记。

ⅲ 腹部常规消毒，铺消毒巾，用 1% 利多卡因溶液在穿刺点皮肤、皮下组织至腹膜外局部浸润麻醉，术者戴消毒手套，换带穿刺架消毒 B 超探头，B 超探查，穿刺引导线经过肿瘤中心，测量肿瘤距皮肤深度，固定探头，用细长 7～8 号穿刺针，经穿刺架引导槽穿刺到皮肤、皮下组织至腹腔（进入腹腔有突空感），整个穿刺操作过程中在 B 超监视下，观察针尖强回声的进针路线和方向，针尖在卵巢肿瘤附近，再穿刺到肿瘤内（如是囊肿有突空感，是实质性肿瘤有韧性感），显示屏见针尖强回声影在囊肿中心，拔出针芯，见有液体从针芯流出来，接注射器抽尽囊液，并记录量，送病理细胞学检查，在抽吸囊液时见 B 超显示屏上液性暗区逐渐缩小至消失，换注射器注射肿瘤灵Ⅱ号药液，高浓度药液注射到囊肿内回声增强，注射完毕后拔出穿刺针，针孔用消毒棉球压迫数分钟。

ⅳ 如是实性肿瘤，穿刺到肿瘤内，拔出针芯，接到 10ml 空针，抽成负压，在肿瘤内不同方向来回穿刺 2～3 次，移去负压，拔出穿刺针，将针芯内穿刺物推至玻片上，涂成薄片送病理细胞学检查。再用穿刺针经腹壁穿刺到肿瘤内，见 B 超显示屏上强回声针尖影在肿瘤中心，拔出针芯接注射器，注射肿瘤灵Ⅱ号药液于肿瘤内，由于药物密度高，回声增强，药物在肿瘤内扩散，回声增强影从肿瘤中心向边缘扩散，当见到增强回声影扩散到肿瘤边缘时可停止注药。拔出穿刺针，针孔用消棉球压迫数分钟。

ⅴ 患者平卧 4h，观察有无并发症发生。

⑤ CT 引导穿刺治疗

a. 根据病史，检查、影像学资料，了解病灶大小、位置与周围邻近组织之间关系，设计治疗方案，选择穿刺路径。

b. 患者取平卧位，腰部垫枕头，CT 扫描观察病灶位置、大小与邻近组织之间关系，选择穿刺路径，估计大概穿刺位置，在腹壁皮肤上放 CT 栅栏定位器并用胶布固定、启动 CT 扫描确定穿刺路径、穿刺点、测量皮肤穿刺点与病灶之间距离，移去栅栏定位器，用 2% 甲紫在皮肤穿刺点上做好标记。

c. 穿刺点消毒，1% 利多卡因穿刺点浸润麻醉，从穿刺点垂直进针，依次进入皮肤、皮下组织、腹壁肌层，穿破腹膜进入腹腔（针尖有突空感），启动 CT 扫描观察针尖与病灶距离、位置有无偏移，关闭 CT，术者再次进针，穿刺到病灶内（囊肿有突空感、肿瘤有韧性感）再次开启 CT 扫描，见针尖强影病灶中心。

d. 拔出穿刺针针芯，接注射器注射肿瘤灵 II 号药液于病灶内，注射完毕，拔出穿刺针，针孔用消毒纱布压迫数分钟。

e. 如囊性病灶、接注射器抽出囊内液体并记录抽出液体量（液体送化验或病理细胞学检查）抽尽囊液后换注射器注射肿瘤灵 II 号药液，注射完毕，拔出穿刺针，针孔用消毒纱布压迫数分钟。

f. 患者平卧 4h，观察有无并发症发生。

⑥ 用药量：一般肿瘤灵 II 号用药量是肿瘤体积的 1/6 ～ 1/5，囊肿用药量适当减少，一次用药量不超 20ml。若肿瘤大，20ml 药量不够，第 2 天可治疗 1 次，囊性病变治疗 1 ～ 2 次即可治愈。

⑦ 治疗次数：肿瘤直径在 3cm 左右治疗 1 次，肿瘤直径在 4 ～ 6cm 治疗 2 次，间隔时间为 5 ～ 7d。如肿瘤直径超 6cm 以上治疗次数增加，囊性病变 2 次为 1 个疗程。3 ～ 6 个月复查，B 超检查观察肿瘤缩小或消失情况及缩小的肿瘤内部结构密度变化，以后 3 ～ 6 个月定期复查 1 次，如肿瘤增大可进行再次治疗。

⑧ 术后处理

a. 术后用抗生素 3d，预防感染。

b. 治疗后由于肿瘤发生无菌性炎性坏死，卵巢肿瘤坏死引起下腹部疼痛不适，一般疼痛不重，患者多能忍受，1 ～ 2d 后疼痛缓解，如腹痛较重可用地塞米松 1.5mg，每日 3 次，3d 后停药，以缓解无菌性炎症反应，使疼痛减轻，也可用止痛药对症处理。

c. 术后可有 38℃ 左右一过性发热，是肿瘤坏死后吸收热，一般 1 ～ 2d 体温可恢复正常，如发热较高，可用退热药及对症处理。

d. 术后观察腹痛情况：坏死疗法治疗后肿瘤发生无菌性炎性坏死，肿瘤充血肿胀，伴有下腹疼痛，一般多不严重，1 ～ 2d 可自行缓解。如腹痛持续加重或严重，应注意有无感染、有无腹膜刺激症状，有无膀胱及直肠等邻近器官损伤，发现问题应及时处理（包括手术处理）。

(3) 坏死疗法治疗卵巢恶性肿瘤的综合治疗：超声导向靶向坏死疗法治疗卵巢上皮性肿瘤时，穿刺针抽吸液体或组织标本送病理细胞学检查结果如是卵巢上皮细胞癌（恶性肿瘤），应采取进一步检查和综合治疗。

腹腔镜检查，不仅在直视下可以观察卵巢肿瘤大小，形态与邻近器官之间关系，可观察卵巢癌周围脏器及腹膜、腹主动脉旁淋巴结转移情况，还可以取活检组织送病理检查进一步确诊，了解癌细胞生物学行为，为临床选择治疗方案提供依据，也可通过腹腔镜采用坏死疗法将肿瘤灵 Ⅱ 号药液注射到癌灶内使肿瘤发生坏死。

根据 CT，腹腔镜检查后，观察卵巢癌与腹腔邻近脏器，若子宫附件、腹膜、膀胱、动脉旁淋巴结肿大、网膜转移情况，应考虑肿瘤细胞减灭术。

① 大块切除肿瘤细胞减灭术：对于晚期卵巢癌的治疗要改变传统观念，只要患者身体条件允许都应采取大块切除术或肿瘤细胞减灭术，因为化疗对大块肿瘤组织效果差，但对于小的癌组织，特别是直径小于 1cm 癌灶，效果较好，盆腔大块切除包括对卵巢、附件、子宫、网膜及腹膜转移灶和腹主动脉旁肿大淋巴结清扫。尽可能切除较大的转移灶，对于残留的小块瘤组织，可用化疗来消除，可延长晚期卵巢癌患者的生存期和提高患者生活质量。

化学药物治疗原则上在肿瘤细胞减灭术以后进行，如果患者身体一般情况差，不能耐受手术，也可在坏死疗法肿瘤细胞减灭术以后进行，还可作为肿瘤细胞减灭术前或坏死疗法肿瘤细胞减灭术前的术前用药，使肿瘤缩小再进行肿瘤细胞减灭术。

晚期卵巢癌常常伴有腹腔种植转移，尽管手术肿瘤细胞减灭术做得再好，也有许多细小的癌灶残留，直接用化学药物灌注腹腔内可达到杀灭微小癌灶作用，腹腔化疗可使局部获得比静脉用药高 10 ~ 1000 倍药物浓度，腹腔用药可以减轻腹水，对难以耐受系统化学药物治疗反应和有腹水的患者更为适合。给药方式可单次腹腔穿刺给药和腹腔置管给药，常以大剂量顺铂（100mg/m^2）为主药物注入腹腔。

腹腔注射和静脉注射联合化疗，由于腹腔化疗的局限性，化疗药物穿透能力有限，一般癌灶直径小于 1cm，化疗比较敏感，直径超过 2cm 的肿瘤，腹膜后淋巴结，腹腔化疗药物均不能有效穿透，治疗效果不如静脉全身化疗，因此需配合静脉给药，才能达到疗效。常用阿糖胞苷、顺铂、氟尿嘧啶，平阳霉素腹腔化疗同时，配合静脉应用环磷酰胺治疗。大剂量顺铂应用必须静脉注射硫代硫酸钠，以解除其肾脏毒性，而且硫代硫酸钠的用量必须是 200 ~ 900 倍于顺铂之量，才会发挥中和毒性作用。另一方面，考虑中和毒性同时会减低顺铂杀瘤能力，所以必须用大到 200mg/m^2，使效果更强。阿糖胞苷是一种作用很强的抗癌药，但它是细胞周期特异性药物，必须与肿瘤组织持续接触较长时间才能达到好的抗癌效果，而阿糖胞苷在血内半衰期很短，约 10min，故单次静脉给药作用很差，而持续静脉滴注给药对骨髓有强烈的抑制作用，毒性太大，改为腹腔给药可保留较长时间，半衰期为 70 ~ 120min，药物浓度时间乘积比血浆内药物浓度时间乘积大 300 ~ 1000 倍，而阿糖胞苷腹腔给药经肝脏代谢解毒后才进入大循环，因而毒性减低，此外阿糖胞苷还对顺铂有增效作用。环磷酰胺不能腹腔给药，必须经过肝脏代谢以后才能发挥作用，故必须静脉给药，才能发挥其疗效。

② 化疗时间：卵巢上皮癌易转移和复发，较长时间内持续性化疗是其治疗的一个特点，以往认为化疗不应少于 12 个疗程，但化疗持续时间过长，患者常出现严重的并发症，一般 6 个疗程与 12 个疗程在患者疗效、反应持续时间、存活时间方面均无明显差异，而且 12 个疗程化疗患者并发症发生率高于 6 个疗程者，影响患者的生存质量，因此，正规化疗 6 ~ 8 个

疗程即可。

(4) 中医治疗：恶性卵巢肿瘤目前以综合治疗为主，中医药治疗是其治疗方法之一，用中医药扶正祛邪，辨证论治，可以减轻症状，延长生存期，提高生活质量，减轻化疗反应。

① 治则：活血化瘀，理气止痛，扶正固本。

② 基本方：当归 10g，白术 10g，猪苓 10g，生地 10g，黄芪 10g，大黄 10g，白花蛇舌草 20g，三棱 15g，莪术 15g，丹参 20g，七叶一枝花 20g，石见穿 30g，元胡 15g，乌药 6g，木香 10g，党参 15g，黄芪 30g，川芎 15g，薏苡仁 30g。水煎服，每日 1 剂。

三、妇科其他囊肿

（一）前庭大腺囊肿

前庭大腺囊肿（bartholin cyst）又称巴氏囊肿，是妇女外阴常见疾病。

【病因原理】

前庭大腺因细菌感染炎症引起前庭大腺管发生阻塞，前庭大腺分泌液排泄受阻，腺管扩张膨大，发生潴留性囊肿，或前庭大腺急性感染化脓引起前庭大腺管阻塞，经消炎后，炎症消退，脓腔积液而形成囊肿。或因先天性腺管狭窄，前庭大腺分泌物排泄不畅而形成囊肿。个别患者可能在分娩时阴道会阴外侧裂伤或会阴切开，愈合后瘢痕组织损伤前庭大腺管口，排泄受阻所致。

多为单发，在大阴唇后下方或侧方，大小不等，小者仅 1 ～ 2cm，大者可达 10cm 以上。囊壁为移行上皮，随囊肿增大，囊腔内压力增高时囊内上皮可转变为单层立方上皮或扁平上皮，甚至上皮细胞萎缩。若经常继发感染，囊壁呈慢性炎症，纤维结缔组织增生，甚至形成肉芽组织，通常囊腔内充满透明黏稠的液体。

【临床诊断】

前庭大腺囊肿多发生在大阴唇外侧或偏后方，大多为单发，大小不一，生长缓慢，一般较长时期无症状，有时在妇科检查时被发现，随着囊种增大，外阴处有不适或坠胀感；如囊肿伴有继发感染时，外阴红肿疼痛，囊肿迅速增大，可伴有发热等症状。

检查时，在大阴唇下方，阴道口处可触及圆形或卵圆形肿块，边界清楚，质较硬或较软，活动度大，无明显压痛。作者曾遇见巨大前庭大腺囊肿阻塞阴道，压迫尿道引起排尿困难，尿潴留，尿失禁症状。

【诊断】

根据临床症状和检查诊断并不困难。B 超检查，可见大阴唇下或阴道内有圆形无回声液性暗区，边界清楚。

【治疗】

小的前庭大腺囊肿无症状可暂时观察不处理，大的囊肿手术完整切除囊壁可以治愈。

由于前庭大腺囊肿壁较薄，手术时易剥离破引起复发，可采用囊肿造口术，方法简单，损伤小，疗效好，在囊肿突出阴道处中央处切开，将囊肿壁前壁切除形成一个圆形造口，用细线间断缝合圆形造口囊壁与阴道黏膜。

靶向坏死疗法治疗：方法简单，完全可达到或超过手术疗效，值得推广应用。

(1) 治疗方法：患者取膀胱截石位，会阴部、阴道常规消毒，铺消毒巾，戴消毒手套，左手拇指和示指扪及囊肿后并用两手指固定，将囊肿移向阴道口大阴唇处，右手持注射器，用粗针（12 号针）经大阴唇内侧穿刺点穿刺到囊肿内，抽出囊内黏稠液体，并记录量，注射肿瘤灵 Ⅱ 号药液于囊腔内，注射完毕拔出针后针孔用消毒棉球压迫数分钟。3 ～ 5d 可做第 2 次治疗，第 2 次治疗时因囊腔内液体减少变稀薄，可用细针穿刺抽液注药。3 ～ 4 次为 1 个疗程。

(2) 用药量：肿瘤灵 Ⅱ 号用药量是囊肿体积的 1/6 ～ 1/5。

(3) 术后处理

① 治疗后局部保持清洁，防止继发感染。

② 用抗生素 3d 预防感染。

③ 治疗期间不能过性生活。

（二）圆韧带囊肿

圆韧带囊肿（mesothelial cyst），又称间皮囊肿。

【病因】

圆韧带周围为固有的腹膜包裹，此处腹膜是体腔上皮发生的间皮组织，如果圆韧带与包裹的腹膜间残留有间隙产生积液，便形成囊肿。囊壁是单层立方细胞，囊腔内有透明无色液体。

【临床症状】

可发生于任何年龄，一般以青少年多见，临床上一般无症状，不痛，偶尔在腹股沟处可发现肿块，肿块一般不大，1 ～ 4cm 之间，扪及质较软，表面光滑，圆形或卵圆形，肿块界限清楚，活动度大，不进入阴唇，平卧时压迫肿块不能回缩到腹腔。

【诊断】

根据症状和体征一般可做出诊断，但需与腹股沟疝鉴别。

【治疗】

1. 囊肿切除　可以治愈。

2. 坏死疗法治疗　患者取仰卧位，局部常规消毒，术者左手扪及腹股沟处肿块，左手指固定肿块，右手持注射器用细针经皮肤穿刺到囊肿内，抽出囊腔内透明液体，并记录量，注射肿瘤灵 Ⅱ 号药液，注射完毕后拔出针时针孔用消毒棉球压迫数分钟，3 ～ 5d 后做第 2 次治疗，一般 2 ～ 3 次为 1 个疗程。

用药量：肿瘤灵Ⅱ号用药量是囊肿体积的 1/6 ～ 1/5。

（三）卵巢冠状囊肿

卵巢冠状囊肿（paraovarian cyst）又称卵巢旁囊肿、输卵管旁囊肿、阔韧带囊肿，为女性囊性肿瘤中最常见的一种。囊肿位于卵巢与输卵管之间，分为有蒂和无蒂两种。

【病因】

可发生于中肾管、副中肾管及间皮组织，中肾管组织在胚胎发育至 5.5cm 后开始退化，其退化过程延续整个胚胎时期，它可完全退化消失，也可断续残留，以后可发生囊肿。

关于副中肾管，当胚胎发育至 1.0cm 时，在左右中肾管头端外侧发生管道，以后跨过中肾管而融合发育成女性生殖器，在发育过程中，若有继发管状或憩室形成而残存于体内，将发展为囊肿。

Gardner 提出有 10% ～ 15% 的患者有这种残余。

【病理】

来源于副中肾管的囊肿一般较大，卵巢被牵拉下移，阔韧带被分离，多为单侧，囊壁有少量平滑肌，内衬柱状或立方上皮，可有纤维细胞、分泌细胞，其变化可随妊娠时期有形态改变，上皮细胞排列高低不平，这种囊肿极少发生恶变，但可发展为交界性卵巢冠状囊肿。

【临床症状】

卵巢冠状囊肿比卵巢囊肿少见，大小差别很大，小的仅 1 ～ 2cm，大的可达 20cm 以上，一般囊肿直径在 8cm 左右，小的囊肿多无症状，直径超过 8cm 的囊肿可引起下腹胀满，腹部可触及包块。带蒂囊肿发生扭转时，由于扭转部分多在输卵管系膜、输卵管峡部、卵巢系膜，而含有卵巢动脉、静脉主干的骨盆漏斗韧带在扭转部位之外，因此扭转囊肿血供并未完全阻断，所以腹痛等症状并不严重。

【诊断】

卵巢冠状囊肿大部分术前诊断为卵巢囊肿，术前难以鉴别。B 超检查对诊断囊肿有帮助，可了解囊肿的大小、位置及周围组织的情况。但手术后标本则有明显区别，其特征为：①卵巢完全与囊肿分离，卵巢被肿大的囊肿挤压变薄，贴近囊腔的卵巢变菲薄，呈半透明状；②输卵管被囊肿牵拉伸长环抱于囊肿上方或后方，可与阔韧带共同组成囊壁。

【治疗】

有蒂卵巢冠状囊肿容易摘除，无蒂卵巢冠状囊肿手术较困难，注意勿损伤输尿管。

靶向坏死疗法治疗卵巢冠状囊肿方法简单，可完全达到或超过手术疗效，安全无副作用，值得推广应用。

1. 术前准备　除一般手术治疗常规检查外，还应做以下几项术前准备。

(1) 治疗时间一般在月经干净后 3 ～ 5d。

(2) 有阴道、附件炎症应先进行治疗，待炎症控制后再进行靶向坏死疗法治疗。

下　篇　肿瘤靶向治疗实践
第 17 章　妇科肿瘤

(3)治疗前排空大便或清洁灌肠,有助于B超导向穿刺时能看清楚穿刺针尖强回声影方向。

2. 治疗方法

(1) 患者要多饮水使膀胱充盈，取平卧位，用B超探查囊肿大小、位置，与周围邻近器官关系，选择进针路线。

(2) 患者换膀胱截石位，会阴、阴道常规消毒，铺消毒巾，术者戴手套，阴道内放置短嘴扩阴器，宫颈及穹窿处用1%利多卡因局部浸润麻醉，用宫颈钳夹住子宫颈前唇，用力将宫颈向上方或侧方提，用探针在穹窿处侧方探查，腹部B超探查，显示屏上可见探针强回声影与囊肿距离，选择穿刺点。

(3) 用12～14号长针从穹窿处选择好穿刺点进行穿刺，穿刺到盆腔内有突空感，在B超监视下可见针尖强回声影，再进针穿刺到囊肿内，B超显示屏上囊肿内液性暗区有强回声针影，拔出针芯见有透明液体流出，抽尽囊内液体，见显示屏上液性暗区消失，注射肿瘤灵Ⅱ号药液于囊肿内，显示屏上见高浓度药液注射到囊肿内回声增强，注射完毕后拔出穿刺针，针孔用纱布压迫数分钟。

患者平卧4h，观察有无并发症发生。1周后可做第2次治疗，一般1～2次为1个疗程。

3. 用药量　肿瘤灵Ⅱ号用药量是囊肿体积的1/6～1/5。

4. 术后处理　同前庭大腺囊肿。

（四）阔韧带囊肿

阔韧带囊肿（cyst of the brand ligaments）指位于阔韧带部位囊肿，为非真性肿瘤，它包括各种来源不同的囊肿，有莫氏囊肿、输卵管囊肿、阔韧带囊肿，也可能来源于中肾管囊肿、中肾管小管囊肿，如卵巢冠状囊肿、卵巢网膜囊肿。典型阔韧带囊肿是指无蒂卵巢冠状囊肿，位于卵巢和输卵管之间的阔韧带内，囊肿大，直径8～15cm，可将子宫推向一侧，输卵管紧贴囊肿表面，并被牵拉变扁平细长，囊肿与阔韧带之间有一层疏松结缔组织，囊肿表面光滑，壁被覆立方上皮或扁平细胞，含有平滑肌纤维，囊肿表面血管和阔韧带表面血管相连，腔内含有透明液体，如阔韧带囊肿过大，可压迫盆腔侧输尿管引起输尿管积水，压迫盆腔血管引起淤血和下肢静脉曲张。

【临床症状】

可发生于任何年龄，阔韧带任何部位都可生长，大小不一，多无症状，当囊肿增大，有下腹部胀满，可触及包块、质较软，界限不清。

B超检查可了解囊肿大小、位置及周围邻近组织，对诊断囊肿有帮助，不易与卵巢囊肿区别。

【诊断】

根据临床症状和B超检查及辅助检查可以做出囊肿诊断。

【治疗】

小的囊肿无症状可暂不治疗，大的囊肿有症状须手术治疗，手术完整切除囊肿有一定难度，注意不要损伤输尿管。

靶向坏死疗法治疗，方法简单，可完全达到或超过手术疗效，应作为首选治疗方法。

治疗方法同卵巢冠状囊肿。

（五）卵巢旁囊肿

卵巢旁囊肿（side ovarian cyst）来自卵巢旁体中肾小管，位于子宫角下方与卵巢内侧阔韧带内，囊肿较小，囊壁较厚，由致密纤维结缔组织、弹力纤维和少量平滑肌构成，囊壁内衬以单层立方上皮或扁平上皮，囊腔含有透明液体。

【临床症状】

由于卵巢旁囊肿较小，临床多无症状，大多数在妇检中发现盆腔有肿块。

B超检查，可了解囊肿大小、位置及周围邻近组织情况，显示盆腔内有圆形或卵圆形无回声液性暗区，边界清楚。

【诊断】

临床往往诊断为卵巢囊肿而手术，术前明确诊断很困难。

【治疗】

一般以手术治疗为主，完整切除囊肿可以治愈，但有一定困难。

靶向采用坏死疗法治疗效果很好，方法简单，应作为首选治疗方法。治疗方法同卵巢冠状囊肿。

（六）阴道囊肿

阴道囊肿临床上不常见，种类较多，分述如下。

1. 包涵囊肿（Inclusion cyst） 好发于阴道下后壁，多因分娩时阴道裂伤或会阴切开、阴道外伤、阴道手术等原因，使阴道黏膜脱落或卷埋入阴道内组织，黏膜细胞在阴道壁内继续生长扩展，发生液化而形成囊肿。囊肿壁薄，内衬复层鳞状上皮细胞，囊内含有皮脂样液体。

(1) 临床症状：一般囊肿较小，多无临床症状，增大时阴道内有下坠感或不适。

(2) 治疗：如有临床症状，手术摘除可以治愈。采用靶向坏死疗法治疗，方法简单，效果好。治疗方法同前庭大腺囊肿。

2. 中肾管囊肿（garrner duct cyst） 起源于中肾管（午非管），末端部分残余发展而形成囊肿。囊肿多位于阴唇、处女膜、阴蒂处或阴道前壁，大多单个，也可多个，大小不一，囊壁薄，内衬一层高柱状上皮细胞，囊腔内有无色透明或棕色液体。

(1) 临床症状：一般囊肿较小，多无症状，偶尔在妇科检查时被发现，有时外阴有不适感。

(2) 治疗：手术摘除囊肿可以治愈。采用靶向坏死疗法治疗，效果好，方法简单。治疗方法同前庭大腺囊肿。

3. 副中肾管囊肿（paramesonephric duct cyst） 起源于副中肾管，残余部分发展而形成囊肿。囊肿多位于阴道下段靠近前庭部位，囊壁薄，内衬一层能分泌黏液的高柱状上皮细胞，囊腔内含有透明黏液样液体。

(1) 临床症状：囊肿小，一般无临床症状；囊肿增大时，有时出现阴道有下坠感或不适感。

(2) 治疗：囊肿有症状需手术治疗，完整摘除囊肿可以治愈。靶向坏死疗法治疗，方法简单，效果好。治疗方法同前庭大腺囊肿。

4. 黏液囊肿（mucinous cyst）　黏液囊肿又称小阴唇囊肿或发育异常囊肿，位于阴蒂旁或小阴唇内。常为单发，囊肿较小，直径为 0.1 ～ 0.3cm，囊壁薄，无平滑肌纤维，此点可与中肾管囊肿区别，内衬单层柱状上皮，囊腔内含有透明的黏液。

(1) 临床症状：囊肿小，一般无临床症状，在妇检中偶然发现，有时有外阴不适感。伴有感染可引起局部肿痛。

(2) 治疗：一般不需治疗，有症状者可手术摘除。靶向坏死疗法治疗，效果好，方法简单。治疗方法同前庭大腺囊肿。

5. 尿道旁腺囊肿（skentegland cyst）　尿道旁腺（施氏腺）囊肿是由尿道旁腺感染引起的腺体导管阻塞，腺体分泌排泄受阻，潴留引起囊肿。位于尿道口旁，体积小，常单发，囊壁薄，内衬单层立方上皮或低柱状上皮细胞，内壁可残留尿道旁腺体。囊腔内含有透明黏液样液体。

(1) 临床症状：一般囊肿较小无临床症状，有时无意中发现尿道旁有肿块。

(2) 治疗：手术摘除时注意不要损伤尿道。靶向坏死疗法治疗，方法简单，效果好。治疗方法同前庭大腺囊肿。

6. 外阴子宫内膜异位囊肿　外阴处含有子宫内膜组织，形成子宫内膜异位外阴巧克力囊肿。原因有产伤会阴破裂或会阴切开，子宫内膜从伤口植入在外阴皮下局部性生长，另外有可能在外阴结缔组织中，尚残留原始中胚层细胞，以后化生形成子宫内膜样组织，从而形成子宫内膜异位囊肿。

(1) 镜下：囊肿壁与子宫内膜相似，周围可见内膜间质。囊肿内含有淡红色或紫色陈旧血性液体。

(2) 临床症状：一般位于阴道壁前、后方或侧方、或阴唇下方，囊肿较小，直径 0.2 ～ 0.5cm，呈半球形或结节状，月经来潮时肿块增大疼痛，表面呈紫色；月经过后肿块缩小，疼痛减轻，囊腔内含有血块。肿块界限清楚，质中等，稍有压痛。

(3) 诊断：根据临床症状特点，只要想到有外阴子宫内膜异位囊肿，即有助于诊断。

(4) 治疗：手术完整摘除囊肿可以治愈。靶向坏死疗法治疗，可完全达到手术疗效，方法简单。治疗方法同前庭大腺囊肿。

（七）外阴残留乳腺样囊肿

乳腺组织始基发生在外阴部，而发展成囊肿。

常位于大阴唇外侧，常单侧，也可发生在双侧，相当于腋下的副乳样组织。镜下可见乳腺小叶结构。

1. 临床症状　多发生于育龄妇女，在妊娠期或哺乳期，外阴部乳腺残留组织受到卵巢激素作用，局部肿胀，乳腺小叶组织可有腺泡形成，并可分泌乳汁，局部扪及圆形包块，可移动无明显压痛。

2. 治疗　手术摘除可以治愈。靶向坏死疗法治疗，可以完全达到手术治疗效果，方法简单易行。治疗方法同前庭大腺囊肿。

参考文献

[1] 卜子英，卜晓华.肿瘤灵治疗甲状腺瘤110例报道.亚洲医药，1994，5（1）：66

[2] 卜子英.坏死免疫疗法治疗肿瘤.中华实用中西医杂志，2001，14（1）：26-27

[3] 卜子英.肿瘤灵治疗血管瘤临床观察.中华实用中西医杂志，2001，14（20）：1052

[4] 卜子英.坏死疗法治疗海绵状淋巴管瘤临床观察.肿瘤防治杂志，2002，9（5）：385

[5] 卜子英.坏死疗法治疗结肠癌肝转移临床观察.肿瘤防治杂志，2002，9（5）：421

[6] 卜子英.肿瘤灵治疗甲状腺瘤临床观察.肿瘤防治杂志，2002，9（5）：497

[7] 卜子英.血管瘤和淋巴管瘤的非手术治疗.北京：人民军医出版社

[8] 卜子英.甲亢和甲状腺肿瘤的非手术治疗.北京：人民军医出版社

[9] 卜子英.子宫肌瘤和各种囊肿非手术坏死治疗.北京：人民军医出版社，2005

[10] 卜子英.常见肿瘤的非手术治疗.北京：科学出版社，2009

[11] 傅红，黄恺.美国NCCN软组织肿瘤诊治指南（2012）要点及解析（J）.中国实用外科杂志，2013，33（2）：99-105

[12] 张如明.软组织肉瘤术后复发中值得注意问题.中国实用外科杂志，2013，33（2）：120-122

[13] 何新红，李文涛.软组织肿瘤介入治疗.中国实用外科杂志.2013，33（2）：124-126

[14] 朱思吉，吴佳毅，陈伟国，等.乳腺小叶原癌外科治疗进展.中国实用外科杂志，2013，33（3）：230-232

[15] 徐杨，白云潮，胡超，等.新辅助化疗对局部晚期乳癌组织中雌激素受体，孕激素受体和人类表皮生长因子受体2表达影响.中国肿瘤临床与康复，2014，21（10）：1158-1160

[16] 程岩，徐玲，刘倩，等.乳腺癌新辅助化疗治疗疗效相关因素分析.中国实用外科杂志，2012，32（11）：950-952

[17] 范西红，贺青卿，庄大勇，等.甲状腺微小微淋巴结转移规律研究.中国实用外科杂志，2012，32（5）：382-384

[18] 代文杰，王松.甲状腺手术后甲状腺危象预防与处理.中国实用外科杂志，2012，32（5）：406-408

[19] 田文，罗晋.中国与美国甲状腺结节与分化型甲状腺癌诊治指南比较.中国实用外科杂志，2013，33（6）：475-479

[20] 田蓬亮，张乃千，张国强.乳腺癌雌激素受体，孕激素受体和C-erbB-2在不同新辅助化疗前后的变化.国际肿瘤学杂志，2013，40：117-118

[21] 蔺芬琴，许坚，梁小兵.老年肺癌患者预后相关因素分析.中国肿瘤临床与康复，2014，21（10）：1201-1204

[22] 周俭，肖永胜，樊嘉，分子靶向药物对肝癌复发转移防治作用.中国实用外科杂志，2012，

32（10）：860-864

[23] 樊嘉，王征.重视肝癌术后复发的诊断和规范化治疗.中华实用外科杂志，2012，32（10）：802-804

[24] 卫生部医政司结直肠癌诊疗规范专家工作组.结直肠癌诊疗规范（2010年版）.中华胃肠外科杂志，2010，13（11）：865-875

[25] 蔡建强，毕新宇，李原.结直肠癌肝转移外科治疗策略.中国实用外科杂志，2013，30（8）：628-630

[26] 张太平，肖剑春，曹吉，等.胰腺囊性肿瘤的诊断及治疗.中华实用外科杂志，2013，33（6）：480-484

[27] Monhollon L, Morrison C, Ademnyiwa FO, et al. Pleomorphic lobulav carcinoma; a distictive clinical and molecular breast cancer type . Histopathology，2012, 61(3): 365-377

[28] Hur SM, cho DH, Lee SK, et al, Occult breast manifesting as axillary nod metastasis in me:atwo-case report.Jbreast. cancer，2012，3(5): 359-363

[29] Chen F, Fujinaga T. Sato K, et al.Significance of tuma recurrence before pulmonary metastasectomy for soft tissue sarcoma . Euro Tsurg oncol, 2009, 35 (6): 660-665

[30] Sipos JA.Advances in ultrasound for the diagnoses and managemet of thyroid cancer.thyroid, 2009,19(12):1363-1369

[31] Goldhirsch A, wood wc, coates As, et al. strategies for subtypes-dealing with the diversity of breaset cancer:highlights of the st Gallen International Expert consensus on the Primary Theraby of Early Breast cancer 2011 .Ann oncal, 2011, 22(8): 1736-1747

[32] Koballs, Hickstein, Glogerm.Treatment of thyrotoxic crisis with plasmaphersis and single pass albumin dialysis:acase report .Artif organs, 2010, 34(2): 55-58

[33] FornerA, Llovet JM, Bruix J.Hepatocelluar carcinoma . Cancet, 2012, 379 (9822): 1245-1255

[34] Chua TC, Morris DL. Explorig The rol of resection of extrahe patic metastases from hepatocellular carcinoma .surg Oncol, 2012, 21(9)：95-101

[35] Zhong JH, Li H, Li CQ, et al. Adjuvant therapy options following curative treatment of hehatocellular carcinoma:a sys tematic review of randomized trials. Enr J surg oncal, 2012, 38(4)：286-295

[36] Jemal A, Bray F, center MM, et al. Global cancer statistic. CA cancer J chin，2011, 61(2): 69-90

[37] Ye YT, Shen ZC, Sun XT, et al. Impact of multidisciplinary team working on the management of colarecfal cancer .chin Med J (Engl)，2012, 125(2): 172-177

[38] Adam R, De Gramont A, Figueras J, et al. The oncossurgery approcu to mauaging liver metastases from colorectal cancer:A multidisciplinay international can sensus.Oncolagist, 2012, 17(10): 1225-1239

[39] Temal A, Bray F, CenterMM, et al. Global cancer statistics .CA cancer T clin, 2011，61(2): 69-90

[40] Dexiang Z, Li R, Ye W,et al. outcome of Patients with colarectal liver metastasis: analysis of 1613 consecutive cases. Ann surg Oncal, 2012, 19(9): 2860–2868

[41] Torner A, Llvert JM, Bruix J. hepatocellullar cancinoma. Lancet, 2012, 379 (9822): 1245–1255

[42] Sahani DV, Kambadakone A, Macri M, et al. Diagnosis and managemene of cystic Puncreati lesions. Am Roentgenol, 2013, 200(2): 343–354

[43] Tes tini M, Gurrado A, Lissidini G ,et al. Management of mucinous cystic neoplasms of the Pancreas.world J Gastroenterol ,2010.16 (45): 5682–5692